U0233289

新版
社区医师手册

SHEQUYISHISHOUCE

主编◎吕迎春　司志英　张　志

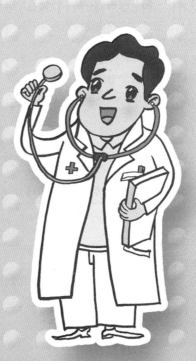

山西出版传媒集团
山西科学技术出版社

图书在版编目（CIP）数据

社区医师手册/吕迎春，司志英，张志主编. —太原：
山西科学技术出版社，2015.6

ISBN 978 - 7 - 5377 - 5127 - 8

Ⅰ. ①社… Ⅱ. ①吕…②司…③张… Ⅲ. ①社区—
医学—手册 Ⅳ. ①R1 - 62

中国版本图书馆 CIP 数据核字（2015）第 134957 号

社区医师手册

出　版　人：张金柱

主　　　编：吕迎春　司志英　张　志

责 任 编 辑：宋　伟　李　华

策 划 编 辑：宋　伟

责 任 发 行：阎文凯

封 面 设 计：杨宇光

出 版 发 行：山西出版传媒集团·山西科学技术出版社

　　　　　　地址：太原市建设南路 21 号　邮编：030012

编辑部电话：0351 - 4922063

发 行 电 话：0351 - 4922121

经　　　销：各地新华书店

印　　　刷：山西臣功印刷包装有限公司

网　　　址：www. sxkxjscbs. com

微　　　信：sxkjcbs

开　　　本：850mm×1168mm　　1/32　印张：26.5

字　　　数：689 千字

版　　　次：2015 年 9 月第 1 版　　2015 年 9 月第 1 次印刷

书　　　号：ISBN 978 - 7 - 5377 - 5127 - 8

定　　　价：48.00 元

本社常年法律顾问：王葆柯

《社区医师手册》编委会名单

主　编　吕迎春　司志英　张　志

编　委　董国栋　范大光　郝　静　赵宏伟
　　　　雷　丽　李　惠　梁焕芳　马剑方
　　　　张园园　杨小宁

前　言

现阶段，我国乡村和社区医疗服务需求大，医疗条件差，广大基层医护人员工作任务繁重，而广大人民群众日益增长的卫生保健需求又对基层卫生人员的服务水平和业务能力提出了新的要求。为此，本书编者先后多次深入基层医疗卫生服务机构调研，发放问卷，走访医护人员，在充分了解他们需求的基础上，根据乡村、社区等基层卫生机构工作的实际需要，参照乡村医生培训考试大纲编写了本书。

本书包括15章，分别介绍了常见症状、常用检验知识、常见内外科急救处理、内科常见疾病、外科常见疾病、妇产科常见疾病、儿科常见疾病、五官科常见疾病、皮肤科疾病和性传播疾病、常见传染病、精神疾病、康复保健知识以及常用护理技术。各章节的内容均补充了新的理论、观念、技术、检测手段等。在用药方面，作者精心挑选临床常用、疗效确切、不良反应少、经济实用的药物，并重点介绍了它们的作用、用途、用量用法及注意事项。

本书容量大，病种多，既介绍了临床常见病、多发病，又介绍了康复保健知识以及常用护理技术，内容介绍简洁明了，力求实用，适合于乡村医生、基层医护人员和医学院校学生学习参考。

在这里，衷心感谢为本书的出版提供帮助的医务人员，感谢山西科学技术出版社的宋伟编辑，感谢赵宏伟（山西省肿瘤医院），范大光、张园园（山西省人民医院），李惠（山西省眼科医院），梁焕芳（山西医科大学第一医院），马剑方（山西医科大学第二医院），雷丽（太原市中心医院），郝静（忻州职业技术学院）等医疗护理专家，正是有了他们严谨的审校、无私的指导，才使得本书如期出版。

目 录

第一章 常见症状

第一节 发 热

发热是机体对致热因子作用的一种调节性体温升高反应，其基本机制是下丘脑体温调节中枢的体温调节点水平升高，致机体散热减少，产热增加。

【体温差异】

1. 性别差异 女子体温平均比男子高 0.3℃，并随月经周期而变化，经期体温较平时低 0.2℃～0.5℃，而在排卵期和妊娠早期可有轻度体温升高。

2. 年龄差异 随年龄增加，体温呈逐渐降低的趋势。婴幼儿基础代谢率高，所以其基础体温较成人的高。

3. 测温部位的差异 一般直肠温度较口温高 0.3℃～0.5℃，口温较腋温高 0.2℃～0.4℃，直肠温度最可靠。

【病因】

1. 上呼吸道感染 上呼吸道感染是鼻腔和咽喉部急性炎症的统称，是最常见的一种传染性疾病，大多数由病毒引起，少数为细菌所致。症状特点为卡他征、咽痛（红）；全身症状如肌肉酸痛；发热时体温多为38℃～39℃，热程持续3～5天，具有自愈倾向。

（1）普通感冒：俗称"伤风"，又称急性鼻炎，以鼻咽部炎症为主要表现，是自限性病毒感染。病原大多是鼻病毒。

（2）病毒性上呼吸道感染：具有局部上感症状，全身表现为发热，但体温不超过 38.8℃，热程持续 3 天，总病程为 5～14 天。

（3）咽炎：是上感或流感的临床表现之一。病因可为病毒感染，亦可为链球菌感染。对风湿易患年龄的患者，应给予抗生素治疗。

（4）化脓性扁桃体炎：以甲型链球菌为最常见，对每个发热患者，必须检查咽部，特别是饮水咽痛者。同时，注意严重并发症，如扁桃体周围脓肿与咽后壁脓肿。

（5）急性喉炎：急性喉炎是黏膜与声带的急性炎症，多见于儿童，好发于冬春两季。小儿喉炎以易发生呼吸困难为特征，表现为：犬吠样咳嗽、吸气性呼吸困难、三凹征。

（6）急性喉气管支气管炎：急性喉气管支气管炎是耳鼻喉科急症之一，多见于3岁以下幼儿，好发于冬春两季，病情发展急骤，死亡率高。临床表现为高热、犬吠样咳嗽、吸气性呼吸困难、三凹征、发绀、喉鸣。

2. 流行性感冒　流感属急性呼吸道传染病，有季节性，在我国北方多发生于冬季。它是由流感病毒引起的具有高度传染性的急性呼吸道传染病，主要通过飞沫传播。全身中毒症状突出，高热，可伴寒战，局部上呼吸道症状轻。临床难以确诊，由防疫部门做病原学检查方可确诊。

3. 肺炎　急性发热患者，表现出精神萎靡、卧床不起、食欲明显减退等症状时，应建议做胸部X线检查，以排除肺炎。

4. 急性泌尿系感染　女性患者首先要考虑本病。有典型尿频、尿急、尿痛者，尿常规检查异常，诊断较明确。对此类患者必须检查肾区是否有叩击痛。对老年男性患者，必须注意前列腺炎，应询问是否有前列腺肥大病史。

【诊断】

1. 病史采集

（1）诱因：发热前是否有受寒、饮食不洁、感染、外伤等情况。

（2）发热的分度：按发热程度不同，可分为低热（37.3℃～

38℃）、中度发热（38.1℃~39℃）、高热（39.1℃~41℃）、超高热（41℃以上）等。

（3）热型：许多发热性疾病具有特殊的热型。

2. 伴随症状

（1）皮疹：①出疹性传染病。发热后第1天至第6天，出疹顺序依次为：水猩花莫（麻）悲（斑）伤，即出疹的疾病依次为水痘、猩红热、天花、麻疹、斑疹、伤寒。②风湿性疾病，如成人斯蒂尔病、系统性红斑狼疮、皮肌炎、药疹。③感染性疾病，如败血症。

（2）结膜充血：北方常见的是麻疹和流行性出血热。

（3）单纯性疱疹：见于多种发热性疾病，如大叶性肺炎、流脑。

（4）出血倾向：①重症感染，如流行性出血热、败血症及各种原因的弥散性血管内凝血（DIC）。②血液病，如急性白血病、急性再生障碍性贫血等。

（5）淋巴结肿大：如传染性单核细胞增多症、化脓性感染、艾滋病、白血病等。

（6）脾脏肿大：如传染性单核细胞增多症、病毒性肝炎等。

（7）关节肿痛：如败血症、风湿热、痛风等。

3. 实验室检查

（1）常规检查：所有发热待查患者应进行常规检查，必要时还需反复动态检查。

（2）病原学检查：疑为感染性疾病所致的发热应行病原学检查，如血、尿、便或分泌物细菌培养、特异性抗原抗体检测、分子生物学检查等。

（3）影像学检查：包括X线、B超、CT等。

（4）活检、骨髓穿刺及其他辅助检查。

【处理】

1. 发热时，体温在38.5℃以下时，可采取物理降温。

2. 发热时，体温在 38.5℃ 以上时，可采取药物退热。

经上述方法处理无效时，建议去医院诊疗。

第二节　咳　嗽

【定义】

咳嗽是一种突然的暴发性的呼气运动，本是促使痰液或气道异物排出的一种保护性生理反射，但频繁或剧烈的咳嗽及量多或黏稠的咳痰则属病态。从病程上看，如果总病程不足 3 周，为急性咳嗽。如果病程超过 3 周，则属慢性咳嗽。按有痰无痰分，可分为干咳和咳痰。干咳指咳嗽时无痰，多见于吸入有害气体或冷空气、哮喘、焦虑状态。咳痰指咳嗽伴有痰液排出。

【病因】

1. 感染　从鼻咽部至小支气管整个呼吸道黏膜存在感染时，炎症刺激均可引起咳嗽。按部位分为上呼吸道感染（鼻炎、鼻窦炎、扁桃体炎、咽喉炎、喉结核），气管、支气管感染（气管炎、支气管内膜结核、支气管扩张），以及肺、胸膜感染（细菌、病毒、非典型病原体、结核菌、真菌）。

2. 理化因素　当呼吸道阻塞或受压时会反射性地引起咳嗽。呼吸道阻塞的原因有存在分泌物、异物、肿瘤及支气管狭窄等，呼吸道受压的原因有纵隔占位、淋巴结肿大、食管病变、肺门结核、心包积液等。另一个理化刺激因素是气雾刺激，如吸入烟尘、冷空气、刺激性气体等。

3. 过敏因素　上呼吸道或全身的过敏也可刺激黏膜引起咳嗽，如过敏性鼻炎、支气管哮喘、热带嗜酸性粒细胞增多症等。

4. 其他　药物类如血管紧张素转化酶抑制剂（ACEI）类的典型副反应是干咳，β - 受体阻滞剂也可通过气管收缩作用引起咳嗽。还有一些全身或局部的疾病可引起咳嗽，如肝脓肿、尿毒症、胃食管反流等。

【诊断】

1. 病史

（1）咳痰性质：咳嗽无痰或痰量甚少，为干性咳嗽。干咳见于慢性喉炎、喉癌、支气管肿瘤等疾病。痰多见于支气管扩张、肺脓肿、空洞性肺结核、慢性阻塞性肺病（COPD）等疾病。脓痰见于化脓性感染，如有绿痰可考虑绿脓杆菌感染。恶臭痰见于厌氧菌感染。"巧克力痰"见于阿米巴肺脓肿。

（2）咳嗽节律：单声微咳见于喉炎、气管炎。阵发性咳嗽见于异物吸入、百日咳哮喘等。连续性咳嗽见于支气管或肺部炎症。

（3）咳嗽时间：晨起咳嗽多见于慢性支气管炎、支气管扩张，夜间咳嗽见于肺结核、心力衰竭。

（4）咳嗽音色：短促轻咳见于干性胸膜炎、大叶性肺炎及术后。犬吠样咳嗽见于喉头痉挛、气管异物、气管受压。嘶哑性咳嗽见于声带炎症、纵隔肿物压迫喉返神经。

（5）体位改变：支气管扩张、肺脓肿等咳嗽往往于清晨或夜间体位变化时加剧，并伴咳痰。

（6）职业环境：接触有害粉尘的工人会有较高的尘肺危险。吸烟或酗酒者常有慢性咽炎。

（7）年龄及性别：幼儿咳嗽要想到异物吸入或支气管淋巴结核的可能。青壮年咳嗽考虑肺结核、支气管扩张。40岁以上的男性吸烟者要考虑肿瘤、COPD。青年女性长期咳嗽要想到支气管内膜结核、支气管腺瘤。

（8）伴发症状：咳嗽伴发高热常见于肺炎、肺脓肿、脓胸等感染性疾病。咳嗽伴发胸痛常见于胸膜疾病或肺病变，如肺炎、肺癌、肺梗死。咳嗽伴咯血常见于支气管扩张、空洞性肺结核、肿瘤。咳嗽伴进行性消瘦常见于肺结核、肺癌。

2. 体征

（1）气管位置：气管偏向患侧，提示慢性肺结核、肺不张。

气管偏向健侧，提示气胸、大量胸腔积液。

（2）颈部锁骨上淋巴结肿大见于肺结核、肺癌。

（3）湿啰音：局限于肺尖，见于浸润性肺结核。局限于下肺野，见于支气管扩张。局限于上肺野，见于空洞性肺结核。双侧弥漫，见于 COPD、心力衰竭。

（4）杵状指：见于 COPD、慢性支气管扩张、慢性肺脓肿。

3. 辅助检查

（1）痰液检查：恶臭痰提示有厌氧菌感染，铁锈色痰多为典型肺炎球菌肺炎的特征。粉红色泡沫痰是肺水肿的特征。细菌学和细胞学检查有助于病原体的发现。

（2）胸片：确定肺部病变的部位、范围、形态，确定性质。检查时机：咳嗽 1~2 周不愈，若有其他伴随症状如感染，则检查时间要更早一些。

（3）CT：胸片不能确定时，可做 CT。

（4）支气管镜：可行刷检、肺泡灌洗液、支气管黏膜活检。

【处理】

1. 一般治疗　首先要去除诱因。对于吸烟者，最主要的治疗方法就是戒烟，有条件的可改善生活环境。对于服用 ACEI 类药物（如卡托普利）或 β-受体阻滞剂（如普萘洛尔）等患者要停药或换药。感染性疾病要抗感染治疗。

2. 镇咳治疗　镇咳治疗的适应证：只有当胸膜、心包膜等受刺激而引起频繁的剧咳，或者频繁发作的刺激性干咳，影响到患者的睡眠，以及为防止剧咳导致并发症（如气胸、咯血等）时，才能短时间地使用镇咳药。对于咳嗽伴痰多者，应与祛痰剂合用，以利于痰液排出和加强镇咳效果。对于痰液特别多的湿性咳嗽，如肺脓肿，应审慎给药，以免痰液排出受阻而滞留于呼吸道内或加重感染。对于持续一周以上，并伴有发热、皮疹、哮喘及肺气肿的持续性咳嗽，应及时去医院明确诊断或咨询医生。除用药外，还应注意休息，注意保暖，忌吸烟，忌食刺激性食物。睡眠不佳或情绪烦躁者可应用安定剂或镇静催眠药。

常用镇咳药物有吗啡、可待因、咳必清等。

3. 祛痰治疗　在呼吸道炎症初期，如急性支气管炎、感冒、痰少而稠不易咳出者，使用祛痰药为宜。对于咳痰困难及肺并发症的危急状态，可应用黏痰溶解药，如口服羧甲司坦、溴己新，或喷雾和吸入乙酰半胱氨酸。祛痰药刺激性较大，为了减少胃部不适，可以与食物、牛奶或抗酸药一起服用。服用氯化铵时，应多饮开水。常见祛痰药有刺激性祛痰剂、恶心性祛痰剂、黏液溶解剂、蛋白分解酶制剂、多糖纤维分解剂等，新型黏液溶解剂如稀化粘素。

【小贴士】

留痰非常重要。首先要叮嘱患者盐水刷牙漱口，然后使劲咳，留晨起深部咳出的痰，取出后要尽快送检，防止污染。

第三节　咯　血

咯血是临床常见的症状，常由毛细血管破裂，或炎症、淤血导致毛细血管通透性增加引起红细胞进入肺泡内与痰混合而表现为痰中带血丝、血点或全血。口腔、鼻腔和上消化道出血有时易与咯血混淆。咯血为呼吸系统疾病常见症状，亦可为全身疾病表现的一部分。

【定义】

咯血是指喉部以下的呼吸器官（即气管、支气管或肺组织）出血，并经咳嗽动作从口腔排出的过程。咯血须与口腔、鼻、咽部充血或消化道出血相鉴别。每日咯血量在100ml以内为小量，100~200ml为中等量，200ml以上（或一次咯血300~500ml）为大量（也有人认为一次咯血大于100ml即为大咯血）。

【病因】

1. 呼吸系统疾病

（1）支气管疾病：常见于支气管扩张症、支气管肺癌、支气管结核等。

（2）肺部疾病：常见于肺结核、肺炎、肺脓肿等。

2. 心血管疾病　常见于风湿性心脏病，如二尖瓣狭窄。其他，如急性左心衰、原发性肺动脉高压等。

3. 其他　血液病，如血小板减少性紫癜、白血病、血友病、再生障碍性贫血；急性传染病，如流行性出血热、肺出血型钩端螺旋体病；免疫性疾病，如系统性红斑狼疮等。

【诊断】

1. 病史询问要点

（1）咯血情况：注意区别出血是咯出还是呕出；咯血前有无恶心；血与痰混合，还是血与食物混合；是血丝还是血块；颜色是鲜红色还是暗红色等。

（2）咯血量：反复小量或中量咯血，常见于肺结核、慢性支气管炎、支气管肺癌、卫氏并殖吸虫病等。反复急性大咯血常见于肺结核空洞、支气管扩张、肺脓肿。慢性反复咯血多见于风湿性心瓣膜病二尖瓣狭窄。急性大咯血多见于肺栓塞、急性肺水肿。

（3）咯血与月经的关系：月经期咯血可能为子宫内膜异位症。

（4）伴随症状：

①伴发热：可见于肺结核、肺炎、肺脓肿、肺出血型钩端螺旋体病、流行性出血热、支气管肺癌等。

②伴胸痛：可见于大叶性肺炎、肺栓塞、肺结核、支气管癌等。

③伴刺激性干咳或其他呼吸道症状：前者，在老年人中多见于肺癌，青少年中多见于支气管内膜结核；后者多为支气管炎、肺炎、肺脓肿。

④伴皮肤黏膜出血：可见于钩端螺旋体病、流行性出血热、血液病、结缔组织病等。

⑤伴黄疸：可见于钩端螺旋体病、大叶性肺炎、肺栓塞等。

2. 体格检查重点

（1）口腔、鼻咽、牙龈等部位有无出血迹象，排除这些部位的出血，以免误诊。

（2）皮肤黏膜有无发绀或出血点，排除血液系统疾病。

（3）颈部及其他部位淋巴结肿大。

（4）肺部有无啰音对确诊感染性肺部疾病有意义。

（5）有无心脏病体征对心血管疾病引起的咯血有诊断意义。

（6）有无杵状指有利于了解有无全身消耗性疾病、肿瘤等。

3. 实验室检查

（1）必查项目：

①胸片：胸片是诊断心肺疾病最重要且简便的方法。

②血常规：血红蛋白测定，可推断出血的程度。血中嗜酸性粒细胞增多，提示肺寄生虫病的可能性。

③凝血功能检查：有助于出血性疾病的诊断。

（2）可选择项目：

①纤维支气管镜：原因不明的咯血，应做纤维支气管镜检查，可发现气管与支气管黏膜的非特异性溃疡、黏膜下层静脉曲张、结核病灶、肿瘤等病变，并可在直视下做病理组织和冲洗液有形成分检查。

②胸部 CT、MRI：有助于发现小的出血病灶。

③选择性支气管动脉造影。

④痰液检查（抗酸染色、细菌培养）：痰液检查有助于发现结核杆菌、真菌、癌细胞、心力衰竭细胞、肺吸虫卵等。

【处理】

1. 针对病因进行治疗。

2. 镇静、休息、对症支持治疗。

3. 大咯血的紧急处理：

（1）叮嘱患者将血痰吐出，避免因恐慌而将血痰停留在呼吸道导致窒息。窒息时，将患者倒置，拍击背部；放鼻导管或气管插管做负压吸引，清除血块。

（2）输血、补液、补充血容量。

（3）止血：将垂体后叶素10U加入5%葡萄糖40ml中缓慢静脉推注（10~15分钟），继之再按0.1U/（kg·h）静脉滴注，但应注意垂体后叶素的不良反应。高血压、冠心病患者及老年人、孕妇等禁用。此外，也可合用其他止血剂，如立止血等。必要时，可行支气管镜止血或手术止血。

第四节　胸　痛

胸痛指的是胸部的疼痛感，是临床常见症状之一，可由胸廓或胸壁疾病引起，也可源于胸、腹脏器病变。严重的胸痛如不能及时诊断处理，有时可危及生命，如肺梗死、心绞痛、心肌梗死、气胸等。

【病因】

1. 心血管疾病　常见于心绞痛、急性心肌梗死、心肌炎、急性心包炎、心脏瓣膜病变、主动脉瘤、主动脉窦瘤破裂、夹层动脉瘤、肺栓塞、肺动脉高压、心脏神经症。

2. 胸壁疾病　常见于急性皮炎、皮下蜂窝织炎、带状疱疹、流行性胸痛、肌炎、非化脓性肋软骨炎、肋间神经炎、肋骨骨折、急性白血病、多发性骨髓瘤。

3. 呼吸系统疾病　常见于胸膜炎、胸膜肿瘤、自发性气胸、肺炎、急性气管支气管炎、肺癌。

4. 纵隔疾病　常见于纵隔炎、纵隔脓肿、纵隔肿瘤、食管炎、食管裂孔疝、食管癌。

5. 腹部脏器疾病　常见于膈下脓肿、肝脓肿、脾梗死、肝癌、消化性溃疡急性穿孔、肝胆道疾病。

6. 其他　见于过度换气综合征、痛风、胸廓出口综合征。

【诊断】

1. 病史询问要点

（1）胸痛的诱发或加重因素：劳累、过强体力劳动、精神紧张或情绪激动，可诱发心绞痛，应用硝酸甘油使心绞痛缓解，但对心肌梗死无效。胸膜炎及心包炎的胸痛则可因深呼吸及咳嗽而加剧。反流性食管炎的胸骨后烧灼痛，在服用抗酸剂及促动力药物后可减轻或消失。

（2）胸痛的部位：胸壁的炎症型病变，局部可有红、肿、热、痛的表现。带状疱疹是成簇的水疱沿一侧肋间神经分布，并伴有神经痛，疱疹不超过体表中线。心绞痛常在胸骨后或心前区。纵隔或食管疾病常有胸骨后疼痛。胸膜炎的疼痛常在胸廓扩张度大的部位。

（3）胸痛的性质：肋间神经痛表现为阵发性灼痛或刺痛。肌肉痛为酸痛。骨痛表现为酸痛或锥痛。心绞痛呈绞窄性并有重度窒息感。心肌梗死表现为剧烈持久并有濒死感的疼痛，并向左肩及左臂内侧放射。夹层动脉瘤是撕裂样剧痛。食管炎为烧灼样痛。

（4）胸痛的缓解因素：心绞痛在休息或含服硝酸甘油后会缓解。胸膜炎在屏气时减轻。心脏神经症的疼痛可因运动而减轻。

（5）胸痛的放射情况：心绞痛可向颈部和左肩放射，也可放射至左颈与面颊部。膈面心包炎症可向肩顶和颈部放射。

（6）伴随症状：

①休克、心力衰竭、严重心律失常：常见于心肌梗死、夹层动脉瘤、大块肺栓塞等。

②吞咽困难和咽下痛：见于食管疾病。

③呼吸困难：见于肺炎、气胸、胸膜炎、肺栓塞等肺部疾病。

④咯血：见于肺栓塞、肺癌等肺部疾病。

⑤其他：常与胸痛有关的疾病因素还有外伤史，气管、支气

管、肺和胸膜疾病，心脏血管疾病，食管、纵隔疾病，以及脊椎疾病、神经症等。

2. 体格检查重点

（1）发绀：常由心肺疾病导致严重缺氧所致。

（2）胸式呼吸运动受限：常见于胸部外伤、流行性胸痛、胸膜炎。

（3）胸廓、胸壁的异常：气胸和大量胸腔积液者，病侧常饱满。皮肤和皮下组织炎症时，局部有红、肿、热、痛的表现。肋软骨炎和肋骨骨折者，局部压痛明显。

（4）肺部检查：有无异常叩诊音或异常听诊音。

（5）心界扩大、心音遥远、心率增快和心包摩擦音等，见于急性心包炎。

（6）纵隔有无增宽。

（7）腹部有无压痛、包块、肝脾大或腹水。

3. 实验室检查

（1）血常规：白细胞总数和中性粒细胞比例增多，提示感染的存在。

（2）胸片：胸片是诊断心肺疾病的重要方法，对气胸、主动脉夹层等诊断意义重大。

（3）心电图（ECG）：心电图为诊断心脏病特别是冠心病的重要检查方法，在胸痛发作时检查意义更大。

（4）胸部CT：对X线平片诊断不清的病变通过CT检查可确诊。

（5）肺动脉造影或肺通气和灌注核素扫描：对诊断肺栓塞有帮助，尤其是肺动脉造影。

（6）胸腹部B超：在肺部疾病中，超声检查仅用于胸腔积液时胸腔穿刺抽液的定位诊断。

（7）食管造影：对怀疑食管源性疾病、胆囊炎等腹部疾病的诊断有帮助。

（8）颈、胸椎 X 线和 CT：对怀疑脊椎疾病的诊断有意义。

【处理】

1. 明确病因，治疗基础病。

2. 剧痛者慎用镇痛剂，因为在怀疑危重疾病又未明确诊断前，镇痛剂会掩饰病情。

3. 缺血性胸痛可使用血管扩张剂治疗。

4. 神经封闭疗法常用于肋间神经痛或带状疱疹的治疗。

5. 对于有生命危险的疾病患者要紧急处理，常见疾病有急性心肌梗死、不稳定性心绞痛、气胸、主动脉夹层动脉瘤、食管破裂、肺栓塞等。最重要的三项措施是：建立血管通路、吸氧和心电监护。及时建立血管通路，为输液及输血做准备。监测血压、呼吸频率、心率及血氧饱和度，最好进行心电监护。对于生命体征不稳定的患者要及时检测，随时准备急救。

【小贴士】

1. 备好常用急救药品。

2. 准确判断病情，患者病情平稳后应及时转诊，全程陪护。

第五节 呼吸困难

呼吸困难是指患者主观感觉呼吸气量不足、呼吸费力；客观表现为呼吸用力，呼吸频率、深度或节律异常，严重者出现鼻翼扇动、张口耸肩、发绀，是临床常见的症状之一。

【病因】

呼吸困难最常见于呼吸系统与循环系统疾病，少数则是由于中毒性、神经精神性、血源性等因素引起。此外，腹压增高（如大量腹水、妊娠后期、急性肠梗阻等所致）也可引起呼吸困难。

【诊断】

1. 病史询问要点

（1）发病性别与年龄：儿童偶发者要警惕异物吸入，反复者注意有无哮喘和先天性心脏病。青壮年患者要考虑肺结核引起的胸腔积液或自发性气胸等。青年女性要注意排除癔症。中老年患者多见于慢性疾病，如慢性阻塞性肺病（COPD）、肺心病或肿瘤。产妇破水后突然出现呼吸困难、发绀、休克，应考虑为肺羊水栓塞症。

（2）起病急缓：突然发作常见于气管异物、喉水肿、自发性气胸、肺栓塞等。急性发作常见于肺炎、肺水肿、胸腔积液或心包积液等。慢性发作常见于慢性阻塞性肺病、肺间质纤维化、肺部肿瘤、肺心病等。发作性呼吸困难见于支气管哮喘、心源性哮喘等。

（3）诱发因素：活动后呼吸困难多见于心力衰竭。严重感染、严重创伤基础上出现呼吸困难，要考虑急性呼吸窘迫综合征。长期卧床、术后、房颤等有高血液栓子形成的患者要考虑是否有栓子。精神刺激后出现呼吸困难多见于癔症。在服用苯巴比妥类镇静催眠药或不恰当吸氧（高浓度吸氧）后诱发呼吸困难甚至昏迷者，多见于慢性阻塞性肺气肿患者。

（4）发生呼吸困难的时相：

①吸气性呼吸困难：吸气费力，重者表现出三凹征，常伴有干咳及高调吸气性喉鸣。常见于各种原因引起的喉、气管、大支气管的狭窄与阻塞，如喉水肿、气管异物、气管肿瘤等。

②呼气性呼吸困难：呼气费力，呼气时间明显延长而缓慢，常伴有干啰音。常见于支气管哮喘、慢性阻塞性肺气肿、急性细支气管炎等。

③混合性呼吸困难：吸气与呼气均感费力，呼吸频率增快、深度变浅，常伴有呼吸音异常（减弱或消失），可有病理性呼吸音。常见于重症肺结核、大量胸腔积液、气胸等。

（5）伴随症状：

①伴有发热，多是因为存在感染病灶，如肺炎、胸膜炎、肺结核。

②伴有咳痰，多由气管及支气管部位的炎症引起，如慢性支

气管炎、慢性阻塞性肺气肿等。

③伴有胸痛，多见于肺炎累及胸膜，胸膜炎，或血管性疾病（如肺栓塞）。另外，还需警惕急性心肌梗死。

④伴有咯血，多见于累及肺血管的肺部感染性疾病，如支气管扩张、肺脓肿或肺结核。

2. 体格检查重点

（1）体位姿态：端坐呼吸，常见于左心衰、重症哮喘。患侧卧位，常见于胸腔积液。

（2）意识障碍：多见于重度 CO 中毒、重度酸中毒或肺性脑病患者。

（3）皮肤黏膜：发绀，多见于心肺病变。肠源性发绀，常见于亚硝酸盐中毒。口唇樱桃红是 CO 中毒的特征性表现。

（4）咽喉部检查：要注意有无水肿、脓肿及肿瘤。

（5）颈部检查：注意颈部淋巴结有无肿大、颈静脉有无怒张、甲状腺是否肿大和气管是否移位。

（6）胸廓：注意是否有胸廓畸形、不对称，注意有无压痛。

（7）肺部检查：注意胸腹是否有矛盾呼吸或双侧呼吸运动不对称。叩诊有无浊音或鼓音。呼吸音有无异常。视诊是否有呼吸深慢，呼吸深慢常见于糖尿病或尿毒症酸中毒。呼吸表浅常见于肺气肿、呼吸肌麻痹、镇静剂过量。潮式呼吸常见于脑动脉硬化或颅内压升高。

（8）心脏：注意心界大小、心音是否异常，以及有无病理性杂音。

（9）腹部检查：注意是否有大量腹水、腹部胀气、腹腔巨大肿瘤（如卵巢肿瘤）或是否处于妊娠后期。

（10）神经系统：注意有无脑膜刺激征、偏瘫体征、病理反射，肌张力、肌力及腱反射是否正常。

3. 实验室检查

（1）血尿常规：通过血常规可明确是否有感染，是否有贫血。尿常规可明确是否有尿毒症。

（2）胸片：对诊断气胸、胸腔积液非常有帮助。

（3）心电图（ECG）：可排除是否有急性心肌梗死等急症情况。

【处理】

1. 病因治疗　积极的病因治疗是综合治疗的基础。

2. 去除诱因　慢性阻塞性肺病应控制呼吸道感染。体力活动引起心力衰竭发作者要限制活动强度，必要时卧床休息。

3. 通畅气道　常用治疗方法有：①采取祛痰、吸痰等措施清除气道分泌物，去除气管内异物；②解除支气管痉挛；③抗感染治疗，从而减轻气道黏膜肿胀，减少分泌；④必要时，可行气管切开术抢救，或气管插管，并用呼吸机辅助呼吸。

4. 吸氧　吸氧的方式有两种：①高流量吸氧，见于急性左心衰竭；②持续低流量吸氧，见于Ⅱ型呼衰。

第六节　急性腹痛

临床上，将腹痛分为急性和慢性两种，其中需做紧急处理的急性腹痛称"急腹症"。

【病因】

1. 急性炎症　腹痛部位常与病变部位的体表投影相似。例如，急性胃炎，疼痛部位在上腹部；阑尾炎，疼痛部位在右上腹部，并有压痛及反跳痛；胆囊炎，疼痛部位在右上腹部；胰腺炎，疼痛部位在脐上部。急性弥漫性腹膜炎可发生在腹内空腔脏器急性穿孔后，全腹疼痛，并有压痛及反跳痛。而局限性腹膜炎则表现为局部的压痛和反跳痛。

2. 急性胃肠穿孔　溃疡病穿孔部位常在上腹部，肠穿孔部位常在下腹部，多有急性弥漫性腹膜炎表现及休克表现。

3. 急性空腔脏器阻塞或扭转　胆道蛔虫常见于儿童与妇女，

可突然发作，常为阵发性绞痛，疼痛部位在右上腹部；胆道结石可引起急性右上腹痛或右季肋部疼痛；尿路结石常表现为腰部或下腹部的绞痛；肠梗阻的疼痛部位常在下腹部。

4. 急性内脏破裂　常有外伤史或实体脏器肿大史。如肝破裂常在右上腹部；脾破裂常有左腹部疼痛；子宫破裂或宫外孕破裂常有妊娠史。

5. 急性血循环障碍　发作急或较急，依血管病变范围大小而定。肠系膜动脉栓塞见于高血压及动脉硬化，门静脉血栓栓塞常见于肝硬化。

6. 腹腔外脏器及全身疾病　心绞痛或心肌梗死时，疼痛可放射至上腹部。某些全身性疾病、中毒及代谢障碍，如铅中毒、糖尿病酮症酸中毒、低血糖状态等都可以引起痉挛性下腹痛。另外，变态反应性疾病，如过敏性紫癜、荨麻疹、风湿热等也可引起发作性腹痛。

【诊断】

1. 病史采集

（1）腹痛的诱因：常见诱因为饮食、外伤、劳累、药物等。胃、十二指肠溃疡及穿孔常有慢性腹痛史。胆绞痛、肾绞痛既往有类似发作史。急性胰腺炎、急性胃扩张常在暴饮暴食后发病，胆绞痛的诱因常为进食油腻食物。铅绞痛的诱因为有长期的铅接触史。

（2）腹痛的起始部位及部位的变化：急性腹痛的疼痛部位有时与病变部位相一致，有时则不相符。但一般最先出现腹痛的部位多为病变所在，结合固定性压痛对确诊病变很有意义。腹痛的性质可分为持续性、阵发性，或在持续性腹痛的基础上又伴有阵发性加重。右上腹痛多见于胆结石、肝炎。中上腹部和脐部疼痛多见于胰腺炎、消化性溃疡。左上腹痛多见于脾破裂，左下腹痛多见于溃疡性结肠炎。腰腹部疼痛为输尿管结石的表现。右下腹痛多见于急性阑尾炎、宫外孕破裂。转移性右下腹痛是急性阑尾炎的特征性表现。下腹痛多见于盆腔炎。弥漫性腹痛多为急性腹膜炎。

（3）腹痛性质：痉挛样痛（绞痛）多因平滑肌痉挛引起，表现为阵发性。胀痛多因空腔器官内压力升高引起，呈膨胀样痛，多呈持续性（如肠梗阻时胀痛），实质器官容积增大，被膜张力升高，表现为隐痛、胀痛（如肝癌晚期）。搏动样痛（跳痛），表现为随血管搏动呈跳痛，多见于炎性化脓前。刀割样痛（撕裂样痛），表现得突发且剧烈，多见于空腔脏器破裂，如溃疡病穿孔。烧灼样或针刺样痛，多见于神经痛。放射痛为沿器官或神经干走行呈放射状，如坐骨神经痛。某些急性腹痛特定部位的放射痛，对诊断有一定价值。如急性胆囊炎，向右肩部放射；胰腺炎向左腰背部放射；输尿管结石绞痛常沿着输尿管走行向会阴部或大腿内侧放射。

（4）伴随症状：

①消化道症状：a. 恶心、呕吐，是急性腹痛中重要的伴随症状，恶心与呕吐轻重程度不一致。如阑尾炎早期，恶心很厉害，但呕吐不严重。如果仅有右下腹痛而无消化道症状者，可能不是阑尾炎。b. 腹泻或便秘。胃肠炎在呕吐及腹泻之后，可有腹痛的短暂缓解，而外科原因所致的腹痛不因呕吐、腹泻而减轻。

②发热、寒战：炎症的表现。内科患者多先发热后腹痛，外科患者多先腹痛后发热。

③强迫体位：阑尾炎或溃疡病穿孔时，患者右侧卧，不敢变动体位。某些体位可使疼痛加重，某些则会减轻疼痛。如左侧卧位可使胃黏膜脱垂患者的疼痛减轻，反流性食管炎患者，在躯体前屈时，剑突下的烧灼痛明显而直立位时减轻。

（5）缓解方式及效果：外科急腹症患者的腹部不能被按压，其他方法（热敷、饮热水及服用止痛药）也无法缓解疼痛。

（6）育龄女性：注意月经史、婚育史、痛经史，特别是准确的末次月经时间。

（7）起病年龄：儿童腹痛多见于肠道蛔虫症、肠套叠、肠系膜淋巴结炎。青壮年腹痛，以消化性溃疡、急性胃肠炎、恶性肿瘤发生率较高。女性患者腹痛要排除妇科疾病，异位妊娠破裂见于已婚的育龄期妇女。

（8）既往健康状况：如定期体检的情况，已存在的慢性病及治疗现状，以及药物过敏史、手术史、外伤史等。此外，还应详细询问类似的发作史及治疗过程。

（9）治疗经过：腹痛发生后的就医情况，包括有意义的检查项目与结果，治疗方法与具体用药，以及治疗后症状缓解的情况。

2. 体格检查

（1）腹部检查：

①腹部视诊：a. 腹部外形异常，全腹部膨隆，多因腹腔内容物增多引起，见于大量腹水、气腹或腹内巨大包块；或局部膨隆，上腹中部膨隆多见于胃癌，右上腹部膨隆多见于肝脏肿，脐部膨隆多见于脐疝。腹部凹陷，多见于消瘦和脱水者。有些极度衰弱的患者可表现为舟状腹，即全腹凹陷严重时前腹壁凹陷几乎贴近脊柱，肋弓、髂嵴和耻骨联合显露，腹外形如舟状。b. 腹壁静脉曲张，肝门静脉高压所致循环障碍或上、下腔静脉回流受阻而有侧支循环形成。"海蛇头"为门脉高压显著时，于脐部可见到的一簇曲张静脉，向四周放射，如水母头状，常可听到静脉血管杂音。曲张静脉血流方向，在门脉高压时以脐为中心向四周伸展；下腔静脉阻塞时，表现为脐以下的腹壁浅静脉血流方向也转向上；上腔静脉阻塞时，上腹壁或胸壁的浅静脉均转向下方。c. 胃肠型和蠕动波：为肠梗阻的特征性体征。

②腹部听诊：a. 肠鸣音。正常为每分钟 4～5 次。如每分钟超过 10 次，但音调不特别高亢，称肠鸣音活跃，见于急性胃肠炎，以及服泻药后或胃肠道大出血时。如次数增多且音调高亢、响亮，甚至有金属音，称肠鸣音亢进，见于机械性肠梗阻。肠鸣

音明显少于正常，或数分钟才能听到 1 次，称肠鸣音减弱，见于老年性便秘、腹膜炎、电解质紊乱（低血钾）、胃肠动力低下等。b. 血管杂音。脐区杂音提示腹主动脉瘤或腹主动脉狭窄；杂音在上腹两侧，多为肾动脉狭窄；杂音在下腹两侧，应考虑髂动脉狭窄。c. 振水音。胃内有多量液体及气体存留时，可出现振水音，提示幽门梗阻或胃扩张。

③腹部叩诊：包括直接叩诊和间接叩诊，一般多采用间接叩诊法。腹部大部分为鼓音，肝脾等脏器为浊音。a. 肝脏叩诊。正常上界在锁骨中线第 5 肋间，下界在锁骨中线与肋弓交点处，长度为 9～11cm。如果体积增大，多为炎症、肿瘤；如果体积缩小，可能是肝硬化、坏死。肝相对浊音界消失，代之以鼓音，为胃肠穿孔的重要征象。肝叩击痛阳性，对诊断肝炎、肝脓肿有一定意义。b. 胆囊叩诊。叩击痛阳性为胆囊炎的重要体征。c. 脾脏叩诊。正常位于左腋中 9～11 肋，长度为 4～7cm。d. 移动性浊音。原理是因体位不同而出现浊音区变动。敏感度较液波震颤强，当腹腔内游离液体大于 1000ml 即可查出。

④腹部触诊：a. 腹壁紧张度。紧张度增高见于腹内容物增加，如肠胀气、大量腹水等。板状腹是指急性弥漫性腹膜炎致使腹肌痉挛，腹壁强直，硬如木板，如急性胃肠穿孔。另一种特殊的腹壁紧张度增高的形式是揉面感，指有些腹膜慢性炎症对腹膜刺激缓解，且有腹膜增厚和肠管、肠系膜的粘连，致使腹壁柔韧、有抵抗力，不易压陷，见于结核性腹膜炎、癌性腹膜炎。紧张度降低见于慢性消耗性疾病或大量放腹水后，以及脊髓损伤致使腹肌瘫痪或重症肌无力。b. 压痛和反跳痛。压痛阳性见于腹腔内病变，如阑尾炎、胰腺炎、胆囊炎等；或胸部疾病，如下叶肺炎、胸膜炎、心梗等。反跳痛阳性提示腹膜壁层受炎症累及。c. 脏器触诊。肝脏正常无压痛，有压痛见于肝炎、肝脓肿等。肝 – 颈静脉回流征是指当右心衰引起肝淤血肿大，用手压迫肝可使颈静脉怒张更明显。脾位于左腰部 7～10 肋间，如增大多见于感染

性疾病、白血病、肝硬化、SLE 等。d. Murphy 征。医师左手掌平放于患者右肋下部，以拇指指腹勾压于右肋下胆囊点处，然后嘱患者缓慢深吸气，如因剧烈疼痛而致吸气中止，称阳性。Murphy 征多见于胆囊炎。e. 肾和尿路有炎症或其他疾病时，可出现一些部位的压痛点。如季肋点、上输尿管点、中输尿管点、肋脊点、肋腰点。f. 腹部包块，液波震颤，腹腔内有大量游离液体，如用手触击腹部，可感到波动感。常需 3000 ~ 4000ml 以上液体才可查出，不如移动性浊音敏感。

（2）直肠指诊：许多腹部疾病，做直肠指诊能提供重要证据。临床上常因"不方便"而被临床医生所省略，这是不正确的。

3. 辅助检查

（1）血、尿、便检查：腹腔内感染时，会出现白细胞总数增多及核左移，尿路结石时尿常规有血尿。

（2）X 线平片：胸片有助于了解肺及胸膜腔病变，如考虑有胃肠穿孔应摄立位腹平片，观察是否有膈下游离气体。之所以选择立位腹平片，是因为当腹部空腔脏器穿孔时，会有气体逸入腹腔，这时如果患者处于立位，气体会聚集于腹腔的上部，通过摄片可以发现这一异常情况。这是一种具有特异性的诊断方法。立位腹平片对消化道穿孔、肠梗阻有确诊意义，也用于诊断泌尿系结石，后者可在片子上发现结石阴影。

（3）B 超：B 超对胆囊结石、炎症，以及妇科急症和泌尿系结石有确诊意义，也作为肝、脾、肾外伤的诊断依据。同时，对于确诊有无结石及结石的形态和所处部位的确定有重要意义。

（4）腹腔穿刺：右侧穿刺点是右侧髂前上棘与脐连线的中外 1/3 交界处，左侧穿刺点是左侧髂前上棘与脐连线的中外 1/3 交界处。穿刺液的常规检查可以大致区分疾病性质。不凝血性多为实质器官（肝、脾）或血管破裂、宫外孕破裂出血及肠坏死等。脓性为腹腔内有化脓病灶。若穿刺出的是尿液，考虑膀胱破裂。

从外观上看，尿与腹水难以鉴别，最简单的鉴别方法是将抽出的液体在试管中进行震荡，如果出现气泡，则说明是尿。穿刺液如为清亮的胃液、胆汁，考虑上消化道来源；如为浑浊液甚至有臭味，考虑下消化道来源。考虑宫外孕破裂出血也可行阴道后穹隆穿刺。

【处理】

1. 严密观察　主要观察体温、脉搏、呼吸、血压、神志及体征的变化，以便能明确诊断。外科急腹症手术指征包括：①疑有腹腔脏器破裂、穿孔并有腹膜炎体征或大出血者；②疑有腹腔脏器扭转、绞窄或坏死者；③剧烈腹痛伴有休克，经抗休克治疗无明显好转者；④剧烈腹痛持续加剧，时间超过 6 小时者。

2. 对症处理　①纠正休克及电解质的紊乱。②对穿孔、肠梗阻、明显呕吐及腹胀者，放置胃肠引流管。③镇痛剂的应用，如无禁忌，即没有机械性肠梗阻和麻痹性肠梗阻、青光眼及前列腺肥大者，可以选用解痉类止痛药，如阿托品或山莨-菪碱（654-2）。但需要注意的是，急性腹痛在没有明确诊断之前，禁止应用吗啡、盐酸哌替啶（杜冷丁）等镇痛剂。④建立通畅有效的静脉通道，酌情补液。⑤抑酸药，适用于所有上腹痛的患者，如法莫替丁。

3. 抗感染治疗　一般选用针对革兰阴性杆菌的广谱抗生素联用抗厌氧菌药物，如喹诺酮类、氨基糖苷类、氨苄西林和甲硝唑等。

4. 手术治疗　通过观察及内科处理，如果不能控制病情并出现手术指征，应积极手术治疗。

【小贴士】

1. 疼痛可耐受时不建议用止痛药，以防掩盖病情，影响医院的诊疗。

2. 待患者生命体征平稳后及时转诊，全程陪护。

第七节 慢性腹痛

腹痛多数由腹部脏器疾病引起，但胸部及全身性疾病也可引起腹痛。腹痛发病原因比较复杂，故对腹痛患者必须深入了解病史。

【类型及特点】

1. 内脏痛 内脏痛为一种深部的钝痛或灼痛，疼痛部位含糊，通常较广泛或接近腹中线，不伴有局部肌紧张与皮肤感觉过敏，常伴恶心、呕吐、出汗等迷走神经兴奋症状。

2. 牵涉痛 多为锐痛，程度较剧烈。位置明确，在一侧，局部可有肌紧张或皮肤感觉过敏。

3. 腹膜皮肤反射痛 具有脊髓节段性神经分布的特点，程度剧烈而持续，伴有局部腹肌的强直、压痛与反跳痛，常见于腹膜受侵。

【分类】

1. 慢性持续性腹痛 时轻时重，但其特点为持续存在，可以达数月之久。一般由器质性疾病引起。

2. 慢性间歇性腹痛 发作时间可长可短，从数分钟、数小时至数日不等，但有完全正常不痛的发作间期，针对这种类型的患者多数可找到器质性病因。

3. 慢性难治性腹痛 慢性难治性腹痛是指经常性腹痛，病程超过6个月，虽经多方、全面的临床检查，却未找到器质性病因，也未发现病理生理异常。

【诊断】

1. 病史采集

（1）疼痛的发作时间：空腹痛、夜间痛多见于十二指肠溃疡，餐后痛多见于胃溃疡。

（2）疼痛部位：胆结石、肝炎引起的腹痛多位于右上腹部，胰腺炎、消化性溃疡引起的腹痛多位于中上腹部和脐部，输尿管结石引起的腹痛位于腰腹部，盆腔炎引起的腹痛位于下腹部，溃疡性结肠炎引起的腹痛位于左下腹部。

（3）疼痛的性质：肠痉挛为绞痛，溃疡病穿孔为刀割样、烧灼样痛，胆道蛔虫症为剑突下钻顶样痛，内脏痛为隐痛、钝痛，慢性肝炎为胀痛。

（4）持续时间：呈持续性，多见于腹膜炎；呈阵发性，多见于胆石症泌尿系结石；呈周期性、节律性，多见于消化性溃疡；呈间歇性，多见于小肠炎及结肠炎。

（5）有无放射：右肩和腰部放射，见于胆石症；右肩及背部放射，见于胆道蛔虫病；腰背部呈带状放射，见于急性胰腺炎。

（6）加重缓解因素：某些体位可使疼痛加重，某些则减轻。如左侧卧位可使胃黏膜脱垂患者的疼痛减轻，反流性食管炎患者在躯体前屈时剑突下的烧灼痛明显而直立位时减轻。

（7）伴随症状：

①寒战发热：提示有炎症存在，如胆囊炎、肝脓肿。

②黄疸：常见于胆系疾病或胰腺疾病等。

③休克：见于肝脾破裂、胃肠穿孔等。

④血尿：常见于泌尿系结石。

2. 体格检查

（1）重视腹部体征：视诊、触诊、叩诊、听诊及直肠指检。

（2）不要忽略腹部以外的体征，注意排除腹外脏器病变引起的腹痛。

3. 实验室检查

（1）常规检查：包括血、尿、便常规检查，肝肾功能检查，血尿淀粉酶检查，血糖和血气的检查，凝血功能检查等。

（2）ECG 检查：在以上腹痛为主诉的中老年患者中，应将ECG 检查作为常规检查，除外急性心肌梗死实验室检查。

（3）腹腔穿刺检查：在不明原因的腹腔积液合并腹痛的患者中，应进行腹腔穿刺检查，穿刺液性质往往提示病变部位和性质。

（4）影像学检查：包括立位腹平片、腹部 B 超、CT、血管造影及相应内镜和腹腔镜检查。

【鉴别诊断】

1. 腹外疾病所致的慢性腹痛

（1）胸部疾病：多为上腹痛，心肺查体多有异常，心电图多可鉴别，如心绞痛或心肌梗死。

（2）代谢性疾病：常规生化检查可明确病因，常见于重金属中毒（如铅中毒）、糖尿病酮症酸中毒。

（3）结缔组织病：以多系统损害、血沉增快、CRP 增高、免疫指标异常为特点。包括腹型过敏性紫癜、腹型风湿热、其他结缔组织病等。

2. 腹部疾病所致的慢性腹痛　常见于腹部炎症、溃疡、肿瘤等。溃疡性结肠炎表现为腹痛伴黏液脓血便。克罗恩病为慢性、复发性、肉芽肿性肠炎，多表现为右下腹痛；溃疡病多表现为慢性上腹痛，呈季节性、节律性，发作诱因为精神紧张、饮食失调、过劳、天气转变；功能性腹痛（如肠易激综合征）表现为腹痛、腹胀、排便习惯改变及大便形状异常等症状，缺乏形态学和实验室异常的依据。

【处理】

1. 寻找病因　应根据病因，进行个别化的处理。

2. 对症处理　一些病因不明的功能性腹痛，往往只能对症处理。

3. 镇痛药　一般不宜使用易成瘾的镇痛剂。为减少长期使用一种药物产生的副作用，可选择一种以上的镇痛药交替应用。对晚期肿瘤生存期不到两年的慢性腹痛患者，用麻醉性镇痛药物时可不考虑成瘾性。

【小贴士】

1. 腹痛误诊的经验教训　缺少责任心；对检查结果缺乏科学

分析。

2. 容易发生误诊的情况　①腹痛部位不典型；②腹腔外病变引起的腹痛常被忽略；③老年、痴呆、神志异常者易被误诊；④妊娠和产褥期可影响腹痛的临床表现；⑤药物可掩盖腹痛的症状。

第八节　呕　吐

恶心为上腹部不适、紧迫欲吐的感觉，并伴有迷走神经兴奋的症状，常为呕吐的前奏。呕吐是胃或部分小肠的内容物通过食道逆流经口腔而吐出的一种反射动作，呕吐可将胃内有害物质吐出，是机体的一种防御反射。呕吐可分为三个阶段，即恶心、干呕和呕吐，但有些可无恶心和干呕的先兆。恶心和呕吐均为复杂的反射动作，可由多种原因引起。

【病因】

1. 胃肠源性呕吐　常见病因为胃及十二指肠疾病，如急慢性肠胃炎、消化性溃疡等。肠道疾病如急性阑尾炎、肠梗阻等是另外一种原因。

2. 反射性呕吐　咽部受到刺激，如吸烟、剧咳等可引起呕吐。肝胆胰疾病、腹膜及肠系膜疾病、肾输尿管疾病、妇科疾病，以及青光眼、屈光不正等也可引起呕吐。

3. 中枢性呕吐　常见病因为颅内感染（如各种脑炎、脑膜炎）、脑血管疾病（如脑出血、脑血栓形成）、颅脑损伤（如脑挫裂伤、颅内血肿）、癫痫，以及其他疾病（如尿毒症、肝性脑病等）。另外，一些药物如抗生素、抗癌药、洋地黄、吗啡等，可兴奋呕吐中枢而致呕吐。

4. 神经性呕吐　常见病因是胃肠神经症和神经性厌食。

【诊断】

1. 病史询问要点

（1）月经史、停经时间：月经周期正常之育龄妇女如有停经，应考虑早孕的可能。

（2）呕吐与进食的关系：餐后短时间内呕吐，若是骤起和集体发病，应考虑食物中毒；幽门前区溃疡、精神性呕吐也常在餐后即刻发生。

（3）呕吐发生时间：晨间呕吐在育龄妇女应想到早孕反应，这一点很重要，否则在诊治过程中如果应用了 X 线检查或止吐药物等，会对胎儿造成严重后果。晨间呕吐也见于尿毒症及慢性乙醇中毒。刷牙时恶心可能患有慢性咽炎。夜间呕吐常见于幽门梗阻。

（4）呕吐的特点：精神性呕吐常无恶心，呕吐并不费力。中枢性如颅内高压者恶心症状轻，但呕吐呈喷射状，并伴有头痛。

（5）呕吐物的性质：幽门梗阻者，呕吐物为宿食并伴有腐醇味。呕吐物多含胆汁者，常见于频繁剧烈呕吐、十二指肠乳头以下的十二指肠或空肠梗阻、胃空肠吻合术后。大量呕吐者，见于幽门梗阻或急性胃扩张。呕吐物有粪臭，提示小肠低位梗阻。此外，还应注意呕吐物中有无蛔虫、胆石或异物。

（6）伴随症状：

①腹痛：多见于与急腹症有关的疾病，如急性胰腺炎、急性阑尾炎、急性胆囊炎、胆道蛔虫症、消化性溃疡穿孔等。

②腹泻：多见于胃肠道感染或急性中毒。

③头痛：除考虑引起颅内高压的疾病外，还应想到偏头痛、鼻窦炎、青光眼、屈光不正等。

④眩晕：应考虑迷路炎、梅尼埃病，也要除外链霉素、卡那霉素、庆大霉素等所致的前庭功能障碍。

⑤发热、黄疸：应想到胆囊炎。此外，病毒性肝炎及黄疸前期常有恶心、呕吐及发热症状。

2. 体格检查重点

（1）注意咽部是否有充血或淋巴滤泡增生，扁桃体有无肿大，鼻窦有无压痛，眼球有无震颤，并注意瞳孔大小和眼压。

（2）颈部有无抵抗，有无病理反射。恶心、呕吐的患者一定要做神经系统的体检，以确定是否有中枢性因素的存在。

（3）腹部检查，如有无肝大、腹胀、肠型、蠕动波、振水声、气过水声、腹块及压痛。特别要注意上腹部、左上腹部及右下腹部，因为急性胃炎、急性胰腺炎和急性阑尾炎大多伴有呕吐。要注意肾区叩痛及输尿管压痛，因为肾和输尿管结石、肾绞痛发作时常伴有呕吐。

3. 辅助检查

（1）血、尿、便常规：血常规有助于诊断是否有炎症，尿常规可明确有无尿路感染、酮体等，便常规可明确有无蛔虫、隐血等。

（2）电解质、血糖：电解质检查有助于确定是否有呕吐继发的电解质紊乱，血糖检查能明确是否有糖尿病继发的酮症酸中毒。

（3）肝肾功能：肝脏疾病和肾脏疾病都可引起恶心、呕吐。

（4）血清淀粉酶：对确诊胰腺炎非常有意义。

（5）心电图：对于 60 岁以上的患者，应将心电图作为必查项目，以排除心脏疾病。

（6）疑有食物或毒物中毒者，应将可疑食物和呕吐物送检。

（7）X 线平片：对空腔脏器穿孔、肠梗阻、急性胃扩张的诊断具有重要价值；怀疑肺炎者，应进行 X 线胸片检查。

（8）疑有胆囊、胆道、肝脏、胰腺疾病者，应做腹部 B 超、CT 或 MRI。

（9）疑为早孕者，应测 HCG，并做盆腔 B 超。

【处理】

1. 病因治疗　炎症引起的呕吐应积极控制炎症，如阑尾炎患者要应用抗生素。胃肠梗阻者行胃肠减压，无效者应进行手术治疗。脑血管意外者应采取相应的治疗措施，如脑出血应用止血药，脑栓塞应用活血药物。呕吐为药物所致者，停用相关药物，如洋地黄类药物等。

2. 对症治疗 具有止吐作用的常用药物有胃复安（甲氧氯普胺）、多潘立酮、西沙必利等。颅内高压者，采用脱水剂治疗，纠正水、电解质紊乱。

3. 心因治疗 适用于精神性呕吐，但精神性呕吐的诊断必须经过所有器质性呕吐的排除。除稳定情绪外，可给予患者氯丙嗪、地西泮（安定）、维生素 B_6 等药物。

4. 急诊判断

（1）急救对象：有 5 种患者需要急救：①频繁、剧烈呕吐者；②老年人、儿童；③意识障碍者；④低血压者；⑤出现严重并发症者。

（2）急救对策：

①保护气道：意识障碍的患者或老年人要侧卧位，以避免误吸。

②静脉补液：可选用生理盐水或乳酸林格液，避免用葡萄糖溶液，因为尚不能排除糖尿病酮症酸中毒性的呕吐。

③胃肠减压：必要时，胃肠减压有助于明确胃内容物性质，以明确诊断。

④对意识障碍、低血压及诊断不明的患者慎用对症止吐药物。

⑤尽快明确诊断：不要先止吐，重要的是先明确病因。

【小贴士】

如需转诊，应携带先前的呕吐物，便于上级医院诊疗。怀疑中毒，应协助家属将呕吐物冷冻保存。

第九节 腹 泻

腹泻是指排便次数明显超过平日习惯频率，粪质稀薄，水分增加，可伴有黏液、脓血或含未消化的食物。腹泻常伴有排便急迫感、肛门不适、失禁等症状。腹泻是一种常见的症状，分为急性和慢性两种。在两个月以上或间歇期在 2～4 周内的腹泻为复发性腹泻。

【病因】

1. 急性腹泻　引起急性腹泻的病因包括：①食物中毒，如细菌、毒蕈、发芽的马铃薯等；②急性传染病，如霍乱、急性血吸虫感染等；③肠道变态反应性疾病，如进食鱼、虾等；④药物与化学毒物，如硫酸镁、利血平等；⑤饮食不当，如进食过多生冷或油腻食物。

2. 慢性腹泻　引起慢性腹泻的病因包括：①肠道感染性疾病，如慢性细菌性痢疾、肠结核等；②肠道非特异性炎症，如溃疡性结肠炎等；③胃部疾病，如慢性萎缩性胃炎；④胰腺与肝胆疾病，如慢性胰腺炎等；⑤其他，如甲亢、吸收不良综合征等。

【诊断】

1. 病史询问要点

（1）起病情况与病程：急性腹泻表现为起病急骤，病程短，多为食物中毒或急性肠道感染。慢性腹泻则病程长，多见于慢性感染、炎症、吸收不良或肠道肿瘤等。

（2）腹泻次数与粪便性质：腹泻次数较多，提示病变较重。腹泻多集中于上午而下午较少，夜间无腹泻者可能为功能性腹泻。粪便中有大量黏液而无病理成分者，常见于肠易激综合征。血便常见于细菌性阿米巴、结肠直肠癌、炎症性肠病、溃疡性结肠炎、克罗恩病。

（3）伴随症状和体征：①发热，多见于各种肠道感染或肿瘤；②脱水，多见于霍乱；③消瘦、营养不良，多见于肠结核、肠道恶性肿瘤或吸收不良综合征；④腹部肿块，多见于克罗恩病、肿瘤；⑤里急后重，多见于细菌性痢疾或直肠肿瘤；⑥皮疹、皮下出血，多见于败血症、伤寒、副伤寒或过敏性紫癜；⑦关节痛、关节肿胀，多见于炎症性肠病、肠结核等；⑧失眠、多梦、焦虑，多见于肠易激综合征。

（4）其他要点：腹泻可有食物过敏史，如木耳、鸡蛋、蛋白质等。注意询问服药史，部分腹泻是由于服用秋水仙碱、垂体后叶素、新斯的明等药物引起的。宫颈癌、前列腺癌放疗也可引起腹泻。甲亢可使肠蠕动增加而致腹泻。进食牛奶后腹泻，则要考虑是否患有乳糖不耐受症。

（5）腹泻粪便性质：

①稀水样便：分泌性腹泻，多见于病毒性肠炎。

②果酱样便：多见于阿米巴痢疾。

③大量黏液便：多见于肠易激综合征。

④米泔水便：多见于霍乱。

⑤黏液脓血便：渗出性腹泻，多见于阿米巴痢疾。

⑥脂肪泻：多见于胰源性腹泻。

2. 体格检查

（1）腹部：注意检查是否有腹部压痛、腹块。小肠病变时，腹部压痛在脐周。结肠病变时，腹部压痛在下腹或左（右）下腹。如果有腹块，则还要明确其大小、性质、部位等。腹块多由痉挛的结肠引起。

（2）直肠指检：直肠指检对明确是否有直肠肿瘤非常有意义，尤其是中老年患者须重视。

3. 辅助检查

（1）血、便常规：周围血白细胞增多及中性粒细胞增多提示感染，粪便白细胞增多或找见吞噬细胞提示肠道炎症。

（2）粪便细菌培养、寄生虫卵和真菌检查，有助于病原诊断。

（3）钡剂灌肠、纤维结肠镜检查对结肠病变的诊断很有意义。

（4）胃肠钡餐检查：可了解消化道运动功能、器质性病变等。

【处理】

1. 病因治疗

（1）感染性：抗生素抗感染治疗，常用喹诺酮类、头孢菌素类、庆大霉素、甲硝唑、抗寄生虫药等。

（2）炎症性：溃疡性结肠炎、克罗恩病等应用糖皮质激素、柳氮磺吡啶等。

2. 对症治疗

（1）补液治疗：维持水与电解质酸碱平衡对患者非常重要。轻者通过口服补液，重者则需要静脉补液。

（2）止泻剂：止泻治疗是缓解症状的根本，常用思密达等。

（3）微生态制剂：可调节肠道菌群。常用嗜酸乳酸杆菌、双歧杆菌、地衣芽孢杆菌等。

（4）黏膜保护剂：硫糖铝、思密达等具有黏膜保护作用，可用于感染性或非感染性腹泻，可口服、灌肠。

（5）解痉剂：腹泻伴有痉挛性腹痛时可应用解痉剂，常用阿托品、山莨菪碱等。

（6）前列腺素酶抑制剂：阿司匹林、吲哚美辛（消炎痛）等可用于分泌性腹泻。氯丙嗪也可用于分泌性腹泻。

第十节　呕血与便血

呕血是指食管、胃、十二指肠、胃空肠吻合术后的空肠及胰腺、胆道的出血经口腔呕出。便血则是消化道出血，血液由肛门排出。便血颜色可呈鲜红、暗红或黑色（柏油便），少量出血不造成粪便颜色的改变，须经隐血试验才能确定，称为隐血便。呕血是临床上常见急症之一。如鼻腔、口腔或咽喉等部位出血经吞咽后再呕出或呼吸道疾病引起的咯血，不属于呕血，应注意鉴别。

【病因】

1. 呕血的病因　以消化道疾病尤其是上消化道疾病为主，如十二指肠溃疡、胃溃疡、吻合口溃疡、食管炎、贲门黏膜撕裂综合征、食管静脉曲张、胆道出血。

2. 便血的病因　肠结核、Crohn 病（克罗恩病）、急性细菌性痢疾、溃疡性结肠炎、结肠癌、痔疮、肛裂和肛瘘等。

【诊断】

1. 病史采集

（1）呕血及伴随症状：消化道出血常有不同的表现形式，提示不同的出血部位。呕血是 Treitz 韧带以上部位出血；黑便常常是上消化道病变引起，大量出血可引起低血容量性休克及贫血。

（2）根据呕吐物或大便颜色来判断出血部位：先呕吐鲜血继之黑便，提示出血部位较高，多在幽门以上；喷射样呕血提示门脉高压；呕吐咖啡样液体伴黑便，多为贲门以下部位出血；黑便不伴呕血，多为贲门以下部位出血；黑便无呕血，胃镜检查未发现出血部位，应考虑下消化道病变。

（3）出血量的估计：消化道出血 5～10ml 时，表现为大便隐血阳性；消化道出血 60～100ml 时，表现为柏油样大便；短时间出血 50～300ml 时，表现为呕血；当出血量超过 400～500ml 时，可出现临床症状。中等量失血可引起贫血或进行性贫血，大量出血可导致休克。

（4）判断是否继续出血：提示持续出血的表现有：①反复呕血，黑便次数及量增多，排暗红、鲜红色血便；②胃管抽出物有较多新鲜血；③24h 内经积极输液、输血仍不能稳定血压和脉搏，一般状况未见改善；或经过迅速输液、输血后，中心静脉压仍在下降；④血红蛋白、红细胞计数与血细胞比容继续下降，网织红细胞计数增高；⑤肠鸣音活跃；⑥在补液与尿量足够的情况下，血尿素氮持续或再次增高。

（5）再出血危险判定：出现以下情况时，提示有较高再出血危险性。①以呕血为主的患者易再出血；②首次出血量大者；③短时间出血量大，提示损及动脉；④老年人伴明显动脉硬化；

⑤食管静脉曲张破裂的患者；⑥胃镜下局部隆起红小斑点、小血管、假动脉瘤。

2. 体格检查

（1）贫血外观：如皮肤黏膜和睑结膜苍白。

（2）休克体征：表现为血压下降、脉搏增快、四肢冰凉等。

（3）腹部检查：如有的出血可因肠道刺激致肠鸣音活跃，肛检有血便。

（4）其他体征：如肝病面容、肝掌及蜘蛛痣；上腹压痛；胆囊肿大伴黄疸；皮肤及黏膜出血点或淤斑等。

3. 实验室检查

（1）血常规、出凝血功能、输血前相关检查：血液学检查对诊断是否有贫血，以及是否有活动性出血有意义。出血患者要及时做血型检查、乙肝检查或 HIV 检查，以备输血需要。

（2）大便及呕吐物隐血试验：该试验是判断出血的辅助检查，有助于区分铋剂等可引起黑便的情况。

（3）肝、肾功能检查：可确诊肝硬化、肾衰竭等疾病。

（4）X线、CT 及超声检查、心电图：对诊断心肺及腹部疾病有意义。

（5）胃镜检查：该检查为首选的诊断和治疗方法。胃镜下可见胃及十二指肠溃疡的溃疡面、出血血管，以及曲张的静脉等。应激性溃疡的特点是溃疡面积较大、溃疡较浅。另外，对诊断贲门黏膜撕裂综合征、胃炎等也有帮助。

（6）消化道出血的影像学诊断：包括消化道钡剂造影、放射性核素扫描、动脉血管造影等。造影检查的直接征象为造影剂溢出血管外，间接征象为血管迂曲、紊乱及毛细血管异常染色。放射性核素扫描常作为消化道出血诊断的初筛方法。

【处理】

1. 补充血容量　常规输液补充血容量，如平衡液或葡萄糖盐水。必要时输血，也可用 5% 白蛋白和各种血浆代替。

2. 维持循环系统功能　失血刺激交感神经兴奋而使血管收缩，建议在补充血容量不及时的情况下，可考虑应用血管收缩剂。

3. 矫正酸中毒　易出现的是呼吸性酸中毒，表现为呼吸加深，通过充分换气以排出存积的 CO_2。另外，还可能出现代谢性酸中毒，可输入适量的碳酸氢钠以纠正。

4. 止血治疗　常用立止血、凝血酶，也可用垂体后叶素以 $0.2 \sim 0.4U/min$ 速度静脉输入，必要时输新鲜血。

5. 药物　如抗酸药、H_2 受体阻滞剂或质子泵抑制剂、胃黏膜保护剂、去甲肾上腺素等。若出血不止，则采用内镜治疗。

6. 内镜下止血的意义　提高即刻止血率，降低再出血发生率，降低急诊手术率和降低住院死亡率。

7. 胃内 pH 对止血过程的影响　止血过程为高度 pH 敏感性反应，酸性环境不利于止血。

8. 外科手术指征　①出血合并穿孔、幽门梗阻或疑有癌变者；②年龄 20 岁以上，有动脉硬化与心肾疾病，经止血治疗出血未停止者；③短时间内有大量出血，随即进入休克状态者；④急性大出血，经积极输血及止血治疗，血压不能维持者；⑤血压稳定后又发生再次出血者，近期反复出血者；⑥门脉高压反复出血或持续出血不止者；⑦原因不明大出血，内科积极治疗后不稳定者。

第十一节　黄　疸

黄疸既是症状又是体征，它是指血清中胆红素升高，导致皮肤、黏膜和巩膜及体液发生黄染的现象。正常胆红素最高为 $17.1\mu mol/L$（$1.0mg/dl$），其中结合胆红素 $3.42\mu mol/L$，非结合胆红素 $13.68\mu mol/L$。胆红素超过 $34.2\mu mol/L$ 时，临床上会出现明显的黄疸。而当胆红素水平在 $17.1 \sim 34.2\mu mol/L$ 之间，临床尚未出现肉眼可见的黄疸时，称为隐性黄疸。

【病因】

1. 溶血性黄疸　溶血性黄疸是指溶血性疾病引起的黄疸。常见病因为：①先天性，如海洋性贫血、遗传性球形红细胞增多症等；②后天获得性，如自身免疫性溶血性贫血、新生儿溶血、不同血型输血后溶血、蚕豆病、毒物及药物引起的溶血等。

2. 肝细胞性黄疸　各种使肝细胞广泛损害的疾病均可发生黄疸，如病毒性肝炎、肝硬化、中毒性肝炎、钩端螺旋体病、败血症等。

3. 胆汁淤积性黄疸　常见病因为：①肝内性，又包括肝内阻塞性胆汁淤积（如肝内泥沙样结石、癌栓、寄生虫病等）和肝内胆汁淤积（如毛细胆管型病毒性肝炎、药物性胆汁淤积、原发性胆汁性肝硬化等）；②肝外性，如胆总管结石、狭窄、炎性水肿、肿瘤及蛔虫等阻塞所引起。

4. 先天性非溶血性黄疸　它是由先天性缺陷所引起的黄疸，临床较少见。

【诊断】

1. 病史询问要点

（1）有无肝病史、饮酒史、输血及手术史。

（2）发病年龄及起病情况：先天性黄疸多于幼年起病。胆道蛔虫常见于青少年。胆石症、胆囊炎多见于成年人。胆囊癌多见于老年人。注意询问有无阵发性腹绞痛史；有无进行性贫血及酱油色尿史（溶血性黄疸有贫血及酱油色尿）；有无服用损肝药物（如利福平、氯丙嗪、降糖灵、甲基睾丸素等）；皮肤瘙痒程度及粪、尿颜色（如胆汁淤积性黄疸的特点是皮肤瘙痒剧烈，粪便颜色变淡甚至呈陶土色，尿色加深且呈深黄色）。

（3）伴随症状：黄疸伴发热，多见于肝胆系感染，也见于钩端螺旋体病、败血症、大叶性肺炎、急性溶血；伴上腹或右上腹痛，多见于肝胆系感染、肿瘤，绞痛者见于胆道结石、胆道蛔虫症；伴消化道出血，多见于肝硬化、重症肝炎、乏特壶腹癌等。

2. 体格检查

（1）黄疸的体征：皮肤、黏膜尤其是巩膜有无黄染。

（2）肝硬化体征：有无肝掌、蜘蛛痣，面部毛细血管是否扩张。

（3）门脉高压体征：有无腹壁静脉曲张、脾大及腹水等。

（4）肝脾大小、表面是否光滑、有无触痛及叩痛，明确有无肝炎表现。

（5）认真触诊胆囊，可了解是否有胆囊炎、胆结石。

3. 实验室检查

（1）血常规及网织红细胞计数：了解是否存在溶血性贫血及贫血程度。

（2）尿常规：了解尿胆素等情况。

（3）粪常规：了解粪胆原等情况。

（4）肝肾功能：了解肝肾功能是否异常，对诊断肝肾疾病有帮助。

【治疗】

1. 病因治疗　肝外胆汁淤积性黄疸多需手术治疗，但近年来多采用介入治疗，如 ERCP 等逐渐普及到治疗中。另外，积极治疗原发疾病也是处理的关键。比如溶血性黄疸，积极处理溶血性的疾病是治疗的关键。

2. 对症治疗　主要是退黄药物。目前，退黄药物种类繁多，需要注意的是，如病因未解除，退黄困难是暂时的，故应积极处理病因。

【小贴士】

注意区别黄疸与黄染。

第十二节　水　肿

人体组织间隙有过多的液体积聚使组织肿胀称为水肿。水肿的发病机制包括：①毛细血管滤过压升高，如右心衰竭等；②毛细血管通透性增高，如感染等；③血浆胶体渗透压降低，通常继发于血清白蛋白减少，如慢性肾炎、肾病综合征等；④淋巴液或静脉回流受阻，如丝虫病或血栓性静脉炎等。

【病因】

1. 凹陷性水肿与非凹陷性水肿

（1）凹陷性水肿：由体液渗聚于皮下疏松结缔组织间隙所致。

（2）非凹陷性水肿：由慢性淋巴回流受阻（如丝虫病象皮肿）、黏液性水肿所致。

2. 炎症性水肿与非炎症性水肿

（1）炎症性水肿：以局部潮红、灼热、疼痛与压痛为特征，是一种局部性水肿。

（2）非炎症性水肿：可为全身性或局部性水肿，如低蛋白血症或静脉曲张等。

3. 全身性水肿与局部性水肿

（1）全身性水肿：身体内各部分（主要是皮下组织）的血管外组织间隙均有体液积聚。

（2）局部性水肿：体液积聚于局部组织间隙中。

以下是常见水肿的临床特征：

（1）心源性水肿：多有心脏病病史。临床有右心衰竭的表现，体征为颈静脉怒张、肝大、下肢水肿等。首先出现于身体的下垂部位是其水肿特点。

（2）肾源性水肿：疾病早期，患者晨间起床时，眼睑与颜面水肿，以后发展为全身水肿。常有尿改变，如血尿、蛋白尿、管型尿等，以及高血压、肾功能损害的表现。

（3）肝源性水肿：多有肝病病史，如乙肝、酒精肝等，肝硬化可有肝功能减退和门脉高压症，水肿主要为腹水。

（4）药物所致的水肿：水肿在用药后出现，停药后消退。例如皮质激素、甘草、睾丸酮、雌激素、胰岛素、硫脲等。

（5）黏液性水肿：常见于甲亢手术治疗或同位素治疗后、垂体前叶功能减退、慢性甲状腺炎或甲状腺自身免疫疾病。水肿特点是皮肤受压时无明显的凹陷（原因是组织液所含蛋白量较高），水肿部位在颜面及下肢，严重者全身皮下组织均可累及，甚至出现心包积液、胸腹腔积液。

（6）局部炎症所致的水肿：由疖、痈、丹毒、蜂窝织炎等局部炎症引起，常伴有局部红、热及压痛。

（7）血管神经性水肿：属于变态反应性疾病，其特点是突然发生、无痛、硬而富有弹性的局部性水肿，嗜酸性粒细胞稍增多。

【诊断】

1. 病史询问要点

（1）水肿出现的时间、急缓、部位（开始部位及蔓延情况）：晨起颜面部水肿多为肾性水肿，双下肢水肿且夜间加重多为心源性水肿，主要有腹水表现或加之下肢水肿是肝源性水肿的特点，突然发生、无痛、硬而富有弹性的局部性水肿常为血管神经性水肿，颜面及下肢较为明显的非凹陷性水肿是黏液性水肿。

（2）水肿与药物、饮食、月经及妊娠的关系：服用药物后的全身性水肿考虑药物性水肿。妊娠两周以后水肿，考虑妊娠中毒症所致的水肿，常伴高血压、蛋白尿和子痫症状等。

（3）有无与水肿相关的基础病：①心脏病史（以右心功能不全为主）；②肾脏病史（尿的改变）；③肝脏病史（肝功能减退和门脉高压）；④内分泌性疾病（甲减、甲亢手术治疗后等）；⑤自身免疫性疾病，如狼疮肾；⑥下肢静脉曲张。

2. 体格检查要点

（1）全身性还是局部性水肿：全身性水肿常见于低蛋白血症或心、肝、肾的严重病变及内分泌紊乱，局部性水肿见于局部静脉或淋巴受阻、炎症或变态反应。水肿局部有红、肿、热、痛，常属炎症性水肿。

（2）凹陷性还是非凹陷性水肿：凹陷性水肿提示程度比较严重，非凹陷性水肿提示轻度水肿或系淋巴管梗阻性水肿。

（3）眼睑水肿提示肾性水肿。

（4）颈静脉怒张多见于右心衰竭、上腔静脉受压等。

（5）心脏有无病理性杂音、心脏扩大、心律不齐等，应除外心脏病性浮肿。

（6）注意肺部有无啰音，除外肺淤血及心源性水肿。

（7）腹部：有无腹壁静脉曲张、肝脾肿大、腹水（肝源性水肿）。

（8）下肢水肿：双下肢对称性水肿，见于心、肝、肾疾病或低蛋白，也见于大量腹水、巨大卵巢囊肿及妊娠子宫压迫静脉。单侧下肢水肿者，应除外静脉血栓、淋巴管回流受阻。

3. 实验室检查

（1）血、尿常规：血常规可表现因肝硬化水钠潴留引起相对性贫血，尿常规可表现因肾功能减退出现的蛋白尿、血尿等。

（2）肝、肾功能：可以分别评估肝功能和肾功能，了解是否有肝硬化和肾衰。

（3）心源性水肿：可做胸片、心脏彩超。胸片可了解心脏是否增大、心影是否增大、肺淤血等情况，心脏彩超可评价射血分数。

（4）肝源性水肿：腹部 B 超可评价肝脏大小、脾脏是否增大及是否腹水等。

【急救对象及对策】

1. 喉头水肿者　抗过敏，保持气道通畅，必要时行气管插管或紧急气管切开。

2. 心源性水肿伴喘憋者　吸氧，用扩血管药物，利尿，必要时进行血液透析。

3. 肾衰竭伴全身高容量者　进行血液透析。

4. 球结膜水肿者　颅高压可通过脱水治疗降颅压。

第十三节 少尿与多尿

一、少尿与无尿

【定义】

正常成年人24小时尿量为1000～2000ml。如果24小时尿量小于400ml，或每小时尿量小于17ml者，称为少尿；如果24小时内尿量小于100ml，或12小时内完全无尿者，称为无尿。

【病因】

1. 肾前性少尿　因全身或肾脏疾病导致肾血流灌注不足所造成，如休克、大出血、重度失水、心功能不全等。

2. 肾性少尿　由于肾实质病变所致肾小球和肾小管功能损害，如各型肾炎。

3. 肾后性少尿　由任何原因所致的尿路梗阻引起，如泌尿系结石、肿瘤压迫等。

【诊断】

1. 病史询问要点

（1）有无血容量不足的病史：如饮水少、大量出汗、失血、严重腹泻或过度利尿。

（2）有无严重心、肝疾病：心脏疾病可因心力衰竭、体循环淤血导致少尿；肝病可由于低蛋白血症、腹水或肝肾综合征导致少尿。

（3）有无肾实质疾病史：如肾实质损害、肾功能不全史，并注意有无使用肾损害药物、有毒食物及蛇咬伤史。

（4）有无尿路梗阻病史：如尿路结石、肿瘤、截瘫或糖尿病神经病变。

（5）少尿或无尿的持续时间、演进过程，有无体液潴留和代谢产物积聚的相关病史。

（6）少尿伴出血见于出血性疾病，伴大量蛋白尿见于肾病综合征，伴严重肝脏疾病见于肝肾综合征，伴血尿、蛋白尿、高血压、水肿见于各种急性肾炎、急进性肾炎，伴腰痛、尿痛、尿量易改变见于尿路结石，伴排尿困难见于前列腺肥大。

2. 体格检查要点

（1）有无体液潴留的体征：如皮肤黏膜及结膜下水肿、浆膜腔积液、心功能不全等。

（2）有无低血容量的体征：如皮肤黏膜湿润度、皮肤弹性、血压、脉压、心率、末梢循环状态等。

（3）耻骨上区有无膨胀、叩诊是否有浊音、能否叩及膀胱及其他腹块，必要时做直肠指诊和妇科检查。

（4）肾区有无叩痛、压痛，输尿管区有无叩痛，能否扪及肾脏等。

3. 辅助检查

（1）尿常规：蛋白尿及有形成分增多，提示可能与肾脏疾病有关。结合尿比重、尿钠、尿素氮、肌酐水平，有助于肾前性少尿与肾实质性少尿的鉴别。

（2）肾脏 B 超或 CT、肾脏穿刺活检：病理诊断有助于确诊肾实质性少尿。

（3）尿路平片、B 超或 CT：有助于诊断肾后性少尿。

（4）直肠指诊：可判断是否存在前列腺肥大。

（5）血糖检测：可确诊糖尿病。

【治疗】

1. 病因治疗　对于肾前性和肾性少尿，以治疗原发病为主。对于肾后性少尿，如有手术指征又无手术禁忌者，应尽早手术治疗。

2. 对症治疗　如非肾前因素，在补足血容量的前提下适当给予利尿剂。高钾血症者应及时处理，一般治疗无效者，及时采取透析疗法。

二、多尿

【定义】

正常成人 24 小时尿量超过 2500ml 者为多尿。

【病因】

1. 暂时性多尿　如摄入水过多、利尿等。

2. 长期性多尿

（1）内分泌代谢障碍：尿崩症、糖尿病、原发性甲状旁腺功能不全、原发性醛固酮增多症等。

（2）肾脏疾病：引起肾小管浓缩功能不全的慢性肾炎、慢性肾盂肾炎、肾小球硬化症、肾小管性酸中毒、急性肾功能不全多尿期等。

（3）精神因素：精神性多尿症。

【诊断】

1. 病史询问要点

（1）尿量：注意询问每日排尿次数、每次排出量、每日准确尿量，对以后的补液、纠正电解质紊乱等有重要作用。

（2）利尿因素：注意引起中枢性尿崩症的原因，如 ADH 合成、分泌障碍和刺激 ADH 分泌障碍的因素。肾脏性排尿增多是最常见的病因，如药物、代谢、炎症和机械损害肾小管，先天性对 ADH 缺乏或无反应等。

（3）溶质性因素：

①有机物排出过多：主要询问有无尿糖或尿素排泄过多的病史。

②尿电解质排出过多：原因有梗阻解除后利尿、急性肾衰恢复期利尿、肾移植后利尿等。

③心房肽释放过多：常见于阵发性室上性心动过速。

④溶质性利尿：如注射甘露醇、山梨醇或高渗葡萄糖等。

（4）混合性因素：兼有肾脏原因和溶质性因素二者的特点。

（5）多尿的持续时间和严重程度：有助于评估疾病的严重性和病情的进展。

2. 体格检查要点

（1）机体的平衡状态：血压、脉率、血管充盈时间、皮肤弹性、体重变化、皮肤与黏膜有无水肿或脱水等。

（2）相关疾病的特殊体征：如糖尿病、肾脏疾病等特殊体征。

3. 实验室检查

（1）血常规：红细胞比容和平均红细胞容积可反映血液高渗或低渗，从而提示尿为低渗或高渗。

（2）尿常规：对大多数肾脏疾病都有提示意义，对糖尿病和肾性糖尿病也有诊断意义。

（3）对疑有其他病症为多尿原因时，加做相关检查。

【小贴士】

该症一般涉及多个系统，建议到上级医院诊治。

第十四节　尿频、尿急与尿痛

尿频、尿急与尿痛同属膀胱刺激征。尿频指排尿次数增多。成人正常排尿次数白天 4 ~ 6 次，夜间 0 ~ 2 次。尿急指患者一有尿意即要排尿，不能控制。尿痛指患者排尿时膀胱区及尿道受刺激产生疼痛或烧灼感。

【病因】

1. 尿频　既有生理性原因，如饮水过多、精神紧张、气候改变，又有病理性原因。后者又包括两种情况：一是排尿次数增多而每次尿量正常，但全日总尿量增多，见于糖尿病、尿崩症、急性肾衰竭多尿期；二是排尿次数增多而每次尿量减少，或仅有尿意并无尿液排出，见于膀胱尿道受刺激、膀胱容量减少、下尿路梗阻及神经源性膀胱等。

2. 尿急　多见于急性膀胱炎、尿道炎、前列腺炎、输尿管下段结石、膀胱癌、神经源性膀胱，以及精神因素等。

3. 尿痛　见于膀胱炎、尿道炎、前列腺炎、膀胱结核、膀胱结石、晚期膀胱癌等。

【伴随症状】

1. 尿频、尿急、尿痛同时出现，伴发热、脓尿，提示急性膀胱炎；如伴会阴肿胀感，肛门下坠，耻骨上隐痛，腰背酸痛放射至腹股沟、睾丸及大腿部，考虑急性前列腺炎；伴血尿，同时有结核感染的全身症状，考虑膀胱结核。

2. 尿频、尿急伴排尿终末疼痛，可见于输尿管末端结石。

3. 尿急不伴尿痛者，常与精神因素有关。

4. 尿急伴尿痛者，多为膀胱三角区、后尿道和前列腺急性炎症所致。

5. 老年男性伴进行性排尿困难，见于前列腺增生症。

6. 无痛性血尿或尿频、尿急、尿痛后出现血尿，见于膀胱癌。中年以上膀胱刺激征伴血尿者要警惕，不能单纯抗感染治疗。

7. 伴有神经系统受损病史和体征，见于神经源性膀胱。

【辅助检查】

1. 尿常规　白细胞尿、脓尿、白细胞管型尿，提示尿路感染。血尿是部分女性下尿路感染的表现。

2. B 超及 CT 检查　简便而有意义，可了解泌尿系结石、占位及尿潴留。

3. X 线检查　如果怀疑有肾脏感染或其他泌尿生殖道异常，需做 X 线检查。常用方法是腹平片及静脉肾盂造影。

4. 直肠指诊　前列腺增生时表现为前列腺体积增大，中央沟变浅或消失，表面光滑，质韧。

5. 妇科检查　有助于排除女性患者盆腔炎症、肿瘤等疾病。

【处理】

1. 去除病因　抗感染治疗及治疗相应疾病，如结核病、肿瘤等。

2. 对症处理　多饮水，增加尿量，可以缓解症状。山莨菪碱等有可能增加患者的尿液潴留，不推荐使用。

3. 基础疾病的治疗　如常见的全身性疾病的治疗。

第十五节　意识障碍

【定义】

意识障碍是指人对周围环境及自身状态的识别和觉察能力出现障碍，多由高级神经中枢功能活动（意识、感觉和运动）受损引起，严重的意识障碍表现为昏迷。

【分类】

1. 嗜睡　病情最轻，是一种病理性倦睡，可被唤醒，并能正确回答和做出各种反应，但当刺激去除后很快又再入睡。

2. 意识模糊　较嗜睡为深。患者能保持简单的精神活动，但定向能力发生障碍。

3. 昏睡　处于熟睡状态，不易被唤醒。虽在强烈刺激（如压迫眶上神经，摇动患者身体等）下可被唤醒，但很快又再入睡。醒时答话含糊或答非所问。

4. 昏迷　表现为意识持续中断或完全丧失。根据昏迷的不同程度，可分为轻度、中度、深度三个阶段。

5. 谵妄　谵妄是一种以兴奋性增高为主的高级神经中枢急性活动失调状态。它可发生于急性感染的发热期，也可见于某些药物中毒（如颠茄类、酒精等）、代谢障碍或中枢神经系统疾病。

【病因】

1. 重症急性感染　包括败血症、肺炎、中毒型菌痢、伤寒、颅脑感染等。尤其对于老年人的意识障碍，要警惕重症感染的可能。

2. 颅脑非感染性疾病　包括：①脑血管疾病，如脑缺血、脑出血等；②脑占位性疾病，如脑肿瘤、脑脓肿；③颅脑损伤，如脑震荡、脑挫裂伤等；④癫痫。

3. 内分泌与代谢障碍　内分泌与代谢障碍引起的意识障碍在临床上越来越多见，如尿毒症、肝性脑病、糖尿病性昏迷、低血糖等。

4. 心血管疾病　见于重度休克、心律失常引起的阿-斯综合征。

5. 水、电解质平衡紊乱　见于稀释性低钠血症、低氯性碱中毒、高氯性酸中毒等。

6. 外源性中毒　包括安眠药、有机磷农药、氰化物、一氧化碳、酒精和吗啡等中毒。

7. 物理性及缺氧性损害　见于高温中暑、日射病、触电、高山病等。

【诊断】

1. 病史询问要点

（1）是否为首发症状：意识障碍是首发症状还是在某些疾病过程中逐渐产生的，这对分析病因极有帮助，如果是后者，在昏迷之前必有其他疾病的临床表现。

（2）是否有服毒、服药、接触有毒物质：健康者突然出现昏迷，须询问发病前有无强烈精神刺激史，或药物、毒物接触史。

（3）是否有脑外伤：脑外伤患者既可受伤后即刻出现昏迷，如重型脑挫裂伤；又可无意识障碍或短暂昏迷后清醒，再逐渐出现昏迷，多见于颅内血肿。

（4）起病方式：是急性发生还是逐步产生，对区分病因、判断预后有一定的帮助。

（5）既往病史：高血压、糖尿病、癫痫及心、肝、肾等内脏疾病；脑血管意外、肝性脑病、糖尿病酮症酸中毒昏迷、尿毒症昏迷等。

（6）是否有五官慢性感染：化脓性中耳炎等慢性五官感染往

往可以侵犯颅内，造成颅内感染，引起意识障碍。

（7）伴随症状：

①伴发热：先发热后有意识障碍，可见于重症感染性疾病；先有意识障碍后发热，见于脑出血、蛛网膜下腔出血、巴比妥药物中毒等。

②伴呼吸缓慢：是呼吸中枢受抑制的表现，可见于吗啡类和巴比妥类药物、有机磷等中毒，以及银环蛇咬伤等。

③伴瞳孔散大：可见于颠茄类药物、酒精、氰化物等中毒，以及癫痫、低血糖状态等。

④伴瞳孔缩小：可见于吗啡类和巴比妥类药物、有机磷等中毒。

⑤伴心动过缓：可见于颅内高压、房室传导阻滞，以及吗啡类和毒蕈类药物中毒。

⑥伴高血压：可见于高血压脑病、脑血管意外、肾炎等。

⑦伴低血压：可见于各种原因的休克。

⑧伴皮肤黏膜改变：出血点、淤斑和紫癜等，可见于严重感染和出血性疾病，口唇呈樱桃红色提示一氧化碳中毒等。需要注意的是，一氧化碳中毒患者临床出现典型的樱桃红色口唇并不多，但如出现则强烈提示一氧化碳中毒。

⑨伴脑膜刺激征：见于脑膜炎、蛛网膜下腔出血等。

⑩伴偏瘫：见于脑出血、脑梗死或颅内占位性病变等。

2. 体格检查重点

（1）一般检查：

①头颅有无伤痕、血肿或脑脊液漏，注意排除颅脑外伤情况。

②皮肤黏膜有无黄染、发绀、出血点和色素沉着。黄染提示肝性脑病。发绀提示脑部疾病。皮肤出血点提示急性传染病或血液病。色素沉着提示慢性肾上腺皮质功能减退。口唇樱桃红色提示一氧化碳中毒。

③出现呕吐时，注意呕吐物颜色、气味，必要时做毒物检测。

（2）体温：发热提示有严重感染、颅内感染或中枢性高热；体温正常，提示为非发热性意识障碍；体温过低，要考虑内分泌疾病，如甲减、低血糖等。同时，要注意是否有低血压或休克存在。

（3）生命体征：

①脉搏：脉搏变慢，注意是否存在心脏疾病或颅内高压。

②呼吸：注意呼吸频率、节律、深浅、气味。酮症酸中毒表现为苹果味口气；肝性脑病则是肝臭。不同脑部受损，呼吸节律不同，如脑桥病变表现为叹气样呼吸。

③血压：高血压，如脑血管病变、颅内高压等；血压下降，如药物中毒、内分泌危象、心梗等。

④瞳孔：注意瞳孔大小、对光反射等。瞳孔明显缩小，常见于巴比妥类药物中毒或脑桥病变；瞳孔散大，见于阿托品和乙醇类药物中毒；瞳孔双侧不等大，对光反射消失，多见于脑疝。

（4）神经系统检查：

①压眶反应、双侧肢体活动是否对称。

②瞳孔大小、位置；双眼凝视病灶侧提示皮质损害；双眼凝视病灶对侧提示脑桥损害。

③四肢强直性伸直为去大脑强直，考虑为脑干上端损害。

④双上肢屈曲、双下肢强直性伸直为去皮质强直，考虑是大脑皮质广泛损害。

⑤仰卧位时，瘫侧肢体其足掌外旋位，可辨别患者是否发生了一侧肢体瘫痪。

⑥屈曲双膝使双足立于床面时，瘫肢迅速外倒，可帮助发现神经定位体征。

3. 辅助检查

（1）血、尿、便常规：血象可反映是否为感染性疾病，以及是否贫血。尿常规注意黄染、出血情况。

（2）血电解质、血糖：临床上对所有怀疑糖尿病者一定要行血糖测定。

（3）肝肾功能：肝肾功能不良，有助于分析意识障碍的原因。

（4）心电图：对分析患者的心率很有帮助。

（5）胸部X线检查：初步了解胸部、心脏疾病。

【处理】

意识障碍患者属危重病人，首先保证生命体征，尽快明确诊断，针对病因治疗。

急救对策：

（1）保护气道：意识障碍患者要侧卧位，避免误吸；必要时建立人工气道。

（2）建立静脉通路：维持循环功能，保证重要脏器血供。

（3）心电监护：检测生命体征。

（4）快速血糖检查：检测是否由糖尿病因素引起，尤其是老年糖尿病患者。

（5）降低颅内高压：用甘露醇、呋塞米（速尿）、磷酸甘油等。

（6）降温、抗感染、控制痉挛、纠正水电解质和酸碱失衡。

【小贴士】

1. 待生命体征平稳后方可转诊，全程陪同。

2. 保持液路通畅，必要时可进行静脉给药。

第十六节　发　绀

【定义】

发绀是指血液中含有过量的还原型血红蛋白，致皮肤黏膜出现广泛的青紫色。还原型血红蛋白就是指未与氧结合的血红蛋白，其增多导致组织缺氧。其他异常血红蛋白，如高铁血红蛋白、硫化血红蛋白等，也可使血红蛋白结合氧的能力丧失。发绀在全身皮肤、黏膜均可出现。临床以唇、舌、口腔黏膜、鼻尖、颊部、耳垂及指与趾的末端等部位最为明显，影响发绀判断的因素有肤色和血液中异常血红蛋白的浓度。最可靠的观察部位是黏膜和甲床的颜色。

【病因】

发绀作为心肺疾病终末期的一种表现，在临床上最多见。

1. 缺氧（肺脏）：肺是摄取氧的器官，肺脏疾病会导致摄氧能力降低，造成发绀。

2. 异常血红蛋白（血液）：如高铁血红蛋白，使铁离子由2价变成3价，失去与氧结合的能力，引起发绀。硫化血红蛋白也常见。

3. 毒物：如肠源性发绀。

发绀的类型及病因：

（1）中央性发绀：由心肺疾病导致动脉血氧饱和度不足，全身缺氧所致。

①肺性发绀：病因包括急性呼吸系统疾病（异物、哮喘、肺炎）、慢性呼吸系统疾病（COPD、TB、支气管扩张）、肺血管疾病（肺动脉高压、肺栓塞、肺内分流、肺水肿）。

②心性发绀：先天性心脏病，如法洛四联症、法洛三联症、永存动脉干等。

（2）周围性发绀：血液流过外周循环毛细血管，因血流速度缓慢、淤滞、组织耗氧增加，导致血氧消耗增多，引起发绀，可为全身性或局限性。

①全身性疾病：淤血性，如右心衰、慢性缩窄性心包炎、三尖瓣关闭不全；缺血性，如休克；其他，如冷球蛋白血症（单克隆免疫球蛋白疾病）、真性红细胞增多症等。

②局部血流障碍性疾病：雷诺现象、血栓闭塞性脉管炎、肢体动脉硬化、振动病、局部静脉病变（静脉炎、静脉血栓）或胸

廓出口综合征（锁骨下动脉受压）等。

（3）异常血红蛋白血症：由血中含有异常血红蛋白衍生物，使氧气无法与血红蛋白结合造成，表现为血液中血红蛋白与氧结合能力下降，出现中央性发绀。

【诊断】

1. 病史询问要点

（1）起病时间：如幼年起病，考虑先天性心脏病或遗传性高铁血红蛋白血症的可能。

（2）基础疾病：心肺疾病，如慢性阻塞性肺气肿、心衰等。

（3）药物摄入史：如亚硝酸盐、磺胺、苯丙砜、苯胺衍化物等。亚硝酸盐在新腌制不久的腌菜中含量最多，可以引起发绀。

（4）伴随症状：

①急性发绀伴衰竭状态或意识障碍：多见于药物中毒、休克、急性肺感染等。

②慢性发绀伴杵状指：多见于 COPD、原发性肺动脉高压、先天性心脏病等。

③发绀伴呼吸困难：多见于心肺疾病。

④发绀但无呼吸困难：多见于异常血红蛋白血症。

2. 体格检查

（1）重度发绀：一般以中央性发作为特点。肺部听诊是否有湿啰音，对于慢性肺脏疾病的诊断有意义。心脏的杂音听诊、叩诊心脏大小对诊断心脏疾病有帮助。呼吸系统检查时，患者无呼吸困难等可考虑异常血红蛋白血症。肺动脉高压具有听诊心音肺动脉瓣区大于主动脉瓣区的特点。对重度发绀，临床体检的思路是首先检查心肺疾病的相关体征，如果没有，考虑异常血红蛋白血症。

（2）反复发作的肢端发绀：某一部位反复发作的发绀，考虑是否为雷诺现象。周围性发绀不伴全身性发绀，考虑是否为周围血管病变引起，如周围血管收缩等。

【处理】

1. 纠正原发病　对心肺疾病采取针对性治疗。心衰患者在急性期的治疗包括强心药物、吗啡、呋塞米（速尿）、氨茶碱等。慢性阻塞性肺气肿患者应规律服用支气管舒张药物，急性期控制感染。

2. 氧疗　氧疗对心肺疾病具有很好的疗效。

第十七节　心　悸

【定义】

心悸是一种自觉心脏跳动的不适感觉或心慌感，当心率加快时感到心脏跳动不适，心率减慢时则感到搏动有力。心悸是所有能引起心脏功能衰竭的疾病的症候，心脏神经症也可引起心悸。

【病因】

1. 心脏搏动增强

（1）生理性因素：正常人在剧烈体力活动或精神激动之后，以及饮酒或服用麻黄碱、咖啡因、肾上腺素等药物后，使心搏增强而感心悸。

（2）病理性因素：心室肥大（如风湿性、高血压性、冠状动脉硬化性心脏病等）、贫血高热、甲状腺功能亢进等引起心输出量增加的疾病均可引起心悸。

2. 心律失常　心动过速或心动过缓（如高度房室传导阻滞等）及心律不规则（如早搏、心房纤颤等）均可使患者感到心悸。

3. 心脏神经症　心脏神经症是由于自主神经功能失调，致心脏血管功能紊乱引起的一种临床综合征。患者除感觉心悸外，尚有左胸部刺痛或隐痛、呼吸不畅，且常伴有其他神经症状。

【诊断】

1. 病史询问要点

（1）询问时应注意患者是否有烟、酒、茶、咖啡摄入史，以及是否有精神紧张、情绪激动、过度劳累史；可卡因、苯丙胺等药物滥用史，麻黄碱、肾上腺素、甲状腺素、氨茶碱等药物应用史；甲亢、贫血、发热、脚气病、低血糖、嗜铬细胞瘤等病史；家族性昏厥史；心律失常、猝死和其他先天性或后天性心血管疾病史。

（2）心悸发作情况：心悸突然发生、突然终止，多见于阵发性室上性心动过速、房扑、房颤等。心悸渐渐发生、渐渐终止，多见于窦性心动过速、焦虑状态等。心悸突然发生、反复发作，可见于异位心律。心悸可通过弯腰、屏气、呕吐等动作引起迷走神经反射而立即终止，多见于阵发性室上性心动过速。

（3）伴随症状：

①伴心前区疼痛：见于冠状动脉粥样硬化性心脏病（如心绞痛、心肌梗死）、心肌炎、心包炎，亦可见于心脏神经症等。

②伴发热：见于急性传染病、风湿热、心肌炎、心包炎、感染性心内膜炎等。

③伴晕厥或抽搐：见于高度房室传导阻滞、心室颤动或阵发性室性心动过速、病态窦房结综合征等。

④伴贫血：见于各种原因引起的急性失血，此时常有虚汗、脉搏微弱、血压下降或休克。慢性贫血、心悸多在劳累后较明显。

⑤伴呼吸困难：见于急性心肌梗死、心肌炎、心包炎、心力衰竭、重症贫血等。

⑥伴消瘦及出汗：见于甲状腺功能亢进。

2. 体格检查

（1）生命体征：包括神志、体温、脉搏、呼吸、血压等。既往有心脏病史，突然神志丧失、昏迷，提示阿-斯综合征或大面积心肌梗死等严重心脏并发症。长期低热患者常提示甲亢。高热时需要注意的是：体温每升高 1℃，心率会提高 10~14 次/分，所以在正常情况下高热本身就可能造成患者心悸。此外，注意其与心脏基础疾病相鉴别。

（2）面部：面容包括急性面容、贫血面容、二尖瓣面容、甲亢面容等。急性面容见于发热、甲亢等。贫血面容见于急性失血等。口唇苍白提示贫血，口唇发绀提示低氧。

（3）颈部：颈静脉怒张常见于右心衰，颈动脉明显搏动多见于主动脉瓣关闭不全、发热等。甲状腺肿大、血管杂音见于甲亢。

（4）胸部：心脏查体注意心界、心率、心律、杂音、心音、附加音，对诊断心脏疾病有意义。肺部有双肺底湿啰音、双肺哮鸣音常提示心衰。心率慢而律齐可见于窦性心动过缓、三度房室传导阻滞、室性自主节律等。心率快而律齐多见于阵发性室上性心动过速、室性心动过速、心房扑动、窦性心动过速等。心率慢而律不齐多见于窦房阻滞、窦性静止、交界性逸搏、二度Ⅰ型房室传导阻滞、室率缓慢房颤。心率快而律不齐多见于房颤、不规则房扑、窦速伴有室性期前收缩。

（5）腹部：腹水、肝脾肿大、肝颈静脉回流征多见于右心衰。

（6）四肢：双下肢水肿多见于右心衰。水冲脉、射枪音、毛细血管搏动见于主动脉瓣关闭不全。

3. 辅助检查

（1）心电图对判断是否有心律失常、心肌缺血非常重要。

（2）血、尿常规对感染和贫血的诊断有意义。

【处理】

1. 心律失常者　根据心律失常性质（如快速性或缓慢性等），并行心电图及其他相关检查，明确病因，予以相应处理。

2. 自主神经功能紊乱者　给予镇静、β-受体阻滞剂等治疗。

3. 器质性心脏病者　首先应行彩色超声多普勒检查等明确病因，确诊后根据疾病进展情况及患者身体状况，选择治疗基础心脏病的方案。

4. 全身性疾病引起者　针对各自病因，以治疗全身性疾病为主。

第二章　常用检验知识

第一节　血常规检查

一、红细胞检查

红细胞的主要生理功能是作为呼吸载体从肺部携带氧输送至全身各组织，并将组织中的二氧化碳运送至肺部而呼出体外。这一功能主要是通过其内所含的血红蛋白来完成的。红细胞的平均生存时间约为 120 天，因此成人体内每天有大约 1/120 的红细胞因衰老而被破坏，同时又有相应的红细胞和血红蛋白生成以维持平衡，使循环血液中的红细胞和血红蛋白的数量能保持相对恒定。衰老的红细胞破坏后释放出的血红蛋白在单核－吞噬细胞系统内降解为铁、珠蛋白和胆色素。多种原因可造成红细胞的生成和破坏的平衡遭到破坏，使红细胞数量减少或增多而引起贫血或红细胞增多症。但是，还有一些疾病使红细胞在质量方面发生改变，而在数量上不一定有改变或仅有轻度的改变。通过对红细胞和血红蛋白数量的检查，以及红细胞形态学或者生化改变的检查，对这些疾病的诊断具有一定的意义。

（一）参考值

红细胞与血红蛋白参考值

	红细胞参考值	血红蛋白参考值
成年男性	$(4.0 \sim 5.5) \times 10^{12}/L$	$120 \sim 160g/L$
成年女性	$(3.5 \sim 5.0) \times 10^{12}/L$	$110 \sim 150g/L$
新生儿	$(6.0 \sim 7.0) \times 10^{12}/L$	$170 \sim 200g/L$

（二）临床意义

1. 红细胞及血红蛋白增多　是指单位容积血液中红细胞数及血红蛋白量高于参考值极限。一般经多次检查，成年男性红细胞 > $6.0 \times 10^{12}/L$，血红蛋白 >170g/L；成年女性红细胞 >$5.5 \times 10^{12}/L$，血红蛋白 >160g/L 时，即认为增多。增多可分为相对性增多和绝对性增多两种。

（1）相对性增多：是因为血浆容量减少，血浆中水分丢失，血液浓缩，使红细胞容量相对增加。多见于严重呕吐、腹泻、大量出汗、大面积烧伤等。

（2）绝对性增多：临床上称为红细胞增多症，可以由多种原因引起，又分为生理性和病理性两类。

①生理性红细胞增多症：多见于高原生活、剧烈运动、重体力劳动等。

②病理性红细胞增多症：按发病原因，可分为继发性和原发性两类，后者即真性红细胞增多症。继发性红细胞增多症是由于血氧饱和度降低，组织缺氧所引起。常见于严重的慢性心、肺疾病，如阻塞性肺气肿、肺源性心脏病以及携氧能力低的异常血红蛋白病等。真性红细胞增多症是一种原因不明的以红细胞增多为主的骨髓增殖性疾病。

2. 红细胞及血红蛋白减少　单位容积循环血液中红细胞数、血红蛋白量及血细胞比容低于参考值低限，通常称为贫血。以血红蛋白为标准，成年男性血红蛋白 <120g/L，成年女性血红蛋白 <110g/L，即可认为贫血。引起红细胞及血红蛋白减少的原因可概括为以下两种。

（1）生理性减少：从出生 3 个月起到 15 岁，因身体生长发育迅速而红细胞生成相对不足，红细胞及血红蛋白可比正常成人低 10%~20%。妊娠中、后期的孕妇，血浆容量增加，使血液稀释；老年人骨髓造血容量逐渐减少，使造血功能减低，均可导致红细胞及血红蛋白减少，统称为生理性贫血。

（2）病理性减少：见于各种贫血，按照病因和发病机制可将贫血分为以下四大类。

①造血原料缺乏：包括缺铁性贫血，缺乏叶酸及（或）维生素 B_{12} 所导致的巨幼细胞贫血等。

②骨髓造血功能减退：包括再生障碍性贫血及慢性系统性疾病伴发的贫血等。

③大量失血：包括急性失血后贫血和慢性失血后贫血（同缺铁性贫血）。

④红细胞破坏过多：如各种原因所致的溶血性贫血及遗传缺陷导致的红细胞破坏。

二、血细胞比容

血细胞比容又称为血细胞压积，是指血细胞在血液中所占的容积的比值。系指抗凝血在一定条件下离心沉淀，即可测得每升血液中血细胞所占容积的比值。血细胞比容主要和血中红细胞的数量、大小及血浆容量有关，常常用来帮助诊断贫血并判断其程度。

（一）参考值

红细胞比容参考值

男性	0.40 ~ 0.50
女性	0.37 ~ 0.48
新生儿	0.47 ~ 0.67

（二）临床意义

血细胞比容测定可反映红细胞的增多或减少，但受血浆容量改变的影响，同时也受红细胞体积大小的影响。

1. 血细胞比容增高：各种原因所致的血液浓缩使红细胞相对增多时，血细胞比容常常可达 0.50 以上。临床上常测定脱水患者的血细胞比容，以了解血液浓缩程度，作为计算补液量的参考。各种原因所致的缺氧和红细胞绝对性增多时，血细胞比容均见增加。

2. 血细胞比容减低：见于各种贫血。由于贫血类型不同，红细胞体积大小也有不同，故血细胞比容的减低与红细胞数减少并不一定成正比。因此，必须将红细胞数、血红蛋白量和血细胞比容三者结合起来计算才有参考价值。

三、网织红细胞

网织红细胞是晚幼红细胞到成熟红细胞之间的尚未完全成熟的红细胞，胞质中尚残存着多少不等的核糖核酸等嗜碱性物质。由骨髓进入血液后，经过 24～48h 后残存的嗜碱性物质才完全消失，成为成熟红细胞。用煌焦油蓝或者新亚甲基蓝进行活体染色，这些嗜碱性物质即被凝聚沉淀并着色，在胞质中呈现蓝色颗粒状，颗粒之间又有细丝状连缀而构成网状结构，故称为网织红细胞。

（一）参考值

网织红细胞参考值

成人	0.5%～1.5%
新生儿	2%～6%

（二）临床意义

网织红细胞的增减可反映骨髓红细胞系统增生的情况，所以也间接地反映了骨髓的造血功能。对于贫血的诊断和鉴别诊断有重要的参考价值。

1. 网织红细胞增多　表示骨髓红细胞系统增生活跃，造血旺盛。急性溶血性贫血时，由于大量的网织红细胞进入血液循环，网织红细胞的百分数可增加至6%～8%或者以上。急性失血性贫血和缺铁性贫血补充铁剂后，网织红细胞也可明显增高。

2. 网织红细胞减少　表示骨髓造血功能低下，见于再生障碍性贫血。典型的病例常低于 0.5%，甚至为 0。

四、红细胞沉降率（ESR）

红细胞沉降率是指红细胞在一定的条件下沉降的速率。正常情况下，红细胞在血浆中具有相对的悬浮稳定性，沉降极其缓慢。但是在很多病理情况下，血沉率可明显增快。虽然血沉率属于非特异性试验，不能单凭检验结果确定任何疾病的诊断，但将其结果与其他临床资料结合起来考虑，仍然有一定的参考价值。

（一）参考值

红细胞沉降率参考值

成年男性	0 ~ 15mm/h
成年女性	0 ~ 20mm/h

（二）临床意义

病理变化以血沉加快为常见，可见于：

1. 炎症性疾病　各种炎症性疾病能使血中促进红细胞凝集的蛋白增多，因此使得血沉加快。如化脓性炎症、风湿热，以及结核病等。

2. 组织损伤及坏死　范围较大的组织损伤或手术创伤常使血沉加快，如无并发症，一般 2 ~ 3 周内恢复正常。如心肌梗死、肺梗死等。

3. 恶性肿瘤　增长较速的恶性肿瘤血沉多明显增快，可能与肿瘤细胞分泌的蛋白增高及肿瘤组织坏死、继发感染、贫血等因素有关。

4. 各种原因所致的高球蛋白血症　如多发性骨髓瘤、巨球蛋白血症、恶性淋巴瘤及风湿性疾病等。

5. 高胆固醇血症。

6. 贫血　贫血患者血沉可轻度增快，并随贫血的加重而明显增快。

五、白细胞计数和白细胞分类计数

循环血液中的白细胞包括中性粒细胞、嗜酸性粒细胞、嗜碱性粒细胞、淋巴细胞和单核细胞等五种。白细胞计数是测定血液中各种白细胞的总数，而分类（计数）则是将血液制成涂片，经染色后在油浸镜下并行分类，求得各种类型白细胞的比值（百分数）。由于外周血中五种白细胞有其各自的功能，在不同的病理情况下，可引起不同类型的白细胞发生数量或质量的变化。所以，分析白细胞变化的意义时，必须计算各种类型的白细胞的绝对值才有参考价值。

（一）参考值

白细胞参考值

成人	$(4 \sim 10) \times 10^9/L$
新生儿	$(15 \sim 20) \times 10^9/L$
6个月龄至2岁	$(11 \sim 12) \times 10^9/L$
儿童	$(5 \sim 12) \times 10^9/L$

（二）临床意义

通常白细胞数高于 $10 \times 10^9/L$ 称为白细胞增多，低于 $4 \times 10^9/L$ 称为白细胞减少。白细胞数在生理或病理情况下均可有变异。由于外周血中白细胞的组成主要是中性粒细胞和淋巴细胞，尤其以中性粒细胞为主。所以，在大多数情况下，白细胞的增多或减少主要受中性粒细胞的影响。因此，白细胞的增多或者减少通常就与中性粒细胞的增多或者减少有着密切的关系和相同的意义。各种类型的白细胞变异的临床意义分述如下。

1. 中性粒细胞

（1）中性粒细胞增多：

①生理性中性粒细胞增多：在生理情况下，外周血中白细胞数可以有个体差异。一日之间也可以有波动，下午较早晨高。饱

餐、情绪激动、剧烈运动、严寒或者高温等均可使白细胞数（主要是中性粒细胞数）暂时性升高。生理性中性粒细胞增多都是一过性的，通常不伴有白细胞质量的变化。

②病理性中性粒细胞增多：引起中性粒细胞病理性增多的原因很多，大致可以归纳为反应性增多和异常增生性增多两大类。反应性增多是机体对各种病因刺激的应激反应，动员骨髓储存池中的粒细胞释放或边缘池粒细胞进入血液循环，因此增多的粒细胞大多为成熟的分叶核粒细胞或较成熟的杆状核粒细胞。而异常增生性增多为造血干细胞克隆性疾病，造血组织中粒细胞大量增生，见于粒细胞白血病和骨髓增殖性疾病。前者造血组织中原始或幼稚粒细胞大量增生，释放至外周血中的主要是病理性粒细胞。

反应性增多可见于：

a. 急性感染或者炎症：为引起中性粒细胞增多的最常见原因。尤其是化脓性球菌引起的局部炎症或全身性感染最为明显。

b. 广泛的组织损伤或坏死。

c. 急性溶血和急性失血。

d. 急性中毒。

e. 恶性肿瘤。

异常增生性增多可见于：

a. 粒细胞白血病。

b. 骨髓增殖性疾病：包括真性红细胞增多症、原发性血小板增多症和骨髓纤维化症。

慢性粒细胞白血病也可包括在此类疾病的范畴中。特点为：除一种血细胞成分主要增多外，常伴有一种或两种其他血细胞的增生，所以常常有中性粒细胞的增多。

（2）中性粒细胞减少：白细胞总数低于 $4 \times 10^9/L$ 称为白细胞减少，其中主要是中性粒细胞的减少。绝对值低于 $1.5 \times 10^9/L$ 称为粒细胞减少症，低于 $0.5 \times 10^9/L$ 称为粒细胞缺乏症。引起中性粒细胞减少的病因很多，可归纳为以下几个方面。

①感染性疾病：病毒感染是引起粒细胞减少的主要原因。某些细菌性感染（如结核杆菌等）和原虫感染（如疟疾）是常见的原因。

②血液系统疾病：如再生障碍性贫血、粒细胞减少症等。

③物理化学因素：放射线、化学药品及化学药物等均可引起粒细胞减少。

④其他疾病：如脾功能亢进、系统性红斑狼疮等。

（3）中性粒细胞的核象变化：中性粒细胞的核象是指粒细胞的分叶状况，它反映粒细胞的成熟程度，而核象变化则可以反映某些疾病的病情和预后。正常时，外周血中中性粒细胞的分叶以三叶居多，但可见到少量杆状核粒细胞（1%～5%）。如果杆状核粒细胞增多，甚或出现杆状核之前的更幼稚阶段的粒细胞，即周围血中杆状核及其以前的中性粒细胞＞5%，称为核左移。如果核粒细胞分叶过多，分叶在5叶以上的细胞超过3%时称为核右移。

①中性粒细胞核左移：核左移伴有白细胞总数增高者，称为再生性核左移。表示集体的反应能力强，骨髓造血功能旺盛，能释放大量粒细胞至外周血。常见于感染，尤其是化脓菌引起的急性感染。

②中性粒细胞核右移：主要见于巨幼细胞贫血和应用抗代谢化学药物治疗后。核右移是由于缺乏叶酸及（或）维生素 B_{12}，使脱氧核糖核酸合成障碍或造血功能减退所致，常常伴有白细胞总数的减少。在疾病进展期出现核右移现象，常常提示预后不良。

（4）中性粒细胞常见的形态异常：

①中毒性颗粒：中性粒细胞胞质中出现较粗大、大小不等、分布不均匀的深紫色或蓝黑色的颗粒，称为中毒性颗粒。此种颗粒在较严重的化脓性感染及大面积烧伤等情况下多见。

②空泡形成：粒细胞胞质中出现空泡，大小不一，一个或数个，被认为是细胞受损后，胞质发生脂肪变性所致，常见于严重感染。

③核变性：可以出现核固缩、核碎裂和核溶解等现象。

2. 嗜酸性粒细胞　嗜酸性粒细胞是粒细胞系统中的重要组成部分，是由骨髓干细胞所产生。正常人血液循环中嗜酸性粒细胞占 0.5% ~5%，绝对值不超过 0.5×10^9/L。嗜酸性粒细胞具有吞噬作用，可吞噬多种物质，与免疫系统之间有着密切的关系。嗜酸性粒细胞增多或减少的临床意义如下。

（1）嗜酸性粒细胞增多，可见于：

①过敏性疾病，如支气管哮喘、荨麻疹等。

②寄生虫病，尤其是寄生在肠道外组织的寄生虫，嗜酸性粒细胞升高更为明显。

③皮肤病，如湿疹、剥脱性皮炎、牛皮癣等。

④血液病，如慢性粒细胞性白血病、嗜酸性粒细胞白血病等。

（2）嗜酸性粒细胞减少：其临床意义较小。可见于长期应用肾上腺皮质激素或促肾上腺皮质激素后，也可见于库欣综合征。对于某些急性传染病如伤寒等，因机体应激反应增高，皮质激素分泌增加，使嗜酸性粒细胞减少。

3. 单核细胞　单核细胞与中性粒细胞有共同的祖细胞，即粒－单核系祖细胞。成熟单核细胞在血液中仅仅停留 1 ~3 天即逸出血管进入组织或者体腔内，转变为吞噬细胞，在功能上才趋于成熟。单核细胞增多与减少的临床意义如下。

（1）单核细胞增多：正常儿童的单核细胞可较成人稍高，平均为 99%，为生理性增高。单核细胞病理性增多见于：

①某些感染：如疟疾、黑热病、结核病、感染性心内膜炎等。

②血液病：如单核细胞白血病等。

③急性传染病或急性感染的恢复期。

（2）单核细胞减少：一般无重大的临床意义。

4. 淋巴细胞 淋巴细胞也源于骨髓造血干细胞。淋巴细胞不是一种终末细胞，而是一种不活跃的处于静止期的细胞。具有与抗原起特异反应的能力，是人体重要的免疫活性细胞。淋巴细胞增多与减少的临床意义如下。

（1）病理性淋巴细胞增多：

①感染性疾病：主要为病毒感染，如麻疹、风疹、水痘等，也可见于百日咳杆菌及结核杆菌等的感染。

②肿瘤性疾病：见于淋巴细胞白血病、淋巴瘤。

（2）淋巴细胞减少：分为相对性减少和绝对性减少。前者见于化脓性感染时，由于中性粒细胞增多导致的淋巴细胞相对减少；后者主要见于应用肾上腺皮质激素、烷化剂等的治疗，以及接触放射线等。

六、血小板计数

（一）原理

血小板计数是计数单位容积周围血液中血小板的含量，目前多采用自动化血细胞分析仪检测。

（二）参考值

$(100 \sim 300) \times 10^9/L$。

（三）临床意义

血小板具有生理性的变化，如新生儿及在清晨、月经早期稍有降低；而在午后、进食和剧烈运动后及妊娠中期时稍有增高。病理性的变化如下。

1. 血小板减少 血小板计数低于 $100 \times 10^9/L$ 称为血小板减少。当血小板 $<50 \times 10^9/L$ 时，可出现自发性出血。

（1）血小板的生成障碍：见于再生障碍性贫血、放射性损伤、急性白血病等。

（2）血小板破坏或消耗增多：见于原发性血小板减少性紫癜、DIC 等。

（3）血小板分布异常：如脾大、血液被稀释（输入大量库存血或大量血浆）等。

2. 血小板增多　血小板计数超过 $400 \times 10^9/L$ 称为血小板增多。

（1）原发性增多：见于骨髓增殖性疾病，如慢性粒细胞白血病、原发性血小板增多症等。

（2）反应性增多：见于急性感染、急性溶血等，这种增多是轻度的，一般在 $500 \times 10^9/L$ 以下。

第二节　尿常规检查

尿液的检查包括：①一般性状检查，包括尿量、外观、尿比重及尿酸碱度等；②化学检查，包括尿蛋白、尿糖、酮体；③尿沉渣检查，包括尿液细胞及管型等。

一、一般性状检查

（一）尿量

1. 参考值　正常人每天排尿量为 1000～2000ml，平均为 1500ml。24h 尿量少于 400ml 或每小时尿量持续少于 17ml 称为少尿；24h 尿量少于 100ml 称为无尿；24h 成人尿量多于 2500ml，小儿尿量多于 3000ml 时称为多尿。

2. 临床意义

（1）多尿：生理性多尿见于饮水过多、精神紧张或受寒后。病理性多尿见于：①内分泌疾病，如糖尿病，因尿糖增多引起溶质性利尿，此时常伴尿比重增高；尿崩症，因下丘脑－垂体损害，抗利尿激素分泌减少或缺乏，使水重吸收能力明显降低而影响尿液浓缩，此时尿比重很低。②肾脏疾病，急性肾衰竭多尿期、慢性肾衰竭早期等。③精神性多尿，常伴尿频。

（2）少尿或无尿，常见原因有：①肾前性，为各种原因所致的休克、创伤、心力衰竭等导致的有效循环血容量减少；②肾性，见于急性重型肾小球肾炎、快速进展性肾炎等肾小球疾病及各种休克、感染、创伤等；③肾后性，各种原因导致的尿路梗阻，如肿瘤、结石及尿路狭窄等。

（二）外观

新鲜正常尿多为无色澄清至淡黄色。病理性尿色改变如下：

1. 血尿　尿内含有一定量的红细胞时，称为血尿。出血量不多时可呈淡红色云雾状、洗肉水样；出血量多时呈红色，可混有血凝块。血尿多见于泌尿系统炎症、外伤、结核、结石及肿瘤等。

2. 血红蛋白尿　正常尿隐血试验阴性，为淡黄色。当发生血管内溶血，红细胞大量破坏时，血浆中有大量的游离血红蛋白存在，因其分子量小，可经肾小球滤过，超过肾小管重吸收能力时即形成血红蛋白尿，呈浓茶色或酱油色，隐血试验阳性，可见于蚕豆病及急性输血反应等。

3. 脓尿　若尿中含有大量的脓细胞或细菌等炎性渗出物，排出的新鲜尿液即可混浊。见于泌尿系统化脓性炎症，如肾盂肾炎、膀胱炎等。

4. 胆红素尿　尿内含有大量的结合胆红素，震荡后泡沫呈黄色，见于阻塞性黄疸及肝细胞性黄疸。

5. 乳糜尿　因乳糜液逆流进入尿中所致，外观呈不同程度的乳白色。乳糜试验可阳性，见于丝虫病及肾周围淋巴管梗阻。

（三）尿比重

1. 原理　尿比重是指在 4℃ 条件下的尿液与相同容积纯水重量之比。临床上用于估计尿的渗透压以及患者的水化状态。尿比重可粗略判断肾小管的浓缩稀释功能。

2. 参考值　正常成人晨尿的比重为 1.015 ~ 1.025，随意尿的比重为 1.005～1.030。

3. 临床意义

（1）尿比重增高，见于：①高热、脱水、出汗过多、周围循环衰竭等致使血容量不足的肾前性少尿，尿少而比重高；②糖尿病因尿中含有大量葡萄糖，尿多而比重高；③急性肾小球肾炎等也可使尿比重增高。

（2）尿比重降低，可见于饮水过多、尿崩症、慢性肾衰竭等。肾衰竭时，尿比重常固定在低值（1.010±0.003）。

（四）尿酸碱度

1. 原理　尿液的酸碱度改变受疾病、用药及饮食的影响。尿液放置过久，细菌分解尿素，也可使酸性尿变成碱性尿。

2. 参考值　正常新鲜尿液多呈弱酸性，pH 值约为 6.5。

3. 临床意义

（1）尿 pH 值降低：见于酸中毒、发热或服用氯化铵等酸性药物时。其他，如糖尿病、痛风、白血病及高蛋白饮食等。

（2）尿 pH 值增高：见于碱中毒、肾小管酸中毒、膀胱炎、服用碱性药物及进食较多蔬菜等。

二、尿液化学检查

（一）尿蛋白

1. 原理　在正常情况下，由于肾小球毛细血管滤过膜的孔径屏障及电荷屏障（排斥具有负电荷的溶质）的作用，血浆中的大量高分子量的蛋白不能通过滤过膜，小分子量的蛋白能够通过滤过膜，但是滤过量很小，且绝大部分被重吸收。

2. 参考值　成人尿蛋白定量参考值为 20～80mg/24h，定性为阴性。当尿蛋白定量大于 150mg/24h，定性为阳性时，称为蛋白尿。

3. 临床意义

（1）生理性蛋白尿：定量 ≤0.5g/24h 的尿液，定性 ≤

（＋）。多见于剧烈运动、发热、寒冷等情况。

（2）肾小球性蛋白尿：这是最常见的一种蛋白尿，是由于肾小球滤过膜损伤后静电屏障作用减弱和（或）滤过膜孔径增大，甚至断裂，使血浆蛋白特别是清蛋白滤过，又称清蛋白尿。

（3）肾小管性蛋白尿：在感染、中毒所致肾小管损害或继发于肾小球疾病时，因近曲小管损伤重吸收能力下降所致。特点是：以小分子量蛋白为主，24h 定量在 2g 以下，定性在（＋＋）以下。

（4）混合性蛋白尿：肾脏病变同时累及肾小球和肾小管时产生的蛋白尿，具有上述两种蛋白尿的特点。尿蛋白定量常为 1～3.5g/24h，定性常为（＋～＋＋＋）。见于慢性肾炎、肾移植排斥反应、各种肾小管间质疾病及狼疮性肾炎等。

（5）溢出性蛋白尿：见于浆细胞病、急性血管内溶血、急性肌肉损伤及急性白血病等，尿蛋白定性为（＋～＋＋＋），定量小于 15g/24h。

（6）组织性蛋白尿：以 T～H 蛋白为主要成分，正常人每日排出量约为 20mg。定性试验为（±～＋），定量试验可为 0.5～1g/24h。

（二）糖尿

1. 原理　正常人尿中可有微量的葡萄糖。当血糖浓度超过 8.88mmol/L 时，尿中的糖量增高，临床上称此时的血糖水平为肾糖阈值，可看做是部分肾单位重吸收功能达到饱和时的血糖浓度。因为：①糖代谢异常使血糖浓度超过肾糖阈值所致；②血糖虽没有升高，但肾糖阈值降低，致肾性糖尿。

2. 参考值　正常人尿内的含糖量为 0.1～0.3g/24h，定性试验为阴性。若定性试验为阳性，就称为糖尿。

3. 临床意义　导致糖尿的原因，可归纳为以下几种。

（1）血糖增高性糖尿：多见于内分泌疾病。比如：①糖尿病。因胰岛素分泌量相对或绝对不足，使体内各组织对葡萄糖的利用率降低。②甲状腺功能亢进。由于肠壁血流加快和糖吸收率增加，使饭后血糖增高而出现糖尿。③腺垂体功能亢进。可因生长激素分泌过盛引起血糖升高。④嗜铬细胞瘤。可因肾上腺素及去甲肾上腺素大量分泌引起血糖升高而出现糖尿。

（2）肾性糖尿（血糖正常性糖尿）：这是因为肾小管对葡萄糖重吸收功能减退，肾糖阈值降低所致的糖尿。见于慢性肾炎或肾病综合征，伴有肾小管受损。

（3）暂时性糖尿：分为饮食性、精神性、妊娠性和应激性糖尿。

（三）酮尿

1. 原理　酮体是 β-羟丁酸、乙酰乙酸和丙酮的总称。三者是体内脂肪代谢的中间产物。正常人尿中的酮体含量极微，某些生理和病理情况下，酮体生成增加，引起血酮增加而出现酮尿。

2. 临床意义　①非糖尿病性酮尿。可因剧烈运动、饥饿、妊娠剧吐、高脂饮食、子痫等引发。②糖尿病性酮尿。糖尿病患者一旦出现酮尿，应立即考虑酮症酸中毒，并为发生昏迷的前兆。

三、尿沉渣检查

尿沉渣做显微镜检查可提供很多有用的信息，是试纸不能代替的。主要检查细胞和管型等。检查方法是：取新鲜混匀的尿液大约 10ml 倒入试管内，以每分钟 1500 转速离心沉淀 5 分钟，弃上清液，约剩 0.2ml 沉渣，倾倒于玻片上，覆盖片后镜检。先用低倍镜将涂片全面观察一遍，寻找有无细胞和管型，以免遗漏量少而有意义的物体；再用高倍镜仔细辨认，并计数各类细胞在 10 个视野内所见的最低和最高数目。

（一）细胞

1. 红细胞

（1）原理：典型的红细胞为浅黄色，呈双凹圆盘状。肾小球源性血尿时，红细胞在通过肾小球滤过膜时，受到挤压损伤，因此形态变形，呈多形性。

（2）参考值：正常人尿沉渣镜检红细胞为 0～偶见/高倍视野。

平均超过 3 个/高倍视野，尿外观无血色者，称为镜下血尿。

超过 20 个/高倍视野，或肉眼观察呈洗肉水样尿，称为肉眼血尿。

（3）临床意义：①肾小球源性血尿，多形性红细胞大于 80%，常见于急性肾小球肾炎、慢性肾炎、狼疮性肾炎等；②非肾小球源性血尿，见于肾结石、泌尿系肿瘤、肾盂肾炎、急性膀胱炎及肾结核等。

2. 白细胞和脓细胞

（1）参考值：尿沉渣镜检白细胞平均大于 5 个/高倍视野，称为白细胞尿。尿沉渣镜检脓细胞平均大于 5 个/高倍视野，称为脓细胞尿。

（2）临床意义：多见于泌尿系统感染，如肾盂肾炎、肾结核、膀胱炎等。

（二）管型

1. 原理　管型是蛋白质或细胞或碎片在肾小管、集合管中凝固而成的圆柱形蛋白聚体，比白细胞、红细胞大几倍。

2. 临床意义

（1）细胞管型：管型内常含有细胞和细胞碎片等物质，常以蛋白为基质嵌入，其所含的细胞量超过管型体积的 1/3 时称为细胞管型。其中，红细胞管型多因上泌尿道出血，常合并肾小球性血尿，主要见于肾小球疾病，如急进性肾炎、急性肾小球肾炎、慢性肾小球肾炎急性发作、狼疮性肾炎等。红细胞管型对诊断肾小球疾病具有重要价值。

（2）透明管型：主要由 T～H 糖蛋白构成，为无色透明、内部结构均匀无细胞的圆柱体，两端钝圆。在肾病综合征、急慢性肾小球肾炎及急性肾盂肾炎时可见增多。

【小贴士】

1. 成年女性留尿时，应避开月经期，防止阴道分泌物混入。

2. 用清洁干燥容器留取标本，避免污染，标本应在半小时内送检。

3. 尿液检测一般以清晨首次尿为佳。

4. 随机尿用于门诊和急诊患者的临时检验。

5. 留取24h尿液，并且记录尿量。

6. 通常在午餐后2h收集尿标本。

7. 如患者需膀胱充盈时做B超，应先做B超后留尿，以节省时间。

第三节　便常规检查

粪便是食物在体内经消化的最终产物。粪便检测对了解消化道及通向肠道的肝、胆、胰腺等器官有无病变，间接地判断胃肠、胰腺、肝胆系统的功能状况具有重要价值。

一、一般性状检查

1. 稀糊状或水样便　常因肠蠕动亢进或肠黏膜分泌过多所致。见于各种感染性和非感染性腹泻，尤其是急性肠炎、服用导泻药及甲状腺功能亢进等。

2. 米泔水样便　见于霍乱或副霍乱。

3. 黏液便　小肠炎症时，增多的黏液会均匀地混入粪便当中；大肠病变时，因粪便已逐渐形成，黏液不易与粪便混合；来自直肠的病变，黏液则附着于粪便的表面。

4. 脓血便　常提示肠道下段有病变，如溃疡性结肠炎、结肠或直肠癌等。阿米巴痢疾以血为主，呈暗红色果酱样；细菌性痢疾则以黏液及脓为主，脓中带血。

5. 柏油样便　见于消化道出血，隐血试验呈强阳性反应。

6. 白陶土样便 见于各种原因引起的胆管阻塞，使进入肠道的胆红素减少或缺如，导致粪胆素相应减少。

7. 细条状便 排出细条状或扁片状粪便，提示直肠狭窄，多见于直肠癌。

8. 乳凝块 提示脂肪或者酪蛋白消化不全，常见于婴儿消化不良。

二、显微镜检查

1. 白细胞 常见为中性粒细胞，正常粪便中无或偶见。急性肠炎时，白细胞数量一般在 10～15 个/高倍视野；结肠炎症时，如菌痢，可见大量白细胞，甚至满视野。

2. 红细胞 正常粪便中无红细胞，直肠或结肠病变时有大量红细胞。

3. 肿瘤细胞 取结肠癌、直肠癌患者的血便及时涂片，可能发现成堆的癌细胞。

4，寄生虫和寄生虫卵 肠道寄生虫病的诊断主要靠镜检找虫卵、原虫滋养体及其包囊。

三、化学检查

1. 隐血试验 粪便隐血试验对消化道出血有重要的诊断价值。

2. 粪胆原测定 有助于诊断胆道梗阻。

四、细菌学检查

正常粪便中有大量细菌，正常菌群主要有大肠杆菌、厌氧菌、肠球菌，还有少量的芽孢菌和酵母菌。检测方法主要为粪便直接涂片镜检和细菌培养。

【小贴士】

1. 用干燥洁净盛器留取新鲜标本，不得混有尿液或其他物质。如做细菌学检查，应将标本盛于加盖无菌容器内立即送检。

2. 粪便标本有脓血时，应当挑取脓血及黏液部分涂片检查，外观无异常的粪便要多点取样检查。

3. 对某些寄生虫及虫卵的初筛检测，应采取"三送三检"，因为许多肠道原虫和某些蠕虫卵都有周期性排出现象。

4. 从粪便中检测阿米巴滋养体等寄生原虫，应在收集标本后30min 内送检，并注意保温。

5. 粪便隐血检测，患者应素食 3 天，并禁服铁剂及维生素 C，否则易出现假阳性。

6. 无粪便又必须检测时，可经肛门指诊采集粪便。

第四节　生化检查

一、肝功能检查

为了解肝脏功能状态而设计的实验室检查方法，称为肝功能试验，包括蛋白质代谢功能检查、胆红素代谢检查、血清酶学检查和乙肝病毒的检查。

（一）蛋白质代谢功能检查

除了 γ 球蛋白以外的大部分血浆蛋白，如白蛋白、糖蛋白、脂蛋白等均系肝脏合成。当肝细胞受损时，这些血浆蛋白质合成减少，尤其是白蛋白明显减少，导致低白蛋白血症，临床上出现水肿。γ 球蛋白由 B 淋巴细胞及浆细胞所产生，当肝脏受损，尤其是慢性炎症时，刺激单核-吞噬细胞系统，使 γ 球蛋白生成增加。通过测量血清总蛋白和白蛋白及球蛋白比值测定，以了解肝细胞有无损伤及损伤的程度。

1. 原理　90% 以上的血清总蛋白和全部的血清白蛋白是由肝脏合成，因此血清总蛋白和白蛋白检测是反映肝脏功能的重要指标。白蛋白是正常人体血清中的主要蛋白质成分，在维持血浆胶体渗透压、体内代谢物质转运及营养方面均起着重要作用。总蛋白量减去白蛋白量，即为球蛋白含量。球蛋白是多种蛋白质的混合物，其中包括含量较多的免疫球蛋白和补体等，与机体的免疫功能密切相关。根据白蛋白与球蛋白的量，可以计算出白蛋白与球蛋白的比值。

2. 参考值 正常成人血清总蛋白为 $60 \sim 80g/L$，白蛋白为 $40 \sim 55g/L$，球蛋白为 $20 \sim 30g/L$，白蛋白与球蛋白比值即 A/G 为 $(1.5 \sim 2.5)$：1。

3. 临床意义 血清总蛋白降低与白蛋白减少相平行，总蛋白升高常同时有球蛋白的升高。由于肝功能有很大的代偿能力及白蛋白半衰期较长，因此它主要用于检测慢性肝损害，并可反映肝实质细胞储备功能。

（1）血清总蛋白及白蛋白降低见于：①肝细胞损害影响总蛋白与白蛋白合成，常见肝脏疾病有亚急性重症肝炎、慢性中度以上持续性肝炎等。白蛋白含量与有功能的肝细胞数量成正比，白蛋白持续下降，提示肝细胞坏死进行性加重，预后不良。②营养不良，如蛋白质摄入不足或消化吸收不良。③蛋白丢失过多，如肾病综合征、严重烧伤等。④消耗增加，见于慢性消耗性疾病，如重症结核、恶性肿瘤等。⑤血清水分增加，如水钠潴留等。

（2）血清总蛋白及球蛋白增高：当血清总蛋白 $>80g/L$ 或球蛋白 $>35g/L$ 时，称为高蛋白血症。总蛋白增高主要是球蛋白增高，常见原因有：①慢性肝脏疾病，包括慢性活动型肝炎、肝硬化等，球蛋白的增高程度与肝脏病变严重性相关；②M 蛋白血症，如多发性骨髓瘤、淋巴瘤等；③自身免疫性疾病，如系统性红斑狼疮、风湿热等；④慢性炎症与慢性感染，如结核病、疟疾、黑热病及慢性血吸虫病等。

（3）A/G 倒置：可以因清蛋白降低引起，也可以因球蛋白增高引起，见于严重的肝脏损害及 M 蛋白血症，如慢性中度以上持续性肝炎、肝硬化、多发性骨髓瘤等。

（二）胆红素代谢检查

胆红素是血液循环中衰老的红细胞分解和破坏的产物。红细胞破坏时放出血红蛋白，然后代谢生成游离珠蛋白和血红素，血红素经一系列变化转变为游离胆红素，在血液中与清蛋白结合形成复合体，称为非结合胆红素。随血流进入肝脏后，迅速被肝细胞摄取，在肝细胞内与 Y、Z 蛋白结合，被转运到肝细胞的光面内质网，与配体结合蛋白分离，在葡萄糖醛酸转移酶作用下形成结合胆红素。结合胆红素能够转运到与胆小管相连的肝细胞膜表面，直接排入胆小管。一旦胆红素进入胆小管，便随胆汁排入肠道，在肠道细菌作用下反应生成尿胆素原和尿胆素，大部分随粪便排出，约20%的尿胆原被肠道重吸收，经门静脉入肝，重新转变成结合胆红素，再随胆汁排入肠腔，这就是胆红素的肠肝循环。少量的尿胆原逸入体循环，从尿中排出。

1. 参考值

胆红素参考值

成人血清总胆红素	$1.7 \sim 17.1\mu mol/L$
结合胆红素	$0 \sim 6.8\mu mol/L$
非结合胆红素	$1.7 \sim 10.2\mu mol/L$

2. 临床意义

（1）判断黄疸的有无及其程度：根据血清总胆红素的水平来判断。

①隐性黄疸：$17 \sim 32\mu mol/L$。

②轻度黄疸：$34 \sim 170\mu mol/L$。

③中度黄疸：$170 \sim 340\mu mol/L$。

④重度黄疸：$>340\mu mol/L$。

（2）鉴别黄疸的类型：若总胆红素增高伴非结合胆红素明显增高，提示为溶血性黄疸；总胆红素增高伴结合胆红素明显升高，提示为胆汁淤积性黄疸；三者均高，提示为肝细胞性黄疸。

（三）血清酶学检查

用于肝功能检查的主要是丙氨酸氨基转移酶（ALT）和天门冬氨酸氨基转移酶（AST）。ALT 主要分布在肝脏，而 AST 主要分布在心肌与肝细胞。ALT 与 AST 均为非特异性细胞内功能酶，正常时血清含量很低，但是当肝细胞受损时，肝细胞膜通透性增加，胞浆内的 ALT 与 AST 释放入血，致使血清 ALT 与 AST 的酶活性升高。在中等肝细胞损伤时，ALT 漏出率远大于 AST，因此测定 ALT 反映肝细胞损伤的灵敏度较 AST 高。

1. 参考值

ALT	$5 \sim 40U/L$
AST	$8 \sim 40U/L$

2. 临床意义

（1）急性病毒性肝炎：ALT 与 AST 均显著升高，但是 ALT 升高更明显，ALT/AST > 1，是诊断病毒性肝炎的重要检测手段。

（2）慢性病毒性肝炎、脂肪肝：转氨酶轻度上升或正常。若 AST 升高较 ALT 显著，即 ALT/AST < 1，提示慢性肝炎进入活动期的可能。

（3）肝硬化、肝癌：转氨酶活性取决于肝细胞进行性坏死的程度，一般为轻度上升或正常，到终末期正常或降低。

（4）急性心肌梗死后 $6 \sim 8h$，AST 增高，$18 \sim 24h$ 达高峰，其增高值与心肌梗死的范围和程度有关。

（四）乙型肝炎病毒标志物检测

1. 乙肝病毒表面抗原（HBsAg）测定　阳性见于急性肝炎的潜伏期，发病时达高峰。携带者也呈阳性。HBsAg 是 HBV 的外壳，本身不具有传染性，但因其常与 HBV 同时存在，常被用来作为传染性标志之一。

2. 乙肝病毒表面抗体（抗 - HBs）测定　它是保护性抗体，表示既往感染或注射过乙肝疫苗。

3. 乙肝病毒 e 抗原（HBeAg）测定　阳性表示乙肝处于活动期，并有较强的传染性。

4. 乙肝病毒 e 抗体（抗 – HBe）测定　阳性表示病毒复制减少，传染性减低。

5. 乙肝病毒核心抗体测定　抗 – HBc – IgM 阳性是乙肝近期感染的指标，也是 HBV 在体内持续性复制的指标。

二、血清电解质检测

（一）血钾测定

血钾对调节水与电解质、渗透压与酸碱平衡，维持神经、肌肉的应激性和心肌活动都有重要的生理意义。

1. 参考值　正常值为 3.5 ~ 5.5mmol/L，低于 3.5mmol/L 为低钾血症，高于 5.5mmol/L 为高钾血症。

2. 临床意义

（1）低钾血症：

①摄入不足：营养不良、长期低钾饮食。

②丢失过多：频繁呕吐、长期腹泻及胃肠引流等。

③分布异常：如葡萄糖与大量胰岛素同时使用，使细胞外钾内移；大量输入无钾盐溶液，使细胞外钾稀释等。

（2）高钾血症：

①摄入过多：心衰、肾衰者补钾过快、过多；输入大量库存血等。

②排出减少：肾衰的少尿期或无尿期；肾上腺皮质功能减退；长期使用保钾利尿剂。

③细胞内钾大量释出：严重溶血、大面积烧伤和挤压综合征等；呼吸障碍引起的缺氧和酸中毒。

（二）血钠测定

人体中的钠约 60% 存在于细胞外液，30% 存在于骨骼，10% 存在于细胞内液。血清钠多以氯化钠的形式存在，主要功能是保持细胞外液容量、维持渗透压及酸碱平衡，并具有维持肌肉、神经应激性的作用。

1. 参考值 正常值为 135～145mmol/L，低于 135mmol/L 为低钠血症，高于 145mmol/L 为高钠血症。

2. 临床意义

（1）高钠血症：

①水分丢失过多：长期呕吐、腹泻，大量出汗等。

②水分摄入不足：长时间不能摄入水分，使血钠浓缩。

（2）低钠血症：

①钠丢失过多：腹泻未及时补液、代谢性酸中毒、大量利尿等。

②水潴留（稀释性低钠）：心、肾功能不全，肝硬化低蛋白血症等。

（三）血氯测定

氯是血浆中的主要阴离子。

1. 参考值 正常值为 95～105mmol/L。

2. 临床意义

（1）高氯血症：

①摄入过多：如过量补充 $NaCl$ 溶液、NH_4Cl 溶液等。

②排出减少：各种原因导致的 $NaCl$ 重吸收增加。

（2）低氯血症：

①摄入不足：如饥饿、低盐疗法等。

②丢失过多：频繁呕吐及各种原因，如应用利尿剂抑制氯的重吸收。

（四）血钙测定

钙是人体中含量最多的金属元素。人体内大部分的钙以磷酸钙或碳酸钙的形式存在于骨骼中，血液中含量很少，仅占 1%。钙离子的生理功能有：降低神经、肌肉的兴奋性；维持心肌及其传导系统的兴奋性和节律性；参与肌肉收缩及神经传导；激活磷酸化酶和酯酶；参与血液凝固；参与离子跨膜转移。

1. **参考值** 总钙：2.25~2.58mmol/L。

2. **临床意义**

（1）血钙增高：血清总钙超过 2.58mmol/L 为高钙血症。

①摄入过多：静脉输入钙过多等。

②溶骨作用增强：甲状旁腺功能亢进症、各种骨肿瘤。

③钙吸收增加。

④肾功能损害：急性肾功能不全时，钙排出减少。

（2）血钙降低：血清总钙低于 2.25mmol/L 为低钙血症。

①摄入不足或吸收不良：长期低钙饮食或吸收不良。

②成骨作用增强：甲状旁腺功能减退症。

③吸收减少：佝偻病。

三、血糖检测

血糖主要是指血液中的葡萄糖。食物中的碳水化合物经消化后主要以葡萄糖的形式在小肠被吸收，经门静脉进入肝。肝脏是调节糖代谢的重要器官。在正常情况下，体内糖的分解代谢与合成代谢保持动态平衡，所以血糖的浓度也相对稳定。检测血糖对于判断糖代谢情况及其与糖代谢紊乱相关疾病的诊断有重要价值。

1. **参考值** 葡萄糖氧化酶法 3.9~6.1mmol/L。

空腹血糖（FBG）：>7.0mmol/L 称血糖增高；

        <3.9mmol/L 称血糖降低。

2. **临床意义**

（1）血糖增高：

①生理性增高：如饱食、高糖饮食、剧烈运动、情绪紧张等。

②内分泌疾病：如糖尿病、嗜铬细胞瘤、甲状腺功能亢进症等。

③其他：如颅脑损伤、肝硬化以及药物影响等。

（2）血糖降低：

①生理性降低：如饥饿、妊娠期低血糖等。

②内分泌疾病：如胰岛 B 细胞瘤、胰腺腺瘤等，以及过量摄入外源性胰岛素。

③其他：如肝脏损害、倾倒综合征等。

四、血脂检测

（一）总胆固醇测定

胆固醇是合成胆汁酸、性激素及维生素 D 等的重要原料，也是构成细胞膜的主要成分之一。

1. 参考值　成人 < 5. 20mmol/L 为合适水平，5. 20 ~ 5. 69mmol/L 为边缘水平，> 5. 72mmol/L 为升高。

2. 临床意义

（1）增高：见于冠状动脉粥样硬化症、高脂血症等。

（2）降低：见于严重的肝脏疾病、严重的贫血及甲亢等。

（二）甘油三酯测定

直接参与胆固醇的合成，为细胞提供能量和储存能量，是动脉粥样硬化的重要因素之一。

1. 参考值　0. 56 ~ 1. 70mmol/L，< 1. 70mmol/L 为合适水平，> 1. 70mmol/L 为升高。

2. 临床意义

（1）增高：见于动脉粥样硬化性心脏病、原发性高脂血症、动脉粥样硬化症、肥胖症等。

（2）降低：见于严重肝病、甲状腺功能亢进症等。

【小贴士】

1. 空腹检查：前一天晚餐应避免饮酒，不要进食高脂肪、高蛋白食物，晚上 9 点以后不再进食，检查当天不能吃早餐，空腹时间一般为 8 ~ 12h。

2. 禁止剧烈运动：检查当天早上不能进行体育锻炼或剧烈运动，应到医院后安静休息 20 分钟再抽血化验。

3. 尽量避免在静脉输液期间或在用药 4 小时内做化验。

4. 不能食用含有丰富胡萝卜素、叶黄素的食物。

5. 抽血前最好能洗个澡，清洗一下要抽血的部位，防止细菌感染。抽血之后 24h 不再洗澡，避免感染。

第三章　常见内外科急救处理

　　急诊医学同内、外、妇、儿等临床科学一样，也属于临床医学的范畴，但又有其自身的特点。与其他临床科学的救助对象和任务不同，内、外、妇、儿等临床科室一般治疗的是相应的专科疾病，对于患者的救治也是从发病一直到痊愈的；而急诊医学救助患者是不分病种的，而且只处理疾病的急性阶段，而不是全过程，它的任务是抢救生命，缓解症状，稳定病情，直至安全转诊。

一、急诊医学的特点

　　1. 急诊医学的救治对象是任何一个处于健康危机中的患者，包括创伤、急产、宫外孕、糖尿病酮症、中毒、昏迷、休克等各种急症患者。

　　2. 急诊医学救治的任务是立即给予有力的措施，挽救患者生命，减轻患者伤痛，使临床状态趋于平稳，从而能够接受进一步的治疗，然后转诊到其他相应科室。

　　3. 发病急骤、来势凶险、时间性强。急救突出一个"急"字，所谓"急"是指患者的病情急、治疗要求急，所以应强调时间观念，要分秒必争。

　　4. 病情变化快，患者的流量不可预测，随机性大，可控性小。

二、我国农村急诊体系的建设

　　我国农村急救医疗网的建设应依托农村的三级卫生网络，这不仅可满足农村急诊急救的需求，而且可最大限度地利用农村的卫生资源，使有限资源效益最优化。而农村县、乡、村三级卫生网是农村卫生工作的组织基础。

1. 村卫生室的功能　包括初步的现场急救，及时、合理地转送患者，基础信息的收集、报告等。在农村三级网急救功能定位中，村卫生室的主要职能是院前急救，即对患者实施简易的现场急救措施。如：简易的外伤处理、固定、包扎、徒手心肺复苏等，并遵循就近的原则，根据患者身体状况、当地交通状况，决定适时地将患者转送到最近的乡镇卫生院或县医院等医疗机构。在发生突发公共卫生事件时，村医应首先奔赴事件现场，了解基本情况，同时向村委会和乡镇卫生院报告事件发生情况、伤病人数、事件涉及范围及严重程度。如果属于原因相对明确的公共卫生突发事件，应该在村委会的领导下，对全体村民进行宣传和健康教育，并采取可能的措施防止事件进一步扩散；如果属于原因不明确的公共卫生突发事件，应该立即报告村委会和乡镇卫生院，并协助疏散人群，抢救人员，根据患者身体状况、当地交通便利状况、事件是否具有传染性等情况将患者转移到上级医疗机构；对高度怀疑为烈性传染病者，应先就地隔离救治，立即上报，待上级医生诊断后决定是否转院，并在村内建立有效的隔离防护网，做好村民的防护和自我防护工作，切断传染病的传播途径。

2. 乡镇卫生院的功能　包括院前急救、一般急症的处理和危重症的初步抢救、各类卫生信息的收集和报告。乡镇卫生院是急救网络的枢纽，是急诊医疗的重要组成部分，地位非常重要。加强乡镇卫生院急诊工作，可以缩小急救半径，缩短急救反应时间，及时挽救患者生命。因此，要充分发挥乡镇卫生院在急诊体系中的枢纽作用，同时加强与县医院及急救中心（站）的纵向合作，建立协调机制和急救绿色通道。

乡镇卫生院的主要急救职能是院前急救和急诊室急救。乡镇卫生院除承担院前急救外，还要开展急诊室急救，以稳定生命体征为主要目的，降低死亡风险。包括对一般急症患者进行急救，如急腹症、急产、一般外伤等，并对急、危重症患者做出初步诊断，给予适当急救处理后，根据病情需要转送至县医院或上级医疗机构。在发生突发公共卫生事件时，乡镇卫生院应向乡镇政府和县卫生局汇报。对于原因不明确的突发事件，向事件发生的邻近乡村通报事件情况，提醒其提高警惕，以防止事件扩散。同时，展开初步调查，及时、准确地收集各类卫生信息，为应对突发事件创造基本条件。并且，按照相关规定，在当地突发公共卫生事件应急中心统一领导下，对村民进行宣传、讲解和发布准确的信息，让群众做到心中有数，稳定社会秩序，同时采取可能的措施以防进一步扩散。对于已经明确属于传染性的疾病或不明原因的突发公共卫生事件，应依法报告所在地疾病预防控制机构，按照公共卫生防治的预案做好诊治和防护工作。

3. 县医院的功能　包括院前急救、急诊室急救、急危重症患者抢救以及传染性疾病等突发性公共卫生事件的报告。农村县、乡、村三级急救网络的建立，必须发挥各级医疗机构的优势，协同作战，以最快捷的方式把急救服务送到现场伤病员身边，并根据病情轻重，做出恰当的处理。这样，不仅可提高抢救效率，稳定患者病情，而且可使农村急救网络结构中各部门的人力、技术水平、设备等得到充分发挥。

第一节　气道、食管异物的急救与处理

一、气道异物

气道异物临床一般是指喉、气管及支气管外入性异物。5 岁以下小儿多见，成人少见。异物种类有植物性，如花生、瓜子及豆类等；动物性，如小骨片、鱼刺及肉团等；金属性，如弹球、图钉及铁丝等；非金属性，如塑料笔套、假牙等。

常见原因有：①小儿无磨牙咀嚼功能及喉保护功能不全。②口含食物，大哭大笑时将食物呛入气道。③口含铁钉、图钉、塑料笔套或小哨子等，戏耍时不慎吸入气道。④昏迷患者，将呕吐物或假牙吸入气道。

【诊断】

气道异物因异物大小、形状、性质、表面光滑或粗糙程度，以及异物进入气道后吸收水分膨胀程度等，可引起不同的临床反应。一个光滑的金属异物可在气道内数十年而无症状，但植物性异物，如蚕豆刺激性大，吸收水分后膨胀引起的气道阻塞、肺不张、肺脓肿及气胸等严重并发症，可使患者死亡。因此，气道异物绝大多数是急诊，尤其是小儿，但有少数患者不一定很急迫，这完全决定于异物种类和机体反应。

1. 异物呛入史对诊断十分重要，要仔细询问患者的亲属及朋友等。

2. 当异物最初进入气道后，患者马上会有呛咳、憋气、恶心及发绀等现象。当异物落入支气管后，患者可能无症状，如异物再度活动时，又会出现阵咳。

3. 活动性异物，当咳嗽时异物冲击声带，会听到拍击声。吸气时，异物落下冲击隆凸时，又可听到拍击声。因此，一个呼吸周期可听到两个拍击声。

4. 绝大多数异物落入右侧支气管，如异物固定于支气管内，则会有肺气肿、肺不张或气胸，这时会有相应的体征。

5. X 线透视或摄片，可发现不透 X 线物。对于透 X 线异物，亦可发现肺不张、肺气肿或气胸，同时还可发现纵隔摆动等。

【治疗】

1. 海姆立克（Heimlich）手法　对于意识清醒的患者，操作方法如下：

（1）患者取站立位或坐位。

（2）急救者站于患者身后，用双臂环抱患者腰部。一手握拳置于剑突下正中，另一手紧握该拳。

（3）快速用力向内、向上冲压6～8次。

（4）注意用力方向，防止腹内脏器（肝、脾）损伤。

对于昏迷者，操作方法如下：

（1）昏迷者取仰卧位，头转向一侧并后仰。

（2）急救者骑跨或跪于患者一侧，一手置于另一手上，掌根置于剑突下正中。

（3）急救者向上、向内快速冲压。

（4）注意用力方向，防止腹内脏器（肝、脾）损伤。

2. 支气管镜检及异物取出术　有时可先做气管切开术，而后由气管切口处插入支气管镜取出异物，这样比较安全。术前、术后用适量抗生素，以预防感染。

二、食管异物

食管异物的发生原因有：饮食不慎；睡眠、昏迷或醉酒发生误咽；小儿嬉戏，将小玩具放口中咽下；企图自杀而吞异物。异物常停留在食管四个"生理狭窄"处，最多见的是食管入口处（第一狭窄处），其次为主动脉弓压迫食管处（第二狭窄处），左支气管压迫食管处（第三狭窄处）；食管过膈肌处（第四狭窄处）较少见。常见异物有：①金属性，如铁钉、图钉、缝针、金链、金属小玩具、帽徽、硬币及纪念章等。②植物性，如竹签、枣核及菜团等。③动物性，如鱼刺、骨片及软骨的肉团块等。④非金属性，如假牙及塑料制品等。食管异物常可引起严重或致命的并发症，如食管穿孔，纵隔脓肿，气管、食管瘘及主动脉穿孔出血等。

【诊断】

1. 误吞异物史很重要，询问异物性质及误吞时间。

2. 吞咽困难及疼痛程度，决定于异物大小、形状、性质及有无继发感染等。疼痛常反射至肩或背部。

3. 呼吸困难多由于较大异物压迫气管所致，尤其小儿多见。

4. 吐血，哪怕是少量，都要警惕主动脉穿孔的可能。

5. X线食管正侧位照片，对不透X线异物，可确诊及定位。对透X线异物可吞少量钡剂透视或摄片，以确诊及定位。但对疑有食管穿孔者，不宜做此项检查。

6. 少数患者X线照片不能确诊，而症状明显又有肯定异物史者，可做食管镜检查，发现异物及时取出。

【治疗】

1. 绝大多数食管异物行食管镜检术。在直视下选用适当的异物钳，即可取出异物。但对有严重并发症的患者，则必须与胸外科协作处理。

2. 使用足量抗生素。

3. 术后应注意口腔卫生。禁食数天后，才能进软食。严重者需插鼻饲管，鼻饲流质，恢复后才能经口进食。

【小贴士】

1. 进食时要细嚼慢咽，不宜过于匆忙，牙齿脱落较多或用义齿托的老人尤其应该注意。损坏的义齿要及时修复，以免进食时松动、脱落，误吞成为异物。

2. 教育小儿改正口含小玩物的不良习惯，以防不慎咽下。

3. 全麻或昏迷患者，应将活动的义齿取出，尽早明确诊断，及时取出异物，防止并发症的发生。

第二节　心脏骤停和心肺复苏

一、心搏呼吸骤停

(一) 定义

心搏呼吸骤停是一个临床综合征，从第一症状出现到心脏停搏不足1h，甚至是瞬息之间的变化。

（二）标志

心搏呼吸骤停意味着心脏有效的机械活动停止，全身的脏器无法得到充足的血液供应。

1. 无反应性　指患者的意识丧失，拍打或者呼唤患者，患者无反应。

2. 呼吸停止　指患者完全无呼吸，即使患者有点头呼吸、下颌呼吸等无效呼吸动作，也认定其为无呼吸状态。

3. 大动脉停止搏动　指颈总动脉停止搏动。

（三）原因

1. 心血管系统疾病　如冠心病、瓣膜性的心脏病。

2. 呼吸系统疾病　如窒息性哮喘、哮喘持续状态。

3. 神经系统疾病　如蛛网膜下腔出血、大面积脑梗死、脑出血。

4. 内分泌系统疾病　如黏液性水肿昏迷、甲亢危象。

5. 电解质紊乱　如低血钾症、高血钾症。

6. 中毒　如三环抗抑郁药中毒。

二、心肺复苏（CPR）

必须在 4 分钟之内给予患者有效的标准心肺复苏。

1. 畅通气道　患者意识丧失后舌根常后坠，呕吐物或异物可造成气道阻塞。因此，心肺复苏应首先设法畅通气道。

常用方法是：①仰额抬颌法。术者右手置于患者前额，向后加压，使头后仰，左手的中指、示指置于患者的下颌托其上抬，程度以唇齿尚未完全闭合为限。②仰额托颌法。术者位于患者头的上方，双手置于与患者同一水平处，将双手的第 2、3、4 指放在患者下颌缘处，向前上方抬起下颌，同时，用双拇指推开患者口唇；用掌根部及腕部力量使头后仰。此手法可使舌根离开咽喉后壁，患者的呼吸道便可畅通。如有颈椎骨折，不宜应用仰额抬颌法。实施时注意不要将手指压向颈前颌下软组织深处，以防压迫呼吸道。若呼吸道有异物阻塞，应立即清除异物。

2. 人工呼吸　迅速给予人工呼吸是复苏的重要措施之一，而口对口呼吸是最有效的方式。

确认患者呼吸道通畅后，术者用一手托起患者下颌，另一只手的拇指、示指捏住患者鼻孔，深吸气后，用口唇严密包盖患者口部，用适当的力量向患者口腔内吹气，每次吹气 1~1.5 秒，约 800ml 气体，以可见患者胸廓抬举动作为准。吹气结束后，术者迅速将口唇移开，同时放松患者被捏紧的鼻孔，以利其被动吐气。在口周外伤或张口困难等情况下，术者深吸气后，以唇盖住患者鼻孔，向鼻孔内吹气，同时用手将患者颌部上推，使上、下唇闭拢，呼气时放开。

复苏开始时，先连续快速吹气两次，可使患者肺部充分换气，及维持患者呼吸道内的正压，同时触摸患者的桡动脉。如有搏动而仍无呼吸，则按 12 次/分的频率进行人工呼吸。如无搏动，则应在人工呼吸的同时立即进行胸外按压。

3. 人工循环　复苏时，人工建立循环的方法有胸外按压和胸内心脏按压两种，现场急救多采用胸外按压。

急救者双手手指交叉重叠，以一手（多用左手）掌根放于患者胸骨中下 1/3 交界处，两肘关节伸直，借助肩部及上半身力量垂直向下按压，当患者胸骨下陷 3~5cm 时，即突然放松压力，但手掌根部不离开胸壁。一般按压频率为 100 次/分，为保证重要脏器尽快达到有效血供，按压之初可使频率加快至 100~120 次/分。胸外按压必须与人工呼吸相配合，胸外按压与人工呼吸的比例为 30∶2。胸外按压不当可造成肋骨骨折等并发症，尤其是老年人，但是不能因此而用力过小，因为如果压下深度不够，则按压无效。

【小贴士】

1. 积极与上级医院联系，获得有效帮助，做好转院准备，必要时请上级医院接诊。

2. 安全转运病人　经急救处理，待伤情稳定、出血控制、呼吸好转、骨折固定、伤口包扎后，专人迅速护送病人到医院。

3. 搬动前，对病人的四肢骨折应妥善固定，以防止再次损伤和发生医源性损害。疑有脊柱骨折，应 3 人以平托法或滚动法将病人轻放、平卧于硬板床上，防止脊髓损伤。

4. 胸部损伤重者，宜取伤侧向下的低斜坡卧位，以利健侧呼吸。运转途中，保持病人适当体位，尽量避免颠簸。病人应头部朝后（与运行方向相反），避免脑缺血突然死亡或诱发休克。

5. 保证有效输液，给予止痛、镇静，预防休克，并进行严格监测和创伤评估。

6. 做好相关记录，有据可查。

第三节　休　克

【定义】

休克是指机体受到强烈的致病因素侵袭后，血容量绝对或相对不足，导致微循环障碍，组织灌注不足，细胞缺氧，机体器官功能损害的临床综合征。如不积极治疗，死亡率较高。

【分类】

按休克发生的起始环节，可分为以下几类：

1. 低血容量性休克　由血容量减少引起，见于失血、失液、烧伤等。

2. 血管源性休克　见于感染性休克、过敏性休克和神经源性休克。

3. 心源性休克　见于急性心泵功能衰竭或严重的心律失常。

【临床表现】

1. 休克早期　在原发病症状的基础上，表现出神经症状，如烦躁不安；循环系统症状，如面色苍白、四肢冰凉、心率加快、呼吸急促、脉搏细速、脉压减小，但此时患者的血压可正常甚至稍高或稍低，尿量减少。部分患者表现出肢暖、出汗等暖休克特征。

2. 休克中期　患者烦躁、意识不清、渐渐昏迷、呼吸表浅、四肢温度下降、心音低钝、脉细弱频速，血压低于 80mmHg 或测不出，脉压小于 20mmHg，静脉塌陷，皮肤出现花斑，尿少或无尿。

3. 休克晚期　表现为弥散性血管内凝血（DIC），以及严重的酸中毒和器官功能衰竭。

【辅助检查】

休克指数 = 心率/收缩血压，正常为 0.5 ~ 0.7。在急性微循环衰竭时，休克指数与左心室的功能有关。持续性的休克指数升高（>1），则提示患者因大量失液或失血和（或）心肌收缩功能下降致左心室功能受损，死亡率高。

【诊断】

1. 有诱发休克的病因。

2. 意识异常。

3. 脉搏细速，超过 100 次/分或不能触及。

4. 四肢湿冷，皮肤出现花斑，黏膜苍白或发绀，尿量 <30ml/h或无尿。

5. 收缩压小于 80mmHg。

6. 脉压小于 20mmHg。

7. 原有高血压者，收缩压较原水平下降20%以上。

凡符合以上第 1 项，以及第 2、3、4 项中的两项；或第 5、6、7 项中的一项，可诊断为休克。

【处理】

1. 及早识别休克病人，如上所述，对危重病人或可能发生休克病症的病人必须测量血压及其他生命体征。应详细询问过敏史，预防发生过敏反应。

2. 发现休克病人，应立即将病人平卧，保温；如有条件，应给予吸氧。

3. 除过敏性休克外，其他病人均应尽快护送到医院，密切监测病情变化，每 15～30 分钟测一次血压、脉搏、呼吸次数、体温及神志、瞳孔变化和尿量，并做好记录。

4. 紧急建立静脉通道，并给予生理盐水或复方氯化钠（林格）注射液。

5. 对创伤性休克首先保证生命体征，保证气道通畅；同时止血，特别是可用压迫止血或用止血带止血者，有时是能救命的，尽快转运，在途中输液。

6. 如是过敏性休克，力争原地抢救。

第四节　急性中毒

凡进入人体并能与机体组织发生化学或物理作用，破坏机体正常生理功能，引起暂时性或永久性病理变化的物质，均称为毒物。有毒化学物质进入人体，达到中毒量而产生损害的全身性损伤称为中毒。中毒可分为局部中毒、全身中毒或两者同时存在。

一、中、西药物中毒

（一）曼陀罗中毒

曼陀罗为茄科一年生草本植物，其花叫洋金花，其药性"辛、温，有毒"。现代科学研究证实，曼陀罗各部分都含有莨菪碱、东莨菪碱等生物碱，以花含量最高。误食曼陀罗花、浆果、叶均可引起中毒。

【诊断】

1. 接触史　有误食曼陀罗史，在剩余食物和病人排泄物中可找到曼陀罗或其残渣。

2. 临床表现　与阿托品中毒相似，可出现口干、少汗、皮肤潮红、瞳孔扩大、视近物模糊、心悸、心跳加快、小便困难、肠蠕动减慢。严重时，出现谵妄、幻觉、惊厥，进而可由中枢兴奋转入抑制，出现昏迷和呼吸麻痹，导致死亡。

3. 其他 将病人少量尿液滴入猫、犬眼中，可使其瞳孔扩大，有诊断意义。

【治疗】

1. 洗胃 可用 1∶5000 高锰酸钾溶液或 4% 鞣酸溶液。

2. 导泻 可给予硫酸镁 30 克。

3. 拟胆碱药物 严重中毒时，可使用 1% 毛果芸香碱 2～4 毫克，皮下注射，每 10～20 分钟一次，直至症状好转，并根据症状及时调整用量；或者用新斯的明 0.5～1 毫克，皮下或肌内注射，每 3～4 小时一次。

4. 镇静剂 谵妄、惊厥时可使用安定 10 毫克，肌注；或用氯丙嗪 25 毫克/次，深部肌注。不宜用苯巴比妥。

5. 对症治疗 输氧、输液，给予呼吸兴奋剂、抗感染及其他对症治疗。

（二）夹竹桃中毒

夹竹桃属夹竹桃科，开红花或黄花，其叶、茎、皮、木质、花均含夹竹桃素，具有类似洋地黄的强心作用。民间用其治疗心力衰竭、水肿等。20 世纪 50 年代，曾用于临床治疗心力衰竭，今已少用。夹竹桃有剧毒，口服数克可致死。

【诊断】

1. 接触史 有口服夹竹桃或注射黄夹苷（强心灵）史。

2. 临床表现 与洋地黄类药物中毒相似。

（1）胃肠道反应：厌食、恶心、呕吐、腹泻。

（2）中枢神经系统反应：眩晕、头痛、疲倦、失眠、谵妄、视物模糊、黄视、绿视等。

（3）心脏反应：可出现各种心律失常，这是致死的主要原因。例如，室性早搏、室性心动过速、心室颤动、传导阻滞、心动过缓等。

3. 心电图检查 有时可以出现鱼钩形的 ST－T 段的变化。有口服夹竹桃或注射黄夹苷病史者出现心律失常时，宜暂作中毒处理。

【治疗】

1. 洗胃和导泻 口服夹竹桃者，可用 0.2%～0.5% 鞣酸溶液，或 1:5000 高锰酸钾溶液，或微温清水洗胃。还可用硫酸镁 20 克导泻。

2. 快速型心律失常 ①氯化钾 1～2 克及 25% 硫酸镁 10～20 毫升，溶于 5% 葡萄糖溶液 500 毫升中，静脉滴注。轻度中毒可口服氯化钾 1 克，每 4 小时 1 次。②苯妥英钠首次剂量 100～200 毫克，溶于 20 毫升注射用水中，以 50 毫克/分的速度静注。必要时，每隔 10 分钟可重复注射，但总量不能超过 300 毫克。心律失常控制后，改口服 50～100 毫克/次，每 6 小时 1 次，维持 2～3 日。③利多卡因首次剂量 50～100 毫克，溶于 10% 葡萄糖液 20 毫升中，静脉注入，必要时可重复注射，但总量不超过 300 毫克。以后可以 1～4 毫克/分的速度，继续静脉滴注。

3. 缓慢型心律失常 可用阿托品 0.5～1 毫克，皮下或静脉注射。必要时，安置临时心脏起搏器。

4. 禁忌 禁用钙剂。

5. 预防 要向群众宣传夹竹桃有剧毒，切忌擅自服用。强心灵必须在医生指导下使用。

（三）苦杏仁中毒

苦杏仁为蔷薇科植物杏的成熟种子，其药性"苦降温散，有毒性"。现代科学研究证实，其含苦杏仁苷约 3%，经水解生成苯甲醛和氢氰酸。氢氰酸有剧毒，能抑制细胞氧化酶，可致人骤死，致死量约 0.05 克。

【诊断】

1. 接触史 有误食苦杏仁史。

2. 临床表现 呼气有杏仁气味。轻、中度中毒者，有头昏、头痛、乏力、流涎、恶心、呕吐、腹痛、腹泻的症状；严重中毒时，出现发绀、呼吸困难、惊厥、昏迷、瞳孔扩大、呼吸衰竭等症状，甚至死亡。

【治疗】

1. 洗胃　用 1∶（2000～4000）高锰酸钾溶液洗胃，也可用大量 10%硫代硫酸钠溶液或 3%过氧化氢溶液洗胃。

2. 对症治疗　输氧、人工呼吸及其他对症治疗。

3. 特效疗法

（1）重症病人，可先用亚硝酸异戊酯 1 支（0.2 毫升），用纱布包裹压碎，放在病人鼻孔处，令其吸入。每隔 1～2 分钟吸入 1 支，连续数次，5 次为限。

（2）美蓝，每次 10 毫克/千克体重，静脉注入。静注美蓝之后，用新配制的 25%硫代硫酸钠溶液 50～100 毫升，缓慢静脉注射，速度为 1.5 分钟注射 1 毫升。

（3）如果血压骤降，立即使用肾上腺素。呼吸衰竭用呼吸兴奋剂，循环衰竭用强心剂。

（四）乌头、附子中毒

乌头为毛茛科植物，附子是其旁生块根。附子药性"大辛，大热，有大毒"。乌头分川乌和草乌两种，毒性剧烈，草乌尤甚。现代科学研究证实，该药含 6 种生物碱及非生物碱成分，有明显的强心、镇痛、表面麻醉作用。乌头碱直接作用于心肌，极易引起心室颤动，还能兴奋迷走神经。

【诊断】

1. 有误食或过量服用附子、乌头史。

2. 临床表现　病人自觉口、咽、食管、胃有麻辣感；有流涎、恶心、呕吐、腹痛、腹泻等胃肠道症状；出现多汗、瞳孔缩小、心动过缓等迷走神经激惹现象。严重中毒时，可出现肌肉强直、抽搐、昏迷、休克、心律失常、肺水肿、呼吸循环衰竭等症状。

【治疗】

1. 洗胃 用1:5000 高锰酸钾溶液洗胃。

2. 导泻 用硫酸钠（镁）30 克导泻。

3. 拮抗剂 用阿托品0.5~1毫克，静脉注射，一般每4小时注射1次。病情严重者可增大剂量，缩短间隔时间，直至症状缓解或出现阿托品毒性反应。

4. 纠正异常心律 出现心律失常、室性早搏时，可选用利多卡因或普鲁卡因胺。

5. 对症治疗 进行输氧、输液等对症治疗，并服用维生素C、维生素B_1及保护心肌的药物。

（五）巴豆中毒

巴豆为大戟科巴豆属植物巴豆树的干燥成熟果实，药性"辛、热，有大毒"，是峻下逐水药。巴豆树全株皆有毒。现代科学研究证实，巴豆含巴豆油、巴豆毒素、巴豆苷、生物碱等多种成分。据报道，服用20滴巴豆油可致人死亡。巴豆还含有致癌的物质。

【诊断】

1. 接触史 有误食、服用过量或持续接触巴豆史。

2. 临床表现 巴豆油对皮肤、黏膜均有强烈的刺激作用，可引起皮肤发红、起疱、坏死；还可引起口腔黏膜红肿、起疱，口、咽、食管、胃可出现烧灼样疼痛。流涎、呕吐时，呕吐物中带有血液或黑色液体。剧烈腹痛、腹泻时，在服巴豆后0.5~3小时内排出大量水样便，可带有血和黏液，里急后重，严重时出现类似霍乱的米泔水样大便，表现出失水、酸中毒体征。伴有肝、肾损害，黄疸，尿中出现蛋白、红细胞、白细胞，少尿、无尿，谵妄，休克等。

【治疗】

1. 洗胃 6小时以内可用1:5000 高锰酸钾溶液或清水洗胃。但口腔黏膜有水疱，或提示食管、胃黏膜可能有坏死、出血者，不宜洗胃，应给予蛋清、冷米汤、牛奶、活性炭等保护消化道黏膜。

2. 纠正失水酸中毒　静脉滴注复方氯化钠液、4%碳酸氢钠液、5%葡萄糖液及氯化钾液。输液总量根据失水量调整，一般2000～3000毫升，可加入三磷酸腺苷、维生素C、辅酶A、细胞色素C（须做皮肤过敏试验）等能量药物。

3. 对症处置　消化道出血、急性肾功能衰竭、谵妄、昏迷、休克的处理，参阅有关章节。

（六）安眠药中毒

这里所指的安眠药，包括：①安眠镇静药物（巴比妥类药物、利眠宁、安定、眠尔通、水合氯醛、苯乙哌等）。②抗精神失常类药物（吩噻嗪类药物，如氯丙嗪、奋乃静等）。③三环类抗抑郁药物（阿米替林、丙咪嗪、多虑平等）。

【诊断】

1. 接触史　有服毒或误用中毒量安眠药史。尽可能弄清药名、剂量和服用时间。

2. 临床表现　抑制症状是安眠药共有的临床表现，但有些药物还会产生特殊症状。

（1）中枢神经系统抑制症状：轻、中度中毒表现有嗜睡、语言不清、动作不协调；重度中毒出现深昏迷，瞳孔对光反应、角膜反射、咽反射等消失，体温降低。

（2）呼吸抑制症状：呼吸浅而慢，严重时可致呼吸停止。

（3）抑制心血管系统症状：血压下降、脉搏增快、皮肤湿冷、尿量减少、休克，严重时可致心脏骤停。

（4）某些药物产生的特殊症状：安定中毒可有肌张力增加、震颤；苯妥英钠中毒会表现出共济失调、眼球震颤、视力模糊、复视；水合氯醛中毒，表现为恶心、呕吐、胃黏膜坏死、消化道出血；吩噻嗪类与三环类抗抑郁药物中毒，可导致房室传导阻滞和室性早搏、心室颤动、心脏骤停。三环类抗抑郁药物具有抗胆碱能的作用，故表现为口干、皮肤潮红、瞳孔扩大、肠鸣音消失。可试用新斯的明0.25～1毫克，肌注，症状可获缓解，对诊断亦有帮助。

3. 实验室检查　留取胃内容物、血、尿做药物定性定量检查，以确定诊断。

4. 鉴别诊断　注意与农药中毒、一氧化碳中毒、脑血管意外相鉴别。

【治疗】

1. 洗胃　应尽早进行洗胃，超过6小时则无意义。洗胃液可用生理盐水或温清水。

2. 活性炭　首次用量为50～100克，口服或经胃管送药，以后每6小时1次，每次25～60克，连用2天。

3. 导泻　硫酸镁，20克/次，口服或经胃管给药。

4. 给氧　必要时人工呼吸。

5. 输液　5%葡萄糖液、生理盐水，静脉滴注。

6. 利尿　可用呋塞米（速尿）20～40毫克，肌注或静注，利尿的同时注意补钾。利尿只对长效类苯巴比妥有效。

7. 碱化尿液　用5%碳酸氢钠溶液250毫升，静脉滴注。

8. 特效解毒疗法　氟马西尼是苯二氮䓬类选择性拮抗药，能迅速逆转昏迷，剂量为0.1～0.2毫克，静注，必要时可重复。巴比妥类药物中毒伴呼吸衰竭、昏迷者，可用中枢神经兴奋剂对抗，如印防己毒素3～6毫克，溶于6毫升生理盐水中，静注，1毫升/分，如无抽搐，可适当重复使用。亦可用美解眠静滴，每3～5分钟滴入50毫克，直到角膜反射恢复。其他，如纳洛酮、眠尔通、利眠宁和氯丙嗪中毒而有中枢神经抑制者，也可用中枢兴奋剂，如苯丙胺、咖啡因或可拉明等。

9. 其他疗法　腹膜透析、血液透析和血液灌流，对苯巴比妥和吩噻嗪类中毒有效，但对苯二氮䓬类无效，近年来已成功挽救许多急性中毒患者。

（七）急性毒品中毒

阿片为罂粟植物蒴果浆汁的干燥物，含有20余种生物碱，分为以下两大类型：①菲类。如吗啡、可待因、杜冷丁、海洛因，具有镇痛作用。②异喹啉类。如罂粟碱，具有对内脏平滑肌松弛的作用。其中，吗啡是主要生物碱。此类药物剧毒，用药过量可致急性中毒。阿片的致死量为 2 克左右；吗啡的极量为 0.03 克，口服致死量为 0.3～0.4 克，皮下注射 0.15～0.2 克即可致死。连续反复使用本类药物容易成瘾。

【诊断】

1. 接触史　有服毒史或者过量使用本类药物史。

2. 毒剂检测　可抽取胃内容物（口服中毒者）、导尿检测吗啡。

3. 临床表现

（1）急性中毒。轻度者，出现眩晕、恶心、呕吐、便秘、胆绞痛、排尿困难、嗜睡、呼吸抑制等症状。重度者，表现为昏迷、针尖样瞳孔、潮式呼吸、血压降低、休克，呼吸停止致死。

（2）慢性中毒。成瘾后出现乏力、消瘦、食欲不振、便秘、性功能减退、早衰等症状。一旦停药，则出现戒断症状，如兴奋、失眠、流泪、流涕、出汗、呕吐、腹泻、震颤，甚至虚脱、意识丧失。给药后，症状立即消失。

【防治】

1. 急性中毒

（1）洗胃：口服中毒者，立即用 1∶2000 高锰酸钾溶液 4000～5000毫升洗胃，洗后用50%硫酸镁溶液和20%活性炭悬液各 50 毫升注入胃内。

（2）使用阿片受体拮抗剂：纳洛酮 0.4～0.8 毫克/次，肌注或静注，能迅速制止吗啡的作用，1～2 分钟就可消除呼吸抑制现象，可使昏迷患者迅速复苏，每隔 15 分钟可重复使用。

（3）对症处置：对于重度中毒病人，实施抢救和对症处理，保持呼吸道通畅，进行人工呼吸、输氧、输液，给予呼吸兴奋剂（可拉明）、抗休克药物、抗生素等。

2. 慢性中毒　逐渐减少阿片类药物用量，在 2~3 周内停止用药。出现戒断症状，可用巴比妥类和莨菪碱类药物对症处理，口服卡马西平 20mg，每日 2 次。

3. 预防　严格管理麻醉药品，尽可能不用或少用麻醉药品；严厉打击毒贩，吸毒人员要强制戒毒。

二、杀虫灭害剂中毒

（一）有机磷中毒

有机磷农业杀虫药，是我国目前使用最普遍的农药。品种甚多，按毒性分为以下四类：①剧毒类。如甲拌磷（3911）、内吸磷（1059）、对硫磷（1605）等。②高毒类。如甲基对硫磷、甲胺磷、氧乐果、敌敌畏等。③中度毒类。如乐果、乙硫磷、敌百虫等。④低毒类。如马拉硫磷等。

【诊断】

1. 病史　根据有机磷接触史，如接触有机磷农药，服毒，进食有残留农药的蔬菜等。呼气有大蒜味。

2. 临床表现　有机磷中毒，主要毒性作用是抑制胆碱酯酶引起的毒蕈碱样中毒症状、烟碱样中毒症状和中枢神经系统中毒症状。

急性中毒大致可分为三级：

（1）轻度中毒：头昏、头痛、恶心、呕吐、多汗、视力模糊、瞳孔缩小。

（2）中度中毒：上述症状加上肌肉纤维震颤、瞳孔针尖样缩小、轻度呼吸困难、流涎、腹痛、腹泻、步态蹒跚。其中，只要有肌肉纤维震颤即可诊断为中度中毒。

（3）重度中毒：出现昏迷、肺水肿、呼吸麻痹、脑水肿。

①中间型综合征。少数病人在急性中毒症状缓解后突然死

亡。多发生在急性中毒后 24～96h，死亡前可先有颈、上肢和呼吸肌麻痹，可出现眼睑下垂、面瘫。主要死亡原因是呼吸衰竭。

②迟发性多发性神经病。个别病人在重度中毒症状消失后 2～3 周发生迟发性神经损害，主要累及肢体末端，可出现下肢瘫痪、四肢肌肉萎缩。

3. 实验室检验　全血胆碱酯酶活力测定极为重要，但须在有条件的地方才能进行。胆碱酯酶活力小于 80% 即可诊断。

4. 药物治疗试验　对怀疑而又不能肯定者，可肌内注射或静注阿托品 1～2mg，注射后如未出现阿托品化，或静注解磷定后病情有好转，均有助于有机磷农药中毒的诊断。

5. 鉴别诊断　注意与中暑、急性胃肠炎、脑炎相鉴别。

【防治】

1. 将病人迅速撤离中毒现场，脱去污染衣物，用微温肥皂水（若是敌百虫用清水）清洗污染皮肤，忌用热水。眼睛污染时，用清水清洗。口服中毒，神志清醒者，可用催吐、洗胃、导泻法。

2. 特效解毒治疗　通常阿托品与解磷定两药合用。

（1）阿托品：是抗胆碱药，确诊后都应该使用。首次剂量：轻度中毒 1～3mg，肌注或静注；中度中毒 3～5mg，静注；重度中毒 3～10mg，静注。每 5～15min 可重复使用，直到出现阿托品化，才可减少剂量，延长用药间隔时间或停用。严密观察，随时调整用药，维持阿托品化，直到症状明显好转，一般需要 24～48h，甚至更长。阿托品化标准为瞳孔中等扩大、口干、皮肤干燥、颜面潮红、心率加快。

阿托品中毒表现为瞳孔显著扩大、神志模糊、狂躁不安、抽搐、昏迷、尿潴留，应停用或延长用药间隔时间，减少剂量，严密观察。高热、心动过速患者，应慎用阿托品。

（2）解磷定：是胆碱酯酶复活药。轻度中毒，0.4g，以葡萄糖液、生理盐水或注射用水稀释后缓慢静注，必要时 2～4h 重复一次；中度中毒，缓慢静注 0.8 ~ 1g，以后每 2 小时给药 0.4 ~ 0.8g 或 1 ~ 2g，溶于生理盐水 500 ~ 1000ml 中，静滴，速度为 0.4g/h，症状缓解后酌情减量或停药；重度中毒，缓慢静注 1 ~ 1.2g，30min 后效果不显著，可重复 1 次，或者于首次剂量后，静滴，速度为 0.4g/h。

注意，此药愈早使用愈好，注射速度不可过快，忌与碱性药物配伍。

（3）新药苯可磷：治疗有机磷中毒有良好效果。轻度中毒，首剂 1 ~ 1.5 支，全程平均用药 3.5 支；重度中毒，首剂 2 ~ 3 支，全程平均用药 6 支，肌注即可。首次用药后，每隔 4 ~ 5h 重复 1 次。

3. 输氧。

4. 地塞米松或氢化可的松，在肺水肿、脑水肿、休克时，均宜使用。

5. 血液灌流、血液透析、腹膜透析，可有效清除体内有机磷农药，疗效显著。重度中毒患者，可输新鲜血以补充胆碱酯酶。

6. 呼吸衰竭、心脏骤停、严重心律失常、脑水肿的急救，参阅有关章节。禁用吗啡。

7. 至少观察 3 ~ 7 日。

8. 预防为主，加强有机磷农药保管制度，使用时遵守各项操作规程。施药区 1 周内，人畜不能入内，并做好标志。食用蔬菜导致农药中毒的病例，各地均有发生。其原因是菜农使用禁用于蔬菜的农药（如甲胺磷），并且在该药残留期内上市出售。预防办法是教育菜农不使用禁用于蔬菜的农药，蔬菜施药后 7 ~ 15 日内不准上市出售。

（二）氨基甲酸酯类杀虫药中毒

此类杀虫药有涕灭威、灭多虫、呋喃丹、异索威、敌蝇威、叶蝉散、西维因、残杀威等。

【诊断】

1. 接触史　有此类杀虫药接触史。

2. 临床表现　与有机磷中毒相似，中毒程度分级（轻、中、重）也相同。特点是症状出现比有机磷中毒更快，死亡多在 12 小时以内，好转和恢复也较快。

3. 注意与有机磷中毒相鉴别。

【治疗】

1. 清除毒物　清洗皮肤，洗胃液用 2% 碳酸氢钠溶液为宜。

2. 阿托品　轻度中毒，1～2mg；中度中毒，5mg；重度中毒，10mg，可以重复使用。因为此类杀虫药中毒恢复较快，所以要谨防阿托品过量。

3. 禁忌　禁用解磷定类复活药。因为这类复活药能增强此类药物的毒性。

4. 对症治疗　与有机磷中毒相同。

（三）拟除虫菊酯类杀虫药中毒

拟除虫菊酯由人工合成，其化学结构模仿天然菊素。目前使用的有除虫精、敌杀死、速杀灭丁、多虫畏、氯氰菊酯、氟氰菊酯等。其主要作用于神经系统，作用机制目前尚未完全阐明。

【诊断】

1. 接触史　有本类杀虫药接触史。

2. 临床表现　皮肤、黏膜接触部位迅速出现烧灼感、瘙痒、刺痛、麻木。中毒程度分为三度：轻度，表现为头昏、头痛、恶心、呕吐、乏力、视力模糊，体查无阳性发现；中度，除上述症状外，尚有嗜睡、流涎、胸闷、肌肉震颤、心律不齐、肺部干啰音；重度，表现为抽搐、角弓反张、肺水肿、昏迷。

3. 注意与有机氯类农药中毒相鉴别。必要时可取胃液、血、尿做毒物分析。

【治疗】

1. 清除毒物污染与有机磷中毒相同。首选 2% 碳酸氢钠溶液。

2. 镇静与解痉可用安定 5 ~ 10mg，肌注或静注，必要时可重复给药。也可用阿米妥钠 0.5g，溶于 50ml 生理盐水中，缓慢静脉推注，抽搐停止即停止注射，避免过量抑制呼吸。

3. 输氧。

4. 应用抗生素预防感染。

5. 对症处理。

（四）磷化锌中毒

磷化锌是常用杀鼠药，为灰色或黑色粉末，带蒜臭味。遇酸释放出磷化氢，引起中毒。

【诊断】

1. 接触史　有误服磷化锌史。

2. 临床表现　恶心、呕吐（呕吐物有蒜臭味）、腹痛、头昏、咳嗽、肺水肿、心律失常、昏迷、休克、惊厥。

【防治】

1. 催吐可用 0.1% ~ 0.2% 硫酸铜 400 ~ 500ml，口服。洗胃用 1 : 5000 高锰酸钾溶液。导泻禁用硫酸镁和植物油，可用硫酸钠 30g 或液体石蜡 100 ~ 200ml。

2. 对症治疗包括输氧、输液等。

3. 妥善保管鼠药，防止小儿误食。

（五）抗凝血类杀鼠药中毒

抗凝血类杀鼠药包括灭鼠灵、克灭鼠、敌鼠钠盐、氯敌鼠、溴鼠隆、溴敌隆等。其中毒机制是在体内与维生素 K 竞争，取代生物酶中的维生素 K，引起维生素 K 缺乏，抑制凝血因子（Ⅱ、Ⅶ、Ⅸ、Ⅹ）及凝血酶原合成。

【诊断】

1. 接触史　有误食此类杀鼠药史。

2. 临床表现　全身多处出血是其特征。严重时，失血导致贫血、休克。

3. 实验室检查　出血时间、凝血时间、凝血酶原时间均延长。血管脆性试验阳性。

【防治】

1. 急性中毒时，应用大剂量维生素 K_1 60～120mg/d，分次肌注、静注或静滴，直至凝血酶原时间恢复正常。维生素 K_1 优于维生素 K_3。

2. 必要时输鲜血，抗休克。

3. 妥善保管灭鼠药，防止误食。

（六）毒鼠强中毒

毒鼠强化学名为四亚甲基二砜四胺，又称"没鼠命"、"一扫光"、"三步倒"、"四二四"。由于毒性剧烈，对人的致死量为口服 5～12mg，毒性较稳定，易造成二次中毒，且无解毒药物。所以，国家禁止生产、储存、销售和使用毒鼠强，违者以触犯刑律论处。

【诊断】

1. 接触史　有误服毒鼠强史。

2. 临床表现　急性口服中毒的潜伏期为 10～30 分钟，个别的病例可长达 10 多个小时。主要的症状是毒鼠强抑制 γ－氨基丁酸作用，强烈兴奋中枢神经系统，出现剧烈的惊厥和癫痫大发作。可因剧烈抽搐、强制性惊厥导致呼吸衰竭而死亡。消化系统症状有恶心、呕吐、腹痛、呕血、肝大且触痛。神经系统症状有头痛、头昏、口唇麻木、狂躁。循环系统症状有窦性心动过缓、心律失常、阿－斯综合征。泌尿系统症状有血尿、无尿、急性肾功能衰竭。

3. 毒物检测　血、尿、胃内容物中可检出毒物成分。

【治疗】

1. 洗胃　以清水洗胃，越快越好。接着胃管注入活性炭50～100g，吸附毒物。以 25% 硫酸镁 80ml 导泻。

2. 抗惊厥　可选用以下药物：

（1）安定：10～20mg，静注；或50～100mg，加入10%葡萄糖溶液250ml中，静滴。

（2）苯巴比妥钠：100mg，肌注，每6～12h一次。

（3）硫喷妥钠：150mg/h，间断静注。

（4）二巯基丙磺酸钠：0.125～0.25g，肌注，每8h一次。

3. 血液净化　如血液灌流、血液透析、血浆置换，加速毒鼠强排出体外，疗效明显。

4. 其他　呼吸衰竭、急性肾功能衰竭的处理参阅有关章节。

（七）氟乙酰胺中毒

氟乙酰胺又名敌蚜胺、氟素儿等。人的口服致死量为0.1～0.5g。氟乙酰胺性质稳定，容易造成二次中毒。可经消化道、呼吸道及皮肤进入人体，也可因食用本品毒死的禽、畜肉而中毒。氟乙酰胺脱胺后生成氟乙酸，在体内转化成氟柠檬酸，拮抗乌头酸酶，导致正常代谢的三羧酸循环中断。

【诊断】

1. 病史　有氟乙酰胺中毒接触、误食史。或食用本品毒死的禽、畜肉史。

2. 临床表现　分为三型：

（1）轻型：头昏、头痛、倦怠无力、视力模糊、四肢麻木、四肢抽动、口渴、呕吐、上腹痛。

（2）中型：除上述症状外，尚有烦躁、分泌物多、四肢痉挛、呼吸困难、血压下降。

（3）重型：惊厥、昏迷、瞳孔缩小、肠麻痹、大小便失禁、心律失常、心肺功能衰竭。

3. 其他　血、尿、胃内容物可检出氟乙酰胺或氟乙酸。血酮增高，血钙降低。

【治疗】

1. 皮肤污染引起中毒者，立即脱去污染衣物，并彻底清洗污染皮肤。口服中毒者立即洗胃，可用1∶5000高锰酸钾溶液或

0.15%石灰水，使其氧化或转化成不易溶解的氟乙酰钙。洗胃后，可经胃管注入适量的酒，或食醋 150～300ml，可起到解毒作用。

2. 用特效解毒剂乙酰胺（解氟灵）2.5～5g，肌注，每日 2～4 次。重症病人连用 5～7 日。

3. 在无法得到乙酰胺的情况下，可用无水酒精 5ml，加入 10%葡萄糖溶液 100ml 中，静滴，每日 2～4 次。

4. 输氧，昏迷病人宜早用高压氧。

5. 静滴葡萄糖液、能量合剂。

6. 危重病人可用血液灌注。

7. 防治脑水肿、心肺功能衰竭。

三、化学性食物中毒

（一）酒精中毒

饮酒过量是酒精中毒最常见的原因，由于吸入大量酒精蒸气而中毒者罕见。严重中毒者可致死。

【诊断】

1. 病史　有过量饮酒史。呼气和呕吐物有明显酒味。

2. 临床表现　在过量饮酒后 1 小时内发病。根据中毒程度，可分为三期。

（1）兴奋期：表现为情绪易激动、多语、面色潮红或苍白、眩晕、恶心、呕吐。

（2）共济失调期：表现为说话含糊不清、语无伦次、动作笨拙、步态蹒跚。

（3）抑制期：表现为昏睡、皮肤湿冷、唇发绀、心跳加快，进而昏迷、休克、呼吸衰竭。

3. 注意除外或伴有其他毒物中毒。

【治疗】

1. 轻度、中度中毒者，可静卧、保暖、饮浓茶，经数小时后即可恢复（酒醒）。

2. 清醒者可用催吐法。昏迷者可用 1% 碳酸氢钠溶液或 0.5% 活性炭溶液反复洗胃。

3. 维生素 B_1、维生素 B_6、烟酰胺各 100mg，肌注。严重者可静脉滴注 10% 高渗葡萄糖液 500ml，加短效胰岛素 20U。

4. 狂躁者可给予安定 5～10mg，静注或肌注。禁用巴比妥类药物和氯丙嗪。

5. 纳洛酮 0.4～0.8mg，静注，可缩短昏迷时间，必要时可重复给药。

6. 严重中毒者要抗休克，防止脑水肿，行血液透析可使酒精排出。

（二）含亚硝酸盐食物中毒

含硝酸盐较多的食物，如某些蔬菜（芹菜、韭菜、菠菜、芥菜等），变质的熟蔬菜、腌菜，食入后经肠道细菌还原为亚硝酸盐。有些市售食品以亚硝酸盐作防腐剂，食之均可致中毒。亚硝酸（钠、钾）盐毒性大，0.2g 即可致急性中毒。

【诊断】

1. 病史　有食用含亚硝酸盐、硝酸盐食物史。

2. 中毒潜伏期一般为 1～3h，最短者 10～15min，也有长达 20h 者。病人有头昏、头痛、周身乏力、恶心、呕吐、腹泻等症状。体查发现高铁血红蛋白血症所致的面部、口唇、指甲明显发绀，有诊断意义。严重中毒者出现休克、昏迷、抽搐、呼吸衰竭，可导致死亡。

3. 取血 5ml，在空气中用力振荡 15min，如血液仍保持棕色，提示有高铁血红蛋白存在（正常人为猩红色）。

4. 注意与其他产生高铁血红蛋白血症的毒物（如苯胺、硝基化合物、氯酸盐、杀虫脒、除虫醚）中毒相鉴别。必要时，检验可疑食物。

【治疗】

1. 催吐或洗胃。

2. 输氧，发绀者尤其需要输氧。

3. 50% 葡萄糖液 60～100ml 中加维生素 C 0.5～1g，静注，或 10% 葡萄糖溶液 500ml 中加维生素 C lg，静滴。

4. 特效解毒疗法为：轻症者，口服美蓝 1～2 毫克/千克体重，每日 3 次；重症者，美蓝 10 毫克/千克体重，静注，必要时每 4～6h 重复用药 1 次。注意美蓝剂量不可过大，否则可能出现兴奋、谵妄。

5. 昏迷病人可用纳洛酮，疗效较好。

6. 休克、抽搐、呼吸衰竭的急救和对症处理见有关章节。

7. 禁食腌渍少于 20 天的蔬菜，吃时不宜大量；不饮过夜的蒸锅水；不吃腐烂变质蔬菜。

四、常见动、植物中毒

（一）蟾蜍中毒

蟾蜍俗称癞蛤蟆，其耳后腺及皮肤腺所分泌的白色浆液，经收集、干燥制成蟾酥。蟾酥味甘、辛，有毒。现代科学研究证实，蟾酥主要有效成分为甾族化合物，具有洋地黄样作用，以及中枢性呼吸兴奋、局麻、抗炎等作用。食用蟾蜍或蟾酥量过大，可引起中毒致死。

【诊断】

1. 有食用蟾蜍或蟾酥制剂量过大史。

2. 临床表现有唇舌麻木感、恶心、呕吐、腹痛、腹泻，胸闷、呼吸浅而慢、发绀，心动过缓、心律不齐、血压下降，严重时出现休克、阿-斯综合征、心力衰竭、心脏骤停等症状。

3. 将剩下的蟾酥涂以唾液少许，即变成灰白色泡沫。

【治疗】

1. 催吐　神志清醒者可口服 1% 硫酸铜 100ml 催吐。

2. 洗胃 洗胃液可用5%碳酸氢钠溶液。

3. 导泻 口服或经胃管给予硫酸镁20～25g。

4. 输液 有尿时，用5%葡萄糖盐水500ml，或5%～10%葡萄糖液500～1500ml，加入10%氯化钾10～20ml，静脉滴注，速度不可太快，一般不超过60滴/分。

5. 阿托品 心动过缓，可静脉注射阿托品0.5～1mg。

（二）猪甲状腺中毒

猪甲状腺为研制甲状腺粉和提取甲状腺素的原料。食用猪甲状腺可引起中毒，类似甲状腺功能亢进，严重时出现甲状腺危象，即药源性甲亢。

【诊断】

1. 接触史 有食用猪甲状腺史。

2. 临床表现 多在当天发病。怕热、多汗、皮肤潮红、疲倦乏力、低热；烦躁紧张、言语增多，可有幻觉、狂躁，有时反而表现为淡漠；恶心、呕吐、腹痛、腹泻；心悸、胸闷、气促、心跳加快、脉压增大、早搏；女性月经减少，甚至闭经，男性阳痿。严重中毒出现高热，脉搏在120次/分以上，心房颤动或扑动、焦急烦躁、大汗、呕吐、腹泻、昏迷、休克。

3. 测基础代谢率 基础代谢率（%）＝（脉率＋脉压）－111。

4. 血液检查 三碘甲状腺原氨酸（T3）、甲状腺素（T4）增高。

【治疗】

1. 洗胃 可用温清水或1∶5000高锰酸钾溶液洗胃。

2. 导泻 可用硫酸钠（镁）20～25g。

3. 丙基硫氧嘧啶 一般用量为100～200mg，每日3次。严重中毒者，用量300mg，每日3次。症状缓解后减量。

4. 糖皮质激素 5%～10%葡萄糖液，加地塞米松5～10mg，静脉滴注。

5. 高热　物理降温（酒精浴、置冰袋），药物降温（异丙嗪、杜冷丁各 50mg，静滴）。

6. 对症处置　输氧、镇静、防感染。

（三）河豚中毒

河豚俗称气泡鱼。河豚毒素的毒性较氰化钠大 1000 倍，极其剧烈。幼鱼亦有剧毒。

【诊断】

1. 接触史　有误食河豚史。

2. 临床表现　发病迅猛，死亡率高。轻度中毒：头昏，颜面潮红，唇、舌发麻，恶心；中度中毒：伴有肢体发麻、步态蹒跚、出冷汗、呼吸浅而快、排尿困难；重度中毒：迅速出现失语、发绀、血压下降、呼吸困难、四肢麻木、瘫痪、昏迷、呼吸衰竭，心、肾功能均衰竭而死亡。如不积极治疗，轻、中度中毒可以发展为重度中毒。

【防治】

1. 治疗原则　河豚中毒不论中毒程度轻重，都要积极救治。

2. 催吐　清醒病人可口服 10% 硫酸铜 100ml 催吐。

3. 洗胃　用 1:5000 高锰酸钾溶液彻底洗胃，然后注入 50% 硫酸镁 40～50ml 导泻。

4. 糖皮质激素　5%～10% 葡萄糖液，加入地塞米松 5～10mg，静脉滴注。

5. 利尿　呋塞米（速尿）20 毫克/次，静注或静滴。多尿时注意补钾。

6. 莨菪类药物　近年来，发现用莨菪类药物治疗该中毒效果显著。阿托品 1～2 毫克/次，或山莨菪碱（654－2）40～60mg/次，每隔 15～30min 重复一次，静脉给药。

【小贴士】

1. 捕获的河豚不得私自食用，要交给食品加工部门。

2. 市售水产品不得混有河豚。

3. 食品加工部门要严格遵守操作规定。

（四）鱼胆中毒

鱼胆味苦，性寒，民间有以鱼胆作单方用，多用青、草、鲢、鳙、鲤等鱼的胆。鱼胆有毒，所有鲜、干鱼胆，无论用酒冲服还是熟食，均可引起中毒。

【诊断】

1. 接触史　有食鱼胆史。

2. 临床表现　多在 6h 以内发病。早期出现恶心、呕吐、腹痛、腹泻；1～3 日出现黄疸、肝大有压痛、肝功能异常，可导致肝昏迷；尿中出现蛋白、红细胞、管型，少尿，无尿，水肿，高血压及急性肾功能衰竭，皮肤出现出血点，呕吐、便血，甚至失血性休克；心动过速、心脏扩大、心力衰竭，可出现阿-斯综合征；头痛、嗜睡、四肢麻木、抽搐、昏迷；鱼胆刺激眼睛，可引起疼痛、结合膜充血、角膜混浊、失明。

【治疗】

1. 可用 2% 碳酸氢钠溶液洗胃，然后注入活性炭 30g，50% 硫酸钠 50ml 导泻。

2. 静脉滴注能量合剂三磷酸腺苷 20mg，维生素 C 1g，辅酶 A 100U，地塞米松 10mg，加入 5%～10% 葡萄糖液 500ml 中，静滴，每日 2～3 次。

3. 维生素 B_1 100mg，维生素 B_{12} 500mg，肌注。

4. 维生素 K_1 20～50mg，肌注，必要时输鲜血。

5. 如眼睛被污染，用生理盐水洗净，点入四环素可的松眼膏，口服维生素 A。

6. 防治感染及心、肝、肾功能衰竭，脑水肿。如早期用利尿合剂，可防治肾功能衰竭。

（五）毒蕈中毒

毒蕈即野生毒蘑菇，我国发现有 190 多种，与可食菌形态颇相似。毒蕈毒素多耐热，所以熟食亦中毒。

【诊断】

1. 接触史　有误食毒蕈史，同食者同时中毒。

2. 临床表现　因毒蕈种类不同而临床表现不同。

（1）胃肠炎型：潜伏期 10min 至 6h，有恶心、呕吐、腹痛、腹泻。一般经对症治疗，多数可以康复。但是，呕吐、腹泻、腹痛严重，全身中毒症状显著，并伴休克、谵妄、昏迷者，称假霍乱型，病死率高。

（2）神经精神型：潜伏期 0.5～6h。除胃肠炎症状外，尚有多汗、流涎、心动过缓、瞳孔缩小等胆碱中毒症状，用阿托品疗效较好。严重者出现精神错乱、幻听、抽搐、谵妄、昏迷、急性肺水肿、呼吸衰竭，预后不良。

（3）溶血型：潜伏期 6～12h。除胃肠炎症状外，尚有明显溶血症状，如血红蛋白尿、溶血性黄疸、肝脾大、贫血。如及时治疗，大多数可以康复。

（4）肝损害型：此型最严重，病情凶险，病死率高，可分为以下四期：

①潜伏期。无明显症状。

②胃肠炎期。少数假霍乱型死于此期。

③假愈期。经过 1～2 天，胃肠炎症状控制，似乎痊愈。

④内脏损害期。大多数病人接着出现肝、脑、心、肾等内脏损害，其中以肝损害最为突出。病人出现黄疸伴出血倾向，可并发弥散性血管内凝血、急性肝坏死、肝昏迷、中毒性心肌病、中毒性脑病，可致猝死。此型有幸获生者，也须度过 2～3 周危险期，才能逐步康复。

【治疗】

1. 只要进食毒蕈确定，不论有无症状，都要及早进行毒物清除，不可等待症状出现。清醒病人可用催吐法，并用 1∶5000 高锰酸钾溶液或 2%～4% 鞣酸溶液洗胃，然后注入活性炭吸附毒物，再用硫酸钠 25g 导泻。

2. 对于含毒蕈碱的毒蕈（如捕蝇蕈）中毒，出现呕吐、腹痛、心动过缓、呼吸衰竭时，均可使用阿托品。一般肌注 1 毫克/次，必要时，可用大剂量静脉给药，直到出现阿托品化症状，再改用维持量。对发热并已有瞳孔扩大的病人，慎用阿托品。

3. 对于溶血型，可使用地塞米松 10～20mg，静滴。碱化尿液，可口服或静滴碳酸氢钠，必要时输血。

4. 对于肝损害型毒蕈（如瓢蕈、死帽蕈、绿帽蕈、白幅蕈、褐色鳞小伞蕈等）中毒，应于假愈期立即开始使用 5% 二巯基丙磺酸钠 5ml，肌注，每日 2 次，连用 5～7 日。

5. 输氧，输液，对症治疗。

（六）发芽马铃薯中毒

马铃薯又名土豆、山药蛋，是一种十分普通的食物。但发芽马铃薯有毒，内含龙葵毒素，不可食用。

【诊断】

1. 接触史　有食用发芽马铃薯史。

2. 临床表现　食后数小时内发病：①胃肠炎。表现为：恶心、呕吐、腹痛、腹泻。②肠源性发绀。表现为口唇、指甲、面部发绀。③重度中毒。表现为发热、血压下降、昏迷、抽搐、休克、呼吸衰竭，导致死亡。

【治疗】

1. 用 1∶5000 高锰酸钾溶液洗胃。

2. 腹痛者，可肌注阿托品 0.5～1mg。

3. 输氧。

4. 10% 葡萄糖液 500ml，加维生素 C 2g，静脉滴注。

5. 轻症发绀病人，口服美蓝 1～2 毫克/千克体重，每日 3 次；重症病人，美蓝 10 毫克/千克体重，静脉注射，必要时每 4～6h 可重复用药一次。注意美蓝剂量不可过大。

6. 休克、昏迷、抽搐、呼吸衰竭者，采取急救与对症处理。

（七）白果中毒

白果为银杏科落叶乔木植物银杏的成熟种子，其药性"味甘、苦涩、性平，有小毒"。现代科学研究证实，白果含氰甙、赤毒素、多种氨基酸等。过量进食白果可致中毒。小儿连食 30 ~ 40 个白果，即可发生中毒。

【诊断】

1. 接触史　有进食多个白果史。呕、泻物有白果残渣。

2. 临床表现　一般在食后 1 ~ 12h 发病。表现为恶心、呕吐、腹痛、腹泻；恐惧、怪叫、烦躁不安、惊厥、呼吸困难、发绀、昏迷、呼吸衰竭、心力衰竭和肺水肿，导致死亡。

【治疗】

1. 催吐，洗胃，导泻。

2. 将病人置于安静室内，避免刺激。如持续抽搐，可使用安定 10mg，静注，或苯巴比妥钠 100mg，肌注。

3. 输氧，输液，对症治疗。

（八）桐油中毒

桐树是大戟科落叶乔木，全株皆有大毒。桐籽是桐树的果实，毒性更剧。桐油为不饱和脂肪酸。误食桐油或被桐油污染的食物，如误将桐油炒菜，可引起中毒。

【诊断】

1. 接触史　有误食桐油史。残余食物和呕吐物有桐油的特殊臭味。

2. 临床表现　剧烈呕吐、腹痛、腹泻，严重时出现失水、酸中毒；精神萎靡或烦躁不安；尿检查可发现蛋白、红细胞、管型；心脏扩大、血压下降、休克，导致死亡。

【治疗】

1. 洗胃　可用温清水。

2. 中和　口服或胃管注入蛋清、豆浆。

3. 输液　根据出水量估算输液量。生理盐水、5% 葡萄糖液、

5%碳酸氢钠液等，静脉滴注，并注意补钾。

4. 强心药 可用毛花苷丙（西地兰）0.4mg，或毒毛旋花子甙K 0.25mg，稀释后静注。

（九）蓖麻子中毒

蓖麻子是大戟科植物蓖麻的种子。蓖麻全株皆有毒。蓖麻油精制以后，临床用作泻药。生蓖麻子含蓖麻毒素和蓖麻碱，毒性剧烈。小儿误食生蓖麻子3个即可致死。

【诊断】

1. 接触史 有误食生蓖麻子史。

2. 临床表现 潜伏期1～3日。表现为恶心、呕吐、腹痛、腹泻，偶有血样便；头昏、头痛、嗜睡、惊厥、昏迷、黄疸、肝大、溶血和血红蛋白尿。

【治疗】

1. 可用1：5000高锰酸钾溶液洗胃。口服硫酸镁（钠）25g导泻。催吐剂催吐。

2. 生理盐水、5%葡萄糖液，加地塞米松10mg，静脉滴注。

3. 5%碳酸氢钠250ml，静滴，以碱化尿液。

4. 对症治疗。

（十）棉籽中毒

棉花的根、茎、棉籽均含有棉酚，有毒。棉酚加热可被破坏。

【诊断】

1. 接触史 有误食棉籽史。一次大量或经常食用粗制棉籽油史。

2. 临床表现 潜伏期短者数小时，也可长达1周。症状有恶心、呕吐、腹胀、便秘或腹泻；头昏、头痛、周身不适、四肢麻木、乏力、低钾性软瘫。重度中毒者，烦躁不安、抽搐、昏迷、瞳孔扩大、黄疸、呼吸肌麻痹，导致死亡。另外，还抑制精子生成，致男性不育、女性月经不调，但停食后可恢复正常。

3. 血钾降低　心电图可有 ST－T 改变，Q－T 间期延长和 U 波。

【治疗】

1. 发现误食时及时进行催吐、洗胃、导泻。

2. 5% 葡萄糖液、生理盐水 500ml，加 10% 氯化钾 10～20ml，25% 硫酸镁 10～20ml，静脉滴注。低钾严重时，补钾量相应增加。

3. 呋塞米（速尿）20～40mg，肌注或静注，可利尿排毒。但利尿可能加重低钾，要相应增加补钾量。

4. 对症治疗。

【小贴士】

在以棉籽油作食用油的产棉区，注意棉籽油的精制和充分加热。

（十一）扁豆中毒

扁豆又名四季豆，是普通蔬菜之一，含皂素，生食或半生食，可引起中毒。

【诊断】

1. 接触史　有进食生扁豆或半生不熟扁豆史。

2. 临床表现　有恶心、呕吐、腹痛、腹泻、头昏等症状，预后良好。

【治疗】

1. 腹痛可肌注阿托品 0.5～1mg。

2. 葡萄糖液、生理盐水，静脉滴注，大约 24 小时即可恢复正常。

五、一氧化碳中毒

一氧化碳中毒俗称煤气中毒。凡是含碳物质（如煤、木炭、木材、液化气等）在氧气供给不足，不能充分燃烧的情况下都会产生一氧化碳，引起中毒。吸入的一氧化碳通过肺泡壁，与血红蛋白结合生成碳氧血红蛋白，使之失去带氧功能，致使组织缺氧。首先是脑细胞损害，其次是心肌损害。发觉已晚或抢救失时，病人都可死亡。在乡村多发生在寒冷季节，关闭门窗，通风不良的情况下烧火取暖，有时酿成全家中毒死亡的惨剧。

【诊断】

1. 接触史　有一氧化碳吸入史。乡村多见于入冬季，在通风不良的条件下，烧火取暖时发生。

2. 临床表现　中毒程度与吸入一氧化碳的量成正比。

（1）轻度中毒：表现为头昏、头痛、眩晕、乏力、恶心、呕吐、心悸、短暂晕厥，吸入新鲜空气可迅速好转。

（2）中度中毒：上述症状加重，面部潮红、口唇呈樱桃红色、脉速、多汗、昏迷时间不长。经积极治疗，数日后可恢复正常。

（3）重度中毒：迅速出现昏迷、呼吸困难、潮式呼吸、呼吸停止，可并发脑水肿、肺水肿、心肌损害、高热、惊厥等。即使挽救了生命，也可能有严重的神经系统后遗症，如痴呆、木僵、癫痫、失明、失语、瘫痪、肌肉震颤。

【治疗】

1. 阻断毒源　抢救人员进入中毒现场，首先要注意空气流通，打开门窗，将病人撤离中毒现场，接触新鲜空气。

2. 心肺复苏　心跳、呼吸停止者，立即进行心肺复苏，胸外心脏按压，口对口人工呼吸。给肾上腺素 1mg，静脉注射；利多卡因 50～100mg，静脉注射。呼吸兴奋药多主张先用可拉明 2 支（0.75mg），静脉推注作为冲击剂量，继之可拉明 10 支（共 3.75mg），加入葡萄糖液 500ml 中，静滴维持。

3. 给氧和高压氧治疗　轻、中度中毒病人给氧后，临床症状可消失。高压氧治疗对一氧化碳中毒有显著疗效。重度中毒病人有必要转往有高压氧设备的医院，愈早愈好，可以防止严重的后遗症。

4. 输液　5%～10%葡萄糖液，生理盐水或复方氯化钠溶液，根据病人情况加5%碳酸氢钠、10%氯化钾10～30ml（有尿时），静脉滴注。注意维持水、电解质平衡。同时，给予能量合剂。

5. 防治并发症　防止脑水肿、肺水肿等并发症。

6. 换血疗法　重度昏迷病人经上述治疗无效，可行静脉放血300～400ml，然后输入等量新鲜血液。

7. 其他　对症处理。

六、咬伤与蜇伤

（一）毒蛇咬伤中毒

毒蛇有数百种，已知分布在我国的有50种以上。常见的毒蛇主要是眼镜蛇、眼镜王蛇、金环蛇、银环蛇、蝰蛇、尖吻蛇、烙铁头蛇、竹叶青蛇、蝮蛇、海蛇。在毒蛇咬人时，蛇毒通过上颚的一对毒牙注入人体而使人中毒。蛇毒成分复杂，毒性剧烈，预后严重，必须紧急处理。

【诊断】

1. 被毒蛇咬伤的局部皮肤有一对大的毒牙痕，而被无毒蛇咬伤的局部皮肤只有2行或4行均匀细小的牙痕。

2. 从形态上辨认蛇种，要求准确无误。最好将蛇打死，可以检查其上颚是否有毒牙，从而鉴别其是否为毒蛇，以及是哪一种毒蛇。

3. 临床表现

（1）神经毒表现：局部伤口反应较轻，轻度灼痛、肿胀、麻木、齿痕小而无渗液。全身症状有头昏、眼花、四肢无力、眼睑下垂、流涎、恶心、呕吐、吞咽困难、胸闷、呼吸困难、语言障碍、瞳孔扩大、光反应消失、昏迷、抽搐、呼吸麻痹等。

（2）血循环毒表现：局部伤口疼痛剧烈，迅速红肿，肿胀向肢体近端、躯干扩展，有血水自齿痕不断流出。全身症状有皮肤湿冷、口渴、脉速、血压下降、休克、多处出血（皮肤黏膜出血、鼻出血、颅内出血），以及咯血、呕血、便血、尿血、抽搐、急性肾衰等。

（3）肌毒表现：局部伤口反应轻微或无反应，同时出现肌肉疼痛、进行性无力、腱反射消失、眼睑下垂、牙关紧闭。由于横纹肌大量坏死、高血钾，可引起严重心律失常、急性肾功能衰竭。

【治疗】

1. **及时处置** 毒蛇咬伤必须紧急处理，非毒蛇咬伤无须特殊处理。当毒蛇咬伤与无毒蛇咬伤不易区别时，应一律按毒蛇咬伤处理。

2. **防止毒素扩散并排毒**

（1）结扎：立即在肢体被咬伤处的近端，阻止静脉血和淋巴液回流。指（趾）咬伤可在近端结扎指（趾）。注意不能结扎前臂或小腿，因桡、尺骨与胫、腓骨的支撑作用使结扎无效。必要时可结扎上臂或大腿。结扎后每 15～30min 放松 2～3min，以免肢体远端坏死，直到扩创排毒完毕和使用蛇药之后，方能松开结扎。

（2）扩创排毒：用 1:5000 高锰酸钾液清洗伤口，消毒，在毒蛇牙痕处切开皮肤 1cm 长，深达皮下，用拔火罐（可用玻璃药瓶、竹筒代替），或吸乳器负压吸出含蛇毒的组织液，反复吸取直至消肿。吸引间歇可用 2% 冷盐水纱布覆盖伤口，然后将伤肢浸在 2% 冷盐水中，用手自上而下向伤口方向挤压排毒约 30min。

（3）胰蛋白酶排毒：用胰蛋白酶 2000～5000U，加 0.25%～0.5% 普鲁卡因或蒸馏水稀释，做伤口周围局部环封。胰蛋白酶是广谱解毒药，宜尽早用。

（4）针刺排毒：咬伤超过 20h，不能使用上述方法进行排毒。如伤口周围肿胀过甚，可用消毒粗针刺入皮内 2cm 深，然后拔出。每隔 3～5cm 刺一针，伤肢下垂，以利毒液自针孔流出。

3. **抗蛇毒血清** 它是蛇毒的特效解毒药，要尽早使用。单价特异抗蛇毒素效果最好，但必须确定是何种毒蛇咬伤。如不能确定，则选用多价抗蛇毒素。

4. 中医中药　有上海蛇药、南通蛇药、广东蛇药等，可供选用。

5. 使用糖皮质激素　氢化可的松 200 ~ 300mg/d，或地塞米松 10 ~ 20mg/d，连用 3 ~ 4 日。

6. 抗感染　给予抗生素和破伤风抗毒素治疗。

7. 防治并发症　防治休克、脑水肿、心力衰竭、肺水肿、呼吸衰竭、急性肾衰、弥散性血管内凝血等并发症。

（二）毒虫咬伤

毒虫是指能分泌毒素的节肢动物。毒虫咬伤，其实就是毒虫刺伤或螫伤。毒虫种类很多，如蜂类、蚁类、蜈蚣、毒蜘蛛及蝎子等。蜂类腹部末端有一根毒刺，蚁类、蜈蚣、毒蜘蛛及蝎子各有一对毒螫。毒虫的毒液成分相当复杂，含有蚁酸（甲酸）、组胺样物质、透明质酸酶、神经毒素、溶血毒素及坏死毒素等。

【诊断】

1. 接触史　有毒虫咬伤史。

2. 毒虫种类不同，其毒液的毒性及中毒症状不同。毒虫咬伤的中毒症状和预后，可因毒虫种类及毒液注入量的不同而有很大差异。

一般蜂类、蚁类及蜈蚣的毒性相对较小，咬伤后引起局部红肿、疼痛，数小时至数日可自然消失。但被蜂群、蚁群多次咬伤，或大蜈蚣咬伤，注入毒素量大，则可能出现严重的全身症状，也可致死。毒蜘蛛及蝎子毒液的毒性剧烈，如东北毒蝎的毒力相当于眼镜蛇的毒力，咬伤后除局部出现红肿、剧痛及坏死外，常伴有全身中毒症状，危及生命。

毒虫咬伤的全身中毒症状有畏寒、发热、头昏、头痛、软弱无力、恶心、呕吐、黑便、大汗、流涎、肌肉痉挛、肢体麻木、视力障碍、语言困难、谵妄、昏迷、荨麻疹、喉头水肿、气管痉挛、窒息、过敏性休克、溶血、血红蛋白尿、弥散性血管内凝血、心肌炎、肺水肿及急性胰腺炎等。

【治疗】

1. 局部处理

（1）蜂类、蚁类及小蜈蚣咬伤，如有毒刺和毒囊遗留，用针挑出，局部用 1:5000 高锰酸钾溶液冲洗。氨水可中和甲酸，有止痛、消肿效果。

（2）毒蜘蛛、蝎子及大蜈蚣咬伤，四肢的伤口在近端结扎，每 15～30min 松开 1 次，每次放松时间为 2～3min。局部用 0.5% 普鲁卡因封闭。在咬伤处做 1cm 长切口，深达皮下，负压抽取毒液（参阅"毒蛇咬伤中毒"部分）。

2. 抗过敏 可用肾上腺素 0.5～1mg，肌注；氢化可的松 100～200mg，静注；口服抗组胺药物，如扑尔敏 4 毫克/次，每日 3 次。

3. 呼吸困难者，可吸入支气管扩张剂，如氨茶碱 0.25g，加入葡萄糖 20ml 中，缓慢静注。

4. 肌肉痉挛者，可用 10% 葡萄糖酸钙溶液 10ml，静注。

5. 全身中毒症状明显时，参照毒蛇咬伤治疗原则处理。

（三）狗咬伤

1. 现场救治

（1）伤口排毒：对伤口立即挤压出血或用火罐拔毒，伤口不要缝合或包扎。

（2）伤口冲洗：用 20% 的肥皂水冲洗数次，再用大量的清水洗，然后用碘酒烧灼伤口。

（3）伤口不要缝合或包扎。

2. 医院救治

（1）注射狂犬病疫苗。

①适宜人群：存在感染可能的患者。包括被来历不明或下落不明的犬或其他动物咬伤者；被已经打死不能继续观察的动物咬

伤者；皮肤黏膜被狂犬的唾液污染者；在疫区被上述动物咬伤者、兽医、兽类检疫人员；狂犬病毒实验室工作人员等有可能被感染者。

②用法用量：1ml/次，于被咬当天、第3天、第8天、第14天、第30天各注射一次，第90天再加强注射一次。

（2）注射抗狂犬病血清：肇事生物确定感染病毒患者。用量为0.5～1.5毫升/千克体重，一半肌内注射，3天内分次注射完；另一半在伤口周围浸润注射。

此类患者需同时注射狂犬病疫苗2ml/次，于被咬当天、第3天、第8天、第14天、第30天各注射一次，第90天再加强注射一次。

【小贴士】

被上述动物咬伤后，伤口出现痒、麻木、蚁走感等前驱症状的患者应尽快送医院治疗，路途中需密切观察患者的精神等症状，尽量安静，不要用水，尽量避风和避光。

第五节　电　击

电击又称触电，是指电流通过人体所引起的损伤。常见原因为误触电路，或使用漏电的电器设备，或由于火灾、地震和大风暴等意外事故致电线折断接触人体，以及雷雨时被闪电击中等。

【诊断】

1. 有电源接触史或雷击史。

2. 人接触电流后，轻者当即发生头晕、心悸、皮肤和脸色苍白、发绀、四肢软弱和乏力等；重者立即出现抽搐、昏迷、休克、心室颤动、心脏停搏和呼吸停止。体检时要识别患者是处于触电后的心跳和呼吸极其微弱的假死状态，还是死亡。

3. 局部可有深度灼伤，呈白色或焦黄色，与周围正常组织分界清楚，局部无疼痛。注意有无合并不同程度的各种外伤。

【治疗】

1. 应迅速切断电源，或用绝缘物如木棒使患者脱离电源。

2. 当患者呼吸停止或呼吸微弱时，应立即施行口对口人工呼吸，直到其恢复自主呼吸；有心跳停止或呼吸、心跳均停止时，应立即做心肺复苏术（人工呼吸及胸外心脏按压术），直至心肺功能恢复或出现尸斑方可停止。

3. 在上述抢救的同时，可结合使用尼可刹米、山梗菜碱、安钠咖等中枢兴奋剂。肾上腺素曾被禁忌使用，近年来研究人员认为，对电击引起的心室颤动、心脏停搏仍有效，可以试用，可静脉注射肾上腺素 1mg。如心脏搏动微弱但非室颤者，则忌用肾上腺素。

4. 患者心跳、呼吸恢复后，如收缩压仍低于 60mmHg，应坚持同步胸外心脏按压，并酌用多巴胺等升压药。要密切观察病情，及时处理其并发症，如适当脱水以防治脑水肿。

5. 病情较轻者也应卧床休息，并严密观察 10 日以上。

6. 如有外伤，应同时进行处理。

第六节　溺　水

溺水亦称淹溺，是指人淹没于水中，水充满呼吸道和肺泡，造成急性缺氧、窒息。严重者，因呼吸、心跳停止而死亡。

【诊断】

1. 有落水史。

2. 常见神志不清或躁动，面部肿胀、发绀，眼结膜充血，鼻与口腔充满血性泡沫，四肢冰冷，呼吸不规则，两肺广布湿啰音，心音弱或心律不齐，动脉血气分析为低氧血症和酸中毒。严重者，呼吸、心跳停止，以至死亡。

【治疗】

1. 立即清除口、鼻中的污泥、杂草，以保持呼吸道通畅。迅速将患者俯卧于抢救者屈膝的大腿上，头部向下，随即按压背部，迫使呼吸道和胃内的水倒出，时间不宜过长，应争分夺秒地进行心肺复苏。

2. 立即对呼吸、心跳停止的患者行心肺复苏。尽快进行口对口通气和胸外心脏按压，并于静脉注射0.1%肾上腺素0.5～1ml。如无效，应尽早进行电击除颤、气管插管和正压给氧，必要时开胸按压心脏。

3. 及时纠正代谢性酸中毒和电解质紊乱。

4. 神志不清者应放置冰帽，并注射中枢兴奋剂，如尼可刹米（0.25～0.5克/次）、山梗菜碱（静注3毫克/次，肌注10毫克/次）、二甲弗林（回苏灵，8毫克/次）等。亦可使用促进脑细胞功能恢复的药物，如细胞色素C、三磷酸腺苷、辅酶A、脑活素等。

5. 病人苏醒后，应注意保暖，暂禁食，应用抗生素预防感染，酌情使用糖皮质激素，防治脑水肿、肺水肿、成人呼吸窘迫综合征和控制溶血反应。并且，密切观察病情变化。

第七节　中　暑

中暑是人体在高温环境或太阳直接照射下，由于体温调节功能障碍而发生的一种内科急症。过度疲劳，持续工作而缺乏工间休息者，产妇、老年人，以及患慢性病（如心血管疾病、糖尿病、营养不良等）者，使用妨碍出汗的药物（如阿托品）及抗组胺药物（如苯海拉明）、吩噻嗪类药物（如氯丙嗪）者，容易发生中暑。临床上可分为先兆中暑、轻症中暑和重症中暑。

【诊断】

1. 病史　有在高温环境中工作或受烈日直射史。

2. 临床表现

（1）先兆中暑：中暑的最早症状是大量出汗、口渴、头晕、耳鸣、胸闷、恶心、乏力和注意力不集中等，体温正常或稍升高。如及时离开高热环境，稍休息，症状即可消失。

（2）轻症中暑：出现中暑先兆以后，如病情继续加重，则体温升高至 38.5℃ 左右，伴有面色潮红、皮肤灼热等；或有早期呼吸、循环衰竭的表现，如面色苍白、恶心、呕吐、皮肤湿冷或大量出汗、血压下降和脉搏细弱等。

（3）重症中暑：如果病情进一步恶化，皮肤干燥无汗，体温上升至 40℃ 以上，呼吸浅而快，甚至发生呼吸性碱中毒；脉搏弱而快，高达 150 次/分；血压早期升高，继之休克；病人常有神经系统症状，如剧烈头痛、突然昏倒、谵妄、惊厥以至昏迷。

【治疗】

1. 先兆中暑和轻症中暑　首先使患者立即离开高温环境，移至阴凉通风处，安静休息。补充清凉含盐饮料。若有呼吸、循环衰竭倾向时，可给予 5% 葡萄糖盐水静脉滴注，必要时用呼吸兴奋剂，如樟脑、可拉明或山梗菜碱。常用中药有十滴水、人丹、六一散、藿香正气丸（水）等。

2. 重症中暑　治疗原则是迅速降温，纠正水、电解质及酸碱失衡。积极防治休克及脑水肿，预防急性肾功能衰竭。对中暑衰竭病人应迅速（数小时内）使体温降至 38.5℃ 左右。降温措施如下：

（1）物理降温：

①迅速将病人移至阴凉通风处，室温保持在 22℃～25℃。

②冰敷或酒精浴。在额头、枕部和大动脉（双侧颈部、腋下及腹股沟）处放置冰袋，同时不断用冷水、冰水或 5% 酒精全身擦浴，使体温下降。生理盐水静滴前，可置于普通冰箱中预冷后再用。

③冷水浸浴。将患者全身浸在 15℃～16℃ 的水中，同时用力按摩病人的大肌群，使皮肤潮红。密切观察病人血压、脉搏、呼吸。每 10～15min 将病人抬出水面测肛温 1 次，如体温降至

38.5℃左右即可停止。

（2）药物降温：将氯丙嗪 20～50mg 加入 500ml 葡萄糖液或生理盐水中，静滴。此外，也可用冬眠合剂：①氯丙嗪 25mg、异丙嗪 25mg、杜冷丁 50mg，加入到 5% 葡萄糖液或生理盐水中，静滴，适用于高热、昏迷及抽搐病人。②氯丙嗪 25mg、非那根 25mg，加入到 5% 葡萄糖液或生理盐水中，静滴，适用于无抽搐病人。在使用过程中应注意观察血压，如血压下降，应减慢滴速或停止给药。体温降至 38℃左右时，应立即停止用药。

（3）纠正水、电解质及酸碱失衡：根据病人失水情况，每日应静脉补液 3000～4000ml 或更多，5% 葡萄糖液和生理盐水各半。提倡用林格液或平衡盐溶液，以补充多种电解质，尤应注意补钾和钙。

（4）对症处理：如发生心力衰竭，可给予毒毛旋花子甙 K 或西地兰，静注；由于心肌损伤，洋地黄剂量只用常用量的 1/2～2/3，可同时给予扩血管药物。呼吸衰竭者，可给予呼吸中枢兴奋剂，如可拉明或山梗菜碱。如发生急性肾功能衰竭，应按急性肾功能衰竭进行处理。

第八节　创　伤

创伤主要是指机械力作用于人体导致的损伤，为外力作用造成的组织连续性破坏和功能障碍。

一、创伤分类

按照致伤因素、受伤部位、受伤类型，分为以下三类。

1. 按致伤因素分类

（1）机械因素：机械因素是指具有机械动能的物体导致人体受到损伤。根据不同的机械因子，有各种车祸导致的多发伤、多处伤等，还有刀刺伤、撕脱伤等。

（2）温度：包括烧伤和冻伤。

（3）放射损伤。

（4）火器伤。

（5）冲击伤。

（6）化学因素致伤。

（7）动物伤。

（8）生物损伤。

2. 按受伤部位分类　按解剖生理关系，可以把人体分成 8 个部位，每个部位损伤有其自身的特点。

（1）颅脑部。

（2）颌面颈部。

（3）胸部。

（4）腹部。

（5）骨盆部。

（6）脊柱脊髓部。

（7）上肢。

（8）下肢。

3. 按受伤类型分类　按创伤有无伤口分类，可分为闭合伤和开放伤两类。

二、创伤的救治

1. 现场救治

（1）呼叫急救电话。

（2）监测患者的生命体征变化，包括：脉搏、血压、神志、体温。

（3）患者取平卧位，注意保暖。有条件者应吸氧。

（4）静脉输液，一般建立两条静脉通路，输液、抗休克治疗，维持患者血压。

（5）转送患者到医院途中，需注意观察患者的生命体征和阴道流血情况，确保患者安全。

2. 医院救治

（1）一般处理。

（2）根据临床表现程度，参考收缩压估计失血量，积极输血、输液抗休克治疗。

（3）检查病人的血常规，并做 B 超妇科检查。

第九节　急腹症的诊断与处理

临床上将几类发病急、变化快、需要紧急处理的腹部疾病，称为急腹症。常见的外科急腹症为急性阑尾炎，胃、十二指肠溃疡急性穿孔，急性肠梗阻，急性胆道感染和胆石症，急性胰腺炎和胆道蛔虫病等。

【诊断】

1. 病史询问

（1）发病情况：包括发病诱因、起病的缓急、症状出现的先后主次和演变过程等。炎症病变开始时腹痛较轻，以后逐渐加重；肠道的穿孔、梗阻和脏器的破裂、扭转都是突然发病，腹痛开始便十分剧烈。炎症病变大多局限在病灶周围，而穿孔、出血等病变往往迅速累及全腹，引起整个腹部的疼痛。

（2）腹痛的性质：①持续性的钝痛或隐痛。一般是炎症或出血刺激腹膜的表现。②阵发性绞痛。一般是腔道梗阻后痉挛收缩所致，可以反映出梗阻的性质和程度。③既有持续性腹痛又有阵发性绞痛者，表示炎症与梗阻并存。

（3）腹痛的程度：急性炎症的腹痛一般较轻，管腔梗阻时绞痛较剧烈，如胆道蛔虫病人。胃、十二指肠溃疡穿孔，重症胰腺炎和宫外孕破裂等，腹痛最剧烈，往往会引起休克。

（4）腹痛的部位：如病变性质已基本确定，再结合腹痛部位，一般可推断病变是在哪个器官。特殊部位的转移痛或放射痛也有诊断价值。例如，先有上腹或脐周痛，以后再转移至右下腹者，为阑尾炎；右肩部有放射痛者，常为胆囊炎；腰背部有牵涉痛者，可能为胰腺炎；放射到会阴部的绞痛，常为输尿管结石的表现。

（5）胃肠道症状：常合并不同程度的恶心、呕吐，应仔细了解呕吐出现的迟早和吐出物的性质及量。早期出现的呕吐多属反射性，吐出物为胃内容物；随之有频繁呕吐者，多为高位梗阻，吐出物系肠内容物。低位梗阻，呕吐出现较晚，且不频繁，吐出物有粪样物。此外，大便情况也需要了解，如腹内炎症，常引起便秘；有盆腔脓肿者，大便次数增多，且有黏液便；完全梗阻时，无排气；肠套叠时，常有黏液血便。

（6）其他情况：有长期溃疡病史者突发上腹部剧痛时，应考虑溃疡穿孔；有右上腹痛反复发作者，应考虑为胆囊炎；有腹部手术、外伤、炎症史的患者，发生剧烈腹痛，应考虑为粘连性肠梗阻。女性病人的月经情况和阴道流血史，常有助于诊断。

2. 体格检查

（1）一般检查：病人的姿态、表情对诊断有帮助。一般炎症患者情况多不严重，穿孔性患者则较严重。腹内出血者，面色苍白，表情淡漠，常有休克表现。腹膜炎患者常屈膝弯腰、静卧不动；胆道蛔虫病人在绞痛发作时，往往满床翻滚，而在间歇期可近乎正常；肠梗阻者常辗转不安，大汗淋漓。对怀疑有胆道疾病者，应注意有无巩膜黄染；疑有内出血者，应注意眼结膜是否苍白；疑肠梗阻者，应注意有无腹外疝嵌顿。

（2）腹部检查：视诊应注意有无腹式呼吸受限，有无腹胀、肠型及可见肠蠕动或逆蠕动。触诊时，注意腹部有无压痛、肌紧张和反跳痛等腹膜刺激症状，同时注意其部位、范围和程度。叩诊时，应重点注意有无肝浊音界消失和移动性浊音。听诊时，应注意肠鸣音是否亢进、减弱甚至消失，有无特殊的气过水声或高音调声。所有外科急腹症病人，应常规进行直肠指诊；疑有妇科病者，有时须做腹壁阴道双合诊。

3. 辅助检查

（1）实验室检查：包括血、尿常规检查，以及必要的生化检查，如血尿淀粉酶测定。

（2）X 线检查。

综合上述所得资料，结合临床症状、体征，腹腔穿刺按下列步骤进行分析：

①鉴别是否为外科急腹症。外科急腹症大多数都是腹痛首先出现或者腹痛为最主要的症状。兼有腹痛和发热者，先有腹痛而后有发热的往往是外科病，而发热后才有腹痛的往往是内科病。心绞痛者除上腹部疼痛外，常有明显的心脏病体征；胸膜炎患者除上腹痛以外，常有咳嗽、气促及肺部啰音等症状。

②外科急腹症的腹痛不仅程度重，且部位明确，该处有压痛而拒按，表示病变之所在；同时腹式呼吸常受限制或消失，并有明显的腹壁压痛、腹肌强直和反跳痛等腹膜刺激征。老年人、幼儿的外科急腹症，症状常不典型而病变却很严重，应予以注意。

外科急腹症病变性质可概括为急性炎症、急性穿孔、急性出血、腔道急性梗阻、肠道急性绞窄、血管急性栓塞六类。

【治疗】

急腹症一经确诊，一般均须手术治疗。

第十节　常用急救技术

一、吸引器吸痰术

1. 目的　清除咽、喉或气管内分泌物，以保持呼吸道通畅，避免或解除痰液窒息，防止吸入性肺部感染。

2. 适应证　适用于呼吸道分泌物多且神志不清的患者或主动排痰有困难者。

3. 操作步骤及注意事项

（1）准备工作：

①接通吸痰器。

②检查吸引器性能、吸引管道是否通畅。

（2）患者平卧，头转向一侧；昏迷患者可用开口器或压舌板帮助开启口腔。

（3）插入吸痰管：

①从鼻孔插入至咽部。

②在患者吸气时插入。

③插入时捏紧吸管。

（4）吸痰：

①吸痰管插入一定深度后向上提拉、放松吸管，并左右旋转开始吸痰。

②每次吸痰持续时间不超过 15 秒。

③反复吸痰至吸净为止。

二、放置胃管

1. 目的　抽取胃液加以分析，协助诊断；注入药物进行治疗；注入营养物质解决机体需要，代替饮食等。

2. 适应证

（1）胃、口腔、喉手术前准备。

（2）中毒洗胃、胃液检查。

（3）插胃管营养疗法。

（4）胃扩张、幽门梗阻者。

3. 操作步骤及注意事项

（1）患者取坐位或平卧位，头稍向后仰。

（2）清洁患者鼻孔。

（3）插管：

①插管前，应先润滑导管。

②由一侧鼻孔缓慢插入至咽喉部时，嘱患者做吞咽动作再逐步插入。

③插入导管长度应为 45 ~ 55cm。

④检查胃管是否插入胃内，检查方法如下：

a. 试抽胃液。

b. 向胃管内注入空气，同时用听诊器于胃部听诊。

c. 将胃管末端放入盛水碗中，观察有无气泡溢出。

三、导尿术

1. 适应证

（1）危重病人尿液的监护。

（2）尿潴留。

（3）取尿液标本进行常规检查或细菌培养等。

（4）注入抗生素治疗膀胱疾病。

（5）注入造影剂行膀胱造影术。

（6）妇产科等术前准备等。

2. 操作步骤及注意事项

（1）患者取仰卧位，两腿屈膝外展，臀下垫油布。

（2）消毒。

（3）插尿管：

①操作者戴无菌手套，站于患者右侧。

②将涂有无菌润滑油的尿管慢慢插入尿道。

③插入深度：男性，15 ~ 20cm；女性，6 ~ 8cm。

④尿管外端用止血钳夹住，开口置于消毒弯盘中。

（4）导尿：松开止血钳，尿液流出。

（5）留置尿管：如需留置导尿管，应用有气囊的橡胶导尿管。

①成人一般选用 14 号导尿管。

②同上述步骤插入导尿管后，由侧管注入 4 ~ 5ml 空气后

固定。

四、环甲膜穿刺术

1. 适应证

（1）各类用其他方法不能缓解的急性上呼吸道阻塞者。

（2）未建立静脉通道，紧急抢救必须用药者（可以在肺部吸收的药物）。

2. 操作步骤

（1）患者取仰卧位，肩下垫一小枕，使颈部伸展。

（2）定位：在甲状软骨与环状软骨之间（喉结最突出点的正下方）。

（3）戴手套，常规消毒，铺洞巾。

（4）用手固定甲状软骨，并用1%利多卡因局部浸润环甲膜的皮肤。

（5）穿刺针与喉部皮肤呈30°～40°角，向足背方向进针。用一般粗针头时，可与皮肤垂直方向进针。

（6）有空气进出，穿刺成功。

（7）可进行气管内通气或给药。

五、气管插管

1. 适应证 复苏人员用非侵入性措施无法保证昏迷病人的通气。

（1）气道保护反射功能消失（如昏迷、心脏骤停等）者。

（2）呼吸衰竭者，如低氧血症、高碳酸血症。

（3）需用大剂量镇静剂、麻醉剂或肌肉松弛剂者。

（4）气道梗阻者。

2. 操作步骤

（1）开放气道：患者仰卧，清除患者口、鼻异物，头后仰，托下颌。

（2）如果病人存在自主呼吸，应先让病人吸高浓度氧 3 分钟；如自主呼吸不足，应使用球囊面罩辅助呼吸。

（3）准备好插管器械，选择相应大小的气管导管。

（4）抢救者用右手拇、示、中三指分开口唇并打开口腔。

（5）左手持喉镜沿右侧口角置入口腔，将舌体推向左侧，使喉镜片移至正中位，可见悬雍垂，慢慢推进使喉镜顶端抵达舌根，用 10% 丁卡因局部喷数次，向前、向上方，提喉镜，挑起舌根使会厌离开喉头显露声门。

（6）右手持气管导管，管斜口对准声门裂，如患者自主呼吸未消失，于患者吸气末将导管通过声门插入气管。

（7）成人从牙齿到声门的距离一般为 19～20cm，导管进入声门 1～2cm 时再次确定导管在前牙的刻度。放入牙垫，退出喉镜。

（8）开始通气，必须立即确定导管的位置，无自主呼吸者可接呼吸气囊人工吹气，压缩气囊时，行上腹部听诊，观察胸廓的运动。如果听见胃内吹哨音、气过水音或未见胸廓运动，导管已经进入食管，不要再进行通气，拔出导管重新插管。再次插管前，应在气囊给予 100% 氧气 15～20 秒后进行。如果胸廓运动正常，胃部未及气过水音，应进行双肺听诊，先听双肺前部及中部，然后再听后部，听到呼吸音后应进行医疗记录。一经确定插管成功，应使用口咽导管或牙垫将气管导管一起妥善固定，防止病人咬破或阻塞导管，并将气管导管的气囊充气（通常为 10ml）。

六、电击除颤

1. 适应证　室颤（粗颤）、室扑。

2. 操作步骤

（1）将患者平卧位。

（2）准备除颤器，将导电胶均匀地涂抹在电极板上或铺垫有湿生理盐水的纱布电极板上。

（3）打开除颤器或安放好心电图，心电监护发现室扑或室颤。

（4）抢救者一手持阳电极紧压心尖区，一手持阴电极紧压右锁骨下胸壁。

（5）选择除颤能量、充电，一般首次为200J。

（6）确认无人接触患者及周围无导电体存在时，在人工呼气末按除颤电钮除颤。

（7）5秒内心脏不复跳，继续心肺复苏，准备下一次除颤。

（8）第二次除颤的能量为200～300J，第三次除颤的能量为360J。

七、胸腔穿刺术

1. 目的与适应证

（1）各种原因导致的气胸、血胸影响呼吸需治疗或需确诊者。

（2）胸腔积液需进行治疗、化验、检查诊断者。

（3）脓胸需抽脓者。

（4）胸腔需注入药物治疗者。

2. 操作方法

（1）体位：病人坐于靠背椅上，双手平置于椅背上缘，头部伏于前臂上。如病重不能起床者，可取仰卧或半卧位，患者双臂置于头上，在侧胸壁穿刺。

（2）确定穿刺部位。

（3）抽气：在第2前肋间锁骨中线处穿刺。

（4）抽液：叩诊最实部位或使用B超定位。大量积液可选择肩胛下7～9肋间，腋中线第6、第7肋间或腋前线第5肋间。

3. 操作过程

（1）常规局部消毒、铺巾，戴无菌手套，用1%利多卡因溶液5ml局部麻醉深达壁层胸膜，沿肋骨上缘进针注入麻醉药物，直达胸膜（阻力骤减）。

（2）穿刺针尾端连接夹闭的橡胶管（关闭的三通开关）。

（3）穿刺者左手食指和中指绷紧穿刺处皮肤，右手持穿刺针沿穿刺点的肋骨上缘缓慢刺入到阻力骤减时，接上注射器，打开夹闭的橡胶管（三通开关）抽吸注射器，若有液体（或气体）抽出，证明穿刺成功，可注入药物。

（4）固定穿刺针，穿刺者抽液（或气体）满时，夹闭的橡胶管（关闭的三通开关）将注射器的液体（或气体）排出体外。

（5）再连接好注射器与夹闭的橡胶管（关闭的三通开关），打开夹闭的橡胶管（三通开关）抽吸注射器，进行抽吸。如此反复，吸净胸腔的液体（或气体）。

（6）穿刺完毕，拔出针头，在穿刺点上盖上无菌棉球或纱布，用胶布固定。

【小贴士】

1. 穿刺时，嘱病人不要移动体位，避免咳嗽或做深呼吸，以免损伤肺脏。

2. 穿刺各接头处应紧密衔接，严防接头松脱，使空气进入胸腔内。

3. 抽吸液体不宜过快、过多。首次抽液以不超过 200ml 为宜，以后每次抽液量不应超过 1000ml。过快、过多抽液可使胸腔压力骤降，发生复张后肺水肿或循环衰竭，纵隔摆动，心律失常，危及生命。

4. 若患者自觉头晕、面色苍白、出汗、心悸、胸部压迫感、胸部剧痛、呼吸困难等时，应立即停止操作，并给予相应处理。

八、腹腔穿刺术

1. 目的与适应证

（1）诊断性穿刺：疑诊腹腔脏器感染、出血、穿孔进行确诊。抽取腹水进行化验、检查。

（2）治疗性穿刺：

①腹膜透析的穿刺置管。

②腹水过多影响呼吸，通过引流腹水，缓解呼吸困难。

③腹腔内给药，达到治疗目的。

④腹腔镜检查者。

2. 操作步骤

（1）穿刺部位：

①常规穿刺：髂前上棘与脐连线中外 1/3 交界处。

②腹膜透析：脐下正中 3cm 处。

③腹腔镜检查：腹正中线脐上或脐下。

（2）体位：患者取平卧位，或侧卧位，或半卧位（放腹水）。

（3）操作过程：

①选择好穿刺点，用甲紫做标记。

②常规消毒、铺巾，用 1% 利多卡因溶液 5ml 局部浸润麻醉。

③穿刺针斜行缓缓进入，边进边回抽，如有阻力突然降低感或抽出液体，提示进入腹腔，进行抽液或其他操作。

④穿刺完成后，退出针头，局部铺上无菌纱布。

【小贴士】

1. 穿刺前排空小便，以免损伤膀胱或将尿液误诊为腹腔液。腹部皮肤应做清洁处理。

2. 腹腔胀气严重者应慎用此法，避免在肠曲积气明显部位穿刺。

3. 放腹水一次量不超过 2000ml，而且速度要慢。

4. 在穿刺抽液过程中，发现有肠内容物或鲜红色血液，应立即退出穿刺针。

5. 腹腔内出血穿刺阴性者可考虑用腹腔灌洗法检查，以免延误病情。

第十一节　常用急救药物

一、常用急救药物

（一）呼吸兴奋剂

呼吸兴奋剂是直接或间接兴奋延髓呼吸中枢，用于防止或治疗肺泡低通气的药物，可以提高动脉血中的氧分压和降低二氧化碳分压。

常用药物有：

1. 可拉明（尼可刹米）

（1）适应证：各种原因所致的呼吸衰竭，尤其可解除吗啡所致的呼吸衰竭。

（2）用法：多用静注，0.25～0.5g/次，必要时1～2h内可多次给药；亦可肌内注射或皮下注射。

（3）注意事项：剂量过大可引起血压过高或惊厥。

（4）常用剂型：每支0.375g（1.5ml）。

2. 洛贝林（山梗菜碱）

（1）适应证：各种原因所致的呼吸衰竭。

（2）用法：多用静注，3～9mg/次，必要时30min后可重复给药，亦可肌内注射或皮下注射。

（3）注意事项：静注宜缓慢，大剂量可致心动过缓、传导阻滞。

（4）常用制剂：注射液每支3mg（1ml）。

（二）升压药

升压药是一类化学结构和药理作用与肾上腺素相似的胺类药物，其作用与交感神经兴奋效应相似。它们通过与肾上腺素能受体结合而起作用。

常用药物有：

1. 肾上腺素

（1）适应证：心脏骤停；过敏性休克；心血管意外伴休克紧急处理。

（2）用法：①心脏骤停：1mg，静注，可每 3～5min 重复一次；②过敏性休克：0.3～0.5mg/次，肌内注射或皮下注射，或 4～8mg 加入 5% 的葡萄糖溶液 500～1000ml 中静滴；③支气管哮喘：0.25～0.5mg/次，肌注或皮下注射，必要时 4h 重复一次。

（3）注意事项：处于低血容量性休克时，应在恢复血容量的情况下给予。

（4）常用制剂：1mg/支（1ml）。

2. 去甲肾上腺素

（1）适应证：急性低血压状态（在等待特异性治疗时）的紧急治疗用药。

（2）用法：0.5～1μg/min 起始静脉滴注，可逐渐加量，但需监测心率、血压。

（3）注意事项：高血压、急性冠状动脉供血不足，近期有心肌梗死者禁用。

（4）常用制剂：1mg/支（1ml）；2mg/支（2ml）。

3. 间羟胺（阿拉明）

（1）适应证：过敏性、心源性、感染性及神经性休克。

（2）用法：10～100mg 加入 500ml 溶液内，根据血压调整滴速。

（3）注意事项：大剂量时，可有头痛、头晕、神经过敏、血压激增及反射性心动过缓。高血压、糖尿病、甲亢患者慎用。

（4）常用制剂：10mg/支（1ml）。

4. 多巴胺

（1）适应证：各种低血压及休克；急性肾衰；充血性心力衰竭。

（2）用法：本品作用与剂量密切相关，小剂量可扩张肾血管，增加肾血流量，大剂量可收缩血管，升血压。开始时应用剂量2~5μg/（kg·min），观察反应并不断调整滴速，以求最小有效浓度和剂量。

（3）注意事项：剂量过大或滴注过快易出现心动过速、心律失常、肾血管收缩致肾功能下降。

（4）常用制剂：20mg/支（2ml）。

5. 多巴酚丁胺

（1）适应证：心梗后或心脏手术后休克，心衰。

（2）用法：20~40mg 加入 5% 葡萄糖液 250ml，以 2.5~10μg/（kg·min）静脉滴入。

（3）注意事项：大剂量致心动过速和室性早搏、快速房颤者禁用。

（4）常用制剂：20mg/支（2ml）。

（三）抗心力衰竭药

通过加强心肌收缩力，减慢心率，减慢传导，提高自律性来纠正心衰。

常用药物有西地兰（去乙酰毛花苷）。

（1）适应证：急性心功能不全或慢性心功能不全急性加重；室上性心动过速；房颤与房扑。

（2）用法：0.2~0.4mg/次稀释后静推，24 小时总量不超过1.0~1.6mg。

（3）注意事项：洋地黄中毒或过敏、房颤及房扑伴显性预激、高度房室传导阻滞、病态窦房结综合征、心肌梗死后最初 6h 禁用。

（4）常用制剂：0.4mg/支（2ml）。

（四）抗心绞痛药

1. 硝酸甘油

（1）适应证：心绞痛；心肌梗死；慢性顽固性充血性心力衰竭。

（2）用法：初始 10μg/min 静滴，可每隔 5min 增加 10μg/min，直至维持量为 50～100μg/min。

（3）注意事项：注意血管舒张所继发的不良反应，如体位性低血压、搏动性头痛等；青光眼禁用。

（4）常用制剂：剂型较多，片剂：0.6mg/片；针剂：5mg/支。

2. 硝酸异山梨醇酯（消心痛）

（1）适应证：心绞痛；慢性顽固性充血性心力衰竭。

（2）用法：5mg/次，舌下含服，3～4 次/日。

（3）注意事项：同硝酸甘油。

（4）常用制剂：5mg/片。

（五）降压药

常用药物有硝普钠（亚硝基铁氰化钠）。

（1）适应证：大多数高血压急症、急性左心衰患者。

（2）用法：起效迅速，停药后几分钟作用即消失，50mg 溶于5%～10% 葡萄糖溶液 500ml 中（1ml 内含 100μg），0.25～10μg/（kg·min）。

（3）注意事项：避光使用，注意硫氰酸盐中毒，一般使用不超过 72h。

（4）常用制剂：粉针，50mg/支；置阴凉处，严格避光。

（六）抗心律失常药

1. 利多卡因

（1）适应证：快速性室性心律失常。

（2）用法：1mg/kg 稀释后静推，有效后 1～4mg/min 维持静滴。

（3）注意事项：大剂量可引起语言障碍、惊厥，甚至呼吸抑制。

（4）常用制剂：0.1g/支（5ml），0.2g/支（10ml），0.4g/支（20ml）。

2. 胺碘酮

（1）适应证：快速性房性或室性心律失常。

（2）用法：先将胺碘酮150mg稀释后10min内静推，后以1mg/min维持静滴6h。

（3）注意事项：快速静推可引起心动过缓、房室传导阻滞、低血压。

（4）常用制剂：150mg/支（3ml）。

3. 普罗帕酮（心律平）

（1）适应证：快速性室性或房性心律失常，预激综合征并房颤、室上性心动过速。

（2）用法：1mg/kg（成人用70mg）稀释后静推，每隔10～15min可重复一次，直至心律失常终止或总剂量达到280～350mg。

（3）注意事项：个别病人可出现QT间期延长。

（4）常用制剂：35mg/支（10ml）；70mg/支（20ml）。

（七）平喘药

平喘药分为三大类。

1. 支气管扩张剂　①拟肾上腺素药，如肾上腺素、去甲肾上腺素、麻黄碱等；②茶碱类，如氨茶碱、喘定；③M胆碱受体阻断药，如异丙托溴铵。

2. 过敏介质阻释药　如色甘酸钠。

3. 肾上腺皮质激素　如氢化可的松、地塞米松等。

常用药物介绍：

1. 氨茶碱

（1）适应证：心源性哮喘；支气管哮喘；哮喘持续状态。

（2）用法：将氨茶碱0.25g稀释后缓慢静推，有效后可1mg/（kg·h）静滴，每日总量1～1.25g。

（3）注意事项：静推过快可引起头痛、头昏、心悸、恶心、呕吐、心律失常或血压下降等严重不良反应。

（4）常用制剂：0.25g/支（2ml）。

2. 地塞米松

（1）适应证：支气管哮喘急性重症发作。

（2）用法：5～20mg 静推，可每日 3 次，但总量不超过 30mg/d。

（3）注意事项：消化性溃疡、活动性肺结核、肠吻合术患者禁用。

（4）常用制剂：5mg/支（1ml）。

（八）止血药

1. 维生素 K_1

（1）适应证：维生素 K 缺乏引起的出血。

（2）用法：肌注或静推，4～8mg/次，2～3 次/日。

（3）注意事项：可致恶心、呕吐等胃肠道反应，可致肝损害。

（4）常用制剂：2mg/支（1ml），4mg/支（1ml）。

2. 氨甲苯酸

（1）适应证：纤维蛋白溶解活性增高所致出血。

（2）用法：静注或静滴，0.1～0.6g/次。

（3）注意事项：副作用小，偶有头晕等。

（4）常用制剂：0.5g/片，针剂为 0.1g/10ml。

3. 垂体后叶素

（1）适应证：咯血、呕血、食管及胃底静脉曲张破裂出血。

（2）用法：静注，10U/次稀释；静滴，10U/次。

（3）注意事项：高血压、冠心病、心力衰竭、肺心病患者禁用。

二、心、肺、脑复苏时的药物

1. 肾上腺素　剂量：0.1% 肾上腺素 0.5～1mg，静注；如已做气管插管，可用 10ml 等渗盐液稀释后经气管注入。5min 后，可以重复。

2. 阿托品　剂量：静脉注射 1mg，5min 后可重复，亦可经气管注入。应该注意的是，如心搏已恢复，心率又较快，就不宜用阿托品，特别是急性心肌梗死的病人。因加速心率，可以加重心肌缺血，扩大梗死面积。

3. 利多卡因　剂量：利多卡因 1～2 毫克/千克体重，静注，速度不宜超过 50mg/min。也可由气管给药。紧接着可以静脉点滴维持，防止室颤复发，滴速为 2～4mg/min。如室性早搏持续，可以每 10min 加注 0.5 毫克/千克体重的利多卡因。

4. 碳酸氢钠　剂量：1 毫摩尔/千克体重（如为 8.4% 碳酸氢钠溶液，1mmol = 1ml；如为 5% 碳酸氢钠溶液，1ml = 0.6mmol），静脉点滴较好。

第四章 内科常见疾病

第一节 呼吸系统常见疾病

呼吸系统是人体重要的生命系统之一，机体通过正常的呼吸功能不断地摄入氧气和排出二氧化碳。由于大气污染、吸烟、工业经济发展导致的理化因子和生物因子的吸入以及人口老龄化等因素，使呼吸系统疾病成为临床上的常见病、多发病。近年来，呼吸系统疾病日益增多，如肺癌、慢性阻塞性肺疾病、支气管哮喘等疾病的发病率明显增加；肺结核发病率虽有所控制，但近年来又有增高趋势。多数呼吸系统疾病呈慢性病程，易引起慢性呼吸功能损害而致残，甚至导致呼吸功能衰竭而危及生命。

一、急性上呼吸道感染

急性上呼吸道感染是鼻腔、咽或喉部急性炎症的总称。一般病情较轻，病程较短，预后良好。但由于发病率高，具有一定的传染性，应积极防治。

急性上呼吸道感染 70% ~ 80% 由病毒引起，常见有流感病毒、副流感病毒等。由于感染病毒类型较多，无交叉免疫，人体产生的免疫力较弱且短暂，故可有多次发病。细菌感染可伴发或继病毒感染之后发生，常见溶血性链球菌。当全身或呼吸道局部防御功能降低时，原已存在于上呼吸道或从外入侵的病毒或细菌迅速繁殖，通过含有病毒的飞沫或被污染的用具传播，引起流行发病。

【诊断】

1. 病史 患者有出入公共场所的经历或有与其他上感患者密

切接触史。

2. 临床表现

（1）普通感冒　以鼻咽部卡他症状为主要表现，俗称"伤风"，又称急性鼻炎。起病较急，开始有咽干、咽痒或烧灼感，同时或数小时后会打喷嚏、鼻塞、流清水样鼻涕，2～3日后分泌物变稠，伴咽痛、耳咽管炎、流泪、味觉迟钝、声嘶、轻微咳嗽、低热不适、轻度畏寒和头痛。检查可见鼻腔黏膜充血、水肿、有分泌物，咽部轻度充血。本病常能自限，一般经5～7日痊愈。

（2）病毒性咽炎和喉炎　咽炎临床特征为咽部发痒和有灼热感，并伴有轻而短暂的咽痛；喉炎表现为声嘶、讲话困难、咳嗽时咽部疼痛。伴有咽下疼痛时，常提示有链球菌感染；体检发现咽部明显充血和水肿、局部淋巴结肿大且触痛，提示流感病毒和腺病毒感染，腺病毒咽炎可伴有眼结合膜炎。

（3）疱疹性咽峡炎　常由柯萨奇A组病毒引起，夏秋季好发，多见于儿童。临床表现有明显咽痛、发热，病程约一周。可见咽充血，咽及扁桃体表面可见灰白色疱疹和浅表溃疡，周围有红晕。

（4）咽结膜热　主要由柯萨奇病毒、腺病毒等引起。常发生于夏季，多以游泳传播为主，儿童多见。表现为发热、咽痛、畏光、流泪、咽及结合膜明显充血。

（5）细菌性咽扁桃体炎　常见为溶血性链球菌感染所致，其次为流感嗜血杆菌、肺炎球菌、葡萄球菌等引起。起病迅速，咽痛明显，畏寒发热，体温可高达39℃以上。检查可见咽部明显充血，扁桃体充血肿大，其表面有黄色点状渗出物，颌下淋巴结肿大、压痛，肺部无异常体征。

3. 辅助检查　病毒感染者白细胞正常或偏低，淋巴细胞比例升高；并发细菌感染者，白细胞计数和中性粒细胞比例增高，并可有核左移现象。病原学检查可做病毒分离和病毒抗原的血清学检查，确定病毒类型，以区别病毒和细菌感染。X线检查显示胸部X线多无异常改变。

【治疗】

1. 对症治疗　选用抗感冒复合剂或中成药减轻发热、头痛，减少鼻、咽充血和分泌物，如对乙酰氨基酚（扑热息痛）、银翘解毒片等。干咳者可选用右美沙芬、喷托维林（咳必清）等；咳嗽有痰可选用复方氯化铵甘草合剂、溴己新（必嗽平），或雾化祛痰。咽痛者可含服喉片或草珊瑚片等。气喘者可用平喘药，如特布他林、氨茶碱等。

2. 抗病毒药物　早期应用抗病毒药有一定疗效，可选用利巴韦林、奥司他韦、金刚烷胺及抗病毒中成药等。

3. 抗菌药物　如有细菌感染，最好根据药物敏感试验选择有效抗菌药物治疗，常可选用大环内酯类、青霉素类、喹诺酮类及头孢菌素类药物。

【小贴士】

1. 一般处理　注意呼吸道病人的隔离，减少探视，防止交叉感染。病人咳嗽或打喷嚏时，应避免对着他人。多饮水，补充足够的热量，给予清淡、易消化、富含营养的食物。嘱病人适当卧床休息，特别是在发热期间。部分病人往往因剧烈咳嗽而影响正常的睡眠，可给病人提供容易入睡的休息环境，保持病室空气流通、适当的温度和湿度，周围环境安静，关闭门窗。指导病人运用促进睡眠的方式，如睡前泡脚、听音乐等。必要时可遵医嘱给予镇咳、祛痰或镇静药物。

2. 警惕并发症　如耳痛、耳鸣、听力减退、外耳道流脓等提示中耳炎；如发热、头痛剧烈、流脓涕、鼻窦有压痛等提示鼻窦炎；如恢复期出现胸闷、心悸、眼睑浮肿、腰酸和关节痛等提示心肌炎、肾炎或风湿性关节炎，应及时就诊。

3. 对症护理　①高热护理：体温 > 39℃时，应采取物理降温，如在额头上冷敷湿毛巾、温水擦浴、酒精擦拭、冰水灌肠等。如降温效果不好，可遵医嘱选用适当的解热剂进行降温。保持皮肤的清洁和干燥，并注意保暖。鼓励多饮水。②保持呼吸道通畅：清除气管、支气管内分泌物，减少痰液在气管、支气管内的聚积。应指导病人采取舒适的体位，运用深呼吸进行有效咳嗽。

4. 生活指导　平时应加强耐寒锻炼，增强体质，提高机体免疫力。生活要有规律，避免过度劳累。保持室内空气新鲜、阳光充足。少去人群密集的公共场所。应了解引起疾病的诱发因素及防治本病的有关知识。机体抵抗力低，易咳嗽、咳痰的病人，寒冷季节或气候骤然变化时，应注意保暖，外出时可戴口罩，避免寒冷空气对气道的刺激。

二、慢性支气管炎

慢性支气管炎，简称慢支，是气管、支气管黏膜及其周围组织的慢性非特异性炎症。临床上以咳嗽、咳痰或伴有气喘等反复发作为主要症状。多于冬季发作，春夏缓解。常并发阻塞性肺气肿，严重者常发生肺动脉高压，甚至肺源性心脏病。慢支是一种常见病，尤以老年人多见，患病率随着年龄增长而增加。常见病因：①吸烟是慢性支气管炎发病的重要因素。②感染是慢性支气管炎发生发展的重要因素。③刺激性烟雾、粉尘、有害气体等常引起支气管黏膜损伤、纤毛清除功能下降、分泌物增加，为细菌侵入创造条件。④寒冷常使呼吸道局部小血管痉挛，使病毒和细菌易于入侵、繁殖。⑤过敏因素。喘息性支气管炎往往有过敏史。过敏原会引起支气管收缩或痉挛组织损害和炎症反应，加重气道狭窄，使阻力增加，导致慢支发生。

【诊断】

1. 病史　慢性支气管炎起病多缓慢，病程较长，常在冬春寒冷季节发作或加重，夏季气候转暖时多可自行缓解，反复急性发作可使病情加重。部分病人发病前有急性支气管炎、流感或肺炎等急性呼吸道感染史，因迁延不愈发展为本病。主要症状为慢性咳嗽、咳痰和（或）伴有喘息。随着病程进展，因反复呼吸道感染，急性发作愈发频繁，症状亦愈严重，尤以冬季为甚。

2. 临床表现

（1）症状与体征。①咳嗽：以清晨和睡前咳嗽较重，白天较轻，合并感染时咳嗽加重。重症病人咳嗽频繁、长年不断。②咳痰：以晨间排痰较多，痰液一般为白色黏液性或浆液泡沫性，偶可带血，急性发作或伴有细菌感染时，痰量增多，痰液则变为黏稠或脓性。③喘息：病程初期多不明显，当病程进展合并阻塞性肺气肿时则逐渐出现轻重程度不同的气短，以活动后尤甚。部分病人因支气管平滑肌痉挛而出现喘息，闻及哮鸣音及呼气延长，多在继发感染时发作或加重。

（2）分型与分期。

（1）分型。①单纯型：主要表现为慢性咳嗽、咳痰。②喘息型：除慢性咳嗽、咳痰外，出现喘息，伴有哮鸣音。

（2）分期。①急性发作期：指在1周内出现脓性或黏液脓性痰，痰量明显增加，或伴有发热等炎症表现，或咳、痰、喘任何一项症状明显加剧。②慢性迁延期：指有不同程度的咳、痰、喘症状迁延1个月以上者。③临床缓解期：经治疗或自然缓解，症状基本消失或偶有轻微咳嗽和少量痰液，保持两个月以上者。

3. 实验室检查及其他检查

（1）白细胞分类计数：缓解期病人，白细胞总数及分类计数多正常。急性发作期并发细菌感染时，白细胞总数和中性粒细胞可升高；合并哮喘的病人，嗜酸性粒细胞可增多。

（2）痰液检查：涂片或培养可查到致病菌，合并哮喘者可见较多的嗜酸性粒细胞。

【治疗】

1. 急性发作期和慢性迁延期　治疗原则是以控制感染、祛痰平喘为主。

（1）抗感染药物：根据病原菌药物敏感试验的结果选择抗生素，可选用青霉素、罗红霉素、氨基糖苷类药物、第二代头孢菌素等。可全身用药或雾化吸入进行局部治疗；对未能确定病原菌者可采取经验治疗。

（2）支气管扩张药：有抗胆碱能药物，如异丙托溴铵（溴化异丙托品）；β_2 受体激动药，如沙丁胺醇或特布他林；茶碱类药物，如氨茶碱。

（3）祛痰剂：常用盐酸氨溴索、羧甲司坦。

2. 临床缓解期　戒烟和避免各种诱发因素，预防呼吸道感染。

【小贴士】

1. 休息与活动　①为病人提供舒适、整洁、安静的环境，减少与刺激物的接触。经常开窗通风，保持室内空气的新鲜、洁净，保持室内温度为 18℃～22℃，湿度为 50%～70%。②注意保暖，避免尘埃和烟雾的刺激，避免出入空气污染的公共场所和剧烈运动，外出时戴口罩。

2. 饮食护理　给予高热量、高蛋白、高维生素饮食，进食时让病人取半卧位或坐位，以利于吞咽，餐后 2h 内避免平卧；鼓励病人少食多餐，不宜过饱，避免油腻、辛辣等刺激性食物，必要时需通过静脉补充营养；多饮水，每日饮水量应在 1500ml 以上，有助于呼吸道黏膜的湿润和修复，利于痰液稀释和排出。

三、支气管哮喘

支气管哮喘，简称哮喘，是气道慢性特异性炎症性疾病。该病表现为易感者对各种激发因子具有气道高反应性，可引起广泛的可逆性气流受限，出现反复发作性的喘息、气急、胸闷或咳嗽等症状，常在夜间和（或）清晨发作和加重，多数病人可自行缓解或治疗后缓解。支气管哮喘如贻误诊治，随病程的延长可产生气道不可逆性狭窄和气道重塑。因此，合理的防治至关重要。

目前认为哮喘是多基因遗传病，受遗传因素和环境因素双重影响。

1. 遗传因素　哮喘发病具有明显的家族集聚现象，且亲缘关系越近，病情越严重，其亲属患病率也越高。

2. 环境因素　因生活环境所引起的诱发因素主要包括：①吸入性变应原：如尘螨、花粉、真菌、动物毛屑等特异性吸入物和二氧化硫、工业粉尘、油漆、氨气等各种非特异性吸入物；②感染：如病毒、细菌、支原体或衣原体等引起的呼吸系统感染；③食物性抗原：易引起哮喘的饮食有鱼类、虾蟹、蛋类、牛奶等；④药物：如普萘洛尔（心得安）、阿司匹林等；⑤其他：气候改变、运动、妊娠、精神因素等都可能是哮喘的诱发因素。

根据变应原吸入后哮喘发生的时间，可分为速发性哮喘反应、迟发性哮喘反应和双相型哮喘反应。

【诊断】

1. 病史和表现　患者一般有变应原接触史。哮喘发作前常有干咳、鼻及眼睑发痒、打喷嚏、流泪等先兆表现；典型表现为发作性呼气性呼吸困难或发作性胸闷和咳嗽，严重者呈强迫坐位或端坐呼吸，干咳或咳大量泡沫样痰，甚至出现发绀等。哮喘症状可在数分钟内发作，经数小时至数日，用支气管舒张药或可自行缓解。在夜间及凌晨发作和加重常是哮喘的特征之一。有些青少年，在运动时出现胸闷、咳嗽和呼吸困难，称为运动性哮喘。哮喘发作时，胸部呈过度充气征象，双肺可闻及广泛的哮鸣音，呼气音延长。严重者可有辅助呼吸肌收缩加强，心率加快、奇脉、胸腹反常运动和发绀。非发作期可无阳性体征。

2. 并发症　哮喘发作时可并发气胸、纵隔气肿、肺不张；反复发作和感染可并发慢性支气管炎、肺气肿和肺源性心脏病。

3. 实验室检查及其他检查

（1）血常规检查：嗜酸性粒细胞可升高，感染时可伴有白细胞总数和中性粒细胞增高。

（2）痰液检查：涂片可见大量嗜酸性粒细胞。

（3）通气功能检测：发作时呈阻塞性通气功能障碍，呼气流速指标显著下降。第 1 秒用力呼气容积（FEV1）、第 1 秒用力呼气容积占用力肺活量比值（FEV1/FVC%）、最大呼气中期流速（MMER）及呼气峰值流速（PEF）均减少。其中，以 FEV1/FVC% 的下降（低于70%或低于正常预计值的80%）为判断气道阻塞的最重要指标。缓解期，上述通气功能指标逐渐恢复。

（4）胸部 X 线检查：哮喘发作时，两肺透亮度增高，呈过度充气状态；缓解期则无明显异常。当合并有肺部感染时，可见肺纹理增粗及炎性浸润阴影。

（5）血气分析：哮喘发作时，可有不同程度的低氧血症，如气道阻塞严重时，可出现 CO_2 潴留，$PaCO_2$ 上升，表现为呼吸性酸中毒。如缺氧明显，可合并代谢性酸中毒。

（6）特异性变应原的检测：哮喘病人大多对众多的变应原和刺激物敏感。测定变应原指标并结合病史，有助于对病因的诊断，从而避免或减少易患者对该致敏因素的接触。

【治疗】

目前尚无根治此病的方法。治疗目的为控制症状，防止病情恶化，尽可能保持肺功能正常，维持机体活动能力（包括运动）。抗炎药物长期治疗是病情稳定的基础。吸入性疗法是治疗的突破性进展。

1. 脱离变应原　找出引起哮喘发作的诱发因素，并使患者避免接触，是防治哮喘最有效的方法。

2. 药物治疗

（1）支气管舒张药：主要作用为舒张支气管平滑肌，改善气道阻塞特征。①β_2 肾上腺素受体激动剂：它是控制哮喘发作的首选药物。可选用沙丁胺醇 2～4mg，每日 3 次，口服。特布他林 2.5mg/次，每日 2～3 次，口服；或气雾器喷吸，每次喷 0.2～0.4mg，每日 3～4 次。但长期使用 β_2 肾上腺素受体激动剂可引起 β_2 受体功能下降和气道高反应性增高，所以不宜长期使用。②茶碱类药物：常用氨茶碱 0.1g，每日 3 次，口服。必要时用葡萄糖稀释后静脉推注或滴注，每日总量不超过 1.0g。

（2）抗炎药：糖皮质激素是目前防治哮喘的有效药物，能预防和抑制炎症反应，降低气道高反应性，有效控制哮喘的发作。常用泼尼松，每日 30～40mg，口服。危重病人可用氢化可的松或地塞米松静脉给药，待病情控制后逐渐减量，并改用口服给药。也可用丙酸倍氯米松气雾剂，每次 0.1mg，每日 4 次吸入。

3. 其他治疗　选用合适的抗生素控制感染；湿化气道、静脉输液使痰液稀释；合理给氧纠正缺氧；采用脱敏疗法、药物等预防发作。

4. 其他处理

（1）环境与体位：为患者提供安静、舒适、温湿度适宜的环境，保持室内清洁、空气流通。病室不宜布置花草，避免使用羽绒或蚕丝织物。哮喘发作时，协助病人采取舒适的半卧位或坐位以减轻体力消耗。

（2）护理：哮喘病人常会大量出汗，应每日以温水擦浴，勤换衣服和床单，保持皮肤的清洁、干燥和舒适。协助并鼓励病人咳嗽后用温水漱口，保持口腔清洁。

（3）饮食：提供清淡、易消化、热量充足、富含维生素 A 和维生素 C 的饮食。帮助患者找出与哮喘发作有关的食物，戒烟酒。哮喘发作时，鼓励患者每日饮水 2000～3000ml。

（4）氧疗：重症哮喘病人常伴有不同程度的低氧血症，应遵医嘱给予吸氧，吸氧流量为每分钟 1～3L，吸氧浓度一般不超过 40%。为避免气道干燥和寒冷气流的刺激，吸入的氧气应尽量温暖湿润。

5. 用药注意事项

（1）β_2 受体激动剂：指导病人按医嘱用药，不宜长期、单一、大量使用，否则会引起气道 β_2 受体功能下降。由于本类药物（特别是短效制剂）无明显抗炎作用，故宜与吸入激素等抗炎药配合使用。口服沙胺丁醇或特布他林时，观察有无心悸、骨骼肌震颤等不良反应。静脉点滴沙胺丁醇注意滴速保持在 2～4mg/min，并注意有无心悸、肌肉震颤等不良反应。

（2）糖皮质激素：吸入性治疗药物全身性不良反应少，少数病人可出现口腔念珠菌感染、声音嘶哑或呼吸道不适，指导病人吸药后必须立即用清水充分漱口，以减轻局部反应和胃肠吸收。口服用药宜在饭后服用，以减少对胃肠道黏膜的刺激。气雾吸入糖皮质激素可减少其口服量，当用吸入剂替代口服剂时，通常需同时使用两周后逐渐减少口服量，指导病人不得自行减量或停药。

（3）茶碱类药物：主要不良反应为胃肠道、心脏和中枢神经系统的毒性反应。氨茶碱用量过大或静脉注射（滴注）速度过快可引起恶心、呕吐、头痛、失眠、心律失常，严重者可引起室性心动过速、抽搐乃至死亡。静脉注射时浓度不宜过高，速度不宜过快，注射时间宜在10min以上，以防中毒。观察用药后的疗效和不良反应，最好在用药中监测血药浓度，发热、妊娠、小儿或老年有心、肝、肾功能障碍及甲状腺功能亢进者慎用。合用西咪替丁（甲氰咪胍）、喹诺酮类、大环内酯类药物等可影响茶碱代谢而使其排泄减慢，应减少用量。

（4）抗胆碱药：胆碱与β_2受体激动剂联合吸入治疗，有舒张支气管及减少痰液的作用。抗胆碱药吸入后，少数病人可有口苦或口干感。常用异丙托溴铵吸入或雾化吸入，约10min起效，维持4~6h。

（5）色苷酸钠：色苷酸钠是非糖皮质激素抗炎药物，对预防运动或过敏原诱发的哮喘最为有效。少数病例可有咽喉不适、胸闷、偶见皮疹，孕妇慎用。

（6）白三烯受体拮抗剂：具有抗炎和舒张支气管平滑肌的作用。其主要不良反应是较轻微的胃肠道症状，少数有皮疹、血管性水肿、转氨酶升高，停药后可恢复正常。

【小贴士】

吸入器的正确使用方法：

1. 定量雾化吸入器（MDI）　MDI的使用需要病人协调呼吸动作，正确使用是保证吸入治疗成功的关键。①向患者介绍雾化吸入器：根据患者的文化程度和学习能力，提供雾化吸入器的学习资料。②MDI使用方法：打开盖子，摇匀药液，深呼气至不能再呼时，张口，将 MDI 喷嘴置于口中，双唇包住咬口，以慢而深的方式经口吸气，同时以手指按压喷药，至吸气末屏气 10s，使较小的雾粒沉降在气道远端，然后缓慢呼气，休息 3min 后可再重复使用一次。指导病人反复练习，医护人员演示，直至病人完全掌握。③特殊 MDI 的使用方法：对不易掌握 MDI 吸入方法的儿童或重症病人，可在 MDI 上加储物罐，可以简化操作，增加吸入到下呼吸道和肺部的药物量，减少雾滴在口咽部沉积引起刺激，增加雾化吸入疗效。

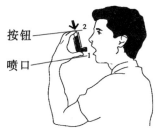

按钮
喷口

定量雾化吸入器（MDI）

2. 干粉吸入器　较常用的有蝶式吸入器、都保装置和准纳器。

（1）蝶式吸入器：指导病人正确将药物转盘装进吸入器中，打开上盖至垂直部位（刺破胶囊），用口唇含住吸嘴用力深吸气，屏气数秒钟。重复上述动作 3～5 次，直至药粉吸尽为止。完全拉出滑盘，再推回原位（此时旋转转盘至一个新囊泡备用）。

（2）都保装置：使用时移去瓶盖，一手垂直握住瓶体，另一手握住底盖，先右转再向左旋，转至听到"喀"的一声。吸入前先呼气，然后含住吸嘴，仰头，用力深吸气，屏气 5～10s。

（3）准纳器：使用时，一手握住外壳，另一手的大拇指放在拇指柄上向外推动至完全打开，推动滑竿直至听到"咔嗒"声，将吸嘴放入口中，经口深吸气，屏气 10s。

四、支气管扩张

支气管扩张是指直径大于 2mm 中等大小的近端支气管由于管

壁的肌肉和弹性组织破坏引起的异常扩张。主要表现为慢性咳嗽，咳大量脓性痰和（或）反复咯血。支气管扩张多发生于下叶。由于左下叶支气管细长，与主气管的夹角大，且受到心脏血管的压迫，引流不畅，易发生感染，所以左下叶支气管扩张更多见。扩张的支气管呈柱状或囊状。

【诊断】

1. 病史　支气管扩张的主要病因是支气管肺组织感染和支气管阻塞。两者相互影响，促使支气管的发生和发展。支气管先天性发育缺陷和遗传因素，机体免疫功能失调也起一定的作用，患者多有百日咳、麻疹、支气管肺炎、肺结核病史及反复发作的下呼吸道感染史。

2. 临床表现

（1）慢性咳嗽伴大量脓痰　咳嗽、痰量与体位改变有关。晨起或夜间卧床转动体位时咳嗽加剧、咳痰量增多。感染急性发作时，痰量明显增加且呈黄绿色脓性痰，每日可达数百毫升。痰液静置后出现分层的特征：上层为泡沫，中层为混浊黏液，下层为脓性物和坏死组织。如有厌氧菌感染时，痰有臭味。

（2）反复咯血　50%~70%的病人有不同程度的咯血，可为痰中带血或大量咯血，咯血量与病情严重程度、病变范围有时不一致。部分患者仅以反复咯血为唯一症状，无咳嗽、咳痰，临床上称为"干性支气管扩张"，其病变多位于引流良好的上叶支气管，常见于结核性支气管扩张。

（3）反复肺部感染　其特点为同一肺段反复发生感染并迁延不愈。

（4）全身表现　可出现发热、乏力、食欲不振、消瘦、贫血等全身中毒症状。病情迁延反复至慢性重症时，病人稍活动即有气急、发绀且伴有杵状指（趾），营养失调及劳动能力减退。

（5）体征　早期或干性支气管扩张，肺部体征无明显异常；病情重或继发感染时，在下胸部、背部可闻及固定而持久的局限性粗湿啰音，有时可闻及哮鸣音。

3. 实验室检查及其他检查

（1）X 线检查　早期可见患侧肺纹理增多。典型 X 线表现为病变部位呈不规则的环状透亮区和沿支气管的卷发样阴影。感染时阴影内出现液平面。

（2）胸部 CT 检查　显示管壁增厚的柱状或成串成簇的囊状扩张。

（3）痰液检查　痰涂片或细菌培养可发现致病菌，痰培养结果可指导临床应用敏感抗生素。

（4）纤维支气管镜　有助于发现出血部位或阻塞原因。还可局部灌洗，取灌洗液做细菌学和细胞学的检查。

【治疗】

支气管扩张的治疗原则是：促进痰液引流和防治呼吸道感染。

1. 保持呼吸道通畅　可应用祛痰药（如氯化铵、溴己新、复方甘草合剂等）及支气管舒张药（如 β_2 受体激动剂等）稀释脓痰和促进排痰，再经体位引流清除痰液。强调痰液引流与应用抗生素同样重要。

2. 控制感染　它是急性感染期的主要治疗措施。可根据病情、痰培养及药物敏感试验选用抗生素。轻症者，可口服阿莫西林 0.5g，一日四次，或口服第一、二代头孢菌素。重症病人特别是铜绿假单胞菌感染者，常需静脉给药，如第三代头孢菌素类药物。如有厌氧菌混合感染，加用甲硝唑、替硝唑或克林霉素。

3. 手术治疗　经内科治疗无效时，可考虑手术切除病变肺段或肺叶。

4. 其他处理　急性感染或病情加重时应卧床休息，保持室内空气流通，维持适宜的温度和湿度，注意保暖。同时，提供高热量、高蛋白质、富含维生素的饮食。咯血期间，避免食用过冷或过热食物，以温凉为宜，少食多餐。应鼓励病人多饮水，饮水量每天为1500~2000ml。指导病人在咳痰后及进食前后漱口，祛除痰臭，促进食欲。

五、肺炎

肺炎是指终末气道、肺泡和肺间质的炎症，可由各种病原微生物、理化因素、免疫损伤、过敏等引起，是呼吸系统的常见病。

肺炎按解剖特点分为：①大叶性（肺泡性）肺炎。病变常累及整个肺叶，细菌是此型肺炎的主要病因。主要表现为肺实质炎症，而支气管不累及。②小叶性（支气管性）肺炎。病原体通过支气管侵入，引起细支气管、终末细支气管及其远端肺泡的炎症。以肺下叶受累较常见，无肺实变征象。③间质性肺炎。以肺间质炎症为主，主要累及支气管壁、支气管周围间质组织及肺泡壁。

细菌感染是最常见的病因，约占肺炎的80%。

【诊断】

1. 病史　病人多有上呼吸道感染或淋雨、疲劳、醉酒、精神刺激。长期使用各种抗生素、糖皮质激素或免疫抑制剂，以及吸烟等是引起肺炎的因素。

2. 临床表现

（1）全身症状：大多数突然起病，以寒战、高热为首发症状，体温迅速上升至40℃左右，常呈稽留热，与脉率平行。患者感到头痛，全身伴周身酸痛，少数出现恶心、呕吐、腹泻、烦躁不安、谵妄、昏迷等。

（2）呼吸系统症状：典型者，初期为干咳，渐有少量黏液痰，以后咳脓性痰，痰液呈铁锈色或痰中带血。大多数患者出现呼吸急促，患侧胸部刺痛，呼吸咳嗽时加剧，可放射到同侧肩部或上腹部。

（3）体征：急性病容，呼吸浅快，鼻翼翕动，口唇微绀，唇周有单纯疱疹，皮肤干燥。患侧呼吸运动减弱，语颤增强，叩诊浊音，听诊呼吸音减低、支气管呼吸音等肺实变体征和湿啰音。

累及胸膜时，可闻及胸膜摩擦音。

（4）感染性休克：肺炎出现感染性休克时称休克性肺炎。表现为烦躁不安、意识模糊、嗜睡、出冷汗、尿少或无尿；面色苍白、皮肤黏膜发绀或皮肤花斑、四肢厥冷、血压下降到 80/50mmHg、脉搏快而微弱、呼吸浅快，少数患者出现皮肤瘀点、瘀斑。

3. 实验室及其他检查　外周血白细胞可达（10～30）×10^9/L，中性粒细胞达 80% 以上，常伴核左移和中毒颗粒，X 线表现为肺叶、肺段分布一致的片状均匀致密阴影。累及胸膜时，可有肋膈角变钝或少量胸腔积液征象。

【治疗】

本病一经诊断，应立刻给予抗生素治疗，首选青霉素 G。成年轻症病人，每次 80 万单位，每日 3 次肌注；重症者，每日 800万～1200 万单位，分 2～4 次静脉滴注。对青霉素过敏者，可选用红霉素或林可霉素、头孢菌素、氟喹诺酮类药物。治疗有效者，3～4 日退热，疗程 7～14 日，或退热后 3 日停药。并发感染性休克时，除加强抗感染治疗外，应同时进行抗休克治疗，包括补充血容量、纠正酸中毒、应用血管活性药物和糖皮质激素等。

【小贴士】

1. 病室应阳光充足、空气清新、通风良好，温度保持在 18℃～20℃，湿度保持在 55%～60%。

2. 协助患者保持有利于呼吸的体位，如半卧位或高枕卧位。高热病人应卧床休息，以物理降温为主，大量出汗时应及时更换衣被。

3. 鼓励病人深呼吸，协助翻身及进行胸部叩击，指导有效咳嗽，促进排痰，以维护呼吸道通畅，利于肺部气体交换。痰液黏稠不易咳出时，给以雾化吸入，或遵医嘱应用祛痰剂。

4. 对胸痛明显者，协助取患侧卧位，指导病人在深呼吸和咳嗽时用手按压患侧胸部以降低呼吸幅度，减轻疼痛。

5. 给予高热量、富含优质蛋白、高维生素、易消化的流质或半流质饮食。少食多餐，避免食用产气食物，以防腹胀造成膈上移而影响呼吸。多饮水，以补充体内丢失的水分，且有利于咳嗽、排痰。

6. 病情好转，鼓励病人尽早下床活动，促进康复。

六、肺结核

肺结核是由结核分枝杆菌引起的慢性传染性疾病。结核分枝杆菌可侵及全身多个脏器，但临床上以肺结核最为常见。

我国当前的结核病疫情具有高感染率、高患病率、高耐药率、低递降率的"三高一低"的特点，因此，结核病仍是我国重点控制的主要传染性疾病之一。

（一）病原微生物

导致人类肺结核的主要为人型结核分枝杆菌，为需氧菌，生长缓慢，煮沸消毒与高压锅消毒是最有效的消毒法，将痰吐在纸上直接焚烧是最简便的灭菌方法。

（二）传播途径

肺结核主要通过呼吸道传播，其次是消化道，其他感染途径，如通过泌尿生殖系统、皮肤等很少见。飞沫传播是最主要的传播途径。

（三）肺结核的发生与发展

接种卡介苗或经过结核菌感染后所获得的免疫力（后天免疫力）具有特异性，能将入侵的结核菌杀死或严密包围，制止其扩散，使病灶愈合。结核病的免疫主要是细胞免疫，表现为淋巴细胞的致敏和细胞吞噬作用的增强。

（四）病理

结核病的基本病理变化是炎性渗出、增生和干酪样坏死。

1. 渗出性病变　多见于结核性炎症早期阶段、病变恶化复发或浆膜腔病变时。

2. 增生性病变　表现为典型的结核结节，为结核病的特征性病变。增生性病变说明结核病相对静止，在增生的结核结节内已找不到结核菌。

3. 干酪样病变　病灶在渗出或增生病变的基础上，并有彻底的组织凝固性坏死。坏死物肉眼见呈黄灰色，质松而脆，如干酪状，故名干酪样坏死。

【诊断】

1. 病史　病人多有明确的肺结核家族史或与结核病人密切接触史，如与结核病人同室居住、学习或工作；没有做过系统正规卡介苗接种。此外，如果患有引起机体免疫功能降低的疾病，如糖尿病、艾滋病及使用免疫抑制剂等；或存在过度疲劳、生活不规律、妊娠、分娩、酗酒等结核病的诱发因素，则更易发病。

2. 临床表现

肺结核的临床表现多种多样，其轻重与病变的性质、范围及机体反应性有关。

（1）症状：

①全身症状：由结核菌毒素引起的全身感染中毒症表现为发热、乏力、盗汗、食欲减退、消瘦、体重减轻等。发热为最常见症状，多表现为午后潮热，易于午后或傍晚开始，第二日晨降至正常；若肺部病灶进展播散时，可有不规则高热、畏寒等。育龄妇女可表现为月经失调或闭经、面颊潮红等。

②呼吸系统症状：a. 咳嗽、咳痰，是肺结核最常见的症状。咳嗽较轻，多为干咳或少量黏液痰。伴继发感染时，痰呈脓性或黏液性。b. 咯血。约 1/3 的病人可出现咯血。咯血量多少不定，从痰中带血、少量咯血至大咯血。c. 胸痛。当炎症累及胸膜时可出现胸痛，随呼吸运动和咳嗽加重，患侧卧位可减轻疼痛。d. 呼吸困难。慢性重症肺结核、干酪性肺炎和大量胸腔积液病人可有不同程度的呼吸困难。

（2）体征：取决于病变性质、部位、范围和程度。早期病变范围较小时，可无任何体征。病变范围较大或干酪样坏死时，可有触觉语颤增强，叩诊呈浊音，听诊呼吸音减弱或有支气管呼吸音等肺实变体征。较大的空洞性病变听诊可闻及支气管呼吸音。当形成较大范围的纤维条索时，气管向患侧移位，患侧胸廓塌陷、叩诊浊音、听诊呼吸音减弱并有湿啰音。结核性胸膜炎伴胸腔积液时，气管向健侧移位，患侧胸廓饱满，语颤减弱，叩诊实音，听诊呼吸音消失。

（3）临床分类：根据2004年我国实施新的结核病分类标准，肺结核分为以下几种。

①原发型肺结核（Ⅰ型）。原发型肺结核为原发结核感染所致的临床病症，包括原发综合征及胸内淋巴结结核。多见于儿童和边远山区的成年人。人体抵抗力低时，结核菌被吸入到肺部形成局限性支气管肺炎，称为原发病灶。结核菌经淋巴管到达肺门淋巴结而引起淋巴管炎和淋巴结炎。肺的原发病灶、淋巴管炎和局部淋巴结炎三者构成原发综合征（如图4-1所示）。此型发病率低，临床症状轻，预后良好。绝大多数病灶被吸收、液化或钙化，偶可形成干酪样坏死，出现空洞，造成结核播散。少数肺门淋巴结结核经久不愈，甚至扩展至附近淋巴结，称为支气管淋巴结结核。X线检查在肺部有原发灶，相应的淋巴管增粗及肺门淋巴结肿大，呈哑铃状阴影。

②血行播散型肺结核（Ⅱ型）。包括：a. 急性粟粒型肺结核（如图4-2所示），是结核菌一次或短时间进入血液循环引起的，可以是全身播散或仅局限于肺内。全身中毒症状重，可有高热、呼吸困难等，可并发结核性脑膜炎。X线显示两肺均匀一致的粟粒状阴影。早期透视不明显，不易及时诊断。b. 亚急性或慢性血行播散型肺结核，是在机体具有一定免疫力的基础上，由于少量结核菌多次侵入血循环引起。临床症状具有反复性和阶段性的特点，病情发展较慢。X线表现为大小不等、新旧不一的病灶，分布不均，多在两肺上、中野。

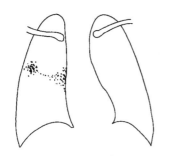

图4-1　原发综合征

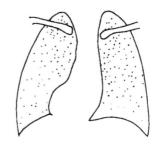

图4-2　急性粟粒性肺结核

③继发性肺结核（Ⅲ型）。包括浸润型肺结核、纤维空洞性肺结核和干酪性肺炎等。

a. 浸润型肺结核：感染来源主要是过去经血行播散潜伏在肺内的结核菌，重新生长繁殖（内源性感染）；其次是与排菌患者接触密切，再次发生感染（外源性感染），临床症状因病灶性质、范围及机体的反应性有所不同。一般在初期时，中毒症状多不明显；如果病变进展，可有发热、盗汗、消瘦、胸痛、咳嗽、咳痰甚至咯血等症状。病变多在上叶尖、后段或下叶的背段，故在两侧锁骨上下区或肩胛间区有时可听到湿啰音。X线检查可见大小不等、密度不均匀、模糊斑片状阴影，其间可有条索状阴影。病变进展可形成空洞，常经支气管播散至两肺其他部位。

b. 空洞性肺结核：多由干酪渗出病变溶解形成洞壁不明显的多个空腔的虫蚀样空洞，空洞形态不一。临床症状起伏，表现为发热、咳嗽、咳痰和咯血，痰中常有结核分枝杆菌，为结核病的重要传染源。应用有效化疗后，空洞仍不闭合，空洞壁由纤维组织或上皮细胞覆盖，但长期多次查痰阴性，称为"净化空洞"。如空洞仍残留一些干酪组织，长期多次查痰阴性，为"开放菌阴综合征"，此类病人仍须随访。

c. 干酪性肺炎：如机体免疫力显著低下，同时对结核菌变态反应异常增高时，当大量结核分枝杆菌进入肺组织时，病灶肺组织形成大面积的渗出物病变并发生干酪样坏死，称为"干酪性肺炎"。X线表现为大片浓的致密阴影，在短期可发生溶解，呈蚕食样空洞。

d. 结核球：酪样坏死灶部分消散后，周围形成纤维包膜；或干酪空洞阻塞性愈合，空洞内干酪物质不能排出，凝成球形病灶，称"结核球"。直径在2～4cm，多小于3cm。结核球内有钙化灶或液化坏死形成空洞，同时80%以上结核球有卫星灶。

e. 纤维空洞性肺结核（如图4-3所示）：是肺结核的晚期类型。多为浸润型肺结核发展恶化的结果，为肺结核未及时治疗或治疗不当，导致空洞长期不愈合，空洞壁逐渐变厚，病灶广泛纤维化。特点为病程长，反复进展恶化，肺组织破坏重，肺功能严重受损。X线胸片可见肺一侧或两侧有单个或多个厚壁空洞，多伴有支气管播散病灶和明显的胸膜肥厚。因肺组织纤维收缩，肺门被牵拉向上，肺纹呈垂柳状阴影，纵隔向患侧移位，胸膜粘连，健侧呈代偿性肺气肿。

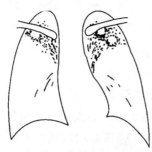
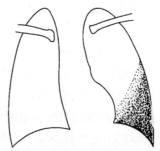

图4-3　纤维空洞性肺结核　　图4-4　结核性渗出性胸膜炎

④结核性胸膜炎（Ⅳ型）：结核性胸膜炎包括结核性干性胸膜炎、结核性渗出性胸膜炎和结核性脓胸。可有结核病接触史，多见于青壮年，起病缓，发病前多有低热、食欲不振、体重减轻等结核中毒症状。结核性干性胸膜炎发生在胸腔渗液早期液量较少时，以患侧胸痛为主，伴明显干咳，可闻及胸膜摩擦音。结核性渗出性胸膜炎（如图4-4所示），可出现高热，随积液增多，胸痛可减轻，但呼吸困难、心悸加重。胸部X线检查的改变与积

液量和是否有包裹或粘连有关。少量积液时，仅见肋膈角模糊变钝；中等量积液时，则形成向外、向上的弧形上缘阴影；大量积液时，患侧胸腔呈均匀密度增高影，气管及纵隔向健侧移位。

3. 实验室检查及其他检查

（1）痰菌检查：痰结核分枝杆菌检查是确诊肺结核的特异性方法，是制定肺结核化疗方案和考核治疗效果的主要依据。包括直接涂片法、集菌法、培养法、聚合酶链反应（PCR）法等。其中，培养法精确、可靠、特异性高，但4～8周才有结果。在采集痰标本时，对于无痰或不会咳痰的儿童，可于清晨抽取胃液检查结核菌。对于成人可应用雾化导痰或经气管穿刺吸引法采样。

（2）影像学检查：胸部X线是诊断肺结核的重要方法，最常用的摄影方法是正侧位胸片，可以发现早期肺结核，并确定病变的部位、范围、性质、形态、密度、与周围组织的关系，有无空洞或空洞大小、洞壁厚薄等，及有无活动性。肺结核多发生在上叶的尖后段和下叶的背段，密度不均匀，边缘较清晰。CT易发现隐蔽和微小病变，还可用于引导穿刺、引流和介入性治疗等。

（3）结核菌素（简称结素）试验：广泛应用于检出结核分枝杆菌的感染，进行流行病学调查，而非检出结核病。对儿童、少年和青年的结核病诊断有参考意义。为便于国际结核感染率的比较，目前世界卫生组织和国际防痨与肺病联合会推荐使用的结核菌素为纯蛋白衍化物（PPD）。

①方法：通常选用左前臂屈侧中上部1/3处，0.1ml（5U）皮内注射，注射后可产生凸起的皮丘，边界清楚，上面可见明显的小凹。

②结果判断：48～72h后观察和记录结果，用手指轻触硬结边缘，测量皮肤硬结的横径和纵径，得出平均直径［平均直径＝（横径＋纵径）/2］。硬结为特异性变态反应，而红晕为非特异性反应。硬结直径≤4mm为阴性（－），5～9mm为弱阳性（＋），10～19mm为阳性（＋＋），≥20mm或皮肤水泡和淋巴管炎为强

阳性（＋＋＋）。

③临床意义：结核菌素试验阳性仅表示曾有结核分枝杆菌感染或接种过卡介苗，并不一定患病；成人结核菌素试验阴性反应可视为无结核分枝杆菌感染。但在某些情况下，如结核分枝杆菌感染后 4～8 周内处于变态反应前期、营养不良、HIV 感染、麻疹、水痘、癌症、严重的细菌感染（包括重症结核病，如粟粒性结核病和结核性脑膜炎）等，结素试验可成假阴性。结素试验对婴幼儿的诊断价值大于成人，3 岁以下婴幼儿呈强阳性反应时，即使无症状也应视为活动性结核病，应进行治疗。如果两年内结素反应从小于 10mm 增加至大于 16mm 时，可认为有新近的感染。

（4）纤维支气管镜检查：经纤维支气管镜对支气管和肺内病灶活检，不仅可提供病理学诊断，而且可以同时收集分泌物或冲洗液标本做病原学诊断，可以提高诊断的敏感性和特异性，对诊断困难病例具有重要价值。

（5）其他检查：结核病人血象一般无异常，急性血行播散型肺结核患者可有白细胞减少或类白血病样反应；血沉增快，可作为估计结核病活动程度的指标之一。

【治疗】

直接面试下督导短程化疗（DOTS）是当今结核病控制的首要策略。治疗方法主要是化学治疗，传统的休息和营养疗法只起辅助作用。

1. 结核病的化学药物治疗（简称化疗）

化疗的主要作用是：杀菌以控制疾病，临床细菌学阴转；防止耐药以保持药效；灭菌以杜绝或防止复发。

（1）化疗原则：早期、规律、全程、适量、联合用药。

①早期：检出和确诊的活动性结核均应立即给予治疗。②规律：严格遵照医嘱要求规律用药，不随意增减或停药，以避免产生耐药性。③全程：按照治疗方案，完成规定疗程，以提高治愈率、减少复发。④适量：严格遵照适当的药物剂量用药。⑤联合

用药：同时采用多种抗结核药物治疗，既可提高疗效，又可减少或防止耐药性的产生。

（2）常用抗结核药物、异烟肼、利福平、吡嗪酰胺、乙胺丁醇和链霉素是首选的 5 种药物。常用抗结核药物的成人剂量及主要不良反应见表 4 - 1。

表 4 - 1　抗结核药物的成人剂量及主要不良反应

药名（缩写）	每日剂量（g）	间歇疗法剂量（g/d）	主要不良反应
异烟肼（H，INH）	0.3	0.6 ~ 0.8	周围神经炎、肝损害
利福平（R，RFP）	0.45 ~ 0.6[①]	0.6 ~ 0.9	肝损害、变态反应
链霉素（S，SM）	0.75 ~ 1.0[②]	0.75 ~ 1.0	听力障碍、眩晕、肾损害、过敏
吡嗪酰胺（Z，PZA）	1.5 ~ 2.0	2.0 ~ 3.0	肝损害、高尿酸血症、胃肠反应
乙胺丁醇（E，EMB）	0.75 ~ 1.0[③]	1.5 ~ 2.0	球后视神经炎
对氨基水杨酸钠（P，PAS）	8 ~ 12[④]	10 ~ 12	肝损害、胃肠道反应、变态反应

注：①体重 < 50kg 用 0.45，体重≥50kg 用 0.6，S、Z 用量亦按体重调节。②老年人每次 0.75。③前两个月 25mg/kg。④每日 2 次口服（其他药均为每日一次顿服）。

（3）化疗方案：根据初治、复治、病情轻重、痰菌检查、是否耐药和经济状况，选择化疗方案，见表 4 - 2。

①标准化疗与短程化疗：联用使用异烟肼和利福平等两种以上杀菌剂，疗程可从 12 ~ 18 个月（标准化疗）缩短至 6 ~ 9 个月（短程化疗）。短程化疗效果与标准化疗相仿，但易坚持，费用低。

②间歇疗法：两阶段用药，开始化疗 1 ~ 3 个月为强化阶段，每天用药，以后为药巩固阶段，每周 3 次间歇用药，可减轻药物毒副作用和药物费用，利于完成全程化疗。

表 4 - 2　我国肺结核化疗方案

病情	化疗方案	
	每日用药	间歇用药
痰涂片检查	2S（E）HRZ/4HR	$2H_3R_3Z_3E_3/4H_3R_3$
初治涂阴	2HRZ/4HR	$2H_3R_3Z_3/4H_3R_3$
复治涂阳	2SEHRZ/6HRE	$2H_3R_3Z_3S_3E_3/4H_3R_3E_3$

2. 对症治疗

（1）结核毒性症状：在有效抗结核治疗后 1 ~ 2 周内可自行消退，无须特殊处理。有严重中毒症状或大量胸腔积液不能很快吸收时，可在使用有效抗结核药物的同时加用糖皮质激素，减轻炎症和过敏反应，促使渗出液吸收，减少纤维组织形成和胸膜粘连的发生。

（2）咯血：小量咯血时，嘱患者卧床休息，消除紧张情绪，咯血可自行停止；大量咯血时，需绝对卧床休息，首选垂体后叶素 5 ~ 10U 加入 25% 葡萄糖 40ml 中缓慢静脉注射（15 ~ 20min），然后以 0.1U/（kg·h）的速度静脉滴注给药，主要作用是收缩小动脉，使肺循环量减少，从而减轻咯血。高血压、冠心病患者及孕妇禁用。对大咯血病人应密切观察有无窒息表现，若病人突然停止咯血，并出现呼吸急促、口唇发绀、烦躁不安等，警惕发生窒息，出现窒息先兆应及时抢救。

3. 手术治疗

手术治疗适合于经合理化学治疗后无效、多重耐药的厚壁空洞、大块干酪灶、结核性脓胸、支气管胸膜瘘患者，以及大咯血保守治疗无效者。

【小贴士】

1. 肺结核病人活动期及伴有咯血、高热等结核中毒症状，或结核性胸膜炎伴大量胸腔积液者，应卧床休息，取患侧卧位，以减少患侧活动度，防止病灶向健侧扩散，以利于健侧肺的通气。

恢复期可适当增加户外活动，如散步、打太极拳、做保健操等，保证充足的睡眠，做到劳逸结合。

2. 肺结核病人的身体处于慢性消耗状态，应给予足够的营养以满足机体的基本需要，增强修复能力，促进机体痊愈。同时，给予高热量、高蛋白质、富含维生素的饮食，如鱼、肉、蛋、牛奶、豆制品、新鲜蔬菜、水果，以补充体内的蛋白质、无机盐和维生素。此外，饮食以清淡为主，避免烟、酒及油腻、易产气的食物。每周测体重一次并记录，判断病人营养状况是否改善。如病人无心、肾功能障碍，应鼓励病人多饮水，每日饮水量为1500～2000ml，补充足够的水分，保证机体代谢的需要和体内毒素的排泄。必要时，遵医嘱给予静脉补液。

3. 病人应单居一室，外出时戴口罩；注意个人卫生，严禁随地吐痰，不面对他人打喷嚏或咳嗽。打喷嚏或咳嗽时，用双层纸巾遮住口鼻，纸巾用后焚烧。餐具用后应先煮沸5min再清洗，便器、痰具用1%含氯消毒剂浸泡消毒1h后再清洗；被褥、书籍可在阳光下曝晒6h以上消毒灭菌。

4. 病室应保持阳光充足、空气清新、通风良好、整洁安静，每天用紫外线消毒，或用1‰过氧乙酸1～2ml加入空气清新剂溶液做喷雾消毒。

第二节 心血管系统常见疾病

一、常见心律失常

心律失常是指心脏冲动的频率、节律、起源部位、传导速度或激动次序的异常。按其发生原理，划分为冲动形成异常和冲动传导异常两大类。

（一）窦性心律失常

正常心律起源于窦房结，频率为60～100次/分。当心律仍由窦房结所发出的冲动所控制，但频率过快、过慢或不规则称为窦性心律失常。主要包括窦性心动过速、窦性心动过缓、窦性心律不齐、窦性停搏和病态窦房结综合征。

1. 窦性心动过速 若成人窦性心律的频率超过100次/分，称为窦性心动过速，是最常见的一种心动过速。

【诊断】

窦性心动过速常见于下列情况：①生理性，如吸烟、饮酒、饮茶或咖啡、剧烈运动、情绪激动等。②病理性，如甲状腺功能亢进、发热、贫血、休克、心肌缺血、心力衰竭等。③药物影响，如应用肾上腺素、阿托品等。

【临床表现】

无症状或仅有心悸感。

【心电图检查】

心电图特点（如图4－5）：PP间期＜0.60s，成人频率大多在100～150次/分，P波正常，每个P波后有一个QRS波，PR间期和QRS波均正常。

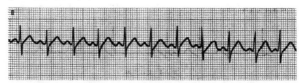

图4－5　窦性心动过速

【治疗】

一般无须治疗。必要时，应用β受体阻滞剂，如普奈洛尔（心得安），减慢心率。

2. 窦性心动过缓 若成人窦性心律的频率低于60次/分，称为窦性心动过缓。

【诊断】

窦性心动过缓常见于下列情况：①健康的青年人、运动员处于睡眠状态。②颅内高压、严重缺氧、低温、甲状腺功能低下、阻塞性黄疸等。③服用洋地黄及抗心律失常药物，如β受体阻滞剂、胺碘酮、钙拮抗剂等。④器质性心脏病，如急性下壁心肌梗死、窦房结病变等。

【临床表现】

病人多无自觉症状，当心率过慢致心排血量不足时，病人可有胸闷、头晕甚至晕厥等症状。

【心电图检查】

心电图特点（如图4-6）：窦性心律，频率<60次/分，常同时伴窦性心律不齐（即不同PP间期之间的差异大于0.12秒）。

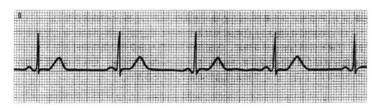

图4-6　窦性心动过缓

【治疗】

无症状者无须治疗。如因心率过慢而出现症状者，可用阿托品或异丙肾上腺素等药物。症状不能缓解者，可考虑安置心脏起搏器。

3. 窦性停搏　窦性停搏，也称窦性静止，指窦房结不能产生冲动，使心脏暂时停搏。由低位起搏点（如房室结）发出逸搏或逸搏心律控制心室。

【诊断】

轻度的窦性停搏（如停搏时间小于2000ms）大多数是功能性的，常见原因有颈动脉窦过敏或胃肠道、电解质紊乱。严重的窦性停搏（如停搏时间大于2000ms）大多数是病理性的，即由于窦房结起搏功能障碍引起。

【临床表现】

心脏停搏较长时间而无逸搏，病人可出现黑蒙、头晕或短暂意识丧失或晕厥，严重时可发生阿–斯综合征，甚至死亡。

【心电图检查】

心电图特点（图4–7）：较正常 PP 间期明显延长的间期内无 P 波，或 P 波与 QRS 波群均不出现，形成心房或全心停顿现象。长间歇后常出现房室交界性或室性逸搏。

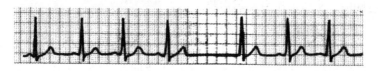

图4–7　窦性停搏

【治疗】

功能性窦性停搏无须特殊处理，去除有关因素后常可自行恢复；对病理性窦性停搏有晕厥史者，应早期接受人工心脏起搏器治疗。

（二）期前收缩

期前收缩是临床上最常见的心律失常。它是一种源于窦房结以外的起搏点提早发出冲动的异位心律，又称早搏。

根据异位起搏点位置的不同，可分为房性期前收缩、房室交界区性期前收缩和室性期前收缩3种。其中以室性最多见，交界区性较少见。根据发生的频率，又可分为频发性期前收缩（每分钟超过5次）和偶发性期前收缩。若期前收缩每隔1、2、3次窦性搏动后规律出现一次，又分别称为二联律、三联律、四联律，以此类推。

【诊断】

期前收缩常见原因有：①器质性心血管病，如冠心病、高血压、心肌炎、心肌病、肺心病、心力衰竭等。②心外病理因素，如发热、贫血、休克、缺氧、甲状腺功能亢进、颅内疾病等。③药物影响，如阿托品、肾上腺素、洋地黄、抗心律失常药、麻醉药等。此外，还可能因情绪激动、过度劳累、剧烈运动、饮酒、饱餐、吸烟等而诱发。

【临床表现】

偶发性期前收缩可无明显不适或仅有心脏停搏感，频发期前收缩可有心悸、心前区不适和乏力等。除原有基础心脏病等体征外，在规律心律中出现提早的心搏，其第一心音增强、第二心音减弱，之后有一较长的间歇，同时可伴有该次脉搏的减弱或消失。

【心电图检查】

（1）房性期前收缩的心电图特点（图4-8）：①提前出现的房性异位波，其形态与同导联窦性P波有所不同。②P′-R间期>0.12s。③提前PP′波后的QRS波群及T波形态正常。④多为不完全性代偿间歇（即期前收缩前后窦性P波之间的时限常短于两个窦性P-P间期）。

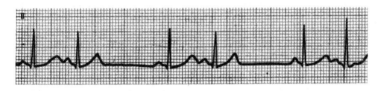

图4-8 房性期前收缩

（2）房室交界区性期前收缩的心电图特点（图4-9）：①提前出现的QRS波群，其形态与同导联窦性心律QRS波群基本相同。②逆行P′波。③多为完全性代偿间期（即期前收缩前后窦性P波之间的时限等于两个窦性P-P间期）。

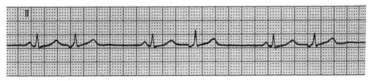

图4-9 房室交界区性期前收缩

（3）室性期前收缩的心电图特点（图4-10）：①提前出现的QRS波群宽大畸形，时限>0.12s。②QRS波群前无相关的P波。③T波方向与QRS波群主波方向相反。④多为完全性代偿间歇。

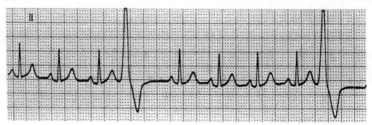

图4-10　室性期前收缩

【治疗】

治疗主要是针对引起期前收缩的病因和诱因。无器质性心脏病的期前收缩，大多数不需要特殊治疗。症状明显者，可给予相应的抗心律失常药：①房性期前收缩和房室交界区性期前收缩可选用维拉帕米、普罗帕酮、胺碘酮等；②室性期前收缩可选用美西律、胺碘酮等，潜在危险较大者首选利多卡因。

（三）阵发性心动过速

一系列（1～3次）期前收缩以较高频率连续发生，称为阵发性心动过速。特点是阵发性，突然发作和突然终止，心率快而心律规则或比较规则。根据异位起搏点的不同，可分为房性、房室交界区性和阵发性室性心动过速。前二者在临床上难以区别，合称为阵发性室上性心动过速。

1. 阵发性室上性心动过速　阵发性室上性心动过速（PSVT）简称室上速，系指起源于希氏束分支以上的阵发性、规则、快速性心律，相当于一系列快速重复出现的期前收缩。

【诊断】

较多见于无器质性心脏病的病人，亦见于器质性心脏病者，如风湿性心脏病、高血压心脏病、冠心病、甲亢性心脏病、慢性肺源性心脏病、预激综合征等。

【临床表现】

大多数病人突发突止，持续数秒至数小时或数天不等。发作时,可有心悸、头晕、胸闷、乏力、心绞痛等,甚至发生心力衰竭与休克。

心脏听诊:心尖部第一心音强度恒定,心率快而规则,常达 150~250 次/分。

【心电图检查】

心电图特点(图 4 - 11):①连续 3 个或 3 个以上快速均齐的 QRS 波群,形态与时限和窦性心律 QRS 波群相同,如发生室内差异性传导或原有束支传导阻滞时,QRS 波群宽大畸形。②心率为 150~250 次/分,节律规则。③P 波往往不易被辨认。④常伴有继发性 ST - T 改变。

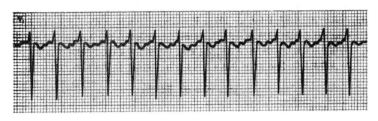

图 4 - 11　阵发性室上性心动过速

【治疗】

(1)刺激迷走神经:适用于血压与心功能良好者,是治疗室上性心动过速的首选方法。可采用以下方法:做 Valsalva 动作(深吸气后屏气,然后用力呼气);压迫眼球(平卧位、闭眼并眼球向下,用拇指先压迫右侧眼球,自上向下、向后压迫,每次 5~10s,如无效再左侧,切忌双侧同时按压;青光眼及高度近视者禁忌);刺激咽壁引起恶心、呕吐反射;按摩颈动脉窦;面部浸入冰水中等。

(2)药物治疗:常用药物有腺苷、维拉帕米、洋地黄制剂、β 受体阻滞剂、普罗帕酮、胺碘酮、普鲁卡因胺、升压药等。

(3)电刺激疗法:各种药物治疗无效者,可行同步直流电复律,经食管或心房超速调搏;射频消融术;房室交界区的电烧灼疗法（术后安装永久心脏起搏器）。

2. 阵发性室性心动过速 阵发性室性心动过速简称室速，指连续出现 3 个或 3 个以上室性期前收缩，其间没有正常的搏动。如不及时处理，可发展成为心室颤动。

【诊断】

室速多见于器质性心脏病，最常见于冠心病，特别是心肌梗死；其次是心肌病、风湿性心脏病、二尖瓣脱垂、心力衰竭等。其他，如洋地黄中毒、缺氧、电解质紊乱、PT 间期延长综合征、奎尼丁及胺碘酮药物中毒等亦可引起室性心动过速。

【临床表现】

室速发作时间短于 30s 的病人通常无症状；持续性室速（持续性发作超过 30s，不能自行终止）可出现心绞痛、呼吸困难、血压下降、头晕甚至晕厥。

心脏听诊：心率多在 140～200 次/分之间，心律轻度不规则，第一、二心音分裂，如发生完全性房室分离，第一心音强度经常变化。

【心电图检查】

心电图特点（如图 4－12）：①3 个或 3 个以上的室性期前收缩连续出现。②QRS 波群宽大畸形，时限＞0.12s；ST－T 波方向与 QRS 波群主波方向相反。③心室率通常为 140～200 次/分，心律规则或略不规则。④P 波与 QRS 波群无固定关系，形成房室分离，偶尔个别或所有心室激动逆传夺获心房，出现逆行 P 波。⑤心室夺获与室性融合波。

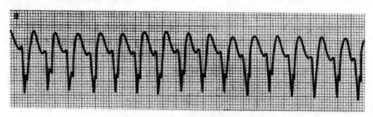

图 4－12　阵发性室性心动过速

【治疗】

（1）无器质性心脏病病人发生非持续性室速，无症状发作时，无须治疗。

（2）持续性室速，无论有无器质性心脏病，均应治疗。首选利多卡因静脉注射，发作控制后继续用利多卡因持续静脉滴注以防复发，也可选用普罗帕酮或胺碘酮。上述药物无效时，应立即行同步直流电复律。但洋地黄中毒引起的室速不宜使用电复律，应首选苯妥英钠静脉注射。

（四）扑动和颤动

扑动和颤动可分为心房扑动、心房颤动及心室扑动和心室颤动。

1. 心房扑动　心房扑动简称房扑。阵发性房扑可见于无器质性心脏病者。

【诊断】

持续性房扑多发生于有器质性心脏病者：①风湿性心脏病、冠心病、心肌病、高血压心脏病等。②导致心房扩大的病变，如肺栓塞、慢性心力衰竭及非风湿性二、三尖瓣狭窄与反流等。③甲状腺功能亢进、酒精中毒、心包炎等。

【临床表现】

心室率不快者可无症状，心室率快者则可有胸闷、心悸、心绞痛及心力衰竭的表现。

体检可见快速的颈静脉扑动，听诊心律规则或不规则。

【心电图检查】

心电图特点（如图 4 - 13）：①P 波消失，代之以 250 ~ 350次/分、间隔均匀、形状相似的锯齿状心房扑动波（F 波）。②F波与 QRS 波群成某种固定的比例，最常见的比例为 2∶1 房室传导，有时比例关系不固定，则引起心室律不规则。③QRS 波群形态一般正常，伴有室内差异性传导者，QRS 波群增宽、变形。

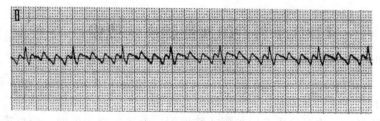

图4-13　心房扑动

2. 心房颤动　心房颤动简称房颤,是临床上最常见的心律失常之一,由心房多个异位节律点各自以不同的速率发放冲动所致。

【诊断】

阵发性心房颤动可见于情绪激动、运动后、手术后或急性酒精中毒;持续性心房颤动常见于风湿性心瓣膜病(尤其是二尖瓣狭窄)、冠心病、高血压心脏病、缩窄性心包炎、心肌病、感染性心内膜炎、甲状腺功能亢进等。心脏与肺部疾病病人发生急性缺氧、高碳酸血症、代谢或血流动力学紊乱时亦可出现房颤。

【临床表现】

房颤患者症状受心室率快慢的影响。若心室率不快,病人可无不适;若心室率超过150次/分,病人可有心绞痛和心力衰竭的症状。心房颤动可突然发生,亦可突然终止。持久性房颤,易形成左心房附壁血栓,若脱落可引起动脉栓塞,脉搏短绌。心脏听诊:心律绝对不规则,第一心音强弱不一。

【心电图检查】

心电图特点(如图4-14):①P波消失,代之以大小不等、形态不一、间期不等的心房颤动波(F波),频率为350～600次/分。②R-R间期绝对不等。③QRS波群形态通常正常,当心室率过快,发生室内差异性传导时,QRS波群增宽、变形。

【治疗】

积极寻找房颤的原发疾病和诱因,做出相应的处理。初次发作房颤可尝试药物或电复律。当房颤持续时间超过48h,应进行抗凝治疗。长期房颤,即使复律也难以维持窦性心律,而且复律

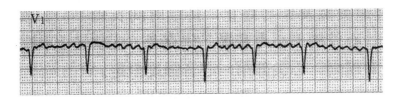

图 4 - 14　心房颤动

后栓塞发生率增高，故不主张复律，仅以控制心室率及抗凝治疗为主。控制心室率常用洋地黄制剂或维拉帕米。

3. 心室扑动与心室颤动　心室扑动简称室扑，是心室快而弱的无效性收缩。心室颤动简称室颤，是心室肌各部位的不协调颤动。室扑是室颤的前奏，而室颤则是导致心源性猝死的常见心律失常，它对血流动力学的影响相当于心室停搏。

【诊断】

心室扑动与颤动常见于急性心肌梗死、洋地黄中毒和严重低血钾症及心脏术后等。电击伤也可引起室扑与室颤。

【临床表现】

心室扑动与颤动临床表现无差别，病人很快出现阿 - 斯综合征的一系列表现，如意识丧失、抽搐、呼吸停止、大小便失禁。听诊心音消失，脉搏触不到，血压测不出，瞳孔散大。

【心电图检查】

心电图特点：①心室扑动，P - QRS - T 波群消失，代之以150 ~ 300 次/分波幅大而较规则的正弦波（室扑波）图形（如图4 - 15）。②心室颤动，P - QRS - T 波群消失，代之以形态、振幅与间隔绝对不规则的颤动波（室颤波），频率为150 ~ 500 次/分（如图4 - 16）。

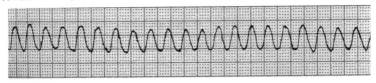

图 4 - 15　心室扑动

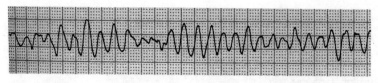

图 4 – 16　心室颤动

【治疗】

立即行非同步直流电除颤，并配合胸外心脏按压、口对口人工呼吸、经静脉注射复苏和抗心律失常药物等抢救措施。

（五）房室传导阻滞

房室传导阻滞又称房室阻滞，是指房室交界区脱离了生理不应期后，心房冲动传导延迟或不能传导至心室。按阻滞的程度可分为三度：一度房室传导阻滞传导时间延长，但每个心房冲动都能够传到心室；二度房室传导阻滞指心房的部分冲动不能传入心室；三度房室传导阻滞指全部的心房冲动不能够传入心室，故又称完全性房室传导阻滞。

【诊断】

房室传导阻滞常见于器质性心脏病，如急性心肌梗死、心肌炎、心内膜炎、心肌病、先天性心脏病、高血压等。因各种原因引起的心肌炎最为常见，也可见于洋地黄中毒、电解质紊乱、缺氧等。正常人或运动员可发生文氏型（即第二度Ⅰ型）房室传导阻滞，与迷走神经张力增高有关，常发生在夜间。

【临床表现】

第一度房室传导阻滞病人很少有症状。第二度房室传导阻滞病人可有心悸和心搏脱漏感。第三度房室传导阻滞可出现疲乏、晕厥、心绞痛、心力衰竭等症状。当第一、二度房室传导阻滞进展为完全性房室传导阻滞时，可引起阿 – 斯综合征，甚至出现心跳暂停。

听诊：第一度房室阻滞，第一心音强度略减弱。第二度Ⅰ型房室阻滞，第一心音强度逐渐减弱并有心搏脱漏。第二度Ⅱ型房室阻滞，亦有心搏脱漏，但第一心音强度恒定。第三度房室阻滞，第一心音强弱不等，第二心音正常或反常分裂，有时可听到清晰而响亮的第一心音（大炮音）。

【心电图检查】

（1）第一度房室传导阻滞（如图4－17）：①P－R间期延长，成人＞0.20s（老年人＞0.21s）。②每个P波后均有QRS波群。

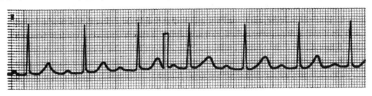

图4－17　第一度房室传导阻滞

（2）第二度Ⅰ型（莫氏Ⅰ型，文氏型）房室传导阻滞（如图4－18）：①P－R间期进行性延长，相邻的R－R间期进行性缩短，直至P波后QRS波群脱漏。②心室脱漏造成的长R－R间期小于两个P－P间期之和。

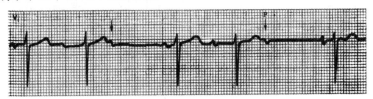

图4－18　第二度Ⅰ型房室传导阻滞

（3）第二度Ⅱ型（莫氏Ⅱ型）房室传导阻滞（如图4－19）：①P－R间期固定不变（正常或延长）。②数个P波之后有1个QRS波群脱漏，形成2:1、3:1、3:2等不同比例房室传导阻滞。③QRS波群形态一般正常，亦有异常。如果第二度Ⅱ型房室传导阻滞下传比例≥3:1时，称为高度房室传导阻滞。

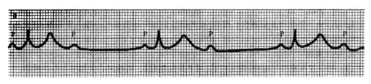

图4－19　第二度Ⅱ型房室传导阻滞

（4）第三度房室传导阻滞（如图4-20）：全部P波不能下传，P波与QRS波群无固定关系，P-P和R-R间距基本规则。P波频率大于QRS波频率。QRS波如阻滞在房室束分支以上，则形态正常，频率为40~60次/分，心律亦稳定；若阻滞在希氏束分支以下，则QRS波宽大畸形，频率在40次/分以下，心律常不稳定。

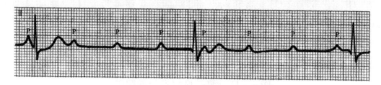

图4-20　第三度房室传导阻滞

【治疗】

对于第一度或第二度Ⅰ型房室传导阻滞，如患者无症状，一般无须治疗。心室率<40次/分或症状明显者，可选用阿托品、异丙肾上腺素等提高心室率。对于第二度Ⅱ型房室传导阻滞和第三度房室传导阻滞反复发作者，应安装临时或永久性心脏起搏器。

（1）心律失常病人的一般处理：

①休息：病人心律失常发作时，尤其是有器质性心脏病者，应嘱病人卧床休息，以减少心肌耗氧量和对交感神经的刺激。通常可取高枕卧位、半卧位或其他舒适体位。应避免左侧卧位，以防左侧卧位时感觉到心脏搏动而加重不适。

②吸氧：对伴有气促、发绀者应给氧，以纠正心律失常造成血流动力学改变引起的机体缺氧，氧流量为2~4L/min。

③饮食：给予低盐、低脂、清淡、富含纤维素的食物，少量多餐，保持大便通畅。刺激性饮食（如咖啡、浓茶等）、吸烟、酗酒均可诱发心律失常，应予避免。

（2）心理护理：安排患者于安静、舒适的环境，避免不良刺激，使患者心情愉快；取得病人的信任，建立良好的医患关系；鼓励患者表达自己的感受和焦虑的原因，做好解释工作，消除其思想顾虑和悲观情绪；对因情绪不佳引起的心律失常者，应取得家属、朋友和周围人群的配合，使其得到精神安慰，再配合休息等，常可取得明显效果。

（3）心电监护：连接心电监护仪，连续监测心率、心律变化，及早发现危险征兆。病人出现频发多源性室性期前收缩、R－on－T室性期前收缩、室性心动过速、第二度Ⅱ型及第三度房室传导阻滞时，及时通知医师并配合处理。连续心电监测可因电极的长期敷贴而损伤病人皮肤，应每日用温水擦拭电极处皮肤，定期更换电极，如局部出现发红、发痒，则应更换贴敷部位。

（4）抢救措施：发生严重心律失常时，应立即采取以下措施：①嘱患者平卧，保持呼吸道通畅，给予高浓度、高流量氧气；②迅速建立静脉通道，便于抢救用药；③准备抢救仪器（如除颤器、心电图机、心电监护仪、临时心脏起搏器等）及各种抗心律失常药物和其他抢救药品，做好抢救准备；④动态监测心电、呼吸、血压、意识状态。

（5）用药处理：应用抗心律失常药物时，应严格按医嘱定时定量给药，同时密切观察药物的疗效及不良反应，减少毒副反应的发生。临床常用抗心律失常药物的不良反应如下：

①奎尼丁：心血管方面反应较重，可致心力衰竭、窦性停搏、房室传导阻滞、Q－T间期延长与尖端扭转型室速、奎尼丁晕厥、低血压。其他可发生意识模糊、视觉障碍、恶心、呕吐、厌食、腹痛、腹泻、皮疹、血小板减少等。一般应在白天给药，避免夜间给药。

②利多卡因：剂量过大时可发生中枢神经系统毒性和心血管系统不良反应。前者可出现眩晕、感觉异常、意识模糊、谵妄、昏迷；后者可有窦房结抑制、室内传导阻滞，见于少数病人。

③普罗帕酮：不良反应较轻，可有眩晕、视力模糊、味觉障碍、恶心、呕吐等症状；个别病人出现手指震颤、窦房结抑制、房室传导阻滞、低血压等，亦可加重支气管痉挛、心力衰竭。餐间或餐后服用，可减少胃肠道反应。

④普萘洛尔：可引起窦性心动过缓、低血压、充血性心力衰竭等；伴有糖尿病者，可引起低血糖、乏力。当心率低于 50 次/分时，应及时停药。

⑤胺碘酮：最严重的心外毒性为肺纤维化，还可发生转氨酶升高、光过敏、角膜色素沉着、胃肠道反应、甲状腺功能亢进或减退、心动过缓等。

⑥维拉帕米：可引起房室传导阻滞、低血压、心动过缓，抑制心肌收缩等。

⑦腺苷：可有呼吸困难、胸部压迫感、皮肤潮红、心动过缓、房室传导阻滞等反应，持续时间常不足 1min。

【小贴士】

避免诱因，如情绪紧张、过度劳累、急性感染、寒冷刺激、不良生活习惯（吸烟、饮浓茶和咖啡）等。保持大便通畅，避免排便用力而加重心律失常。有晕厥史者应避免从事有危险的工作，出现头晕、黑蒙时应立即平卧，以免晕厥发作时摔伤或发生其他意外。

二、心力衰竭

心力衰竭，简称心衰，是指心脏疾病发展到一定程度时，虽有适量的静脉回流，心脏不能泵出足够的血液以满足机体代谢需要，出现以器官、组织血液灌注不足，肺循环和（或）体循环淤血为主要特征的一种临床综合征，又称充血性心力衰竭，常是各种心脏病变的终末阶段。心衰的主要临床表现为呼吸困难、疲乏、水肿等。

心功能不全是一个比心力衰竭更广泛的概念，伴有临床症状的心功能不全者称为心力衰竭，但有心功能不全的患者不一定全是心力衰竭。

（一）慢性心力衰竭

慢性心力衰竭也称为慢性充血性心力衰竭，是指各种慢性心血管病变引起的心力衰竭，也是心血管疾病最主要的死亡原因。

【诊断】

本病的基本病因为：①原发性心肌损害，包括冠心病引起的缺血性心肌损害、病毒性心肌炎及糖尿病、B族维生素缺乏引起的心肌障碍性疾病；②心脏负荷过重，包括高血压、主动脉瓣狭窄、肺动脉高压引起的后负荷过重和心脏瓣膜关闭不全引起的容量负荷过重。

心力衰竭的发生是在心脏病变的基础上，由一些增加心脏负荷的因素所诱发的。常见的诱因有：①感染。呼吸道感染是最常见、最重要的诱因。②心律失常。心房颤动是诱发心力衰竭的最重要因素。其他各种类型的快速性心律失常，以及严重的缓慢性心律失常也可以诱发心衰。③血容量增加。如输液或输血过多、过快，摄入钠盐过多等也是常见的诱发因素。④身心过劳。如过度劳累、情绪激动、精神紧张、妊娠分娩等。⑤其他。如合并贫血或甲状腺功能亢进，不恰当使用洋地黄类药物（如洋地黄过量或用量不足）、降压药，以及风湿性心瓣膜病出现风湿活动、原有心脏病变加重等。

【临床表现】

（1）左心衰竭：临床中最常见，以肺淤血和心排血量降低为主要表现。主要症状为：①呼吸困难。其为左心衰竭最主要的症状。最早出现的是劳力性呼吸困难，最典型的是阵发性夜间呼吸困难，严重者可以发生急性肺水肿，晚期可出现端坐呼吸。②咳嗽、咳痰和咯血。咳嗽、咳痰常发生在夜间，坐起或者站起时可以减轻或者消失。痰呈白色泡沫状，偶可见痰中带血丝。发生急性肺水肿时，咳大量粉红色泡沫痰。咳嗽和咳痰为肺泡和支气管黏膜淤血所致。③疲乏、头晕、心悸。

主要体征为：①肺部湿性啰音。开始时两肺底闻及湿性啰音，随着病情加重，湿啰音从局部肺底扩展布满两肺，部分病人伴有哮鸣音。②心脏体征。心脏扩大，心尖区舒张期奔马律，有些患者可以出现交替脉，交替脉为左心衰竭的特征性体征；心率加快、第一心音减弱。

（2）右心衰竭：以体静脉淤血表现为主。主要症状为：①消化道症状。其是右心衰竭最常见的症状，由于胃肠道和肝淤血而引起食欲不振、恶心、呕吐、腹胀等。②呼吸困难。在左心衰竭的基础上发生的右心衰竭，主要表现为劳力性呼吸困难。

主要体征为：①体位性水肿，是右心衰的典型体征。②颈静脉怒张和肝颈静脉回流征阳性，为右心衰竭的主要体征。③肝脏肿大和压痛。肝脏常因淤血而肿大，伴压痛。持续慢性右心衰竭可引起心源性肝硬化，晚期可以出现黄疸和大量的腹水。④心脏体征。可因三尖瓣相对关闭不全出现反流性杂音。

（3）全心衰竭：同时具有左心衰和右心衰的临床表现。如果右心衰继发于左心衰而形成全心衰竭，因右心衰出现之后右心排血量减少，使原有呼吸困难等肺淤血症状反而减轻，但因机体缺氧而致发绀加重。

【心功能分级】

根据临床表现和活动能力，目前统一采用 NYHA（美国纽约心脏病协会方案）心功能分级标准将心功能分为 4 级：

Ⅰ级：病人患有心脏病，但体力活动不受限制。平时一般的体力活动不引起疲劳、心悸、呼吸困难或心绞痛等症状。

Ⅱ级：体力活动轻度受限制。休息时无自觉症状，但平时一般的体力活动会引起疲劳、气急、心悸、呼吸困难或心绞痛等症状，休息后很快缓解。

Ⅲ级：体力活动明显受限制。休息时无症状，但一般的轻体力活动就会引起疲劳、心悸、呼吸困难或心绞痛，有轻度脏器淤血体征，休息较长时间后方可缓解。

Ⅳ级：病人有心脏病，不能从事任何的体力活动，休息时仍可存在心力衰竭症状或心绞痛，体力活动后加重。

【实验室检查】

（1）X 线检查：可检测心影大小、外形，为心脏病病因诊断提供重要依据。左心衰竭时可见心影扩大，上叶肺野内血管的纹理增粗，肺门阴影增大等肺淤血征象。

（2）心电图检查：心力衰竭本身没有特异心电图改变，可以出现心房、心室肥大及心肌劳损等心电图改变。

（3）超声心动图检查：比 X 线更能准确地反映出各心腔大小以及瓣膜结构和功能变化情况。利用 M 型、二维、多普勒超声可以判断心脏的收缩功能和舒张功能。

（4）放射性核素与磁共振显像（MRI）检查：放射性核素心血池显影有助于判断心室腔的大小，计算左心室最大充盈速度，反映心脏收缩功能和舒张功能。

（5）有创性血流动力学检查：将漂浮导管经静脉插管至右房、右室、肺动脉可以测定肺毛细血管楔嵌压（PCWP）和心排血量（Cardio – Output）、心脏指数（CI）、中心静脉压（CVP）。其中，PCWP 反映左心功能状况，正常值为 $6 \sim 12mmHg$。CVP 反映右心功能状况，正常值为 $6 \sim 12cmH_2O$。

【治疗】

慢性心力衰竭的治疗不能仅仅局限于缓解症状，必须采取综合性的治疗措施。

（1）减轻心脏的负荷：

①休息，限制各种体力活动，减轻心脏负担，是治疗心力衰竭的基本方法。对于长期卧床的患者，应指导其定时改变体位，防止发生压疮、静脉血栓和肺栓塞，可鼓励患者做下肢活动、温水泡脚、局部按摩等。

②给予低盐、低热量、高蛋白、高维生素的清淡易消化饮食，限制钠盐的摄入，每天的摄入量控制在 3g 以内。水肿的患者，应同时限制水的摄入量。

③吸氧。给予持续的鼻导管氧气吸入，流量为 $2 \sim 4L/min$。

④利尿剂的应用。利尿剂是治疗心力衰竭最常用的药物，不仅可以消除水肿，减少血容量，从而减轻心脏的前负荷；而且能降低血压，从而减轻心脏的后负荷。常用的利尿剂有：a. 排钾利尿剂。主要有噻嗪类利尿剂（如氢氯噻嗪，轻度心力衰竭时可作为首选药物，每次25～50mg，每日1次或隔日1次）和袢利尿剂（如呋塞米）。b. 保钾利尿剂。常用螺内酯（安体舒通）和氨苯蝶啶。利尿作用比较弱，常与噻嗪类利尿剂和袢利尿剂合用以防止低钾的发生。

⑤扩血管药物的应用。通过扩张小动脉，减轻心脏后负荷；通过扩张小静脉，减轻心脏前负荷。常用的扩血管药物有硝酸异山梨酯、硝酸甘油等。

（2）增强心肌收缩力：强心药物具有正性肌力作用，适合于治疗以收缩功能异常为特征的心力衰竭，尤其是对伴快速心律失常的患者作用最佳。

①洋地黄类药物：洋地黄类制剂在增加心肌收缩力的同时，不增加心肌耗氧量。

a. 洋地黄类药物的适应证：充血性心力衰竭，尤其是针对伴有心房颤动和心室率增快者。对室上性心动过速、心房颤动和心房扑动都有效。

b. 洋地黄类药物的禁忌证：预激综合征合并心房颤动；病态窦房结综合征；高血压性心脏病以心肌肥厚为主者；二度或完全性房室传导阻滞；肥厚型心肌病伴流出道梗阻者，单纯性重度二尖瓣狭窄伴窦性心律不齐病人；急性心肌梗死伴心力衰竭，除非合并心房颤动或（和）心脏扩大，或梗死前已在用洋地黄者，一般不用洋地黄类药物治疗，尤其在最初24h内。对洋地黄中毒及过敏者也禁用。

c. 洋地黄制剂及其应用方法：速效制剂，如毛花苷丙（西地兰），每次0.2～0.4mg，稀释后静脉注射。中效制剂，如地高辛，0.25mg，1次/日，口服。

②其他强心药：

a. α 受体兴奋剂：为正性肌力药物，主要有多巴胺、多巴酚丁胺，两药用量均为 $2 \sim 5 \mu g/kg \cdot min$，短期静脉应用，特别适合于急性心肌梗死伴心力衰竭的患者。

b. 磷酸二酯酶抑制剂：常用氨力农、米力农（$50 \mu g$ 稀释静注）等。

c. β 受体阻滞剂：如美托洛尔、比索洛尔等，具有负性肌力作用，但可解除交感神经兴奋的影响。临床用于心衰患者，应待心衰稳定且无体液潴留时，应用美托洛尔 12.5mg/d，比索洛尔 1.25mg/d，从小量开始逐渐加量维持。

【小贴士】

1. 避免进食产气的、辛辣刺激性的食物及浓茶和咖啡；戒烟酒；多吃蔬菜、水果及粗纤维食物，少量多餐。

2. 指导患者养成定时排便的习惯。排便时避免用力，以免增加心脏负荷，甚至诱发严重的心律失常。可指导患者每日环形按摩腹部，必要时给予缓泻剂以助排便。

（二）急性心力衰竭

急性心力衰竭是指由于急性心脏病变引起心排血量显著、急骤地下降，导致组织器官灌注不足和急性淤血的综合征。临床上以急性左心衰竭最常见，主要表现为急性肺水肿，严重者有心源性休克的症状和体征。

【诊断】

急性左心衰的常见原因有：①与冠状动脉粥样硬化性心脏病有关的急性广泛心肌梗死、室间隔破裂、乳头肌梗死断裂等。②感染性心内膜炎引起的腱索断裂、瓣膜穿孔所导致的急性心脏瓣膜性反流。③高血压急症等。

急性左心衰主要表现为突然发作的严重的呼吸困难，呼吸频率达到 $30 \sim 40$ 次/分，端坐呼吸，伴极度烦躁不安、大汗淋漓，同时频繁咳嗽，咳出大量白色或粉红色泡沫痰，表情恐惧。严重时，可因脑缺氧而神志模糊。体检时可见面色灰白、口唇发绀，心率、脉搏增快。听诊时两肺布满湿啰音和哮鸣音，心尖区第一心音减弱，可闻及舒张期的奔马律，肺动脉瓣区第二心音亢进。发病刚开始时，可有一过性的血压升高，病情如不缓解，血压可能持续下降甚至发生休克。

【实验室检查】

胸部 X 线检查：早期肺间质水肿时，可见上肺静脉充盈、肺门血管影模糊、小叶间隔增厚；肺水肿时，可表现为蝶形肺门；严重的肺水肿表现为弥漫满肺的大片阴影。

【治疗】

治疗原则：祛除诱因和治疗病因，减轻心脏负荷，增强心肌收缩力，解除支气管痉挛。

（1）药物：可静脉给予毛花苷丙（西地兰）0.4～0.8mg，加入 5% 葡萄糖液 20～40ml 内缓慢静注（5min 以上）；如心率不快（<100 次/分），可给予毒毛花苷 K 首剂 0.125～0.25mg，加入 5% 葡萄糖液 20ml 内缓慢静注（5～10min）；呋塞米 20～40mg 静脉注射；硝普钠 10μg/min 滴入，无效时每 5min 递增 5～10μg/min，维持量为 50～100μg/min；硝酸甘油含服，每次 2～2.4mg，每隔 5min 给药一次，连续 5～7 次为一疗程；酚妥拉明 0.1mg/min，开始每隔 5min 逐渐增加剂量，最大不超过 2mg/min；吗啡 3～5mg/次静脉缓慢注射，必要时间隔 15min 重复一次，共 2～3 次；氨茶碱 0.25g 溶于 5% 葡萄糖液 20ml 内，缓慢静脉注射 10min 注完，然后以 1.5μg/（kg·min）的速度静脉滴注。

（2）体位：立即协助病人取坐位，双腿下垂，以利于呼吸和减少静脉回心血量。

（3）吸氧：给予高流量（6～8L/min）并经 30%～50% 乙醇湿化的氧气，鼻导管吸入。使用乙醇吸氧可使肺泡内泡沫的表面张力降低而破裂，有利于改善肺通气。必要时可以加压吸氧，以增高肺泡内的压力，减少浆液的渗出，但吸氧时间不宜过长，应间歇吸入。可给予机械通气以辅助呼吸。

三、原发性高血压

原发性高血压是以血压升高为主要临床表现，伴或不伴有多种心血管危险因素的综合征，通常简称为高血压。

目前，我国采用国际上统一的高血压诊断标准：18 岁以上成年人在未服药的情况下，收缩压≥140mmHg 和（或）舒张压≥90mmHg，可诊断为高血压。根据血压升高水平，又进一步将高血压分为 1、2、3 级。

表 4 - 3　血压水平的定义和分类（WHO/ISH，1999 年）

类别	收缩压（mmHg）	舒张压（mmHg）
理想血压	< 120	< 80
正常血压	< 130	< 85
正常高值	130 ~ 139	85 ~ 89
1 级高血压（轻度）	140 ~ 159	90 ~ 99
亚组：临界高血压	140 ~ 149	90 ~ 94
2 级高血压（中度）	160 ~ 179	100 ~ 109
3 级高血压（高度）	≥180	≥110
单纯收缩期高血压	≥140	< 90
亚组：临界收缩期高血压	140 ~ 149	< 90

原发性高血压的病因为多因素的，是遗传因素和环境因素相互作用的结果。一般认为，遗传因素约占 40%，环境因素约占 60%。

高血压具有明显的家族遗传性，约 60% 高血压病人有家族遗传史。另外，引起高血压常见的环境因素有：①饮食。钠盐摄入越多，血压水平和患病率就越高。②精神应激。长期精神紧张、焦虑或长期处于噪音的环境，也可引起高血压。另外，肥胖是血压升高的重要危险因素。

【诊断】

1. **症状**　原发性高血压通常起病缓慢，早期多无症状，仅在体检测血压时才发现血压升高，有的病人则在出现心、脑、肾等并发症后才被发现。常见症状有头痛、头晕、颈项板紧、疲劳、耳鸣、心悸等，在紧张或劳累后加重，但症状严重程度不一定与血压水平相关，多数症状可自行缓解。也可出现视力模糊、鼻出血等较重症状。

2. **体征**　血压随季节、昼夜、情绪等因素有较大波动。冬季、清晨起床活动后血压较高。心脏听诊时可闻及主动脉瓣区第二心音亢进、主动脉瓣区收缩期杂音或收缩早期喀喇音。长期持续的高血压可出现左心室肥厚并可闻及第四心音。

3. **恶性或急进型高血压**　多见于中青年，病情急骤，血压明显升高，舒张压持续≥130mmHg，并伴有头痛、视力模糊，眼底检查时可见眼底出血、渗出和乳头水肿；肾脏损害明显，可表现为持续的蛋白尿、血尿与管型尿。病情进展迅速，如不及时有效治疗，预后较差，常死于肾衰竭、脑卒中或心力衰竭。

4. **并发症**

（1）高血压危象：患者血压升高显著，以收缩压为主。危象发生时，主要表现为头痛、烦躁、眩晕、恶心、呕吐、心悸、胸闷、视力模糊等症状。主要由于紧张、疲劳、寒冷、突然停用降压药等，使全身小动脉发生暂时性的强烈痉挛，周围血管阻力显著增加，血压急剧上升所致。

（2）高血压脑病：常发生于重症高血压患者，临床上以脑病的症状和体征为特点，表现为剧烈头痛、恶心、呕吐、不同程度的意识障碍、精神错乱，甚至昏迷、全身抽搐。主要由于过高的血压突破了脑血流自动调节范围，脑组织血流灌注过多，从而引起脑水肿所致。

（3）脑血管病：包括脑出血、脑血栓形成、短暂性脑缺血发作、腔隙性脑梗死。

（4）其他：长期高血压可导致心力衰竭、慢性肾衰竭、主动脉夹层（为严重的血管急症，常可导致病人死亡）。

5. 高血压危险度分级　根据血压升高水平、其他心血管危险因素、糖尿病史、靶器官损害程度及并发症情况，可以将高血压患者分为低危、中危、高危和极高危四级。具体分层标准见表4-4。用于分级的其他心血管危险因素包括：①男性＞55岁、女性＞65岁；②吸烟；③血胆固醇＞5.72mmol/L；④腹型肥胖；⑤缺乏体力活动；⑥早发心血管疾病家族史。用于分级的靶器官损害：①左心室肥厚；②微量蛋白尿和（或）血肌酐轻度升高。用于分级的并发症：①心脏疾病；②脑血管疾病；③肾脏疾病；④血管疾病；⑤高血压性视网膜病变。

表4-4　高血压患者心血管危险分级标准

类别	血压水平		
	1级高血压	2级高血压	3级高血压
无其他危险因素	低危	中危	高危
1~2个危险因素	中危	中危	极高危
3个以上危险因素或糖尿病，或靶器官损害	高危	高危	极高危
有并发症	极高危	极高危	极高危

6. 实验室检查及其他检查

（1）常规检查：实验室检查的项目包括血常规、尿常规、血糖、血脂、肾功能和血尿酸。X线检查显示主动脉弓迂曲、左心室增大。心电图检查可见左心室肥大。部分患者可根据需要和条件进一步检查眼底、超声心动图等。

（2）特殊检查：24小时动态血压监测有助于判断高血压的严重程度，了解血压昼夜的节律，指导降压治疗以及评价降压药物的疗效。

【治疗】

治疗高血压的主要目的是使血压降至正常范围，防止和减少心脑血管及肾脏并发症，降低病死率和致残率。最大限度地降低高血压病人心脑血管病的发病率和死亡率。

1. 非药物治疗　改善生活行为，适用于各级高血压患者，包括使用降压药物治疗的患者，尤其是对 2 级以下的高血压患者，治疗应以促进身心休息为主。具体内容包括：①减轻体重；②低盐饮食；③补充钙和钾盐；④减少脂肪的摄入；⑤戒烟、戒酒；⑥适当运动；⑦减少精神压力。

2. 降压药物治疗　目前常用降压药物可归纳为五类，包括利尿剂、β 受体阻滞剂、钙通道阻滞剂（CCB）、血管紧张素转换酶抑制剂（ACEI）、血管紧张素 II 受体阻滞剂（ARB），见表 4 - 5。

表 4 - 5　常用降压药物名称、剂量及用法

药物分类	药物名称	每次剂量	用法（每日）
利尿剂	氢氯噻嗪	12.5mg	1~2 次
	螺内酯	20~40mg	1~2 次
	呋塞米	20~40mg	1~2 次
β 受体阻滞剂	美托洛尔	25~50mg	2 次
	阿替洛尔	50~100mg	1 次
钙通道阻滞剂	硝苯地平	5~10mg	3 次
	氨氯地平	5~10mg	1 次
血管紧张素转换酶抑制剂	卡托普利	12.5~50mg	2~3 次
	贝那普利	10~20mg	1 次
血管紧张素 II 受体阻滞剂	氯沙坦	50~100mg	1 次

用药原则：①高血压患者需要长期降压治疗，不能随意停止治疗或频繁地改变治疗方案；②药物治疗应从小剂量开始，逐步增加剂量；③大多数无并发症或并发症患者可以单独或联合使用降压药物，联合用药可增强药物疗效，减少药物的不良反应；④治疗方案个体化。

3. 高血压急症的治疗　高血压急症是指短期内（数小时或数天）血压急速升高，舒张压 > 130mmHg 和（或）收缩压 > 200mmHg，伴有重要器官组织如心、脑、肾、眼底、大动脉的严重功能障碍或不可逆性损害。高血压急症十分严重，必须迅速使血压下降，在监测血压的前提下选择适宜有效的降压药物静脉给药。常用降压药物包括：

（1）硝普钠：为首选药物。通过直接扩张动脉和静脉使血压下降，降低心脏前后负荷。开始以每分钟 10～25μg 速率静脉给药，根据血压情况调节滴速。

（2）硝酸甘油：扩张静脉、冠状动脉和大动脉。开始以每分钟 5～10μg 速率静脉点滴，可逐渐加快滴速。

（3）尼卡地平、拉贝洛尔等。

（4）有高血压脑病者，应给予脱水剂，如甘露醇快速静脉点滴；或给予快速利尿剂，如呋塞米静脉注射，以减轻脑水肿。

（5）有烦躁、抽搐患者，用地西泮肌注或静脉注射。

4. 其他处理措施

（1）休息与活动：①早期患者应适当休息，生活要有规律，保证睡眠充足；对血压较高、症状明显或伴有脏器损害者，应增加休息时间。安排适当的运动，如散步、打太极拳等，不宜登高、提取重物、剧烈运动等。切记改变体位时，动作要缓慢。血压增高时，卧床休息。避免劳累、情绪激动、精神紧张等。②保证病室安静、舒适、光线柔和，避免环境嘈杂。尽量减少探视。护理人员操作要集中，动作轻柔，防止过多打扰病人。

（2）饮食：改善饮食结构，控制总热量。少食脂肪及动物内脏，多食蔬菜、水果、豆类、牛奶，适当补充动物蛋白质，以鱼类为主，保证食物中有足够的钾、钙、镁，每日食盐量以不超过 6g 为宜。戒酒、戒烟，防止便秘，减轻心脏负荷。

（3）运动：运动可以减轻肥胖，改善脏器功能，提高活动耐力，减轻胰岛素抵抗，改善心理状态。可根据患者年龄及身体状况选择适当的运动方式，提倡有氧运动，如慢跑、步行、打太极拳、练气功等。运动量因人而异，一般每周 3 ~ 5 次，每次 30 ~ 60min，运动强度指标为运动时最大心率达到 170 减去年龄为宜。运动中如出现心慌、气促、头晕、极度疲乏，应立即停止运动。

【小贴士】

1. 疾病知识指导　让病人了解自己的病情，并向病人及家属说明原发性高血压对机体的危害，以引起高度重视。强调长期坚持饮食、运动、药物治疗的必要性。教会患者正确测量血压的方法。指导患者调整心态，积极配合治疗，避免不良情绪，以免诱发血压增高。

2. 饮食及活动指导　合理安排休息和活动，戒烟戒酒，保证低盐、低脂饮食，多吃新鲜蔬菜、水果。防止便秘，控制体重，劳逸结合，保证充足的睡眠，根据患者的不同情况制订合适的运动计划。

3. 用药指导　告诉病人药物的名称、服药时间、剂量和方法。教育病人服药剂量必须严格按医嘱执行，不可随意增减药量或突然停药。提醒病人注意药物的不良反应，学会自我观察及相应的简单护理。

4. 定期复查　教会病人或家属测量血压的方法，定时测量血压并做记录，定期门诊随访复查。病人 1 ~ 3 个月随诊一次，如果为高危人群，每个月都要随诊一次。

四、冠心病

冠状动脉粥样硬化性心脏病简称冠心病，指冠状动脉粥样硬化使血管腔狭窄或阻塞，和（或）因冠状动脉功能改变（痉挛）导致心肌缺血、缺氧或坏死而引起的心脏病，亦称缺血性心脏病。

冠心病分为以下 5 种类型：

1. 无症状型冠心病　病人无自觉症状，但在静息、动态或负荷试验心电图时有 ST 段压低、T 波低平或倒置等心肌缺血的客观表现。

2. 心绞痛型冠心病　有发作性胸骨后疼痛，为一过性心肌供血不足引起，但无明显心肌形态改变。

3. 心肌梗死型冠心病　症状比较严重，由冠状动脉闭塞致心肌急性缺血性坏死所致。

4. 缺血性心肌病型冠心病　表现为心脏增大、心力衰竭和心律失常，由长期心肌缺血导致心肌纤维化而引起。

5. 猝死型冠心病　因原发性心脏骤停而猝然死亡，多为缺血心肌局部发生电生理性紊乱，引起严重的室性心律失常所致。

（一）心绞痛

心绞痛是在冠状动脉狭窄的基础上，由于心肌负荷的增加而引起心肌急剧、暂时地缺血和缺氧，以阵发性胸骨后压榨性疼痛为主要表现的临床综合征。心绞痛可分为稳定型心绞痛和不稳定型心绞痛两种类型，下面重点介绍稳定型心绞痛。

本病最基本的原因是冠状动脉粥样硬化。由于冠状动脉粥样硬化使血管腔狭窄和（或）阻塞导致血流减少，当心脏负荷突然增加或冠状动脉痉挛时，冠状动脉血流量不能满足心肌的需要，引起心肌急剧、短暂地缺血和缺氧，心肌内积聚过多的代谢产物，刺激心脏内自主神经的传入纤维末梢，经 1~5 胸交感神经节和相应的脊髓段，传到大脑，产生疼痛的感觉，从而发生了心绞痛。

【诊断】

病患多有因体力劳动、情绪激动、饱餐、寒冷、吸烟而诱发胸前区疼痛及胸闷气短等病史。

1. 症状　以发作性胸痛为主要临床表现，典型的疼痛特点为：

（1）部位：多位于胸骨体中段或上段之后，可波及心前区，范围手掌大小，常放射至左肩、左臂内侧达无名指和小指，或到达颈、咽、下颌部。

（2）性质：典型的胸痛呈压迫性或紧缩性的闷痛，也可有烧灼感，但不尖锐。发作时，病人常常不自觉地停止原来的活动，直到症状缓解为止。

（3）诱因：常因体力劳动或情绪激动而诱发，也可因饱餐、寒冷、阴雨天气、吸烟、排便、心动过速、休克而引起。

（4）持续时间：疼痛出现后常常逐渐加重，一般持续 3 ~ 5min，重者可达 10 ~ 15min，很少超过 15min。

（5）缓解方式：一般停止活动或含服硝酸甘油 1 ~ 3min 即可缓解。

2. 体征　心绞痛患者发作时可见面色苍白、出冷汗、心率增快、血压升高，心尖区有时可闻及舒张期奔马律。

3. 实验室检查及其他检查

（1）心电图检查：为诊断心绞痛最常用的方法。静息时，约半数病人的心电图在正常范围；发作时，绝大多数病人可出现暂时性心肌缺血引起的 ST 段移位。由于心内膜下心肌更容易缺血，因此常见反映心内膜下心肌缺血的 ST 段压低（≥0.1mV），有时出现 T 波倒置。也可以进行 24h 动态心电图连续监测，胸痛发作时的相应时间心电图呈缺血性 ST - T 改变，有助于非典型发作病人的诊断。

（2）超声心动图检查：心绞痛及严重缺血发作时，超声心动图可见缺血区心室壁运动异常。冠状动脉内超声显像时可显示血管壁的粥样硬化病变。

（3）放射性核素检查：[201]T1 - 心肌显像可显示心肌缺血区的部位和范围，对心肌缺血诊断较有价值。显像所示灌注缺损提示心肌供血不足或血液供应消失。

（4）冠状动脉造影及左室造影：可发现病变的范围和程度，当管腔直径缩小 70% ~ 75% 以上时，将严重影响心肌供血。冠状动脉造影是诊断冠心病的"金标准"。

【治疗】

1. 发作时治疗　应停止活动，就地休息；应用作用较快的硝酸酯制剂，这类药物可以扩张冠状动脉和外周血管。常用药物有：硝酸甘油片 0.3 ~ 0.6mg 或硝酸异山梨酯（消心痛）5 ~

10mg，舌下含化。如症状不能缓解，可重复应用。一般情况下，硝酸甘油 1~2min 起效，半小时后作用消失；消心痛 2~5min 起效，2~3h 后作用消失。

2. 缓解期治疗 包括控制危险因素、去除病因，应用防止心绞痛发作的药物。常用药物有：①硝酸酯制剂。硝酸异山梨酯（消心痛）5~20mg，每日 3 次；缓释制剂可维持 12h，可用 20mg，每日 2 次；5% 硝酸异山梨酯 20~40mg，每日 2 次，有口服或注射剂；长效硝酸甘油制剂，每次 2.5mg，每日 3 次；2% 硝酸甘油油膏或橡皮膏贴片贴于胸前或上臂皮肤，用以预防夜间心绞痛。②β 受体阻滞剂。常用药物有美托洛尔、阿替洛尔等。此类药物可引起低血压，应从小剂量开始，停药时要逐渐减量，突然停药有诱发心肌梗死的可能。③钙通道阻滞剂。常用药物有维拉帕米、地尔硫卓、硝苯地平缓释片。主要是阻滞血管平滑肌、心肌的钙通道，通过扩张血管、降低心脏后负荷和增加冠脉血流量，达到缓解心绞痛的目的。④抗血小板药物，如阿司匹林。⑤调整血脂的药物。降血脂治疗可促使粥样斑块稳定，减少血栓形成，减少不稳定心绞痛发展为心肌梗死的可能性。⑥中医中药治疗，可用复方丹参滴丸、速效救心丸等。

3. 其他疗法 皮腔内冠状动脉成形术（PTCA）或支架置入术；冠状动脉旁路移植术（CABG）即冠脉搭桥术，适用于经内科治疗效果不佳、无法行 PTCA 和介入治疗或治疗失败者。

【小贴士】

1. 疾病知识的指导 ①合理膳食，养成良好的饮食习惯，低脂低盐；避免饱餐，戒烟酒。②合理安排休息与活动，活动应循序渐进，以不引起症状为原则。根据病人的不同情况，制订不同的活动计划，避免剧烈运动。③控制体重。④避免精神过度紧张或过度劳累，保持情绪稳定。⑤保持肠道通畅，避免用力排便。

2. 用药指导 教会病人正确用药，告知病人药物的不良反应和副作用，以及如何对常见的不良反应做出相应的处理。教会病人常规的自我监测方法，出现不适时立刻舌下含服硝酸甘油，并平卧。硝酸甘油见光容易分解，应放在棕色瓶内密闭保存，每6个月需要更换一次，以免失效。

3. 定期复查　告诉病人定期复查心电图、血脂等，发现不适随时就诊。

（二）急性心肌梗死

心肌梗死是指在冠状动脉病变的基础上，发生冠状动脉血供急剧减少或中断，使相应心肌严重、持久缺血而发生坏死。主要表现为持续的胸骨后剧烈疼痛、发热、心电图进行性改变和血清心肌酶增高，甚至发生心律失常、心力衰竭或心源性休克。心肌梗死属冠心病的严重类型。

心肌梗死的基本病因：冠状动脉粥样硬化，造成血管管腔严重狭窄和心肌供血不足，而侧支循环尚未充分地建立，在此基础上，一旦血供急剧减少或中断，使心肌严重而持久地急性缺血达1h以上，即可发生心肌梗死。绝大多数心肌梗死是由于不稳定粥样斑块破溃，继而出血和管腔内血栓形成，从而使管腔完全闭塞。少数情况是由于冠状动脉痉挛而使血管腔闭塞所致。

【诊断】

病患多有冠心病病史，大部分患者在发病前数日有乏力、胸部不适及活动时心悸、气急、烦躁、心绞痛等症状。有新发生或比以往更剧烈而频繁的心前区疼痛，且硝酸甘油疗效差。有较剧烈的体力活动；情绪过分激动；用力排便或血压剧升等情况。

1. 症状　心肌梗死可由频繁发生的心绞痛发展而来，也可原无症状，直接发生心肌梗死，严重者可导致死亡。其临床表现与心肌梗死面积的大小、部位、侧支循环的情况密切相关。

（1）疼痛：为最早出现的、最突出的症状。疼痛部位和性质与心绞痛相似，但疼痛程度更重，范围更广，常在安静或睡眠时发生。疼痛常表现为难以忍受的压榨、窒息或烧灼样，同时可伴有大汗、烦躁不安、恐惧及濒死感，可达数小时或数日，休息和含服硝酸甘油多不能缓解。部分病人疼痛可位于上腹部而被误认为急腹症。也有部分病人无疼痛，一开始即表现为休克或急性心力衰竭。

（2）全身症状：一般在疼痛发生后1～2日出现，表现为发热、心动过速，体温在38℃左右，一般不超过39℃，持续大约1周。

（3）胃肠道症状：部分患者在发病早期疼痛的同时伴频繁的恶心、呕吐和上腹胀痛，也可出现肠胀气，严重者可出现呃逆。

（4）心律失常：大部分心肌梗死病人都有心律失常，是急性心肌梗死发病的主要原因。多发生在起病1～2天，以24h内最多见。各种心律失常中以室性心律失常，尤其是室性期前收缩最常见。室颤是急性心肌梗死早期，特别是入院前死亡的主要原因。

（5）心源性休克：常系心肌广泛坏死，心排血量急剧下降所致。表现为疼痛已缓解而收缩压仍低于80mmHg，同时出现烦躁不安、面色苍白或青紫、皮肤湿冷、脉细而快、大汗淋漓、尿量减少、意识模糊迟钝，甚至昏厥。

（6）心力衰竭：主要为急性左心衰竭，可在起病最初的几天内发生，或在疼痛、休克好转阶段发生。右心室心肌梗死患者一开始就可出现右心衰竭表现，并伴有血压下降。

2. 体征　①心脏：心脏浊音界可正常，也可轻度至中度增大；心率增快或减慢；心尖区第一心音减弱，心尖部可闻及舒张期奔马律。部分病人可在发病后2～3日出现心包摩擦音。②血压：除了急性心肌梗死早期血压可增高外，几乎所有病人都有血压降低。③其他：当同时伴有心律失常、休克或心力衰竭时，可有相应的体征。

3. 并发症　包括乳头肌功能失调或断裂、心脏破裂、栓塞、心室壁瘤、心肌梗死后综合征。

4. 实验室检查及其他检查

（1）心电图（如图4-21、图4-22）：急性心肌梗死患者心电图可出现特征性和动态性改变。

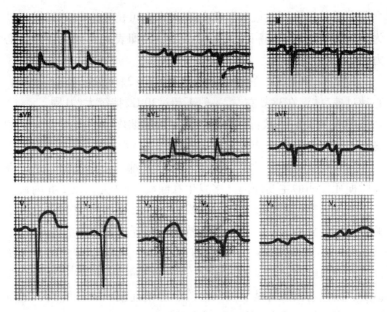

图 4－21　急性前壁心肌梗死的心电图

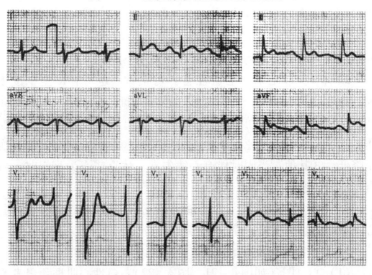

图 4－22　急性下壁心肌梗死的心电图

①特征性改变。a. 在面向透壁心肌坏死区的导联上出现宽而深的异常 Q 波（病理性 Q 波）。b. 面向坏死区周围心肌损伤区的导联，出现 ST 段明显抬高呈弓背向上型。c. 面向损伤区心肌缺血区的导联，出现 T 波倒置。

②动态性改变。ST 段抬高的急性心肌梗死患者的心电图会出现以下改变：a. 在起病几小时内，可无异常或出现异常高大且双肢不对称的 T 波。b. 几小时后，ST 段明显抬高，弓背向上，与直立的 T 波连接形成单相曲线。c. 几小时至两日内出现病理性的 Q 波，同时 R 波降低，为急性期改变。Q 波大部分永久存在。d. 如早期不进行干预，ST 段抬高持续数日到两周左右，逐渐回到基线水平，T 波变为平坦或倒置，是亚急性期的变化。e. 几周至几个月后，T 波呈 V 形倒置，两支对称，波谷尖锐，为慢性期改变。

③定位诊断。有 ST 段抬高性心肌梗死的定位可根据出现特征性改变的导联数来判断：出现在 V_1、V_2、V_3 导联提示前间壁心肌梗死；出现在 $V_3 - V_5$ 导联提示局限前壁心肌梗死；出现在 $V_1 - V_5$ 提示广泛前壁心肌梗死；出现在 Ⅱ、Ⅲ、aVF 导联提示下壁心肌梗死；出现在 Ⅰ、aV1 导联提示高侧壁心肌梗死。

（2）血清心肌酶测定：天门冬氨酸氨基转移酶（AST）、肌酸激酶（CK）、肌酸激酶同工酶（CK - MB）升高是传统的诊断急性心肌梗死的血清标记物。其中，肌酸激酶是出现最早、恢复最早的酶，CK 在起病 6h 内升高，24h 达高峰，3 ~ 4 日恢复正常。肌酸激酶同工酶为心肌所特有的，具有特征性。

（3）心肌坏死标记物测定：心肌损伤标记物增高水平与心肌梗死范围及预后明显相关。①肌红蛋白在起病 2h 升高，12h 内达高峰，24 ~ 48h 内恢复正常。②肌钙蛋白 I（cTnI）或 T（cTnT）在起病 3 ~ 4h 后升高；cTnI 于 11 ~ 24h 达高峰，7 ~ 10 天降至正常；cTnT 于 24 ~ 48h 内达高峰，10 ~ 14 天降至正常。这些心肌结构蛋白含量增高是诊断心肌梗死的敏感指标。

（4）其他：起病 1~2h 后，血白细胞可增至（10~20）× 10^9/L；血沉增快有助于心肌梗死与心绞痛的鉴别。

放射性核素检查可以显示心肌梗死的部位和范围；观察左心室壁的运动和左心室射血分数，有助于判断心室的功能、诊断梗死后造成的心室壁瘤和室壁运动失调。

超声心动图检查能可靠地确定心肌梗死的部位、范围，以及左右心室功能降低的程度。

【治疗】

治疗原则：及早地使心肌血液再灌注以挽救心肌，到达医院后 30min 内开始溶栓或者 90min 内介入治疗，防止梗死的面积扩大，缩小心肌缺血的范围，维持心肌功能。

1. 一般处理　绝对卧床休息 3~7 天，保持环境安静，减少探视，减少各种不良刺激；间歇或持续给氧 2~3 天；加强心电监护，急性期持续进行血压、呼吸监测 3~5 天；迅速建立静脉通道；无禁忌证者可服阿司匹林，一般首次剂量达到 150~300mg，以后每日 1 次，3 日后改为 75~150mg，每日 1 次，长期服用。

2. 对症处理，缓解疼痛　疼痛发生时可服用镇痛药物来缓解疼痛，用哌替啶（杜冷丁）50~100mg 肌注或吗啡 5~10mg 皮下注射，必要时 1~2h 后再重复注射 1 次。疼痛较轻者可用可待因或罂粟碱。

3. 溶栓治疗　所有在症状发作后 12h 内、ST 段抬高的心肌梗死病人和无禁忌证者都可考虑进行溶栓治疗。溶栓药物是以纤维蛋白溶酶原激活剂激活血栓中纤维蛋白酶原，使其转变为纤维蛋白溶酶而溶解血管内的血栓。常用的溶栓药物有：①尿激酶（UK）150 万~200 万 U，30min 内静脉滴注；链激酶（SK）150 万 U，静脉滴注，在 60min 内滴完。②重组组织型纤维蛋白溶酶原激活剂（rt-PA），一般 90min 内静脉滴注 100mg。首先静脉注射 15mg，其次 30min 内静脉滴注 50mg，最后 60min 内再滴

注35mg。

4. 介入治疗　主要是皮腔内冠状动脉成形术（PTCA）及冠脉内支架植入术。

5. 消除心律失常治疗　心律失常应该及时消除，防止演变为严重的心律失常甚至死亡。室性心律失常应立即给予利多卡因静脉注射；发生心室颤动时，尽快采用非同步直流电除颤；室性心动过速可采用同步直流电除颤；室上性快速心律失常药物治疗不能控制时可以考虑同步直流电复律；缓慢性心律失常可用阿托品0.5~1mg等。

6. 控制休克　补充血容量，应用升压药物及血管扩张剂药，纠正酸中毒，避免脑缺血。

7. 治疗心力衰竭　除严格休息、镇痛或吸氧外，以应用吗啡（或哌替啶）和利尿剂为主，也可选用血管扩张剂。应注意在急性心肌梗死发生24h内尽量避免使用洋地黄制剂，以免诱发室性心律失常，有右心室梗死的病人慎用利尿剂。

8. 其他治疗　可用β-受体阻滞剂和钙通道阻滞剂、血管紧张素转换酶抑制剂、抗凝药物如肝素等治疗。极化液（氯化钾1.5g，普通胰岛素8U加入10%葡萄糖500ml中）治疗，主要是为了促进心肌摄取和代谢葡萄糖，使钾离子进入细胞内，恢复细胞膜的极化状态，以利心脏正常收缩，减少心律失常。

【小贴士】

1. 休息与活动　急性期应绝对卧床休息，保持环境安静，减少探视，协助患者做好各项生活护理如穿衣、洗手等，并告知病人和家属休息可以降低心肌耗氧量和交感神经兴奋性，有利于缓解疼痛。有并发症者可适当延长卧床休息的时间。

2. 患者饮食　应从流质开始逐渐过渡，发病后4~12h内进流质饮食，以减轻胃部的扩张。随后用半流质，2~3日后改为软食，宜进低盐、低脂、低胆固醇、易消化的清淡食物，少量多餐；禁烟、酒；避免浓茶、咖啡及过冷、过热、辛辣刺激性食物，多吃富含维生素的食物，如新鲜的蔬菜、水果等；无糖尿病者可每日清晨服用蜂蜜水 20ml；每日顺时针环形按摩腹部，促进肠蠕动；必要时给予甘油灌肠。

3. 运动指导　患者康复后要进行适度的运动，以达到患者最大心率的 60% ~65% 的低强度长期锻炼最有效。可进行散步、慢跑、打太极拳、骑自行车、游泳等运动，每周 3 ~ 4 天，开始每次 10 ~15min，逐渐延长到半个小时以上，避免剧烈及长时间的运动。

4. 避免危险因素　积极治疗心绞痛、高血压、糖尿病、高脂血症等，控制各种危险因素；避免情绪紧张、激动；避免寒冷；保持大便通畅，防止用力排便。

五、心肌炎

心肌炎指心肌细胞及周围组织间隙发生局限性弥漫性炎症。病毒性心肌炎是嗜心性病毒感染引起的心肌炎性病变，是最常见的感染性心肌炎。病毒性心肌炎多见于儿童、青少年，男性多于女性。

各种病毒均可引起病毒性心肌炎，其中以肠道和呼吸道感染的各种病毒最多见。肠道病毒中最常见的是柯萨奇 B 组病毒，约占 30%，其他常见的病毒有柯萨奇 A 组病毒、艾柯病毒及脊髓灰质炎病毒。此外，流感、风疹、单纯疱疹、肝炎病毒及 HIV 等都能引起心肌炎。病毒可直接侵犯心肌和使心肌内小血管损伤，免疫机制和毒素作用也在心肌炎的发病中起重要作用，引起心肌细胞溶解、间质水肿、单核细胞浸润等炎症改变。

病毒性心肌炎的诱因有营养不良、剧烈运动、过度疲劳、寒冷、酗酒、妊娠和缺氧等。

【诊断】

病毒性心肌炎患者的症状取决于病情的严重程度及病变的部位。

1. 病史及症状 约半数以上病人在发病前 1～3 周有发热、全身倦怠、恶心、呕吐等呼吸道或肠道感染的症状。病毒感染后 3 周内出现不能用一般感染解释的与心脏相关的表现，包括严重乏力、心悸、胸痛、呼吸困难，甚至出现阿-斯综合征等。

2. 体征 轻症者可见与发热程度不平行的心动过速，重症者可见心脏扩大，各种心律失常，第一心音减弱，心尖区可闻及舒张期奔马律，或有颈静脉怒张、肺部啰音、肝脏肿大等心力衰竭体征。

3. 实验室检查及其他检查

（1）血液检查：心肌损害明显者血清肌钙蛋白、心肌肌酸激酶增高，血沉增快，C 反应蛋白增加。外周血中可检出肠道病毒核酸阳性等。

（2）X 线检查：病变广泛而严重者，心影轻至中度增大。

（3）心电图检查：常见 ST-T 改变和各种心律失常，以室性心律失常和房室传导阻滞常见。

（4）超声心动图检查：轻症者可显示正常，重症者可出现心腔扩大，左心室舒张功能减退，节段性或弥漫性室壁运动减弱，左心室增大或附壁血栓等。

【治疗】

针对心力衰竭、心律失常进行治疗，改善心肌代谢、保护心肌，通常在数周内症状即可消失而痊愈。高度房室传导阻滞可考虑使用临时性起搏器。不主张早期使用糖皮质激素，对有房室传导阻滞、心源性休克、难治性心力衰竭的重症心肌炎病人可慎用。近年来，采用黄芪、牛磺酸、辅酶 Q_{10} 等治疗病毒性心肌炎，可达到抗病毒、调节免疫和改善心脏功能等作用。

【小贴士】

1. 休息 向患者及家属解释卧床休息的重要性。给患者提供一个安静、舒适的环境。急性期需卧床休息 2～3 个月，直到症状消失，血清心肌酶、心电图等恢复正常后方可逐渐增加活动量。若出现心律失常，应延长卧床时间。心脏扩大或出现心力衰竭者应卧床休息半年。恢复期仍应适当限制活动3~6个月。

2. 饮食　指导病人进食高蛋白、高维生素、易消化的食物，多吃新鲜蔬菜、水果和粗纤维食物，禁烟、酒、浓茶和咖啡。适量饮水，防止便秘，必要时给予缓泻剂。心衰者给予低盐饮食。注意少量多餐，尤其是晚餐宜少。

六、感染性心内膜炎

感染性心内膜炎为心脏内膜表面的微生物感染，伴赘生物形成。其赘生物为血小板和纤维素团块，内含大量微生物和少量炎性细胞。瓣膜为最常受累部位。致病微生物主要是细菌。

临床特点为发热、心脏杂音、脾大、贫血、周围血管栓塞和血培养阳性等。按病程分为急性感染性心内膜炎和亚急性感染性心内膜炎，以自体瓣膜亚急性感染性心内膜炎为最常见。

急性感染性心内膜炎的特征为：①中毒症状明显；②病程进展迅速，数天至数周引起瓣膜破坏；③感染迁移多见；④病原体主要为金黄色葡萄球菌。

亚急性感染性心内膜炎的特征为：①中毒症状轻；②病程数周或数月；③感染迁移少见；④病原体以草绿色链球菌多见，其次为肠球菌。

【诊断】

患者一般有感染、贫血等病史及手术史。

1. 症状和体征

（1）发热：发热是感染性心内膜炎最常见的症状。亚急性者起病隐匿，可有全身不适、乏力、食欲不振、面色苍白、体重减轻等非特异性症状，一般体温不超过39℃，常伴有头痛、背痛和肌肉关节痛。急性者呈暴发性脓毒血症过程，表现为高热寒战。

（2）心脏杂音：绝大多数病人有病理性杂音，特征性的表现是原有杂音的基础上发生杂音性质的改变。

（3）周围体征包括：①皮肤和黏膜的淤点，可出现于任何部位，以锁骨以上皮肤、口腔黏膜和睑结膜为最常见。②指和趾甲下出血，压之可有疼痛。osler 结节，在指和趾垫出现的豌豆大小的红色或紫色痛性结节。③Roth 斑，中心为白色，为视网膜的卵圆性出血斑。④Janeway 损害，位于手掌或足底，直径 1～4mm，无压痛，出血红斑，主要见于急性患者。

（4）动脉栓塞：栓塞可发生在机体的任何部位。脑、心脏、脾、肾、肠系膜、四肢和肺为临床常见的动脉栓塞部位。

（5）贫血：比较常见，尤其是亚急性感染性心内膜炎病人。多为轻、中度，晚期病人可有重度贫血。贫血可引起乏力、面色苍白和多汗。病程较长的病人可有全身疼痛。

（6）并发症：①心力衰竭为最常见并发症。②细菌性动脉瘤，多见于亚急性者。③迁移性脓肿，多见于急性病人，多发生于肝、脾、骨髓和神经系统。④病人可有不同程度的神经系统受累表现。⑤大多数病人有肾脏损害，包括肾动脉栓塞和肾梗死、肾小球肾炎和肾脓肿。

2. 实验室检查及其他检查

（1）尿液：可见镜下血尿和轻度蛋白尿，有肉眼血尿时提示肾梗死。

（2）血液：血培养是诊断感染性心内膜炎最重要的方法。血常规检查可见进行性贫血，白细胞计数正常或轻度升高，红细胞沉降率增快。

（3）超声心动图：经胸壁超声可检出 50%～75% 的赘生物。经食管超声可检出 <5mm 的赘生物，敏感性高达 95% 以上。

（4）免疫学检查：25% 有高免疫球蛋白症。

（5）其他：X 线检查可以了解心脏外形、肺部表现等。

【治疗】

1. 一般处理

（1）休息与活动：急性感染性心内膜炎病人应卧床休息，减少活动。亚急性者，可适当进行活动，但应避免剧烈运动及情绪激动。

（2）饮食：给予高热量、高蛋白、高维生素、低胆固醇、清淡易消化的半流质食物或软食，鼓励病人多饮水。有心力衰竭患者应按心力衰竭饮食指导，适当限制钠盐的摄入。同时做好口腔护理，以增进食欲。

（3）病情观察：①观察体温变化，高热病人应卧床休息，可给予患者物理降温，如冰袋或温水擦浴等。②观察皮肤黏膜的变化，评估患者有无皮肤淤点、指和趾甲下出血、osler 结节和Janeway 损害及消退情况。③观察有无栓塞的征象，如患者出现神志和精神改变、失语、偏瘫或抽搐等提示脑栓塞；如患者出现腰痛、血尿等提示肾栓塞；如患者突然胸痛、呼吸困难、发绀和咯血等提示肺栓塞；如患者出现左上腹剧痛可提示脾栓塞。应密切观察患者的病情变化，发现不适及时告知医师并协助处理。

2. 抗微生物药物　抗微生物药物为最重要的治疗措施。

用药原则为：①早期（为连续送血培养标本 3～5 次后）、充分、大剂量、长疗程的应用杀菌性抗生素。②以静脉用药为主，从而保持高而稳定的血药浓度。③当病原微生物不明时，急性者选用针对金黄色葡萄球菌、链球菌和革兰阴性杆菌均有效的广谱抗生素，亚急性者应选择针对大多数链球菌的抗生素。④当已知致病微生物时，可根据药物敏感试验结果选择相应的抗生素治疗。⑤在病原菌尚未培养出时，经验治疗方法为：急性者采用萘夫西林加氨苄西林静脉注射或点滴；亚急性者用药以青霉素或加庆大霉素为主。

3. 手术治疗　一般情况下，感染性心内膜炎患者应先行内科治疗。某些严重心内并发症或抗生素治疗无效的患者可考虑手术治疗。

【小贴士】

为提高血培养标本的准确性，需要多次采血，而且采血量较大，需暂时停用抗生素，以取得病人的理解与配合。①对于未经治疗的亚急性病人，应在第一天隔 1 小时采血 1 次，共 3 次。如次日未见细菌生长，重复采血 3 次以后，开始抗生素治疗。②用过抗生素者，停药 2 ~ 7 天后采血。③本病的菌血症为持续性，不需要在体温升高时采血。每次采血量为 10 ~ 20ml，同时做需氧和厌氧菌培养。

七、心脏瓣膜病

心脏瓣膜病是指由于炎症、先天性畸形、黏液瘤样变性、退行性改变、缺血性坏死、创伤等原因引起的一个或多个瓣膜结构（包括瓣叶、瓣环、腱索、乳头肌等）异常，导致瓣膜口狭窄和（或）关闭不全。临床上最常见的心脏瓣膜病为风湿性心脏瓣膜病。

风湿性心脏瓣膜病简称风心病，是由风湿热后遗的瓣膜损害。主要累及 40 岁以下的青壮年，女性多于男性。临床上以二尖瓣受累最常见，占到 70%，其次为主动脉瓣，占到 20% ~ 30%。多瓣膜病以二尖瓣狭窄合并主动脉瓣关闭不全最常见。

（一）二尖瓣狭窄

二尖瓣狭窄最常见的病因为风湿热，约半数病人无急性风湿热史，但有反复链球菌扁桃体炎或咽峡炎史。

【诊断】

1. 病史　患者可有风湿热史和慢性咽、扁桃体炎等链球菌感染史；以及近期风湿活动、呼吸道感染、心律失常、过劳及情绪激动等情况。

2. 症状

（1）呼吸困难：为最常见的早期症状。病人呼吸困难首次发作常因运动、精神紧张、感染、妊娠、性交或心房颤动诱发，并多先有劳力性呼吸困难，随着病情加重而出现阵发性夜间呼吸困难和端坐呼吸，甚至发生急性肺水肿。

（2）咯血：支气管黏膜破裂出血导致咯血的发生。可为痰中带血、咯鲜血或大出血。突然咯大量鲜血，通常见于二尖瓣严重狭窄者，可为首发症状。

（3）咳嗽：较常见，尤其好发于冬季，多在夜间睡眠时及劳动后出现，伴白色黏痰或泡沫样痰。

（4）声音嘶哑：较少见。

3. 体征

（1）重度二尖瓣狭窄常有"二尖瓣面容"，患者主要表现为口唇轻度发绀，双颧暗红。

（2）心尖部局限的舒张期隆隆样杂音，这是二尖瓣狭窄最重要的体征。

（3）心尖部第一心音亢进和二尖瓣开瓣音，提示瓣膜弹性尚好。

4. 并发症

（1）心房颤动：为早期的常见并发症。起始可为阵发性，此后可发展为慢性心房颤动。心房颤动的发生率随左心房和年龄增大而增加。

（2）心力衰竭：为晚期常见并发症，也是患者死亡的主要原因。

（3）急性肺水肿：为重度二尖瓣狭窄的严重并发症。

（4）血栓栓塞：栓子大多来源于左心耳或左心房，多发生在伴心房颤动时。因左心房扩张和淤血容易形成血栓，血栓脱落从而引起动脉栓塞。20%的病人可发生体循环栓塞，以脑动脉栓塞为最常见。其余部位有外周（下肢、视网膜）动脉、内脏（脾、肾、肠系膜）动脉和肺动脉等发生栓塞。

（5）其他：肺部感染较常见，晚期常有右心衰竭，也可并发感染性心内膜炎，但比较少见。

5. 实验室检查及其他检查

（1）X线检查：轻度二尖瓣狭窄时，胸部X线检查显示心影正常。中、重度二尖瓣狭窄时，随左心房扩大，继发肺动脉高压，可以在正位片上见到心房双重影，主动脉结缩小，心影呈梨形改变（称为"二尖瓣型"心脏）。

（2）心电图检查：最常见的是心房颤动和左心房增大的表现。重度二尖瓣狭窄可见 P 波增宽伴切迹，称为"二尖瓣型 P 波"，P 波宽度大于 0.12s。QRS 波群提示电轴右偏和右心室肥厚的表现。

（3）超声心动图检查：为明确和量化诊断二尖瓣狭窄的可靠方法。M 型超声心动图显示二尖瓣呈"城墙样"改变；二维超声心动图可直接观察二尖瓣活动度、瓣口狭窄程度和瓣膜增厚情况；彩色多普勒血流显像，可实时观察二尖瓣狭窄的射流。

（二）二尖瓣关闭不全

急性二尖瓣关闭不全时，左心室收缩时部分血液从左心室反流回左心房内，导致左心房容量负荷增加，久之，左心房扩张肥厚，并引起肺淤血和肺动脉高压，甚至右心衰竭。同时，左心房内增多的血液，在舒张期又流入左心室，使左心室容量负荷增加，引起左心室肥厚扩张，最后导致左心衰竭。病史同二尖瓣狭窄。

【诊断】

1. 症状　轻度二尖瓣关闭不全的患者可以终身没有任何症状；严重反流使心排血量减少时，可有乏力、心悸、胸闷；肺淤血的症状如呼吸困难等出现得较晚。严重的二尖瓣关闭不全晚期可出现左心衰竭。

2. 体征　心尖部全收缩期"吹风样"粗糙杂音是二尖瓣关闭不全的主要体征，其响度与二尖瓣关闭不全程度和心肌收缩力等有关，常掩盖第一心音，向左腋下传导，可伴震颤。肺动脉高压时，伴肺动脉第二心音亢进；左心室扩大时，心浊音界向左下扩大，心前区有抬举性冲动等。

3. 并发症　与二尖瓣狭窄相似，心房颤动可见于大部分的慢性重度二尖瓣关闭不全患者，但感染性心内膜炎发生率较二尖瓣狭窄高，体循环栓塞较二尖瓣狭窄少见。

4. 实验室检查及其他检查

（1）X线检查：慢性重度反流常见于左心房、左心室增大，左心衰竭时可见肺淤血征和间质性肺水肿体征。

（2）心电图检查：重度二尖瓣关闭不全主要表现为左心房增大，部分有左心室肥厚及非特异性 ST－T 改变，少数有右心室肥厚征，心房颤动较常见。

（3）超声心动图检查：主要依靠二维和多普勒超声检查，可以明确瓣膜的病变程度及开放活动度，并对反流量进行（半）定量分析。

（三）主动脉瓣狭窄

主动脉瓣狭窄使左心室排血阻力增加，左心室收缩增强，代偿性扩张肥厚；心功能失代偿期，左心室排血减少而心肌耗氧增加，导致心肌缺血，可发生左心室衰竭及脑供血减少。

【诊断】

1. 症状　出现较晚，呼吸困难、心绞痛和晕厥为典型主动脉瓣狭窄的常见三联征。心绞痛常由运动诱发；晕厥多发生于直立、运动中或运动后不久，少数在休息时发生。

2. 体征　主动脉瓣区可听到响亮、粗糙的收缩期"吹风样"杂音是主动脉瓣狭窄最主要的体征，杂音向颈部传导，也可向胸骨左下缘传导，多伴有震颤。严重的主动脉瓣狭窄时可以出现第一心音分裂，脉压变小，心界向左下扩大，心前区有抬举性搏动等体征。

3. 并发症　①心律失常：10%的病人可发生心房颤动，导致严重低血压、晕厥或肺水肿。主动脉钙化侵及传导系统可导致房室传导阻滞；左心室肥厚、心肌缺血可导致室性心律失常；以上两种情况都可以导致晕厥，甚至猝死。②心脏性猝死：仅见于1%～3%的患者。③心力衰竭：发生于左心衰后。④感染性心内膜炎、体循环栓塞、胃肠道出血较少见。

4. 实验室检查及其他检查

（1）X线检查：心影可正常或左心室轻度增大，左心房可轻度增大，升主动脉根部常见狭窄后扩张。晚期可有肺淤血表现。

（2）心电图检查：重度狭窄者有左心室肥厚及继发性 ST－T 改变，可有房室阻滞、心房颤动、室性心律失常等表现。

（3）超声心动图检查：是明确诊断和判断狭窄程度的重要方法。可见左心室壁增厚，主动脉瓣开放幅度减低。多普勒超声可测出主动脉瓣口面积及跨瓣压差。

（4）心导管检查：可以同步测定左心室与主动脉瓣压力并计算压力差。当超声心动图不能确定狭窄程度并考虑人工瓣膜置换术时，应行心导管检查。

（四）主动脉瓣关闭不全

主动脉瓣关闭不全时，左心室容量负荷增加，使左心室扩张肥厚，可造成左心功能不全，又由于舒张期主动脉内压降低，冠状动脉灌注减少，导致心肌缺血。

【诊断】

1. 症状　主动脉轻度关闭不全患者可无症状，中、重度关闭不全患者可以有 5～10 年的无症状期。但一旦发生左心功能不全，可表现为心悸、心前区不适、头部动脉搏动感等。晚期出现左心衰竭症状，心绞痛较少见。

2. 体征　其特征性体征是胸骨左缘第 3、4 肋间闻及舒张期早期"叹气样"杂音，沿胸骨左缘向下传导；颈动脉搏动明显；脉压增大，出现水冲脉，股动脉出现枪击音，毛细血管搏动征等周围血管征；也可以在心尖部闻及舒张早、中期隆隆样的杂音等。

3. 并发症　可发生左心衰竭、感染性心内膜炎、室性心律失常、心脏性猝死。其中，左心衰竭为主要并发症，感染性心内膜炎较常见。

4. 实验室检查及其他检查

（1）X 线检查：左心室增大，主动脉明显变宽，伴升主动脉扩张、迂曲，主动脉弓突出、搏动明显，晚期因心力衰竭和二尖瓣相对的关闭不全而出现左心房及右心房增大的表现。

（2）心电图检查：常见左心室肥厚、窦性心动过速和非特异性 ST－T 改变。

（3）超声心动图检查：彩色多普勒血流显像为最敏感的确定主动脉瓣反流的方法。M 型显示室间隔或舒张期二尖瓣前叶纤细扑动；二维超声可显示瓣膜和主动脉根部的形态改变，有利于病因的确定。

（4）其他：放射性核素心室造影和主动脉造影。

【治疗】

心脏瓣膜病患者总的治疗原则是：控制病情进展，防止风湿活动，改善心功能，防止并发症的发生；无症状患者应定期随访。

1. 药物治疗　预防与治疗风湿活动。二尖瓣关闭不全和主动脉关闭不全伴有左心室扩张患者，在无症状期也应该使用血管紧张素转化酶抑制剂，以延长无症状期和心功能代偿期。有风湿活动的病人应长期抗生素治疗，甚至终身应用苄星青霉素，每次120 万单位，每月肌内注射 1 次。风湿活动时，口服抗风湿药物，如阿司匹林 0.1g，每日 3 次。

2. 并发症治疗

（1）心力衰竭：心脏瓣膜病病人发病过程中可以合并心力衰竭，此类病人预后较差，内科治疗只能暂时缓解症状，应该尽早进行手术治疗或介入治疗。

（2）感染性心内膜炎：查明病原体，选用大剂量敏感抗生素治疗，控制感染后尽早手术。

（3）心律失常：并发房颤者应控制心室率及抗凝治疗，以防诱发心力衰竭或栓塞。对于并发严重心律失常应尽早进行药物治疗和电复律。心绞痛者可试用硝酸酯类药物。

3. 手术治疗 为根本解决瓣膜病的手段，主要有人工瓣膜置换术，还有瓣膜闭式扩张分离术、直视下瓣膜成形术。

（1）术前处理：

①手术前应完善各项检查，做好术前宣传教育，缓解患者的紧张情绪。

②休息：适当休息可以减轻心脏负担，有利于药效的充分发挥。

③饮食：给予高蛋白、高热量、高维生素的清淡饮食，保证营养。

④吸氧：对于心肺功能较差者可给予低流量吸氧，每日3次，每次1h，有利于改善各器官的缺氧状态。

（2）术后处理：术后可能出现的变化包括：凝血机制紊乱、代谢改变、肾和肺等器官功能减退、电解质失调等，所以采取的措施主要有维持血容量平衡、应用辅助呼吸机、纠正水电解质及酸碱平衡紊乱、应用抗菌药物预防感染。

患者术后应给予胃肠外营养，直到气管插管拔出4~6h后可饮水，如果没有呛咳等可进半流质饮食，逐渐过渡到正常饮食，但不可过饱，应少食多餐。鼓励病人尽早下床活动，以促进肠蠕动，防止便秘的发生。

4. 介入治疗 主要针对单纯二尖瓣狭窄、主动脉瓣狭窄，可行经皮球囊瓣膜成形术。

5. 其他处理措施

（1）心功能代偿期的病人在无症状期一般不限制体力活动，经过用药心功能可以维持在2~3级。但应该避免各种诱发因素，如劳累、情绪激动等；保持良好的心态；预防上呼吸道感染；注意防寒、保暖；增加卧床休息的时间。

（2）心功能失代偿期患者应卧床休息，限制活动量，协助做好生活护理，待病情好转、实验室检查恢复正常后逐渐增加活动量。

（3）给予高蛋白、高热量、高维生素的饮食，多饮水，多吃新鲜的蔬菜和水果，防止便秘的发生。

【小贴士】

1. 疾病知识指导　告知病人本病治疗的长期性与重要性。有手术适应证者应尽早择期手术，从而提高生活质量，以免失去最佳的手术时期。

2. 休息与活动　保持室内空气清新、阳光充足，帮助患者根据心功能情况调整好活动与休息的时间，避免重体力劳动和剧烈运动，在病情许可的情况下加强体育锻炼，增强机体抵抗力。

3. 预防感染　防治链球菌感染，避免上呼吸道感染。一旦发生上呼吸道感染如咽炎、扁桃体炎等时应立即用药治疗。另外，注意保暖；在拔牙、内镜检查、导尿术、分娩、人工流产等手术操作前，告知医生自己有风心病史，以便在术前加强预防性使用抗生素；劝告扁桃体反复发炎者在风湿活动控制后 2~4 个月手术摘除扁桃体；保持口腔清洁，做好口腔护理，预防口腔感染。

4. 用药指导　告诉病人坚持服药的重要性，按医嘱正确、按时服用抗风湿、抗心衰药物及抗生素。同时，定期门诊复查，发现不适随时就诊。

第三节　消化系统疾病

一、胃炎

胃炎是指不同病因所致的胃黏膜的炎性病变。常伴有上皮损伤和细胞再生，是最常见的消化道疾病之一。临床根据发病的缓急和病程的长短，一般将胃炎分为急性和慢性两大类型。

（一）急性胃炎

急性胃炎是指由多种病因引起的急性胃黏膜炎症。临床上急性发病，常表现为上腹部症状。其主要病理改变为胃黏膜充血、水肿、糜烂和出血，也可伴有一过性浅表性溃疡的形成。病变可局限于胃窦、胃体或弥漫分布于全胃。临床上以急性糜烂出血性胃炎最常见。

临床常见引起急性糜烂出血性胃炎的病因主要有：①药物。最常引起胃黏膜炎症的药物有非甾体类抗炎药，如阿司匹林、吲哚美辛等。②急性应激。各种严重的脏器疾病、大面积烧伤、严重创伤、大手术、颅脑病变和休克、甚至精神心理因素均可引起胃黏膜糜烂和出血，严重者可致大出血。③乙醇。主要由于其亲脂和溶脂性能，破坏胃黏膜屏障，引起上皮细胞损害及黏膜出血。

【诊断】

1. 病患多有使用药物和大量饮酒的病史，轻者大多无明显症状，或仅有上腹部不适、腹胀、食欲不振等表现。上消化道出血一般为少量的，呈间歇性，可自行停止。临床上急性糜烂出血性胃炎患者多以突发的呕血和（或）黑便就诊，约占上消化道出血的 10% ~25%，是上消化道出血常见病因之一。持续少量出血可导致贫血，大出血可致晕厥或休克。体检时，上腹部可有不同程度的压痛。

2. 实验室检查及其他检查　大便隐血（OB）试验可呈阳性；纤维胃镜检查一般应在大出血后 24 ~48h 内进行，镜下可见胃黏膜多发性糜烂、出血、水肿、浅表溃疡，表面附有黏液或炎性渗出物。

【治疗】

1. 一般处理

（1）休息与活动：注意休息，减少活动，避免紧张劳累，睡眠要充足。由急性应激所致者应卧床休息。

（2）饮食：注意饮食卫生，定时进餐，避免暴饮暴食及食用刺激性食物。一般进少渣、温凉半流质饮食，少食多餐。有少量出血者，可给予牛奶、米汤等流质饮食，以中和胃酸，有利于胃黏膜的修复。急性大出血或呕吐频繁者应暂禁食，静脉补液。

2. 针对病因和原发疾病采取防治措施。药物引起者应立即停药；处于急性应激状态者，在积极治疗原发病的同时可使用抑制胃酸分泌（H_2 受体拮抗剂，如法莫替丁等；或质子泵抑制剂，如奥美拉唑等）和保护胃黏膜的药物（硫糖铝和米索前列醇）；消化道症状如恶心呕吐、腹胀、腹痛、食欲不振等明显者可给予对症治疗。

【小贴士】

注意饮食卫生，进食要有规律。避免过冷、过热、辛辣等刺激性食物及浓茶、咖啡等饮料。嗜酒者必须戒酒，保持轻松愉快的心情，积极配合治疗。

（二）慢性胃炎

慢性胃炎是由多种病因引起的胃黏膜的慢性炎症。慢性胃炎分为浅表性（又称非萎缩性）、萎缩性和特殊类型三大类。慢性浅表性胃炎不伴有胃黏膜萎缩。慢性萎缩性胃炎指胃黏膜发生萎缩性改变，常伴有肠上皮化生，又可分为多灶萎缩性胃炎和自身免疫性胃炎两类。慢性胃炎发病率高，是消化系统常见病之一，男性多于女性，任何年龄均可发病，但随年龄增长，发病率逐渐增高。

目前认为幽门螺杆菌感染是慢性浅表性胃炎最主要的病因。流行病学资料显示，饮食中高盐和缺乏新鲜蔬菜水果与胃黏膜的萎缩、肠化生及胃癌的发生有密切关系。自身免疫性胃炎病人血液中存在壁细胞抗体和内因子抗体，可破坏壁细胞，使胃酸分泌减少乃至缺失，且可影响维生素 B_{12} 的吸收而导致恶性贫血。长期饮浓茶、烈酒、咖啡，食用过热、过冷、过粗糙的食物，吸烟、服用大量 NSAID（非甾体类抗炎药）以及各种原因引起的十二指肠液反流（是指其中的胆汁和胰液）等均会削弱胃黏膜的屏障功能而损伤胃黏膜。

【诊断】

1. 病史及表现 慢性胃炎进展缓慢，病程迁延，多数患者无明显症状。部分患者有上腹痛或不适、饱胀、反酸、恶心呕吐、食欲不振等消化不良的表现。症状缺乏特异性。少数有胃黏膜糜烂者可有少量上消化道出血。自身免疫性胃炎患者可出现明显厌食、体重减轻和贫血等症状。

2. 体征 体征多不明显，可有上腹部轻度压痛。

3. 实验室检查及其他检查

（1）纤维胃镜及胃黏膜活组织检查 它是最可靠的诊断方法。通过胃镜在直视下观察黏膜的病损，浅表性胃炎可见黏膜表面黏液增多，病变处黏膜粗糙不平、红白相间，可有糜烂和出血点。萎缩性胃炎黏膜多呈苍白或灰白色，黏膜血管显露，皱襞细小，如伴有增生性改变，黏膜呈颗粒状或结节状，钳取活组织进行病理检查及幽门螺杆菌检测。

（2）幽门螺杆菌检测 活检标本快速尿素酶实验是诊断幽门螺杆菌感染的首选方法。

（3）血清学检查 自身免疫性胃炎，抗壁细胞抗体和抗内因子抗体可呈阳性．血清促胃泌素水平明显升高。多灶萎缩性胃炎，血清促胃泌素水平正常或偏低。

（4）胃液分析 自身免疫性胃炎，胃酸缺乏。多灶萎缩性胃炎，胃酸分泌正常或偏低。

【治疗】

1. 一般处理

（1）休息与活动：指导病人日常生活要有规律，急性发作时应卧床休息；病情缓解时，可参加正常活动，进行适当的锻炼，但应避免过度劳累。

（2）饮食：鼓励患者养成良好的饮食习惯，少食多餐，细嚼慢咽，给予高热量、高蛋白、高维生素、易消化的饮食。避免摄入过冷、过热、粗糙和辛辣的刺激性食物和饮料，戒除烟酒。合理选择易于消化的食物，如高胃酸者应禁用浓缩肉汤及酸性食品，以免引起胃酸分泌过多，可食用牛奶、菜泥、面包等。口味要清淡，少盐。胃酸低者可给予刺激胃酸分泌的食物，如浓缩肉汤、肉汁等，或酌情食用酸性食物如山楂、食醋等。指导病人及家属注意改进烹调技巧，粗粮细做，软硬适中，色、香、味俱全，以增进病人食欲。提供良好的进餐环境，避免环境中的不良刺激如不良气味等，以利于病人进餐。鼓励病人晨起、睡前、进餐前后刷牙或漱口，保持口腔清洁，促进食欲。

2. 根除幽门螺杆菌感染　对于有明显异常的慢性胃炎（如胃黏膜糜烂、中重度萎缩伴肠化生、异型增生者）、有胃癌家族史、糜烂性十二指肠炎、消化不良症状正规治疗疗效差者，可采取根除幽门螺杆菌的治疗。

3. 对症治疗　若因非甾体类抗炎药引起，应停服药并给予抗酸剂或硫糖铝；若因十二指肠液反流引起，可应用吸附胆汁的药物，如硫糖铝、考来烯胺；有恶性贫血者可肌内注射维生素 B_{12}；伴有胃动力学改变者，给予促胃肠动力药，如多潘立酮、西沙必利等；对胃酸缺乏者，可应用胃蛋白酶合剂或 1% 稀盐酸；对胃酸增高者，可应用抑酸剂或抗酸剂；缺铁性贫血者，可给予铁剂治疗。

4. 手术治疗　慢性萎缩性胃炎伴重度异型增生，目前多认为是癌前病变，应进行预防性手术治疗，多采用纤维胃镜下胃黏膜切除术。

【小贴士】

患者应遵医嘱用药，并注意观察药物的疗效及副作用。多潘立酮、甲氧氯普胺宜饭前服用，不宜与阿托品等解痉药合用。铋剂在酸性环境中起作用，应在餐前半小时服用。服用铋剂可使牙齿、舌变黑，可用吸管直接吸入，少数病人服药后出现便秘、粪便黑色，口中带氨味，停药后自行消失。

二、消化性溃疡

消化性溃疡是指消化道黏膜的局限性圆形或椭圆形的全层黏膜缺损。溃疡形成的基本因素是胃酸和胃蛋白酶对黏膜的消化作用，故称为消化性溃疡。主要发生在胃和十二指肠，故又称胃溃疡和十二指肠溃疡。

秋冬和冬春之交是本病的好发季节。十二指肠溃疡多发生在球部前壁；胃溃疡多发生在胃角和胃窦小弯。溃疡浅者累及黏膜肌层，深者则可贯穿肌层，甚至浆膜层。穿破浆膜层时可致穿孔，血管破溃可引起出血。溃疡边缘常有增厚，基底光滑、清洁，表面覆有灰白或灰黄色纤维渗出物。

消化性溃疡病因较为复杂。溃疡发生主要是对胃、十二指肠黏膜有损害作用的侵袭因素与黏膜自身防御-修复因素之间失去平衡的结果。①胃酸和胃蛋白酶的消化作用：消化性溃疡的最终形成是由于胃酸、胃蛋白酶对黏膜自身消化所致，而胃酸又在其中起主要作用。②幽门螺杆菌感染：幽门螺杆菌感染是消化性溃疡发病的主要原因。胃溃疡与十二指肠溃疡患者的幽门螺杆菌感染率分别高达80%和90%，根除幽门螺杆菌能促进溃疡愈合并显著降低复发率。③非甾体类抗炎药：服用非甾体类抗炎药患者发生消化性溃疡及其并发症的危险性显著高于普通人群。非甾体类抗炎药可直接作用于胃、十二指肠黏膜，透过细胞膜弥散入黏膜上皮细胞内，细胞内高浓度非甾体类抗炎药产生细胞毒素而损害胃黏膜屏障。非甾体类抗炎药还可通过抑制胃黏膜生理性前列腺素E合成，削弱后者对黏膜的保护作用。长期使用非甾体类抗炎药，胃溃疡发生率显著增加。④胃黏膜屏障：黏膜的防御-修复因素包括黏膜-碳酸氢盐屏障、黏膜屏障、黏膜血流、前列腺素和表皮生长因子等。非甾体类抗炎药、糖皮质激素、胆汁酸盐、酒精等可破坏胃黏膜屏障。此外，机械性损伤、胃壁缺血、营养不良等因素可减弱黏膜的屏障功能。胃溃疡的发生主要与胃黏膜屏障受损有关。⑤其他因素：吸烟、遗传因素、O 型血者易患十二指肠溃疡，易出现十二指肠运动异常。急性应激可引起应激性溃疡，长期精神紧张、焦虑或情绪容易波动的人或过度劳累，可能通过神经内分泌途径影响胃、十二指肠分泌、运动和黏膜血流调节，而使溃疡发作或加重。

【诊断】

1. 病史及表现　多数消化性溃疡有三大特征：（1）慢性反复发作，病史可达几年、十几年。（2）周期性发作：发作期与缓解期相互交替，缓解期长短不一，可以是几周、几月或几年。多在秋冬、冬春之交发作，有季节性，也可因精神与情绪不佳、饮食不节、服药不当而诱发。（3）节律性上腹疼痛：为本病特征性表现。上腹疼痛多为钝痛、灼热、胀痛，有的仅饥饿样不适感，少数为剧痛。典型患者呈节律性疼痛。十二指肠溃疡患者在餐后 3~4h 发作，进餐或服药可缓解，故又称空腹痛，半数患者有午夜痛。胃溃疡患者多在餐后 0.5~1h 发作，至下次餐前消失，午夜痛不如十二指肠溃疡多见。

消化性溃疡除上腹痛外，尚可有泛酸、嗳气、恶心、呕吐、食欲减退等消化不良症状。也可有失眠、多汗、脉缓等自主神经功能失调表现。少数患者可无症状，而以出血、穿孔等并发症为首发症状。

2. 体征　溃疡活动期可有剑突下固定而局限的压痛点，缓解期则无明显体征。反复发作可出现贫血、消瘦或并发症的体征。

3. 并发症

（1）溃疡穿孔：穿孔是本病常见并发症，为常见的外科急腹症。近年来，溃疡穿孔的发生率呈上升趋势。穿孔多位于幽门附近的十二指肠前壁，后壁溃疡在浸透浆膜前多与邻近器官粘连，形成慢性穿透性溃疡。急性穿孔后，开始为化学性腹膜炎，6~8h 后转变为细菌性腹膜炎。表现为突发性上腹部剧痛，呈刀割样，很快波及全腹，但仍以上腹部为重。消化液沿升结肠旁沟流至右下腹，引起右下腹痛，可有肩胛部牵涉痛。常伴恶心呕吐、面色苍白、出冷汗、脉搏细速等症状。发生细菌性腹膜炎时，出现发热、白细胞增高等中毒症状，腹痛可再次加重。患者表情痛苦，腹膜刺激征明显，腹肌紧张呈板样强直，尤以上腹部为甚。叩诊有移动性浊音，肝浊音界缩小或消失，肠鸣音减弱或消失。约80%的患者可见右膈下游离气体阴影像。

（2）出血：为最常见的并发症。消化性溃疡是上消化道大出血最常见的病因。大出血是溃疡病死亡的最常见原因。并发出血的临床表现与出血部位、出血量及出血速度有关。患者大量呕血、黑便，表现出休克前期或休克以及血红蛋白急剧下降，称为溃疡大出血。多数患者表现为黑粪（出血量达50～100ml）、出血多且速度快时，则出现呕血。若短时间失血量超过1000ml，则引起循环障碍，发生眩晕、出汗、血压下降或休克。

（3）幽门梗阻：主要因十二指肠溃疡瘢痕狭窄或幽门管溃疡所致。梗阻的原因有炎症水肿、痉挛，属暂时性梗阻，内科治疗有效。瘢痕缩窄属永久性，必须手术治疗。幽门梗阻主要特征为腹痛及反复发作的呕吐。上腹胀满不适，疼痛于餐后加重，呕吐后可暂缓解。呕吐是最突出的症状，呕吐物含发酵酸性宿食，不含胆汁，呕吐量大，一次可达1000～2000ml。检查时，上腹可见胃型及蠕动波，闻及振水音。严重者发生失水、低氯低钾性碱中毒、营养不良。X线钡餐检查可确诊。纤维胃镜检查可确定梗阻，并明确梗阻原因。

（4）癌变：少数胃溃疡可癌变，十二指肠溃疡极少发生癌变。胃溃疡癌变发生于溃疡边缘，癌变率1%～5%。年龄在45岁以上，有胃溃疡病史，原有节律性疼痛改变，顽固不愈或症状日益加重，伴体重减轻、消瘦、乏力及贫血等表现的患者应提高警惕。应经纤维胃镜取多点活检做病理检查，以明确诊断，必要时定期随访复查。

4. 实验室检查及其他检查

（1）实验室检查：

①胃液分析：胃溃疡患者胃酸分泌正常或稍低于正常水平，

1/4~1/3 的胃溃疡患者胃酸分泌增高。

②幽门螺杆菌检查：活检标本快速尿素酶实验是诊断幽门螺杆菌感染的首选方法。

③大便潜血试验：阳性提示溃疡有活动或出现上消化道出血并发症。如胃溃疡患者持续阳性，应怀疑有癌变的可能。

（2）影像学检查：

①X 线钡餐检查：气钡双重对比造影能更好地显示黏膜征象。

②内镜检查：通过对黏膜直接观察、摄影或黏膜活检和幽门螺杆菌检测，可确定消化性溃疡、出血的部位和性质。

【治疗】

治疗的目的在于消除病因、控制症状、愈合溃疡、防止复发和预防并发症。

1. 一般治疗

（1）休息：疼痛剧烈时嘱患者卧床休息，并为患者创造舒适良好的休息环境。情况许可的患者鼓励适当下床活动，以分散注意力。当发生如上消化道出血、幽门梗阻、急性穿孔等并发症时，需绝对卧床休息。

（2）疼痛处理：指导患者避免过度劳累和不良的精神刺激，保证患者良好的精神状态。十二指肠溃疡患者表现空腹痛或午夜痛时，指导患者准备制酸性食物，如苏打饼干等，在疼痛前进食；或服制酸剂以防疼痛发生。

（3）规律进餐和少食多餐：患者应养成定时进餐的习惯，在急性活动期，以少食多餐为宜，每日 4~6 餐，避免餐间零食和睡前进食，使胃酸分泌有规律。症状得到控制后，尽快恢复正常的饮食规律，每餐不宜过饱，以免胃窦部过度扩张而刺激胃酸分泌。除患者合并出血或症状较重外，鼓励患者按日常习惯饮食。症状较重的患者改以面食为主，因面食较柔软、含碱、易消化并能中和胃酸，不习惯于面食者则以软饭、米粥替代。进餐时保持心情舒畅，充分咀嚼。

（4）忌食机械和化学刺激性强的食物：机械性刺激强的食物指生、冷、硬、粗纤维多的蔬菜、水果，以及产气性食物，如葱头、芹菜、韭菜、未经加工的豆类和粗糙的米、面、玉米及干果等。化学性刺激强的食物有浓肉汤、咖啡、巧克力、油炸食物，味精、酸辣、香辣等调味品，碳酸饮料，含大量蔗糖的食物，以及烟酒等。在溃疡活动期，为减少对胃黏膜的刺激，尽量禁食刺激性强的食物，以减少胃酸分泌，保护胃黏膜。过冷、过热的食物会引起反射性胃肠蠕动增强、刺激溃疡面，故食物的温度应以45℃左右为宜。

（5）选择营养丰富、易消化的食物：在不刺激溃疡的原则下多吸收营养，以增强胃黏膜的抵抗力。蛋白质类食物具有中和胃酸的作用，适量摄取脱脂淡牛奶能稀释胃酸，宜安排在两餐之间饮用，但牛奶中的高钙质被吸收后，反过来刺激胃酸分泌，故不宜多饮。脂肪的摄入量应适当，因其可引起胃排空减慢，胃窦扩张，而使胃酸分泌增多。

2. 药物治疗

（1）根除幽门螺杆菌的治疗方案：大体上可分为质子泵抑制剂（PPI）为基础和胶体铋剂为基础两类方案。一种PPI（奥美拉唑、兰索拉唑）或一种胶体铋剂加上克拉霉素、阿莫西林、甲硝唑、呋喃唑酮4种抗菌药物中的两种，组成三联疗法方案。初次治疗失败患者，可用PPI、胶体铋剂和两种抗菌药物的四联疗法。

（2）抑制胃酸分泌：目前常用的有 H_2 受体拮抗剂（H_2RA）和PPI两大类。常用的 H_2RA 有西咪替丁、雷尼替丁、法莫替丁和尼扎替丁，因药物在肝脏代谢，经肾脏排出，故肝肾功能不全者慎用或减量。目前已用于临床上的PPI有奥美拉唑、兰索拉唑、潘多拉唑和雷贝拉唑四种，PPI抑制壁细胞膜 $H^+ - K^+ - ATP$ 酶作用最强，且持久。

（3）胃黏膜保护剂：主要有硫糖铝、枸橼酸铋钾和前列腺素类药物如米索前列醇三种。通过与黏膜渗出的蛋白结合并在黏膜表面形成保护膜，阻止胃酸和胃蛋白酶对溃疡面的侵袭，从而促进内源性前列腺素合成和刺激表皮生长因子分泌。枸橼酸铋钾除了具有硫糖铝类似的作用机制外，尚有较强的抗幽门螺杆菌作用，铋剂在体内有蓄积作用，肾衰竭者不宜长期服用。米索前列醇具有抑制胃酸分泌，增加胃、十二指肠黏液和碳酸氢盐分泌，以及增加黏膜血流的作用，但可引起子宫收缩，故孕妇忌服。

用药注意事项：

（1）制酸剂：常用的制酸剂为氢氧化铝凝胶，指导患者在餐后 1~2h 服药，部分患者在睡前加服一次，也可与抗胆碱类药物同用。制酸剂与奶制品相互作用可形成络合物，要避免同服。酸性的食物与饮料不宜与抗酸药同服。如患者需同时服用西咪替丁等 H_2 受体拮抗剂，则两药应间隔 1h 以上服用。因制酸剂能使西咪替丁等吸收减少。该药能阻碍磷的吸收，老年人长期服用应警惕引起骨质疏松。

（2）抗胆碱能药：常用药物有颠茄合剂、阿托品等，主要用于十二指肠球部溃疡，宜在饭前半小时和睡前服用。该类药物有口干、视物模糊、心动过速、汗闭、尿潴留等副作用，青光眼、幽门梗阻、前列腺肥大者禁用。

（3）H_2 受体拮抗剂：常用药物有西咪替丁、雷尼替丁、法莫替丁等。这些药空腹吸收快，宜在进餐时与食物同服或睡前服用。长期使用有乏力、腹泻、粒细胞减少、皮疹、男性患者轻度乳房发育等不良反应，应注意观察并予以解释。如静脉给药时可发生心律失常，应缓慢注射。长期且大量服用者，不可突然停药，以防反跳作用，使胃酸分泌突然增加。

（4）胶体铋剂：常用制剂为胶体次枸橼酸铋。因胶体铋在酸性介质中方起作用，不宜与制酸剂同服，宜于餐前半小时口服。本药可致粪便呈黑色及可能引起便秘。胶体铋服用以不超过 8 周为宜。

（5）其他抗溃疡药物：有胃泌素受体拮抗剂丙谷胺，保护胃黏膜药硫糖铝，减少胆汁反流药物多潘立酮和甲氧氯普胺，酸抑制剂奥美拉唑（洛赛克）等。奥美拉唑抑酸作用强烈，维持时间长，主要用于对 H_2 受体拮抗剂无效的患者。该药可引起头晕，用药初期，嘱患者避免开车或做注意力必须高度集中的事情。

（6）抗菌药物：阿莫西林使用前需做皮肤过敏试验，并观察有无迟发性过敏反应的出现，如皮疹等。甲硝唑可引起恶心、呕吐等胃肠道反应，可按医嘱用甲氧氯普胺、维生素 B_6 等拮抗。

3. 外科手术治疗　适应证：①胃、十二指肠溃疡合并急性大出血经内科紧急处理无效者。②胃、十二指肠溃疡合并急性穿孔者。③胃、十二指肠溃疡合并瘢痕性幽门梗阻者。④胃溃疡癌变者。⑤经内科正规治疗无效者。

三、肠易激综合征（IBS）

肠易激综合征是指与应激和紧张有关的肠道功能性疾病，过去称为结肠过敏或结肠功能紊乱。临床主要表现为排便习惯改变（腹泻或便秘）、粪便性状异常（黏液便、稀便或硬结便）、腹痛、腹胀等，且持续存在或间歇发作，以肠道运动障碍为主。其发生与感染、过敏、食物种类以及精神神经功能有关。

【诊断】

1. 病史及表现

（1）腹痛：几乎所有 IBS 患者都有不同程度的腹痛。部位不定，以下腹和左下腹多见。多于排便或排气后缓解。

（2）腹泻：一般每日 3~5 次，少数严重发作期可达十多次。大便多呈稀糊状，也可为成形软便或稀水样便。多带有黏液，部分患者粪质少而黏液量多，但绝无脓血。部分患者腹泻与便秘可交替发生。

（3）便秘：排便困难，粪便干结、量少，呈羊粪状或锥杆状，表面可附黏液。

（4）其他消化道症状：多伴腹胀感，可有排便不净感和急迫感。部分患者同时有消化不良的症状。

（5）全身症状：部分患者可有失眠、焦虑、抑郁、头昏、头痛等精神症状。

2. 体征　无明显体征，在相应部位有轻压痛，部分患者可触及有弹性的腊肠样肠管。直肠指检可感到肛门痉挛、张力较高，可有触痛。

3. 最新诊断标准

（1）病程半年以上且近 3 个月来持续存在腹部不适或腹痛，并伴有下列特点中至少两项：①症状在排便后改善；②症状发生伴随排便次数改变；③症状发生伴随粪便性状改变。

（2）以下症状不是诊断所必备，但属常见症状，这些症状越多越支持 BIS 的诊断：①排便频率异常（每天排便次数多于 3 次或 1 周不足 3 次）；②粪便性状异常（块状便、硬便或稀水样便）；③排出过程异常（费力，有急迫感、不尽感）；④黏液便；⑤胃肠胀气或腹部有膨胀感。

（3）缺乏可解释症状的形态学改变和生化异常。

【治疗】

1. 一般治疗　适当休息，解除心理紧张是最重要的方法。避免进食不耐受的食物，如粗糙生冷食物，饮食以低纤维食品为主，但便秘者应适当增加高纤维素食品。

2. 药物治疗

（1）本症以腹泻为主要表现者，可选用的药物有：复方地芬诺酯 1～2 片，口服，每日 3 次；洛哌丁胺（易蒙停）2mg，口服，每日 3 次，餐前服；蒙脱石（思密达）1～2 包，口服，每日 3 次，餐前口服；活性炭口服。

（2）本症以便秘为主要表现者，可选用的药物有：乳果糖（杜秘克）15～30ml，口服，每日 2～3 次；蓖麻油 30ml 或番泻叶 10g，临时冲水服；麻仁滋脾丸，3～6g，口服，每日 1～2 次。

（3）本症伴肠痉挛性疼痛者，可选用的药物有：匹维溴铵

（得舒特）50mg，每日3次，进餐前服用。

（4）本症的各科临床表现较多者，可用奥曲肽（生长抑素八肽、善宁）50μg，皮下注射，每8~12小时1次。

（5）肠道菌群调节药如双歧杆菌、乳酸杆菌、酪酸菌等制剂，可纠正肠道菌群失调，对腹泻、腹胀有一定疗效。

【小贴士】

患者应在专科医师指导下治疗，切忌盲目使用导泻药、止泻药、解痉药，应用激素及胃肠肽等制剂必须由专科医师指导使用。

四、溃疡性结肠炎

溃疡性结肠炎是一种病因尚不十分清楚的直肠和结肠慢性非特异性炎症。病变主要限于大肠黏膜与黏膜下层。临床表现为腹泻、黏液脓血便、腹痛和里急后重。病情轻重不等，多呈反复发作的慢性病程。本病可发生在任何年龄，多见于20~40岁。

【诊断】

1. 病史及症状

（1）腹泻和黏液脓血便：黏液脓血便是本病活动期的重要表现。大便次数及便血的程度反映病情轻重，重者每日排便次数可达10次以上，甚至排大量脓血便。粪质也与病情轻重有关，多数为糊状，重者为稀水样便。病变限于直肠或累及乙状结肠患者，除有便频、便血外，偶有便秘，这是直肠排空功能障碍所导致的。

（2）患者一般有轻度至中度腹痛，轻者可无或仅有腹部不适，多为左下腹或下腹的阵痛，亦可波及全腹。同时，有疼痛便意、便后缓解的规律，常伴有里急后重。

（3）其他症状：伴有腹胀，严重病例有食欲不振、恶心、呕吐等症状。

2. 体征 轻型患者仅有左下腹轻压痛，有时可触及痉挛的降结肠或乙状结肠。重型和暴发型患者常有明显压痛和腹胀。若有腹肌紧张、反跳痛、肠鸣音减弱，则应注意中毒性巨结肠、肠穿孔等并发症。

发热一般出现于中、重型患者。中、重型患者活动期常有低度至中度发热，高热多提示并发症或见于急性暴发型。重症或病情持续活动可有衰弱、消瘦、贫血、低蛋白血症、水与电解质平衡紊乱等表现。

3. 辅助检查

（1）血液检查：血红蛋白多有下降。白细胞计数在活动期可有增高。血沉加快和 C 反应蛋白增高是活动期的标志。严重病例，血清白蛋白下降。

（2）粪便检查：粪便常规检查肉眼观常有黏液脓血，显微镜检查可见红细胞和脓细胞，急性发作期可见巨噬细胞。粪便病原学检查以排除感染性结肠炎，是本病诊断的一个重要步骤，需反复多次进行（至少连续 3 次）。

（3）自身抗体检测：血中外周型抗中粒细胞胞浆抗体和抗酿酒酵母抗体分别为溃疡性结肠炎和克隆氏病的相对特异性抗体，同时检测这两种抗体有助于溃疡性结肠炎和克隆氏病的诊断和鉴别诊断。

（4）结肠镜检查：该检查是本病诊断与鉴别诊断的最重要手段之一。宜做全结肠及回肠末段检查，观察肠黏膜变化，取活组织检查，并确定病变范围。本病病变呈连续性、弥漫性分布。

（5）X 线钡剂灌肠检查：X 线征主要有：①黏膜粗乱和（或）颗粒样改变；②多发性浅溃疡；③肠管缩短，结肠袋消失，肠壁变硬，可呈铅管状。重型或暴发型病例不宜做钡剂灌肠检查，以免加重病情或诱发中毒性巨结肠。

【治疗】

治疗的目的是控制急性发作，维持缓解状态，减少并发症。

1. 一般治疗　活动期患者应休息充分，给予流质或半流质饮食，重症患者应入院治疗，及时纠正水、电解质平衡紊乱，贫血者可输血，低蛋白血症者输入血清白蛋白。病情严重时应禁食，并给予完全胃肠外营养治疗。对腹痛、腹泻的对症治疗要慎重，使用抗胆碱能药物或止泻药，如地芬诺酯，而重症患者应禁用，因有诱发中毒性巨结肠的危险。

对重症有继发感染者应积极抗菌治疗，用广谱抗生素静脉给药，合用甲硝唑对厌氧菌感染有效。

2. 药物治疗

（1）氨基水杨酸制剂：柳氮磺吡啶（SASP）是治疗本病的常用药物。该药服后经结肠肠菌分解为 5 - 氨基水杨酸（5 - ASA）与磺胺吡啶，前者是主要有效成分，与结肠上皮接触而发挥抗炎作用。该药适用于轻、中度患者或重度经糖皮质激素治疗已有缓解者。给药方法：4g/d，分 4 次口服。病情完全缓解后仍要继续用药，长期维持治疗。

服药期间必须定期复查血象。一旦出现过敏和中毒反应，应改用其他药物。口服 5 - ASA 新型制剂有各种控释剂型的美沙拉嗪、奥沙拉嗪和巴柳氮，对 SASP 不能耐受者适用。5 - ASA 的灌肠剂适用于病变局限在直肠乙状结肠者，栓剂适用于病变局限在直肠者。

（2）糖皮质激素：对急性发作期有较好疗效，适用于对氨基水杨酸制剂疗效不佳患者。一般口服泼尼松 40～60mg/d；重症患者先予较大剂量静脉滴注，如氢化可的松 300mg/d，甲泼尼龙 48mg/d 或地塞米松 10mg/d，7～10 天后改为口服泼尼松 60mg/d。病情缓解后，每 1～2 周减少 5～10mg，至最后停药。减量期间应加用对氨基水杨酸制剂，逐渐接替激素治疗。病变局限在直肠乙状结肠的患者，可用琥珀酸钠氢化可的松 100mg 或地塞米松 5mg 加生理盐水 100ml 作保留灌肠，每晚 1 次。

（3）免疫抑制剂：硫唑嘌呤或巯嘌呤适用于对激素治疗无效或对激素依赖的患者，加用这类药物后可逐渐减少激素用量乃至停用。剂量为硫唑嘌呤 1.5 ~ 2.5mg/ （kg·d），巯嘌呤 0.75 ~ 1.5mg/ （kg·d）。该类药显效时间需 3 ~ 6 个月，维持用药可 3 年或 3 年以上，严重不良反应主要是白细胞减少等骨髓抑制表现，应用时应严密监测。

五、肝硬化

肝硬化是由多种病因引起的慢性、进行性、弥漫性肝病。病理特点为广泛的肝细胞变性和坏死、再生结节形成、结缔组织增生、假小叶形成。临床主要表现为肝功能损害和门静脉高压，晚期可出现肝性脑病、肾功能衰竭等严重并发症。

【诊断】

1. 病史　病患有罹患肝炎的病史或长期大量饮酒以及胆道疾病，肝毒性物质接触史，部分病患有长时间严重循环障碍病史。

2. 症状和体征　肝硬化发展缓慢，可潜伏 3 ~ 5 年或更长时间。临床上分为肝功能代偿期和失代偿期。

（1）代偿期：病人症状较轻，缺乏特异性。早期以乏力、食欲不振较为突出，可伴有恶心、厌油腻、腹胀、腹泻、上腹不适等症状。症状常因劳累或伴发病出现，经休息或治疗可缓解。病人营养状况一般，肝轻度肿大，质偏硬，可有轻度压痛，脾轻至中度大。肝功能正常或轻度异常。

（2）失代偿期：此期病人主要表现为肝功能减退和门静脉高压所致的全身多系统的症状和体征。

①肝功能减退的临床表现：

a. 全身症状和体征：一般情况较差，乏力、精神不振、消瘦、不规则低热、面色灰暗黝黑（肝病面容）、皮肤干枯粗糙、夜盲、水肿、舌炎、口角炎等。

b. 消化道症状：食欲减退最为常见，甚至畏食，进食后上腹饱胀不适，有时伴恶心、呕吐，稍进油腻饮食易引起腹泻。肝细胞有进行性或广泛性坏死时可出现黄疸。

c. 出血倾向和贫血：常出现鼻出血、牙龈出血、皮肤紫癜和胃肠道出血等倾向，女性有月经过多。病人常出现不同程度的贫血。

d. 内分泌紊乱：由于肝功能减退，对雌激素、醛固酮和抗利尿激素的灭活作用减弱，导致雌激素增多，雄激素减少，男性病人常有性欲减退、睾丸萎缩、毛发脱落及乳房发育等；女性病人可有月经失调、闭经、不孕等。可见蜘蛛痣，肝掌，尿量减少，浮肿及腹水形成。肾上腺皮质功能减退，患者面部或其他暴露部位皮肤色素沉着。

②门静脉高压症的临床表现：门静脉高压症的三大临床表现是脾大、侧支循环开放、腹水。

（3）肝脏情况：早期肝增大，质中等硬，表面尚光滑；晚期肝脏缩小，质地坚硬，表面呈结节状；一般无压痛，但在肝细胞进行性坏死或并发炎症时可有压痛或叩击痛。

（4）并发症：

①上消化道出血：为本病最常见的并发症。由于食管下段或胃底静脉曲张破裂，引起突然大量的呕血和黑便，常导致失血性休克或诱发肝性脑病。

②感染：由于病人抵抗力低下、门腔静脉侧支循环开放等因素，增加了细菌入侵繁殖的机会，易并发感染，如肺炎、胆道感染、败血症、自发性腹膜炎等。

③肝性脑病：是晚期肝硬化最严重的并发症，亦是最常见的死亡原因。

④原发性肝癌：肝硬化患者短期内肝脏迅速增大、持续性肝区疼痛、腹水增加且为血性、不明原因的发热等，应考虑并发原发性肝癌。

⑤肝肾综合征：在表现为难治性腹水的基础上，患者出现少尿或无尿、氮质血症、稀释性低钠血症和低尿钠，但肾脏无明显器质性损害，故又称为功能性肾衰竭。

⑥肝肺综合征：是指严重肝病、肺血管扩张和低氧血症组成的三联征。临床表现为呼吸困难和低氧血症，吸氧只能暂时缓解症状，内科治疗多无效。

⑦电解质、酸碱平衡紊乱：常见的电解质紊乱有：a. 低钠血症：因长期低钠饮食、大量放腹水、利尿等致钠丢失；b. 低钾低氯血症与代谢性碱中毒：与进食少、呕吐、腹泻、利尿、继发性醛固酮增多有关。

3. 实验室及其他检查

（1）血常规：代偿期多正常，失代偿期有不同程度的贫血。脾功能亢进时，白细胞和血小板计数减少。

（2）尿常规：代偿期正常，失代偿期可有蛋白尿、血尿和管型尿。有黄疸时可出现尿胆红素，并有尿胆原增加。

（3）肝功能试验：代偿期正常或轻度异常，失代偿期 ALT 增高较显著，但肝细胞严重坏死时则 AST 常高于 ALT。重症病人血清胆红素增高，血清总蛋白正常、降低或增高，但白蛋白降低、球蛋白增高，使白蛋白与球蛋白比率降低或倒置。凝血酶原时间有不同程度的延长。

（4）免疫功能检查：血清 IgG、IgA、IgM 均升高，但以 IgG 增高最为显著。细胞免疫检查，T 淋巴细胞数常低于正常。病因为病毒性肝炎者，相关肝炎病毒标记可呈阳性反应。部分病人还可出现非特异性自身抗体，如抗核抗体、抗平滑肌抗体等。

（5）腹水检查：一般为漏出液，若并发自发性腹膜炎、结核性腹膜炎或癌变时，腹水性质发生相应变化。

（6）影像学检查：食管黏膜下静脉曲张者，X 线钡餐检查显示虫蚀样或蚯蚓状充盈缺损；胃底静脉曲张，呈菊花样充盈缺损。超声显像、CT 和 MRI 检查，可显示肝、脾形态改变，腹水。

（7）纤维胃镜检查：可直视曲张静脉的分布和程度，明确出血的原因和部位，同时进行止血治疗。

（8）腹腔镜检查：直接观察肝、脾情况，并在直视下对病变明显处进行肝穿刺做活组织检查，以明确肝硬化的病因。

（9）肝穿刺活组织检查：若见假小叶形成，可确诊为肝硬化。

【治疗】

目前尚无特效治疗方法，应重视早期诊断，加强病因及一般治疗，阻止肝硬化进一步发展。代偿期病人可服用抗纤维化的药物（如秋水仙碱）及中药，避免应用对肝有损害的药物，对症治疗，改善肝功能，积极防治并发症。

1. 一般治疗

（1）代偿期病人适当减少活动，避免劳累，给予高热量、高蛋白、高维生素、易消化的饮食。

（2）失代偿期病人应卧床休息，肝功能损害严重或有肝性脑病先兆表现者，应限制或禁食蛋白质。盐、水的摄入根据病情调整。禁酒，禁用对肝有损害的药物。食管下段及胃底静脉曲张者，避免进食坚硬粗糙的食物。病情重、进食少、营养差的病人应给予静脉补充，如复方氨基酸、白蛋白或鲜血。

2. 药物治疗　适当选用保肝药（如维生素 B 族、维生素 C、肌苷、辅酶 A 等），但不宜多用，应用抗纤维化药物如秋水仙碱，也可结合中医中药治疗。

3. 门静脉高压治疗

（1）食管胃底静脉曲张破裂出血：

①保守治疗：包括积极补充血容量，应用止血药物，如去甲肾上腺素 4~8mg 加入冷盐水 150ml 中经胃管滴注。应用三腔气囊导管压迫也有良好的效果。

②手术治疗：对肝功能储备良好发生出血或已发生过出血者，争取手术治疗。手术方式包括：a. 分流术（如图 4-23）。选择肝门静脉系与腔静脉系的主要血管进行吻合，使较高压力的门静脉血流分流进入腔静脉，从而降低门静脉系的压力，控制食管胃底静脉曲张破裂出血。应用较广的手术方式有：中心性脾-

肾静脉分流术、远端脾－肾静脉分流术、门－腔静脉分流术、肠系膜上－下腔静脉分流术等。分流术可使未经肝脏处理的门静脉血直接进入体循环，易致肝性脑病，手术死亡率、术后再出血率较高，因此一般不宜作为急诊止血手术。b. 断流术。阻断门－奇静脉间的反常血流，达到止血目的，手术方式很多，临床上应用最多的是脾切除后贲门周围血管离断术（如图4－24）。

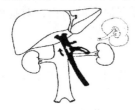

中心性脾－肾静脉分流术

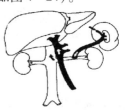

远端脾－肾静脉分流术

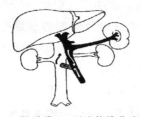

肠系膜上－下腔静脉分流术

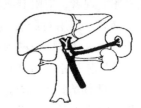

门－腔静脉分流术

图4－23　分流术示意图

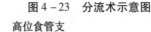
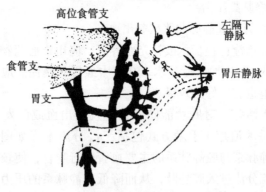

图4－24　贲门周围血管离断术示意图

（2）脾切除术：适用于脾大、脾功能亢进病人，如晚期血吸虫性肝硬化，肝功较好，单纯脾切除术效果良好。

（3）肝移植：是终末期肝病伴有食管胃底静脉曲张破裂出血、难治性腹水、肝性脑病的理想方法。存活率已超过70%。

（4）腹水治疗：主要包括：①休息和限制水、钠的摄入量。盐摄入量为1.2~2g/d，水约为1000ml/d，低钠血症应限制在500ml/d以内。②应用利尿剂。常用利尿剂如螺内酯、呋塞米，联合应用可加强疗效和减少不良反应。利尿速度不宜过快，一般以每天体重减轻不超过0.5kg为宜，避免诱发肝性脑病、肝肾综合征。③放腹水加输注白蛋白。放液不宜过快过多，每次放腹水4~6L，或一次排放10L，同时静脉输注白蛋白40~60g，以维持有效血容量，避免诱发肝性脑病和影响呼吸、循环。④提高血浆胶体渗透压。定期输注血浆、新鲜血或白蛋白，有助于促进腹水消退。⑤腹水浓缩回输，用于难治性腹水的治疗。放出腹水5~10L，经过滤或透析浓缩成0.5L后，经静脉回输至病人体内，可减轻水、钠潴留，提高血浆白蛋白浓度，增加有效血容量。但有感染的腹水不可回输。⑥减少腹水生成和增加其去路。

【小贴士】

肝硬化患者应注意休息，避免情绪激动和劳累。饮食上宜清淡，保证营养，适当增加糖的比例，控制蛋白质的摄入量，以免诱发肝性脑病。有门脉高压侧支循环开放者，应注意避免突增腹压和吃过热、粗糙的食物，以免诱发上消化道出血。

第四节　泌尿系统常见疾病

一、肾小球肾炎

根据1992年原发性肾小球病分型与治疗及诊断标准专题座谈会纪要，原发性肾小球病的临床分型为：①急性肾小球肾炎。

②急进性肾小球肾炎。③慢性肾小球肾炎。④肾病综合征。⑤隐匿性肾小球肾炎。

（一）急性肾小球肾炎

急性肾小球肾炎简称急性肾炎，是以急性肾炎综合征为主要表现的一组疾病。其特点为起病急，病人出现血尿、蛋白尿、水肿和高血压，可伴有一过性氮质血症。

【诊断】

1. 病史及表现　本病好发于儿童，男性居多。常有前驱感染。本病常发生于β－溶血性链球菌引起的上呼吸道感染（多为扁桃体炎）或皮肤感染后。本病起病较急，病情轻重不一，轻者仅尿常规及血清补体 C_3 异常，重者可出现急性肾衰竭。大多预后良好，常在数月内临床自愈。前驱感染后常在 1～3 周发病，呼吸道感染引起者约 10 天后发病，皮肤感染引起者约 20 天后发病。典型者呈急性肾炎综合征的表现：

（1）尿液异常：几乎所有病人均有肾小球源性血尿，是最常见的症状，约半数为肉眼血尿，且常为首发症状或病人就诊的原因。可伴有轻、中度蛋白尿，少数病人为大量蛋白尿。

（2）水肿：为 80% 以上病人的首发症状，表现为晨起眼睑水肿，呈"肾炎面容"，可伴有下肢轻度凹陷性水肿，少数严重者可波及全身。一般 2～4 周随利尿消肿，如水肿持续发展，提示预后不良。

（3）高血压：约 80% 病人患病初期水钠潴留时，出现一过性轻、中度高血压，经利尿后血压恢复正常，若持续不降，则表明肾脏病变严重，有演变成慢性肾小球肾炎的可能。严重时可发生高血压脑病、急性左心衰竭等。

（4）肾功能异常：大部分病人起病时尿量减少（400～700ml/d），少数为少尿（＜400ml/d）。可出现一过性轻度氮质血症。一般于 1～2 周后随尿量增加恢复，极少数出现急性肾衰竭。

（5）全身症状：常有乏力、食欲缺乏、恶心、呕吐、腰部钝痛等症状。

2. 实验室检查及其他检查

（1）尿液检查：均有镜下血尿，呈多形性红细胞。尿蛋白多为 + ~ + +。尿沉渣中可有红细胞管型、颗粒管型等。

（2）免疫学检查：血清 C_3 及总补体在发病初期下降，6 ~ 8 个月内恢复正常，此为本病的特征性表现。血清抗链球菌溶血素 "0" 滴度可增高，部分病人 CIC 阳性。

（3）肾功能检查：可有内生肌酐清除率（Ccr）降低，血尿素氮（BUN）、血肌酐（Cr）升高。

【治疗】

本病病人的治疗以休息、对症治疗为主。本病为自限性疾病，不宜用糖皮质激素及细胞毒药物。急性肾衰竭病人应进行透析。

1. 一般处理

（1）休息与运动：急性期病人应绝对卧床休息，以增加肾血流量和减少肾脏负担。当其卧床休息 6 周至 2 个月，肉眼血尿消失、水肿消退、血压正常后方可离床活动。病情稳定后逐渐增加运动量，避免劳累和剧烈活动，坚持 1 ~ 2 年，待完全康复后才能恢复正常的体力劳动。

（2）饮食：当病人有水肿、高血压或心力衰竭时，应严格限制钠盐（摄入量 <3g/d），对于病情特别严重者应完全禁盐。急性期应限制蛋白质摄入（0.8g/（kg·d））。此外，饮食应易于消化和吸收，热量要充足。

2. 对症治疗　利尿治疗可消除水肿，降低血压。利尿后高血压控制不满意时，可加用其他降压药物。

3. 控制感染灶　因急性肾炎常有链球菌等感染，故对急性肾炎患者应给予青霉素治疗，剂量为 80 万 U，肌注，每日 2 次，持续 2 周。急性肾炎迁延 3 个月至半年以上未愈，或病情反复且扁桃体病灶明显者，应考虑行扁桃体摘除术。

4. 透析治疗　对于少数发生急性肾衰竭者，应予血液透析或腹膜透析治疗，帮助病人渡过急性期，一般不需长期维持透析。

急性肾炎的完全康复可能需要 1~2 年，临床症状消失后蛋白尿、镜下血尿可能仍然存在，应定期随访，监测病情。

（二）慢性肾小球肾炎

慢性肾小球肾炎简称慢性肾炎，是指起病缓慢，病情迁延，最终发展成慢性肾衰竭的一组肾小球疾病。临床表现为蛋白尿、血尿、水肿、高血压、肾功能损害。病人以青、中年男性居多。

慢性肾炎是由各种原发性肾小球疾病迁延不愈发展而来，多数病人病因不明，仅少数病人是由急性肾炎发展而来。一般认为本病的起始因素为免疫介导性炎症，但随疾病的进展，也有非免疫非炎症性因素参与。

慢性肾炎的所有类型到晚期均进展成硬化性肾小球肾炎，临床上进入尿毒症阶段。

【诊断】

1. 病史及表现　本病起病缓慢、隐袭，部分病人因感染、劳累呈急性发作。临床表现多样，可有不同程度的肾功能减退，早期病人可有乏力、食欲缺乏、腰部疼痛。

（1）一般表现：

①水肿：多数以水肿为首发表现，轻重不一。

②蛋白尿：是本病的必有表现，尿蛋白定量常在 1~3g/d。

③血尿：多有镜下血尿，也可有肉眼血尿。

④高血压：血压可正常或轻度升高，以舒张压升高为特点。

⑤肾功能损害：肾功能正常或轻度受损。以上情况持续数年，甚至数十年，肾功能逐渐恶化发展为尿毒症。

（2）特殊表现：有的病人可表现为血压（特别是舒张压）持续性升高，导致眼底出血、渗出，甚至视盘水肿；急性发作或用肾毒性药物病情急剧恶化者，可能引起不可逆慢性肾衰竭。

2. 实验室检查及其他检查

（1）尿液检查：尿蛋白 + ~ + + +，尿蛋白定量 <3.5g/d,

尿中有多形性的红细胞。

（2）血液检查：肾功能不全的病人血尿素氮（BUN）、血肌酐（Cr）增高。并发贫血时，可有红细胞和血红蛋白下降。部分病人可有血脂升高，血浆白蛋白降低。血清补体 C_3 始终正常，或持续降低 8 周以上不恢复正常。

（3）B超检查：双肾可有结构紊乱、缩小等改变。

（4）肾活组织检查：可确定慢性肾炎的病理类型。

【治疗】

慢性肾炎的治疗应以防止或延缓肾功能进行性恶化、改善或缓解临床症状及防治严重并发症为目标。

1. 一般处理

（1）休息与活动：急性发作患者或有明显水肿、严重高血压、大量血尿和蛋白尿、肾功能不全时应绝对卧床休息；轻度水肿、高血压，血尿和蛋白尿不显著，且无肾功能不全者，可适当活动，避免感染、过度劳累。

（2）饮食：一般给予低盐、优质低蛋白、高维生素饮食。每日食盐摄入量不超过 6g，氮质血症患者应限制蛋白质摄入，一般为 0.3~0.4g/（kg·d），且宜给予优质的动物蛋白，使之既能保证身体所需的营养，又起到保护肾功能的作用。另外，应给予足够热量，适当调节高糖和脂类在饮食热量中的比例。

2. 降压治疗 高血压可加速肾小球硬化，故控制高血压十分重要。有明显水钠潴留的容量依赖型高血压病人选用噻嗪类利尿药。对肾素依赖型高血压首选血管紧张素转换酶抑制剂（ACEI），也可用血管紧张素Ⅱ受体拮抗剂。其他还可选用钙通道阻滞剂和 β 受体阻滞剂。

3. 抗血小板聚集 可口服大剂量双嘧达莫（300~400mg/d）、小剂量阿司匹林（40~300mg/d），对系膜毛细血管性肾小球肾炎有降低尿蛋白的作用。

【小贴士】

慢性肾炎的病人出院后应注意：

1. 预防感染　保持环境清洁、空气流通；注意休息，避免剧烈运动和过重的体力劳动；讲究卫生，预防呼吸道和泌尿道感染，如出现感染症状时，应及时治疗。

2. 饮食指导　指导进食高热量、高维生素、优质低蛋白、易消化的食物，禁烟、酒。

3. 定期随访　告知患者病情变化的特点，如出现水肿或水肿加重、尿液泡沫增多、血压增高或急性感染等情况应及时就医。

二、肾病综合征

肾病综合征是由多种肾脏疾病引起的具有以下共同临床表现的一组综合征：①大量蛋白尿（尿蛋白定量 $>3.5g/d$）；②低蛋白血症（血浆白蛋白 $<30g/L$）；③水肿；④高脂血症。其中前两项为诊断所必需。

肾病综合征分为原发性和继发性两大类。原发性肾病综合征是由原发性肾脏疾病所致，如急、慢性肾小球肾炎等；继发性肾病综合征是继发于其他疾病，如系统性红斑狼疮、糖尿病及过敏性紫癜等。

【诊断】

1. 病史及表现

典型原发性肾病综合征表现为大量蛋白尿、低蛋白血症、高脂血症和水肿。其中大量蛋白尿、低蛋白血症是本病的标志。

（1）大量蛋白尿：每日尿蛋白定量 $>3.5g$。当肾小球滤过膜的屏障作用受损时，其对血浆蛋白（多以白蛋白为主）的通透性增加；当肾小球对蛋白的滤过量超过近曲小管重吸收量时，形成大量蛋白尿。

（2）低蛋白血症：血浆白蛋白 $<30g/L$，原因为大量白蛋白从尿中丢失的同时，如肝白蛋白合成增加不足以克服丢失和分

解，则出现低白蛋白血症。某些免疫球蛋白和补体、抗凝及纤溶因子、金属结合蛋白及内分泌素蛋白也可减少。

（3）水肿：为最明显的体征。低蛋白血症使血浆胶体渗透压下降是肾病综合征水肿的基本病因。另外，某些原发于肾内的钠、水潴留因素在水肿机制中起一定作用。

（4）高脂血症：以高胆固醇血症最为常见。与肝合成脂蛋白增加和脂蛋白分解减弱有关，其中后者可能是更为重要的原因。

（5）并发症：

①感染：是常见并发症，与大量蛋白尿、营养不良、免疫功能紊乱及激素治疗有关。常见感染部位为：呼吸道、泌尿道、皮肤感染，是复发和疗效不佳的主要原因之一。

②血栓、栓塞：以肾静脉血栓最为多见；肺血管血栓、栓塞，下肢静脉、脑血管、冠状血管血栓次之。其与血液浓缩、凝血因子改变引起高凝状态有关，表现为腰痛、血尿及肾功能下降等。

③急性肾衰竭：肾病综合征时如有效循环血容量减少导致肾血流量不足，易诱发肾前性氮质血症。少数病人可出现急性肾衰竭，尤以微小病变型肾病者居多。

④其他：长期高脂血症易引起动脉硬化、冠心病。长期低蛋白血症可导致营养不良、儿童生长发育障碍；免疫球蛋白减少可造成免疫力低下；金属结合蛋白丢失可导致铁、锌、铜等微量元素缺乏。

2. 实验室检查及其他检查

尿的特点及肾穿刺活检对指导治疗和明确预后具有重要意义。

（1）尿液检查：24 小时尿蛋白定量超过 3.5g，定性一般为＋＋＋～＋＋＋＋，尿中可有红细胞、管型等。

（2）血液检查：血浆清蛋白 $<30g/L$，血中胆固醇、甘油三酯、极低密度脂蛋白增高。肾衰竭时血尿素氮、血肌酐升高。

（3）肾活检：可明确肾小球的病理类型，指导治疗，判断预后。

（4）肾 B 超检查：双肾正常或缩小。

【治疗】

治疗原则以抑制免疫与炎症反应为主，同时防治并发症。

1. 休息与活动　卧床至水肿减轻后，病人可进行简单的室内活动。尿蛋白定量下降到 2g/d 以下时，可恢复适量的室外活动。恢复期的病人应在其体能范围内适当进行活动，避免血栓形成。

2. 饮食　①蛋白质：提倡正常量的优质蛋白（富含必需氨基酸的动物蛋白）摄入，按 1g/（kg·d）供给。但当肾功能不全时，应根据肌酐清除率调整蛋白质的摄入量。②热量供给要充足，不少于 126～147kJ（30～35kcal）/（kg·d）。③为减轻高脂血症，食用油应选用富含多聚不饱和脂肪酸的油脂，如橄榄油、鱼油等。富含可溶性纤维的食物如燕麦、豆类等，应适当选用。④低盐饮食，勿食腌制食品。⑤适当补充维生素及微量元素应适当选用（如铁、钙），且应定期测量血浆白蛋白、血红蛋白等指标，以反映机体营养状态。

3. 对症治疗

（1）利尿消肿：常用噻嗪类利尿剂和保钾利尿剂作基础治疗，两者并用可提高利尿的效果，同时维持钾的平衡。注意在通过输注血浆或血浆白蛋白利尿时要严格掌握适应证，对伴有心脏病的病人应慎用此法利尿。注意利尿不宜过猛，以免引起有效血容量不足，加重血液黏稠度，诱发血栓、栓塞并发症。

（2）减少尿蛋白：可以有效地延缓肾功能的恶化。应用 ACE 抑制剂和其他降压药，可通过有效地控制高血压，达到不同程度地减少尿蛋白的作用。

（3）抗凝：肝素、华法林、小剂量阿司匹林及尿激酶等。

4. 抑制免疫与炎症反应

（1）糖皮质激素：该药通过抑制免疫与炎症反应，抑制醛固酮和抗利尿激素的分泌，影响肾小球基膜通透性而达到治疗作用。应用原则：①起始足量：如泼尼松始量为 1mg/（kg·d），共服 8~12 周。②缓慢减药：足量用药后每 1~2 周减少原用量的 10%，当减至 20mg/d 时疾病易反跳，应更加缓慢减量。③长期维持：最后以最小有效剂量（10mg/d）作为维持量，再服半年至 1 年或更久。

（2）细胞毒药物：环磷酰胺等，常用于"激素依赖型"或"激素抵抗型"肾病综合征，配合激素治疗有可能提高疗效。一般不首选及单独应用。

（3）环孢素：用于治疗激素及细胞毒药物都无效的难治性肾病综合征，但此药昂贵，副作用大，停药后病情易复发，注意监测、维持血药浓度。

5. 并发症防治

（1）感染：用激素治疗时，不必预防性地使用抗生素，因其不能预防感染，反而可能诱发真菌二重感染。一旦出现感染，应及时选用敏感、强效及无肾毒性的抗生素。

（2）血栓及栓塞：给予抗凝剂如肝素，并辅以抗血小板药如双嘧达莫。一旦出现血栓或栓塞时，应及早应用尿激酶或链激酶溶栓，并配合应用抗凝剂。

（3）急性肾衰竭：利尿无效且达到透析指征时应进行血液透析或腹膜透析。

三、急性肾衰竭

急性肾衰竭是由于各种病因引起的短期内（数小时或数日）肾功能急剧、进行性减退而出现的临床综合征。当肾衰竭发生时，原来应随尿液排出的废物而积存于体内，导致血清肌酐（Scr）、尿素氮（BUN）升高，水、电解质和酸碱平衡失调，以及全身各系统并发症。

急性肾衰竭根据病因不同分三类：①肾前性：主要由于有效

循环血容量减少和肾内血流动力学改变（包括肾前小动脉收缩或肾后小动脉扩张）等，使肾小球滤过率下降所致。②肾后性：由于各种原因引起急性尿路梗阻，梗阻可发生于从肾盂到尿道的任一水平。③肾性：由于各种肾实质损伤，包括急性肾小管坏死、急性肾间质病变及肾小球和肾血管病变。其中，急性肾小管坏死是最常见的急性肾衰竭类型，可由肾缺血或肾毒性物质损伤肾小管上皮细胞引起。

【诊断】

1. 病史及表现　典型病程可分为三期：

（1）起始期：此期急性肾衰竭是可以预防的，病人常有诸如低血压、缺血、脓毒血症和肾毒素等病因，无明显的肾实质损伤。但随着肾小管上皮损伤的进一步加重，肾小球滤过率（GFR）突然下降，临床表现开始明显，进入维持期。

（2）维持期：又称少尿期。典型持续 7~14 天，也可短至几天或长达 4~6 周。

①全身并发症：

a. 消化系统症状：为最早出现的症状，如食欲低下、恶心、呕吐、腹胀、腹泻等，严重者有消化道出血。

b. 呼吸系统症状：除肺部感染的症状外，尚可因容量负荷增大出现呼吸困难、咳嗽、憋气、胸闷等。

c. 循环系统症状：多因尿少和未控制饮水，导致体液过多，出现高血压和心力衰竭；也可因毒素滞留、电解质紊乱、贫血及酸中毒引起各种心律失常及心肌病变。

d. 其他：常伴有肺部、尿路感染，感染是急性肾衰竭的主要死亡原因之一。此外，病人也可出现神经系统表现，如意识不清、昏迷等。严重病人可有贫血、出血倾向，如弥散性血管内凝血（DIC）等。

②水、电解质和酸碱平衡紊乱：其中高钾血症、代谢性酸毒最为常见。

a. 高钾血症：高钾血症对心肌细胞有毒性作用，可诱发各种心律失常，严重者出现心室颤动、心跳骤停，是少尿期的最重要死因。

b. 代谢性酸中毒：主要由于肾小球滤过率下降，酸性代谢产物排出减少引起，同时急性肾衰竭常合并高分解代谢状态，又使酸性产物明显增多。

c. 其他：主要有低钠血症，由水潴留过多引起。还可有低钙、高磷血症。

（3）恢复期：肾小管细胞再生、修复，肾小管结构恢复完整性，但是浓缩功能尚未恢复；肾小球滤过率逐渐恢复。病人尿量开始增加，甚或有多尿表现，每日尿量可达 3000～5000ml，通常持续 1～3 周，继而再逐渐恢复正常。少数病人可遗留不同程度的肾结构和功能的永久性损害。

2. 实验室检查及其他检查

（1）血液检查：少尿期可有轻、中度贫血；血浆肌酐和尿素氮进行性上升，血肌酐每日升高 $44.2～88.4\mu mol/L$，血尿素氮每日可升高 $3.6～10.7mmol/L$（10～30mg/dl）；血清钾浓度常大于 $5.5mmol/L$，可有血钠正常或偏低及低钙、高磷血症；血气分析提示代谢性酸中毒。

（2）尿液检查：尿蛋白多为 +～++，尿沉渣可见肾小管上皮细胞，少许红、白细胞，上皮细胞管型和颗粒管型等；尿比重降低且较固定，多在 1.015 以下；尿渗透浓度低于 350mosm/（kg/H_2O）；尿钠增高，多在 20～60mmol/L。

（3）其他：尿路超声显像对排除尿路梗阻和慢性肾功能不全很有帮助。如有足够理由怀疑梗阻所致，可做逆行性或下行性肾盂造影。另外，肾活组织检查是明确原因的重要手段。

【治疗】

1. 一般处理

（1）休息与活动：少尿期要绝对卧床休息，以减轻肾脏的负担，对意识障碍者，应加床护栏。当尿量增加、病情好转时，可逐渐增加活动量，但应注意利尿后的过分代谢，病人会有肌肉无力的现象，应避免独自下床。

（2）饮食：

①糖及热量：对发病初期因恶心、呕吐无法经口进食者，应由静脉补充葡萄糖，以维持基本热量。少尿期应给予足够的糖类（150g/d）。若病人能进食，可将乳糖75g、葡萄糖和蔗糖各37.5g溶于指定溶液中，使病人在一日内饮完。多尿期可自由进食。

②蛋白质：对一般少尿期的病人，蛋白质限制为0.5g/（kg·d），其中60%以上应为优质蛋白。接受透析的病人可给予高蛋白饮食，血液透析病人的蛋白质摄入量为1.0~1.2g/（kg·d），腹膜透析为1.2~1.3g/（kg·d）。到达多尿期，如尿素氮低于8.0mmol/L时，可给予正常量的蛋白质。

③其他：对少尿期病人，尽可能减少钠、钾、磷和氯的摄入量。多尿期时不必过度限制。

（3）维持水平衡：急性肾衰竭少尿时，应准确测量和记录水分的出入量，按照"量出为入"的原则补液。补液量的计算一般以500ml为基础补液量，加前一日的出液量。

2. 预防感染　感染是急性肾衰竭的主要死亡原因，故应采取切实措施预防感染的发生。具体措施：①尽量将病人安置在单人房间，做好病室的清洁消毒，避免与有上呼吸道感染者接触。②避免不必要的检查和留置导尿。③需留置尿管的病人应加强消毒、定期更换尿管和进行尿液检查以确定有无尿路感染。④卧床及虚弱的病人应定期翻身，协助做好全身皮肤的清洁，防止皮肤感染的发生。⑤对于意识清醒的患者，鼓励每小时进行深呼吸和有效排痰；对于意识不清的患者，定时吸痰，防止肺部感染的发生。⑥口腔中的尿素可引起口角炎及腮腺炎，应协助做好口腔护理，保持口腔清洁、舒适。⑦对于进行腹膜或血液透析治疗的病人，应按外科无菌技术操作及避免其他意外损伤。

【小贴士】

急性肾衰的病人容易感染，但使用抗生素又容易出现肾损害，故临床使用时务必选用对肾脏低毒或无毒的抗生素，避免使用对肾脏损害明显的抗生素如氨基糖苷类。且应注意药物的剂量和给药间隔要加以调整。

四、慢性肾衰竭

慢性肾衰竭是在各种慢性肾脏病的基础上，肾功能缓慢减退至衰竭而出现的一组临床综合征。它是各种肾脏疾病持续发展的共同转归和进行性恶化的结果。

根据肾小球滤过功能降低的程度，将慢性肾衰竭分为四期：①肾功能代偿期：GFR 减至正常的 50% ~80%，血肌酐正常，病人无症状。②肾功能失代偿期：是肾衰早期，GFR 降至正常的 25% ~50%，出现氮质血症，血肌酐已升高，但小于 450μmol/L，无明显症状。③肾衰竭期（尿毒症前期）：GFR 降至正常的 10% ~25%，血肌酐显著升高（为 450 ~707μmol/L），病人贫血较明显。夜尿增多及水电解质失调，并可有轻度胃肠道、心血管和中枢神经系统症状。④尿毒症期：是肾衰的晚期，GFR 减至正常的 10% 以下，血肌酐大于 707μmol/L，临床出现显著的各系统症状和血生化异常。

【诊断】

1. 病史及表现　多数患者有急性肾衰的病史，也可有部分起始就诊即为慢性肾衰。

（1）水、电解质和酸碱平衡失调表现为：水、钠平衡失调，如高钠或低钠血症、水肿或脱水；钾平衡失调，如高钾或低钾血症；代谢性酸中毒；低钙血症、高磷血症；高镁血症等。

（2）各系统表现：

①心血管：心血管病变是肾衰主要并发症和最常见的死因。可表现为以下几个方面：

a. 高血压和左心室肥厚：大部分病人有不同程度的高血压，主要是由于水钠潴留、肾素活性增高所致。高血压可引起动脉硬化、左心室肥厚、心力衰竭，并可加重肾损害。

b. 心力衰竭：是常见的死亡原因之一。其原因大多与水钠潴留、高血压及尿毒症心肌病变有关。尿毒症心肌病的病因可能与代谢废物的潴留和贫血等有关。急性左心衰竭时可出现呼吸困难、不能平卧及肺水肿等症状，但一般无明显的发绀症状。

c. 心包炎：主要见于透析不充分者（透析相关性心包炎），临床表现与一般心包炎相同，但心包积液多为血性。轻者无症状，严重者有心包压塞征。

d. 血管钙化和动脉粥样硬化：多见于冠状动脉、脑动脉和周围动脉。本病病人常有高甘油三酯血症及轻度胆固醇升高，动脉粥样硬化发展迅速，是主要的死亡原因之一。

②肺部症状：体液过多或酸中毒可引起肺水肿，出现气短、气促，严重酸中毒可致呼吸深长。尿毒症毒素可引起"尿毒症肺炎"，肺部 X 线检查出现"蝴蝶翼"征，及时予以利尿或透析可迅速改善上述症状。

③血液系统表现：

a. 贫血：尿毒症病人常有贫血，为正常色素性正细胞性贫血。主要原因有：肾脏产生促红细胞生成素（EPO）减少；铁摄入不足；叶酸、蛋白质缺乏。

b. 出血倾向：常表现为皮下出血、鼻出血、月经过多等。出血倾向与外周血小板破坏增多、血小板功能下降等有关。

④神经、肌肉系统表现：包括中枢和外周神经病变。早期常有疲乏、失眠、注意力不集中等精神症状，后期可出现性格改变、抑郁、记忆力下降、谵妄、昏迷等。晚期病人常有周围神经病变，病人可出现肢体麻木、深反射迟钝或消失、肌肉萎缩和肌无力等。但最常见的是肢端袜套样分布的感觉丧失。

⑤胃肠道表现：食欲不振是常见的早期表现。另外，还有恶

心、呕吐、腹胀、口腔有尿味等。消化道出血在本病病人也很常见，多由于胃黏膜糜烂和消化性溃疡所致，尤以前者常见。

⑥皮肤症状：常有皮肤瘙痒。面色暗而萎黄，轻度浮肿，呈"尿毒症"面容。与贫血、尿素霜的沉积等有关。

⑦肾性骨营养不良症：简称肾性骨病，常见病症的排序为：纤维囊性骨炎、肾性骨软化症、骨质疏松症和肾性骨硬化症。骨病有症状者少见，早期诊断主要靠骨活组织检查。其发生与维生素 D_3 不足、继发性甲状腺功能亢进症、骨化三醇缺乏、营养不良、代谢性酸中毒等有关。

⑧内分泌紊乱：肾衰时内分泌功能出现紊乱。病人常有性功能障碍，晚期可闭经、不孕，男性性欲缺乏和阳痿。

⑨易于并发感染：与机体免疫功能低下、白细胞功能异常等有关。以肺部和尿路感染常见，透析病人易发生动、静脉瘘或腹膜入口感染等。

2. 实验室检查及其他检查

（1）血液检查：红细胞数目下降，血红蛋白含量降低，白细胞可升高或降低；内生肌酐清除率降低，血肌酐增高；血清电解质增高或降低；血气分析有代谢性酸中毒等。

（2）尿液检查：夜尿增多，尿比重降低。尿沉渣中有红细胞、白细胞、颗粒管型、蜡样管型等。

（3）B 超或 X 线平片：显示双肾缩小。

【治疗】

1. 一般处理

（1）休息与活动：慢性肾衰竭病人以休息为主，尽量减少对病人的干扰，并协助其做好日常的生活护理，对因尿素霜沉积而使皮肤瘙痒的病人，每日用温水擦身。如症状不明显、病情稳定者可活动，以不出现疲劳、胸痛、呼吸困难、头晕为度；对症状明显、病情较重者，则应卧床休息，定时为病人翻身和做被动肢体活动，防止压疮或肌肉萎缩。

（2）饮食：

①蛋白质：在高热量的前提下，应根据病人的 GFR 来调整蛋白质的摄入量。当 GFR < 50ml/min 时，就应开始限制蛋白质的摄入，其中 50% ~ 60% 以上的蛋白质必须是富含必需氨基酸的蛋白（即高生物价优质蛋白），如鸡蛋、鱼、牛奶、瘦肉等。当 GFR < 5ml/min 时，每日摄入蛋白约为 20g（0.3g/kg）；GFR 在 5 ~ 10ml/min 时，每日摄入的蛋白约为 25g（0.4g/kg）；GFR 在 10 ~ 20ml/min 时，每日摄入的蛋白约为 35g（0.6/kg）；GFR > 20ml/min 时，每日摄入蛋白约为 40g。尽量少摄入花生、豆类等植物蛋白制品，因其含非必需氨基酸多。米、面中所含的植物蛋白也要设法去除，如可选麦淀粉作为主食。

②热量与糖类：病人每日应摄取足够的热量，以阻止体内蛋白质过度分解。每日供应热量至少为 125.6kJ/kg（30kcal/kg），主要由碳水化合物和脂肪供给。

③盐分与水分：肾衰早期，病人无法排出浓缩的尿液，需要比正常人摄入更多的水分，才能排出尿中溶质。又因肾小管对钠的重吸收能力减退，而每日从尿中流失的钠增加，所以应增加水分和盐分的摄入。到肾衰末期，由于肾小球的滤过率降低，尿量减少，应注意限制水分和盐分的摄入。

2. 治疗原发疾病和纠正加重肾衰竭的因素　如治疗狼疮性肾炎可使肾功能有所改善。纠正水钠缺失、控制感染、解除尿路梗阻、控制心力衰竭等可使肾功能不同程度地恢复。

3. 延缓慢性肾衰竭的发展　应在肾衰的早期进行。

（1）饮食治疗：饮食控制可以延缓肾单位的破坏速度，缓解尿毒症的症状，因此要注意严格按照饮食治疗方案，保证蛋白质、热量、钠、钾、磷及水的合理摄入。

（2）应用必需氨基酸：适当应用必需氨基酸可使尿毒症患者维持较好的营养状态，有助于减轻尿毒症症状。

（3）控制全身性和（或）肾小球内压力：肾小球内高压力会

促使肾小球硬化，全身性高血压不仅会促使肾小球硬化，且能促进心血管并发症的发生，故必须控制。控制高血压首选血管紧张素Ⅱ抑制药。

（4）其他：积极治疗高脂血症、有痛风的高尿酸血症。

4. 并发症的治疗

（1）水、电解质和酸碱平衡失调：

①钠、水平衡失调：对单纯水肿者，除限制盐和水的摄入外，可使用呋塞米利尿；对水肿伴稀释性低钠血症者，需严格限制水的摄入。常规方法无效，可选用透析治疗。

②高钾血症：尿毒症患者易发生高钾血症，应定期监测血钾。如血钾 >6.5mmol/L，心电图有高钾表现，则应紧急处理。

③钙、磷失调：一般进餐时口服碳酸钙补给钙，减少肠道内磷的吸收。

④代谢性酸中毒：一般口服碳酸氢钠，严重者静脉补碱。若效果差，需透析治疗。

（2）心血管系统和肺部：

①高血压：通过减少水和钠盐的摄入，清除水、钠潴留，多数病人的血压可恢复正常。

②心力衰竭：除应特别强调清除水、钠潴留外，其他与一般心力衰竭治疗相同，但疗效较差。

③心包炎：积极透析可望改善。当出现心包填塞时，应紧急心包穿刺或心包切开引流。

④尿毒症肺炎：透析可迅速获得疗效。

（3）血液系统：常用重组人红细胞生成素皮下注射疗效显著。同时注意补充造血原料如铁、叶酸等。

（4）感染：治疗与一般感染相同，但要注意在疗效相近时，尽量选择对肾毒性小的药物。

（5）其他：充分透析、肾移植、使用骨化三醇和红细胞生成素可改善肾衰病人神经精神和肌肉系统症状；口服抗组胺药及强化透析对部分病人的皮肤瘙痒有效。

5. 替代治疗 透析疗法、肾移植。

【小贴士】

慢性肾衰竭病人由于尿素霜的刺激，皮肤常感瘙痒，注意勿用力搔抓，可每日用温水清洗后涂抹止痒剂。此外，慢性肾衰竭病人口腔容易发生溃疡、出血及口唇干裂，应加强口腔护理。慢性肾衰竭病人应注意保护和有计划地使用血管，尽量保留前臂、肘等部位的大静脉，以便用于血透治疗。定期复查肾功能。

五、尿路感染

尿路感染是由于各种病原微生物在尿路定植、繁殖所引起的尿路感染性疾病。可分为上尿路感染和下尿路感染。上尿路感染主要是肾盂肾炎，下尿路感染主要是膀胱炎。本病好发于育龄期女性、老年人、女幼婴、免疫功能低下和尿路畸形者。

本病最常见的致病菌是革兰氏阴性杆菌，其中以大肠埃希菌最常见，偶见厌氧菌感染。上行感染为最常见的感染途径。

【诊断】

1. 病史及表现

（1）急性膀胱炎：约占尿感的 60%，病人主要表现为尿频、尿急、尿痛，伴有耻骨弓上不适。一般无全身感染的表现。常有白细胞尿，约 30% 有血尿。

（2）肾盂肾炎：

①急性肾盂肾炎：a. 全身表现：起病急，常有寒战、高热、头痛、食欲减退、恶心呕吐、血白细胞计数升高等。血培养可阳性，一般无高血压和氮质血症。b. 泌尿系统表现：可有或无尿频、尿急、尿痛等尿路刺激症状，多数伴腰痛、肋脊角压痛或（和）叩击痛。

②慢性肾盂肾炎：a. 全身表现较轻，甚至可无；泌尿系统表现亦不典型，可间断出现尿频、尿急、尿痛等。b. 病程中若多次

急性发作，其表现类似急性肾盂肾炎者称复发型；若以长期低热为主要表现者称低热型；若以血尿为主要表现，并伴有较明显的肾区疼痛不适称血尿型；若无临床表现或仅有低热、疲乏等，但多次尿细菌培养阳性者，称隐匿型，也称"无症状性菌尿"。

（3）并发症：

①肾乳头坏死：常发生于严重的肾盂肾炎伴有糖尿病或尿路梗阻时，可出现败血症、急性肾衰竭等。主要表现为肾盂肾炎症状加重，高热、剧烈腰痛、血尿。可有坏死组织脱落从尿中排出，发生肾绞痛。

②肾周围脓肿：常由严重的肾盂肾炎直接扩散而来，病人多有糖尿病和尿路梗阻等易感因素。除原有肾盂肾炎症状加重外，常出现明显的单侧腰痛，向健侧弯腰时疼痛加剧。

2. 实验室检查及其他检查

（1）尿常规和尿白细胞计数：尿蛋白常为阴性或微量。少部分有较明显的镜下血尿，极少数有肉眼血尿。尿沉渣白细胞多数显著增多，如发现白细胞管型，有助于肾盂肾炎的诊断。尿白细胞计数≥8×10^6 为白细胞尿（脓尿）。

（2）尿细菌学检查：是诊断尿感的主要依据。尿沉渣镜检细菌是一种快速诊断有意义细菌尿的方法。清洁中段尿沉渣用高倍镜查找，如平均每个视野≥20 个细菌，即为有意义的细菌尿。尿细菌培养的临床意义为：清洁中段尿定量培养含菌量≥10^5/ml，为有意义的细菌尿；$10^4 \sim 10^5$/ml 为可疑阳性，需复查；如小于10^4/ml，则可能是污染。膀胱穿刺尿细菌定性培养有细菌生长也提示真性菌尿。

（3）血液检查：急性肾盂肾炎血白细胞升高，中性粒细胞增多，核左移，血沉可增快。

（4）影像学检查：对于慢性、反复发作或经久不愈的肾盂肾炎，可行腹部平片、静脉肾盂造影（IVP）、排尿期膀胱输尿管反流造影及逆行性肾盂造影等，以确定有无结石、梗阻、泌尿系统先天性畸形及膀胱－输尿管反流等导致尿路感染反复发作的因素。

【治疗】

在未有药物敏感试验结果时，应选用对革兰阴性杆菌有效的抗菌药物，常用的是喹诺酮类或复方磺胺甲恶唑。

1. 急性膀胱炎　可不做尿细菌培养，先给予治疗。

（1）初诊用药：常用 3 日疗法，即用药 3 日，可用甲氧苄啶（TMP）0.1g，每日 2 次；或复方磺胺甲恶唑（每片含 SM0.4g，TMP0.08g）2 片，每日 2 次；或氧氟沙星 0.2g，每日 2 次。

（2）复诊处理：停服抗菌药 7 日后，复诊时可能有两种情况：①没有膀胱刺激征者，做清洁中段尿细菌定量培养。若结果为阴性，表示急性膀胱炎治愈。若结果为细菌 $\geqslant 10^5$/ml，且为同样细菌，则按肾盂肾炎处理。②仍有膀胱刺激征者，做清洁中段尿细菌定量培养和尿常规。若有细菌尿和白细胞尿，按症状性肾盂肾炎处理，且应作 IVP，明确尿路有无解剖异常。若无细菌尿，但有白细胞尿，可能为感染性尿道综合征。若没有细菌尿，也没有白细胞尿，可能为非感染性尿道综合征。

2. 肾盂肾炎

（1）一般治疗：临床症状明显者需卧床休息，多饮水以增加尿量，促使细菌或炎性渗出物从尿中排出体外，并给予易消化又富含维生素的饮食。

（2）抗菌治疗：对轻型急性肾盂肾炎或经 3 日疗法治疗失败的尿感，应口服有效抗菌药物 14 日。较严重的急性肾盂肾炎需静脉输注肾毒性小的敏感抗生素，至病人退热 72h 后，改用口服有效抗菌药，完成 2 周疗程。重症急性肾盂肾炎病人可联合静脉滴注多种抗菌药，直至退热 72h 后，再改用口服有效的抗生素，疗程 2 周。

（3）碱化尿液：口服碳酸氢钠 1.0g，每天 3 次，可增强上述抗生素的疗效，减少尿液刺激症状。

（4）慢性肾盂肾炎：治疗的关键是积极寻找并去除易感因素。急性发作时，治疗与急性肾盂肾炎相同。

（5）及早排除引流不畅：肾盂肾炎病人在病情允许时，应尽快做影像学检查，以尽早发现有无尿路梗阻，并予以及时处理。

3. 无症状细菌尿　对于非妊娠妇女的无症状细菌尿，一般不予治疗；对妊娠妇女则必须治疗，治疗与一般尿感相同，宜选用肾毒性较小的抗生素，如青霉素类、头孢菌素类等。学龄前儿童的无症状细菌尿也应予以治疗。

【小贴士】

保持良好的卫生习惯，学会正确清洁外阴部的方法，避免擦便纸污染尿道口；经常清洗外阴，以保持外阴清洁干燥。日常多饮水，勤排尿（2～3h排尿一次），排尿彻底，不留残尿。饮食注意营养均衡，增强机体的抵抗力。

第五节　血液系统常见疾病

一、贫血

贫血是血液病中最常见的，是许多疾病的临床表现，而不是一种独立的疾病。贫血可由多种原因引起，其临床表现主要是血红蛋白浓度减低和红细胞数量减少引起全身组织和器官缺氧。

依据红细胞平均体积（MCV正常值80～94fl）、红细胞平均血红蛋白（MCH正常值27～32pg）、红细胞平均血红蛋白浓度（MCHC正常值32%～35%），可将贫血分为以下三类（表4－6）。

（一）缺铁性贫血

缺铁性贫血是由于人体内贮存铁缺乏，使血红蛋白合成减少而引起的一种小细胞低色素性贫血。它是贫血中最常见的类型，以生长发育期的儿童和育龄妇女发病率较高。

表4-6　贫血的细胞学分类

类型	红细胞平均体积（fl）	红细胞平均血红蛋白（pg）	红细胞平均血红蛋白浓度（%）
大细胞性贫血	>95	>32	32～35
正细胞性贫血	80～94	27～32	32～35
小细胞低色素性贫血	<80	<27	<32

正常成人体内含铁总量：男性 50～55mg/kg，女性 35～40mg/kg。人体内铁分两部分，即功能状态铁（如血红蛋白铁、肌红蛋白铁、存在于细胞内某些酶类中的铁）和贮存铁（如铁蛋白和含铁血黄素）。正常成人每天用于造血的铁量为 20～25mg，大部分来自衰老的红细胞破坏后释放的铁，成人每天需从食物中摄取的铁量为 1～2mg。主要吸收部位在十二指肠及空肠上段，亚铁离子被小肠吸收后，大部分进入血液，小部分与肠黏膜上皮细胞内去铁蛋白结合形成铁蛋白。

引起缺铁性贫血的主要病因有：①铁摄入量不足；②铁吸收障碍；③铁丢失过多。

【诊断】

1. 病史及表现

病患一般有缺铁原发病的病史表现，如消化性溃疡、肿瘤或痔疮导致的黑便、血便或腹部不适；妇女月经过多；肠道寄生虫感染导致的腹痛或大便性状改变；肿瘤性疾病的消瘦等。

一般贫血的表现，如面色苍白（但无发绀）、乏力、头晕、心悸气急、耳鸣等。

组织缺铁表现：

（1）营养缺乏：皮肤干燥、角化、萎缩、无光泽，毛发干枯易脱落；指（趾）甲扁平、不光整、脆薄易裂，甚至反甲（勺状甲）。

（2）黏膜损害：口角炎、舌炎、舌乳头萎缩，严重者引起吞咽困难。

（3）神经、精神系统异常：如易激动、烦躁、头痛、注意力不集中，少数病人有异食癖。

2. 实验室检查及其他检查

（1）血象：典型血象为小细胞低色素性贫血。红细胞体积小，中心淡染区扩大。MCV、MCH、MCHC 值均降低。网织红细胞正常或轻度增高。白细胞和血小板计数可正常或减低。

（2）骨髓象：红细胞系增生活跃，以中、晚幼红细胞为主，细胞体积小，胞浆少，核染色质颗粒致密，有血红蛋白形成不良表现。粒系和巨核系无明显异常。

（3）铁代谢：血清铁降低，血清总铁结合力升高，转铁蛋白饱和度降低；血清铁蛋白测定可准确反映体内贮存铁情况，低于 $12\mu g/L$ 可作为早期诊断铁缺乏的重要依据。

【治疗】

1. 病因治疗　病因或原发病确诊后，要积极治疗，这是纠正贫血、防止复发的关键环节。

2. 一般处理　重度贫血应卧床休息。进食含铁丰富、高蛋白、高维生素、高热量食物，养成良好的饮食习惯，不挑食、不偏食，这是预防和辅助治疗缺铁性贫血的重要措施。合理的饮食和饮食搭配，可增加铁的吸收。如肉类、豆类、蛋类、海带、紫菜、黑木耳、银耳等食物中含铁较多。进食肉类食物（如猪、牛、羊等肉类）时适当搭配富含维生素 C 的蔬菜和水果，有利于铁的吸收。

3. 用药　治疗缺铁性贫血首选口服铁剂，常用药物有硫酸亚铁和富马酸亚铁。硫酸亚铁每次 0.3g，每日 3 次。铁剂治疗 1 周后，血红蛋白开始上升，8～10 周血红蛋白可恢复正常，网织红细胞数增加可作为有效的指标。但为补充贮存铁，在血红蛋白完全正常后，仍需继续服用铁剂 3～6 个月，或待血清铁蛋白超过 $50\mu g/L$ 后方可停药。若口服铁剂不能耐受或胃肠道病变影响铁的吸收，可用右旋糖酐铁肌内注射，每次 50mg，每日或隔日一次。注意：①铁剂药液溢出可引起皮肤染色，故要避开皮肤暴露部位；抽取药液后，更换另一空针头注射，可采用"Z"型注射法或空气注射法。②铁剂注射宜深且应经常更换注射部位，必要时局部热敷，避免硬结形成。③注射铁剂不良反应：除局部肿痛外，尚可发生面部潮红、恶心、肌肉关节痛、荨麻疹等，严重者可发生过敏性休克。注射时要备好肾上腺素，以便紧急抢救之用。

【小贴士】

病人应严格按医嘱服药，切勿自行加大或减少服药剂量，或一次大剂量服药，并严防儿童误服。口服铁剂最常见的不良反应是恶心、呕吐及胃部不适，餐后服用可减少反应，应避免空腹服药。为避免牙齿及舌质染黑，口服液体铁剂时须使用吸管将药液吸至舌根部咽下，再喝温开水并漱口。服铁剂期间，粪便会变成黑色，这是由于铁与肠内硫化氢作用而生成黑色的硫化铁所致，应告知病人以消除顾虑，如不能耐受可从小剂量开始。

（二）巨幼红细胞性贫血

巨幼红细胞性贫血是由于叶酸和（或）维生素 B_{12} 缺乏或其他原因引起细胞核 DNA 合成障碍所致的贫血。其特点是骨髓呈现典型的"巨幼变"。维生素 B_{12} 缺乏者还可有神经精神方面的异常。

（1）叶酸缺乏的原因有：①摄入量不足；②需要量增加；③药物影响叶酸吸收。

（2）维生素 B_{12} 缺乏的原因：①摄入量减少；②内因子缺乏；③其他：回肠疾病外科手术后的盲袢综合征等可影响维生素 B_{12} 吸收；长期接触氧化亚氮者可影响维生素 B_{12} 的转运。

【诊断】

1. 病史及表现　起病缓慢，皮肤、面色苍黄，虚胖，头发细而枯黄。睑结膜、口唇、指甲苍白。食欲不振、腹胀、腹泻或便秘。典型病人有舌炎、口角炎、舌乳头萎缩、舌面呈"牛肉样舌"，可伴舌痛。

神经系统表现和精神症状：维生素 B_{12} 缺乏者可出现周围神经、脊髓后侧束联合变性或脑神经受损，表现为手足麻木、深感觉障碍、共济失调，部分患者有腱反射消失及锥体束阳性，老年患者还可出现精神异常、抑郁、嗜睡等。

2. 实验室检查及其他检查

（1）血象：属大细胞性贫血，血涂片红细胞大小不等，以大卵圆形红细胞为主。血红细胞下降比血红蛋白量下降更为明显。中性粒细胞分叶过多。网织红细胞正常或轻度增多。

（2）骨髓象：红系增生活跃，呈现巨幼细胞形态。各系细胞均可见"巨幼变"，细胞核发育明显落后于细胞浆。

（3）生化检查：血清叶酸和维生素 B_{12} 降低，叶酸低于 6.81mmol/L（3ng/ml），维生素 B_{12} 低于 74mmol/L（100ng/ml）。如怀疑恶性贫血者，应进行内因子抗体测定。

【治疗】

1. 改变不良饮食习惯 多食含叶酸和维生素 B_{12} 的食物，如动物肝脏、肾脏、肉类、海产品、绿色蔬菜、水果等。烹调时注意温度不宜过高，时间不宜过长，减少叶酸的破坏。

2. 补充叶酸或维生素 B_{12} 叶酸缺乏者给予叶酸 5 ~ 10mg，每日 2 ~ 3 次，口服，用至贫血表现完全消失。胃肠道不能吸收者可用四氢叶酸钙 5 ~ 10mg，每日 1 次，肌肉注射。维生素 B_{12} 缺乏者可用维生素 B_{12} 100μg，每日 1 次，肌肉注射。

3. 对症处理 有舌炎、口腔溃疡病人用生理盐水、30g/L 苏打水或多尔贝溶液定期漱口，进温软食；末梢神经炎四肢麻木、无力者应给予肢体保暖，避免受伤；共济失调者走路要有人陪同。

（三）再生障碍性贫血

再生障碍性贫血简称再障，是一种由多种原因导致的骨髓造血功能衰竭，以骨髓造血干细胞及造血微环境损伤，外周血全血细胞减少为特征的一种综合征。临床主要表现为进行性的贫血、出血和感染。在我国，再障发病率为 0.74/万，可以发生在各年龄段，多见于青壮年，老年人发病率有增高趋势，男性略高于女性。

再障的病因不明确，可能与下列因素有关：①药物及化学物质。药物是引起再障最常见的原因。最常见的是氯霉素，其他还有磺胺药、抗肿瘤化疗药物、解热镇痛药、抗癫痫药等。化学毒物苯及其衍生物，如油漆、塑料、燃料等是最严重的骨髓抑制剂。②病毒感染。各型肝炎病毒、风疹病毒等。临床上可见与乙型肝炎相关的再生障碍性贫血病例。③物理因素。各种电离辐射，如 X 射线、γ 射线及其他放射性核素等。

【诊断】

1. 病史及表现　再生障碍性贫血主要表现为贫血、出血及感染。由于起病方式与症状严重程度不一，通常将该病分为重型再障和非重型再障。

（1）重型再障：起病急、病情重、进展快。感染和出血是早期的主要表现。感染反复发生且较严重，以皮肤、肺部感染最为常见，消化道、泌尿道也可发生感染，重者可因败血症而死亡；出血以皮肤淤点、淤斑及鼻出血、齿龈出血、便血、血尿、呕血、咯血、阴道出血等较多见，严重者有颅内出血，可危及生命。早期贫血较轻，呈进行性加重，伴有乏力、头晕、心悸、气短等症状。肝、脾不肿大。

（2）非重型再障：起病缓、病情轻、进展慢。贫血为首发症状和主要表现，感染和出血较轻，出血以皮肤黏膜为主，内脏出血少见；感染以呼吸道感染多见。肝、脾、淋巴结均不肿大。少数病人病情可恶化，表现同重型再障。

2. 实验室检查及其他检查

（1）血象：重型再障呈重度全血细胞减少，网织红细胞绝对值低于正常，白细胞明显减少，中性粒细胞 $<0.5 \times 10^9$/L，血小板 $<20 \times 10^9$/L。非重型再障也呈全血细胞减少，但达不到重型再障的程度，属正细胞正色素性贫血。

（2）骨髓象：重型再障多部位增生极度低下，粒系和红系细胞减少，淋巴细胞、浆细胞、组织嗜碱粒细胞相对增多。非重型再障增生低下或有局部增生灶。

【治疗】

治疗原则：及时去除病因，预防和控制感染，改善症状，加强支持治疗。重型再障应尽早进行骨髓移植或抗淋巴细胞球蛋白等免疫抑制剂治疗。

1. 一般处理

（1）休息和活动：合理安排休息和活动，重症病人应卧床休息，一般病人应适当休息，避免劳累，减低氧耗。待病情稳定后，与病人及家属共同制订日常活动计划，并指导活动，保证安全。

（2）饮食：给予高热量、高蛋白、富含维生素、易消化的流质或半流质饮食，以补充能量。大出血病人应暂禁食。

2. 对症处理

（1）预防感染：保持病室空气清新、定期消毒，保持皮肤清洁、干燥。注意个人卫生，制定探视制度，严格无菌操作。

（2）预防出血：做好饮食护理，避免过硬、过粗的食物，保持病室湿度，防止鼻黏膜干燥而出血。

3. 用药处理　非重型再障治疗首选雄激素，雄激素可刺激肾脏产生促红细胞生成素，刺激骨髓造血。常用丙酸睾丸酮，成人 50～100mg，每日 1 次，肌肉注射；司坦唑醇 2mg，每日 3 次，口服；达那唑 0.2g，每日 3 次，口服。

【小贴士】

1. 生活指导　日常生活不可滥用药物，特别是对造血系统有害的药物，如氯霉素、磺胺药、保泰松、安乃近、阿司匹林等。注意保暖，避免受凉感冒，尽量少去公共场所，防止交叉感染。

避免外伤，教会病人防治出血的简单方法等。

2. 用药指导　向病人解释再障的治疗措施，说明坚持按医嘱用药的重要性，使病人认识到再障治疗的长期性和艰苦性，不得自行减量或停药。雄激素有男性化作用，如痤疮、毛发增多，女病人停经或男性化等，用药前应向病人说明以消除疑虑。丙酸睾酮为油剂，不易吸收，注射部位常形成硬块，甚至发生无菌性坏死，故需深部缓慢分层肌内注射，并注意更换注射部位，防止感染。口服司坦唑醇、达那唑等易引起肝脏损害和药物性肝内胆汁淤积，治疗过程中应注意有无黄疸，并定期检查肝功能。定期门诊复查血象，以便了解病情变化及其疗效。

3. 自我防护　对长期因职业关系接触 X 线、放射性物质、毒物如农药、苯及其衍生物等的人员，应提高自我保护意识，做好防护工作，定期检查血象。

二、白血病

白血病是一类发生于骨髓造血干细胞的恶性克隆性疾病。特点是大量的白细胞和幼稚细胞（白血病细胞）在骨髓和其他造血组织中进行性、失控性、弥漫性异常增生，进入血流并浸润、破坏其他器官和组织，抑制正常造血功能，使正常造血细胞减少。临床表现以进行性贫血、反复感染、出血和不同程度的肝、脾淋巴结肿大伴周围血中白细胞的质和量异常为特征。在恶性肿瘤所致的死亡率中，白血病居儿童及 35 岁以下成人的第一位。

【分类】

1. 根据白血病细胞成熟程度和自然病程分类　白血病分为急性白血病和慢性白血病两大类。急性白血病的细胞分化停滞在较早阶段，多为原始细胞及早幼细胞，起病急，并且发展快，自然病程仅数月。慢性白血病的细胞分化较好，多为成熟和较成熟的细胞。病程较缓慢，自然病程为数年。

2. 根据细胞学形态分类　急性白血病分为急性淋巴细胞白血

病（简称急淋）和急性非淋巴细胞白血病（简称急非淋）；慢性白血病又分为慢性粒细胞白血病（简称慢粒）和慢性淋巴细胞白血病（简称慢淋）。

（一）急性白血病

急性白血病是造血干细胞的克隆性恶性疾病，其特点是骨髓中异常的原始细胞大量增殖并浸润各器官、组织，正常造血受抑制，使正常血细胞减少，产生相应的临床表现。

【诊断】

1. 病史及表现　急性白血病起病急缓不一。多数起病急，高热、严重出血为其首发症状；缓慢起病者，以疲乏无力、轻度出血、不明原因的低热为其首发症状。

（1）贫血：常为早期表现，呈进行性加重，半数病人就诊时已有重度贫血。贫血的主要原因是骨髓中红细胞生成明显减少，其次为无效红细胞生成、溶血、出血等。

（2）发热：发热为最常见症状之一，多数病人以发热起病，并伴有畏寒、出汗等。发热多由继发感染而引起，感染可以发生在身体的任何部位，以口腔炎、牙龈炎、咽峡炎最为常见。感染的主要原因是由于成熟粒细胞缺乏，其次是机体免疫力降低。

（3）出血：1/3 的病人以出血为早期表现。出血可发生在全身任何部位，以皮肤淤点、淤斑及鼻出血、牙龈出血、女性月经过多较常见。严重时可有眼底、颅内出血。急性早幼粒细胞白血病易并发弥散性血管内凝血而出现全身广泛出血。主要原因是大量白血病细胞在血管中淤滞及浸润、血小板减少和凝血异常。

（4）白血病细胞增殖浸润的表现：①肝、脾、淋巴结肿大：淋巴结肿大以急性淋巴细胞白血病为多见。多为轻到中度的肿大，无压痛。除慢性粒细胞白血病急变外，巨脾罕见。②骨骼、四肢关节疼痛：胸骨下段局部压痛较为常见，对急性白血病的诊断有一定的价值。可出现关节、骨骼疼痛，尤以儿童多见。发生骨髓坏死时，可引起骨骼剧痛。③眼部：白血病形成的粒细胞肉瘤或绿色瘤，常累及骨膜，可引起眼球突出、复视或失明。④口腔和皮肤异常：白血病细胞浸润可使牙龈增生、肿胀；皮肤可出现蓝灰色斑丘疹，局部皮肤隆起、变硬，呈紫蓝色结节。⑤中枢神经系统白血病：指白血病细胞浸润脑膜或中枢神经系统，可发生在疾病的各个时期，以化疗后缓解期最常见，这是由于多种化学药物难以通过血脑屏障，隐藏在中枢神经系统的白血病细胞不能被有效杀灭而引起。中枢神经系统白血病是白血病髓外复发的根源，以急性淋巴细胞白血病最常见，儿童病人尤甚。临床上，轻者表现为头痛、头晕；重者有呕吐、颈项强直，甚至抽搐、昏迷等症状。⑥睾丸：睾丸出现无痛性肿大，多为一侧性，另一侧虽无肿大，但在活检时往往也发现有白血病细胞浸润。多见于急性淋巴细胞白血病化疗缓解后的幼儿和青年，是仅次于中枢神经系统白血病的白血病髓外复发的根源。此外，尚可累及心、肺、胃肠等部位，但不一定出现相应的症状。

2. 实验室检查及其他检查

（1）血象：多数病人白细胞计数增多，在 10×10^9/L 以上者，称为白细胞增多性白血病；少数可正常或减少；低于 1×10^9/L 者，称为白细胞不增多性白血病。血涂片分类检查可见数量不等的原始和（或）幼稚细胞。病人有不同程度的红细胞和血小板减少。

（2）骨髓象：是确诊白血病的主要依据和必做检查。多数病人骨髓象表现为骨髓增生极度或明显活跃，有核细胞显著增生，以白血病的原始细胞和幼稚细胞为主，而较成熟的中间阶段细胞缺如，并残留少量成熟粒细胞，形成所谓"裂孔现象"。约10%急非淋白血病骨髓增生低下，但原始细胞仍占30%以上者，称为低增生性急性白血病。

（3）血液生化：血清尿酸浓度及尿液中尿酸排泄均增加，特别是在化疗期,这是由于大量癌细胞被破坏所致。血清乳酸脱氢酶增高。

(4)中枢神经系统白血病时,脑脊液检查可发现大量白血病细胞。

【治疗】

白血病的治疗方法复杂,必须有计划地进行,目前国内外治疗主要以对症支持治疗、多药联合化学治疗为主。由于白血病一旦确诊进展很快,故应当在确诊后尽快开始治疗。

1. 化学药物治疗 是治疗白血病的主要手段。急性白血病的化疗过程分为诱导缓解治疗和缓解后治疗两个阶段。

(1)诱导缓解治疗:是抗白血病治疗的第一阶段,其目的是迅速大量地杀灭白血病细胞,使病人在最短时间内获得完全缓解,即临床症状和体征消失,血象和骨髓象基本恢复正常。理想状态是,白血病的免疫学、细胞遗传学、分子生物学异常标志均应消失。一般来说,达到完全缓解所用的诱导时间越长,患者长期无病生存时间越短。

急非淋白血病诱导缓解治疗国内外普遍采用常用"标准"方案,即 DA(柔红霉素和阿糖胞苷)方案或 HA(高三尖杉酯碱和阿糖胞苷)方案。VP(长春新碱加泼尼松)方案,是急淋白血病诱导缓解治疗的基本方案。儿童急淋白血病病人首选 VP 方案,成人急淋白血病推荐 VD1P(长春新碱加柔红霉素、泼尼松和门冬酰胺酶)方案,也可用 VAP(VP 加门冬酰胺酶)或 VDP(VP 加柔红霉素)方案。临床应根据病人血象、骨髓象、身体状况、年龄、对药物的反应和毒性反应的不同而选用对症的化疗方案和调整剂量。常用的联合化疗方案见表 4 - 7。

(2)缓解后治疗:达到完全缓解后,体内尚残留 $10^8 \sim 10^9$ 的白血病细胞,且在髓外某些部位仍可有白血病细胞的浸润,此为白血病复发的根源。故达到完全缓解后仍应进行第二阶段的治疗,包括缓解后强化巩固、维持治疗和髓外白血病的防治。

表 4 - 7　急性白血病的联合化疗方案

治疗方案		药物	剂量及用法
急非淋白血病诱导缓解方案	DA	柔红霉素	40～60mg/d，静脉注射，第 1～3 天
		阿糖胞苷	150～200mg/d，静脉注射，第 1～7 天
	HA	高三尖杉酯碱	4～6mg/d，静脉注射，第 5～7 天
		阿糖胞苷	150～200mg/d，静脉注射，第 1～7 天
	IA	去甲氧柔红霉素	10～15mg/d，静脉注射，第 1～3 天
		阿糖胞苷	150～200mg/d，静脉注射，第 1～7 天
急淋白血病诱导缓解方案	VP	长春新碱	1～2mg/d，静脉注射，每周第 1 天
		泼尼松	40～60mg/d，分次口服，连用 2～3 周
	VDP	长春新碱	2mg/d，静脉注射，每周第 1 天
		柔红霉素	40～60mg/d，静脉注射，第 1～3 天
		泼尼松	40～60mg/d，分次口服
	VD1P	长春新碱	1～2mg/d，静脉注射，每周第 1 天
		柔红霉素	40～60mg/d，静脉注射，第 1～3 天，第 15～17 天
		左旋门冬酰胺酶	5000～10000U，静脉注射，第 19～28 天
		泼尼松	40～60mg/d，分次口服，第 1～28 天，第 15 天起减量

2. 对症支持治疗

（1）防治感染：对于发热病人，应积极查找原因，及时做细菌培养和药敏试验，立即进行广谱抗生素治疗。严重者可输注新鲜血，必要时可采用粒细胞集落刺激因子或粒细胞输注。

（2）控制出血：血小板过低易引起出血，应输浓缩血小板悬液或新鲜血，同时辅以全身和局部止血。发生弥散性血管内凝血时，予以相应处理。

（3）改善贫血：严重贫血者可输浓缩红细胞或全血。

（4）预防尿酸性肾病：由于大量白血病细胞被破坏，特别是化疗期间，血液及尿液中尿酸浓度明显增高，引起肾小管阻塞，严重者可致肾功能衰竭。故应鼓励患者多饮水并碱化尿液，口服别嘌呤醇以抑制尿酸合成。

3. 造血干细胞移植　目前主张高危急非淋白血病、成人急淋白血病、儿童高危急淋白血病，均应在第一次完全缓解后，尽早行造血干细胞移植。

4. 其他处理措施

（1）休息与活动：白血病病人以休息为主，保证每天的睡眠在 7~9h。缓解期和化疗间歇期坚持每天适量活动。适当应用镇痛药，保证病人休息，减少体力消耗。

（2）饮食护理：给予高蛋白、高维生素、高热量、清淡易消化的饮食。有消化道出血时，暂禁食或进少量流质食物；化疗时饮食宜清淡，少量多餐，多饮水，多喝果汁，必要时遵医嘱给予鼻饲或静脉高营养等。并向病人和家属解释化疗期间保证足够的营养，可补充机体的热量消耗，提高病人对化疗的耐受性，减少并发症的发生。

（3）感染的预防：在诱导缓解期间容易发生感染，此时应行保护性隔离。定时空气和地面消毒，谢绝探视以避免交叉感染。加强口腔、皮肤及肛周护理。

（4）贫血的预防和处理：对严重贫血、乏力明显者，输血或输浓缩红细胞，使血红蛋白上升至 80g/L，以利完成化疗计划。

（5）化疗不良反应及处理：因治疗的需要及为减少病人反复穿刺的痛苦，建议留置深静脉导管。严格遵守化疗用药原则，并观察疗效及不良反应。常用化疗药物的不良反应见表 4-8。

表4-8　急性白血病常用化疗药物的不良反应

药名	缩写	给药途径	主要不良反应
柔红霉素	DNR	静脉注射	骨髓抑制、心脏损害
多柔比星	ADM	静脉注射	骨髓抑制、心脏损害
去甲氧柔红霉素	IDA	静脉注射	消化道反应、骨髓抑制
阿糖胞苷	Ara-C	静脉注射 皮下注射 鞘内注射	消化道反应、骨髓抑制、口腔溃疡
高三尖杉酯碱	HHT	静脉注射 肌内注射	骨髓抑制、心脏损害、消化道反应
米托蒽醌	NVT	静脉注射	骨髓抑制、消化道反应、心脏毒性
6-巯基嘌呤	6-MP	口服	骨髓抑制、消化道反应、肝损害
氟达拉滨	F1U	静脉注射	神经毒性、骨髓抑制、免疫抑制
羟基脲	HU	口服	消化道反应、骨髓抑制
环磷酰胺	CTX	口服 静脉注射	骨髓抑制、消化道反应、出血性膀胱炎、脱发
苯丁酸氮芥	C1B	口服	骨髓抑制、消化道反应
阿克拉霉素	ACM	静脉注射	骨髓抑制、消化道反应
氨基蝶呤	MTX	口服 静脉注射 鞘内注射	口腔溃疡、肝损害、骨髓抑制
长春新碱	VCR	静脉注射	末梢神经炎、便秘、脱发
左旋门冬酰胺酶	1-ASP	静脉注射	肝损害、过敏反应
泼尼松	Pred	口服	类Cushing综合征、高血压、糖尿病等
全反式维甲酸	ATRA	口服	皮肤黏膜干燥、消化道反应、肝损害

说明　①局部反应：应注意保护局部静脉，合理选用静脉，依前臂、手

背、手腕、肘前窝等的次序选择静脉注射部位。若刺激性强、药物剂量过大时宜首先选用大血管注射。每次更换注射部位，并强调熟练的静脉穿刺技术，避免穿透血管。静脉注射前先用生理盐水冲洗，确定针头在静脉内方能注入药物，药物输注完毕再用生理盐水冲洗后方能拔针头。注射完毕轻压血管数分钟止血，以防药液外渗或发生血肿。输注时疑有或发生外渗，立即停止注入，由原部位抽取 3~5ml 血液以除去一部分药液，同时遵医嘱皮下注射地塞米松或相应拮抗剂，亦可用普鲁卡因局部封闭。

②骨髓抑制的预防及护理：任何化疗药物大剂量均可引起严重的骨髓抑制，多数化疗药骨髓抑制最严重的时间为第 7~14 日，恢复时间为之后的 5~10 日。因此，从化疗开始到停止化疗 2 周内应加强预防感染和出血的措施，无论肌注、口服或静脉的药物剂量必须反复核对。

③消化道反应的预防及护理：多数化疗药物可引起恶心、呕吐等反应，故化疗期间饮食要清淡、可口，少量多餐。当病人恶心、呕吐时暂停进食，及时清除呕吐物，保持口腔清洁。必要时，遵医嘱在治疗前给予止吐药物，可减轻恶心、呕吐反应。

④肝肾功能损害的预防及护理：环磷酰胺可引起出血性膀胱炎，用药期间鼓励病人多饮水，保证入量，一旦发生血尿，应停止使用。6-巯基嘌呤、甲氨蝶呤、门冬酰胺酶对肝功能有损害作用，用药期间应观察病人有无黄疸，并定期监测肝功能情况。

⑤鞘内注射化疗药物的护理：推注药物宜慢，注毕去枕平卧 4~6h，注意有无头痛、发热等并发症。

⑥皮肤及口腔护理：甲氨蝶呤、阿糖胞苷、羟基脲、阿霉素等可引起口腔溃疡，除可能继发感染外，局部疼痛可影响病人进食和休息。嘱病人禁食对口腔黏膜有刺激或可能引起创伤的食物，如辛辣、带刺、有碎骨头的食物。指导病人睡前及餐后用碳酸氢钠、依沙吖啶稀释液交替漱口或 0.5% 普鲁卡因含漱。

⑦其他：长春新碱能引起末梢神经炎、手足麻木感，停药后可逐渐消失。很多化疗药物可引起脱发，但化疗结束后大多头发可再生，应向病人解释以减轻其心理负担。

（二）慢性白血病

慢性白血病并非由急性白血病转化而来，而是发病即为慢性过程，相反慢性白血病在终末期可以急变，临床表现似急性白血病。慢性粒细胞性白血病是一种起源于多能干细胞的肿瘤增生性疾病，其临床特点是病程缓慢、脾脏显著增大、外周血中粒细胞显著增多并出现幼稚细胞。慢性淋巴细胞白血病是小淋巴细胞克隆性增殖性恶性疾病，主要浸润骨髓、淋巴结和脾脏等器官。

【诊断】

1. 病史及表现　慢粒的整个病程可分为慢性期、加速期和急变期。

（1）慢性期：病人可无症状，或有乏力、低热、多汗或盗汗、体重减轻等代谢亢进的表现。脾大为慢粒病人最显著的体征，可占满全腹，甚至达盆腔，质地坚实、平滑、无压痛（脾梗死时压痛明显），可因病情缓解而缩小或因病情进展而增大；轻度肝大，部分患者有胸骨下段压痛。此期一般持续 1~4 年。

（2）加速期：病人出现发热、明显乏力、进行性体重下降、骨骼疼痛，逐渐出现贫血、出血、脾持续或进行性肿大。对原来有效的药物发生耐药。加速期可维持几个月到数年。

（3）急变期：为终末期，表现与急性白血病类似。急性变预后极差，往往在数月内死亡。

慢淋与慢粒一样，起病十分缓慢，往往无自觉症状，常因淋巴结肿大首次就诊，淋巴结肿大为其最常见的体征，可为全身性，常累及颈部、腋窝和腹股沟淋巴结等处。肿大的淋巴结常为单个、粘连、较坚实、无压痛、可移动、可产生压迫症状。半数病人有轻至中度脾大和轻度肝大。早期可出现疲乏、无力，随后出现食欲减退、消瘦、低热和盗汗等，晚期易发生贫血、血小板减少、皮肤黏膜紫癜。由于体液免疫和细胞免疫异常，病人可合并免疫缺陷表现，如感染、自身免疫缺陷性疾病等。

2. 实验室检查及其他检查

（1）血象：慢粒白细胞数早期即增高，常超过 $20 \times 10^9/L$，晚期增高明显，可达 $100 \times 10^9/L$ 以上。血涂片粒细胞显著增多，可见各阶段的粒细胞，以中性中幼、晚幼和杆状核粒细胞居多，原始细胞不超过10%。慢淋淋巴细胞持续增多，常占白细胞总数的50%以上，绝对值≥5×10^9/L。两者血小板和血红蛋白均可明显减少。

（2）骨髓象：有助于确诊。慢粒骨髓增生明显至极度活跃，以粒细胞为主，粒、红比例明显增高，中性中幼、晚幼及杆状核粒细胞明显增多，原始细胞小于10%。慢淋骨髓增生明显活跃至极度活跃，以成熟淋巴细胞为主，淋巴细胞≥40%，甚至100%。

【治疗】

1. 慢性粒细胞白血病的治疗

（1）羟基脲（HU）：是当前治疗慢粒的首选药物，一般开始剂量为1.5~3g/d，顿服或分次口服。待白细胞减至20×10^9/L时剂量减半，降至10×10^9/L时改为0.5~1g/d维持治疗。

（2）干扰素：常用剂量为300万~900万U，每日或隔日皮下注射1次，对慢性期早期患者的血液学完全缓解率达70%~80%。

（3）加速期和急变期治疗：按急性白血病治疗。

2. 慢性淋巴细胞白血病的治疗　根据临床症状、分期和疾病的活动情况而定，一般症状和体重不显著者可暂缓治疗，对伴有贫血、血小板减少或粒细胞减少，并发自身免疫性溶血性贫血、淋巴结肿大伴有压迫症状者，予以治疗。

（1）化疗：苯丁酸氮芥为首选药物。常用剂量为每日每千克体重0.1~0.2mg，口服，直到病情控制。对苯丁酸氮芥不敏感者，可用环磷酰胺，常用剂量为每日每千克体重1~3mg，口服。

（2）放射治疗：有明显淋巴结肿大可考虑局部照射，缓解压迫症状。

【小贴士】

安置病人于安静、舒适的环境中卧床休息，脾大者嘱病人取左侧卧位，以减轻不适感，尽量避免弯腰和碰撞腹部，以免发生脾破裂。指导病人少量多次进食、进水，以减轻食后饱胀感。给予高热量、高蛋白、富含维生素、易消化的饮食。化疗期间，应注意白细胞及血小板计数，定期复查肝、肾功能。鼓励病人多饮水，必要时加服碳酸氢钠片，以防高尿酸血症对肾脏的损害。

三、过敏性紫癜

过敏性紫癜是一种常见的血管变态反应性出血性疾病。因机体对某些致敏物质发生变态反应，而导致毛细血管脆性及通透性增加，血液外渗，引起皮肤、黏膜及某些器官出血。主要表现为皮肤紫癜、黏膜出血、关节痛、腹痛及肾脏损害。本病多见于儿童及青少年，春、秋季发病率高。

【诊断】

1. 病史　患者发病前 1～3 周常有上呼吸道感染，食入异性蛋白质和接触花粉、尘埃、昆虫等情况，有可能使用导致过敏的药物和疫苗接种史。

2. 临床表现　本病常见症状为皮肤紫癜。根据症状、体征不同，分为以下类型：

（1）单纯性（紫癜型）：最常见。以反复皮肤紫癜为主要表现，多见于下肢和臀部，呈对称分布，成批反复出现，大小不等，可融合成片或略高出皮肤表面，按之不褪色，一般在数日内紫癜逐渐由紫红色变成紫色、黄褐色、淡黄色，经 7～14 天逐渐消退。严重者可融合成大血疱，中心呈出血性坏死。

（2）腹型：为最具有潜在危险的类型。除皮肤紫癜外，因消化道黏膜及腹膜脏层毛细血管受累，而产生的消化道症状和体征。主要表现为腹痛，常为阵发性绞痛，多位于脐周或下腹部，可伴有恶心、呕吐、腹泻、便血，易被误诊为急腹症。

（3）关节型：除皮肤紫癜外，因关节部位血管受累而出现关节肿胀、疼痛及活动障碍，多见于膝、踝、肘、腕等四肢大关节，反复发作，呈游走性，数日后消退，一般不遗留关节畸形。

如发生在紫癜出现前可被误诊为风湿性关节炎。

（4）肾型：是病情最为严重的一种临床类型。在皮肤紫癜基础上，因肾小球毛细血管炎性反应而出现血尿、蛋白尿、管型尿，多数病人在 3～4 周内恢复，少数病人因反复发作发展为慢性肾炎或肾病综合征。

（5）混合型：具备上述两种以上类型的特点，称为混合型。

3. 实验室检查及其他检查　半数以上患者毛细血管脆性实验阳性。毛细血管镜检查可见毛细血管扩张、扭曲及渗出性炎性反应。血小板计数、出血时间及凝血时间正常。肾型可见血尿、蛋白尿、管型尿。

【治疗】

治疗原则：祛除致病因素和药物治疗。

1. 病因治疗　祛除病因，防治感染，驱除肠道寄生虫，避免食用致敏食物和药物，不接触过敏物。

2. 药物治疗

（1）抗组胺药：如异丙嗪、扑尔敏、阿司咪唑及静脉注射钙剂。

（2）糖皮质激素：对腹型和关节型疗效较好。可抑制抗原－抗体反应，降低毛细血管壁通透性。常用泼尼松 30mg/d，顿服或分次口服。

（3）免疫抑制剂：以上治疗不佳者可用免疫抑制剂，如环磷酰胺或硫唑嘌呤。

【小贴士】

本病为变态反应性疾病，积极查找致病因素并避免接触。急性期应卧床休息；在病因未确定之前，尽量避免接触和食用可疑物；饮食宜清淡，不宜过热、过硬；多吃蔬菜、水果。部分抗组胺药有中枢抑制作用，可引发倦；糖皮质激素类药物可致高血压、感染等不良反应，应向患者解释清楚并注意观察。

四、特发性血小板减少性紫癜

特发性血小板减少性紫癜，又称为自身免疫性血小板减少性紫癜，是由于血小板受到免疫性破坏，导致外周血中血小板减少的出血性疾病，是最常见的一种血小板减少性疾病。主要表现为皮肤、黏膜及内脏出血，血小板计数减少、生存时间缩短和抗血小板自身抗体出现。临床可分为急性型和慢性型。

【诊断】

1. 病史　大约80%的急性型的患者，在发病前两周有上呼吸道感染，慢性型患者常因感染而使病情加重。病毒感染后发生特发性血小板减少性紫癜的患者，血中可发现抗病毒抗体或免疫复合物。

2. 临床表现

（1）急性型：多见于儿童，发病前常有上呼吸道感染史。起病急骤，可见畏寒、寒战、发热，全身皮肤出现淤点、淤斑，甚至血肿，黏膜出血多见于鼻、牙龈、口腔、眼结膜。当血小板低于20×10^9/L时，可有内脏出血，如呕血、咯血、黑便、血尿、阴道出血。颅内出血表现为意识障碍、瘫痪、抽搐，它是本病主要的致死原因。急性型病程多为自限性，常在数周内恢复，少数病程超过6个月转为慢性。

（2）慢性型：青年女性多见，起病缓慢，一般无前驱症状，主要表现为反复发作的皮肤黏膜淤点、淤斑，以及鼻出血、牙龈出血。女性病人以月经过多较常见，甚至是唯一的症状。每次发作可持续数周、数月，甚至数年，长期月经过多可出现继发性贫血。严重的内脏出血较少见。部分患者病情可因感染而加重。反复发作者可有轻度脾肿大。

3. 实验室检查及其他检查

（1）血象：血小板减少，急性型发作期常低于20×10^9/L，慢性型常为（30~80）$\times 10^9$/L，血小板平均体积偏大。

（2）骨髓象：巨核细胞数量增多，部分患者也可正常，但形成血小板的巨核细胞显著减少。

（3）其他：束臂试验阳性，出血时间延长，血块收缩不良；血小板相关免疫球蛋白 PAIg（多为 PAIgG）和血小板相关补体 PAC_3 增高，缓解期可降至正常值；90% 以上的病人血小板寿命明显缩短。

【治疗】

治疗原则：制止出血，减少血小板破坏及提高血小板数量。

1. 一般疗法　血小板明显减少在 $(30 \sim 40) \times 10^9/L$ 以下者，出血严重应卧床休息，感染时应使用抗生素。

2. 糖皮质激素　为治疗本病的首选药物。常用泼尼松 1mg/（kg·d），口服；病情严重者可选用地塞米松或甲泼尼松静脉点滴，好转后改口服。待出血停止、症状改善、血小板升至正常或接近正常后，减量维持（5~10mg/d），维持 3~6 个月。

3. 脾切除　适用于：①应用糖皮质激素 6 个月以上无效者；②应用糖皮质激素治疗有效，但维持量每日大于 30mg；③糖皮质激素应用有禁忌者。脾切除可减少血小板破坏及抗体的产生。

4. 免疫抑制剂　以上方法治疗无效或效果不佳者，可使用免疫抑制剂，常用长春新碱、环磷酰胺、硫唑嘌呤等。

5. 其他　大剂量丙种球蛋白静脉注射；血浆置换可清除抗体或免疫复合物。

【小贴士】

1. 慢性病人应适当限制活动，避免使用损伤血小板的药物，如阿司匹林、吲哚美辛、保泰松、右旋糖酐等；低盐饮食，每周测体重，防水钠潴留加重肾脏的负担；指导病人及家属学会压迫止血的方法，并及时就医。

2. 服药期防感染。预防外伤，不使用硬质牙刷，不挖鼻孔，不用锐利的工具，不做易发生外伤的运动。

3. 长期服用糖皮质激素者不可擅自减量或停药，以免出现反跳现象。

五、血友病

血友病是指一组遗传性凝血活酶缺陷所引起的出血性疾病，包括血友病 A、血友病 B、血友病 C（凝血因子 XI 缺乏）三种类型，以前两者较常见。

【诊断】

1. **病史及表现**　血友病出血多为自发或轻微外伤引起，主要表现关节、肌肉、深部组织出血，皮肤淤斑及血肿。出血部位以四肢多见，常累及较大关节，如膝、肘、踝等，关节腔反复出血可导致软骨破坏，滑膜及关节周围软组织中纤维组织增生，骨质疏松引起萎缩、畸形、功能丧失。有时有腹腔出血、胃肠道出血和泌尿道出血。硬脑膜下血肿等颅内出血可引起严重后果。

2. **实验室检查**　血小板、出血时间、束臂试验均正常，凝血时间延长。活化部分凝血活酶时间（APTT）延长。凝血活酶生成（TGT）及纠正试验可区别三种血友病类型。

【治疗】

治疗原则：注意休息，避免损伤，可行替代治疗和预防治疗等。

1. **休息治疗**　不仅可以预防出血加重，其本身也是一个基础治疗。关节出血可用冷敷，绷带扎紧或上夹板制动。

2. **替代治疗**　即补充相应的凝血因子，可以防止出血，预防关节畸形。

（1）血友病 A，可用：

①人凝血因子Ⅷ（FⅧ）200U，生理盐水 100ml，静脉滴注，每 12 小时 1 次。

②地塞米松 5mg，生理盐水 100ml，静脉滴注，每日 1 次。

③冷沉淀物 8U，生理盐水 100ml，静脉滴注，每日 1 次。

④新鲜冷冻血浆 500ml，静脉滴注，每日 1 次。

⑤去氨加压素（DDAVP）16～32μg，生理盐水 30ml，静脉滴注，每日 1 次。

（2）血友病 B，可用：

①人凝血因子 IX 浓缩剂（PPSB）200U，加入生理盐水 100ml，静脉滴注，每日 1 次。

②新鲜血浆 15～20ml/kg，静脉滴注，2～4h 后第二次输注相同剂量，以后 10～15ml/kg，24h 输注 1 次，连续 5～10 日。

3. 预防治疗　要设法维持患者的 FⅧ、FIX 活性水平在 20% 以上，常应用 FⅧ浓缩物。如需手术，则应使 FVⅢ或 FIX 达 40% 以上。

4. 其他　尚可选用抗纤溶剂治疗，如氨基己酸、氨甲苯酸（止血芳酸）、云南白药等。

5. 禁服阿司匹林、双嘧达莫（潘生丁）、保泰松、吲哚美辛（消炎痛）等药物，以免诱发或加重出血。

【小贴士】

1. 患者应避免创伤和从事较重的体力劳动，肌内注射或静脉穿刺后至少压迫穿刺点 5min。

2. 禁用阿司匹林、潘生丁等影响血小板功能的药物，有血尿者禁用抗纤溶药。

第六节　内分泌及代谢常见疾病

一、甲状腺功能亢进症

甲状腺功能亢进症简称甲亢，是指甲状腺腺体本身合成、分泌甲状腺激素过多而引起的甲状腺毒症。其病因包括弥漫性毒性甲状腺肿（即 Graves 病）、结节性毒性甲状腺肿和甲状腺自主高功能腺瘤。在各类型的甲亢中，以 Graves 病最常见，占全部甲亢的 80%～85%，下面对此重点阐述。

Graves 病（简称 GD）是一种伴甲状腺激素（TH）分泌增多的器官特异性自身免疫病。临床主要表现为甲状腺毒症、弥漫性甲状腺肿、突眼和胫前黏液性水肿。

【诊断】

1. 病史及临床表现　多数病人起病缓慢，少数在精神创伤或感染等应激后急性起病。

（1）甲状腺毒症：

①高代谢综合征：由于甲状腺激素分泌过多导致交感神经兴奋性增高和新陈代谢加速，病人常有疲乏无力、怕热多汗、多食善饥、体重显著下降。

②精神、神经系统：表现为神经过敏、多言好动、焦躁易怒、失眠、紧张不安、记忆力减退、注意力不集中，有时有幻觉，可有手、眼睑和舌震颤、腱反射亢进等。

③心血管系统：表现为心悸气短、胸闷，严重者可发生甲亢性心脏病。常见体征有心动过速（在静息或睡眠时心率仍增快是本病的特征性表现之一）、心尖部第一心音亢进、心脏增大，收缩压增高、舒张压降低致脉压增大，可出现周围血管征。合并甲亢性心脏病时可出现心律失常、心脏增大，甚至心力衰竭。

④消化系统：病人因胃肠蠕动增快、消化吸收不良而致食欲亢进、多食消瘦，排便次数增加或稀便，重者可有肝大及肝功能异常，偶有黄疸。

⑤肌肉骨骼系统：主要是甲亢性周期性瘫痪（TPP），多见于青年男性，常在剧烈运动、高糖类饮食、注射胰岛素后发生，主要累及下肢，伴有低血钾。少数病人有甲亢性肌病，肌无力多累及近心端的肩胛和骨盆带肌群。老年人常引起骨质疏松。

⑥其他：生殖系统表现为女性月经减少或闭经，男性有阳痿；造血系统表现为周围血白细胞总数偏低，淋巴细胞比例增加、单核细胞增多。血小板寿命较短，可伴发血小板减少性紫癜。

（2）甲状腺肿：甲状腺多呈弥漫性、对称性甲状腺肿大，随吞咽动作上下移动；质地不等、无压痛；甲状腺上下极可有震颤或血管杂音，为本病的重要体征。

（3）眼征：突眼为重要而比较特异的体征之一。按病变的程度可分为单纯性突眼和浸润性突眼两类。

①单纯性突眼：又称非浸润性突眼、良性突眼，占本病的大多数。其与甲状腺毒症所致的交感神经兴奋性增高有关。表现为轻度突眼（突眼度不超过18mm）、瞬目减少、上眼睑挛缩、睑裂增宽、眼球辐辏不良等。

②浸润性突眼：又称恶性突眼，较少见，约占5%。其与眶后组织的自身免疫炎症有关。病人常诉眼内异物感、视力下降及视野缩小、复视、斜视等；眼睑肿胀肥厚，结膜充血水肿；眼球突出明显，大于18mm；严重者眼球固定，角膜外露可形成溃疡或全眼球炎，甚至失明。

（4）特殊临床表现及类型：

①甲状腺危象：是Graves病情急性加重的严重综合征。发病原因可能与交感神经兴奋，垂体肾上腺皮质轴血液中应激反应减弱，短期内大量T_3、T_4释放入血有关。主要诱因有感染、手术准备不充分、放射性碘治疗、严重精神创伤、严重的药物反应等。临床表现：早期表现为原有甲亢症状的加重，包括高热（39℃以上）、心动过速（140～240次/分），常伴有心房颤动或扑动、烦躁不安、大汗淋漓、厌食、恶心呕吐、腹泻等，严重者导致虚脱、休克、嗜睡、谵妄或昏迷。部分患者有心力衰竭、肺水肿，偶有黄疸。

②淡漠型甲状腺功能亢进症：多见于老年病人。起病隐匿，高代谢综合征、眼征、甲状腺肿的表现均不明显。主要表现为神志淡漠、乏力、嗜睡、明显消瘦，有时仅有腹泻、厌食等消化道症状，或仅表现为心血管症状，如原因不明的阵发性或迟发性心房颤动。由于本型甲亢表现不典型常易发生误诊。故老年人不明

原因的突然消瘦、新发生心房颤动时应考虑本病。

2. 实验室检查及其他检查　主要包括基础代谢率测定、甲状腺激素测定、甲状腺自身抗体测定及甲状腺的影像学检查四大类。

（1）基础代谢率（BMI）测定：可于病人清晨起床前，在完全安静、空腹时测定每分钟脉率和血压（mmHg），按简便公式计算。基础代谢率（%）＝脉率＋脉压－111，此方法简便，但不适于心律失常的病人。BMI 正常值为 ±10%。轻度甲亢为 +20%~30%，中度为 +30%~60%，重度为 +60% 以上。

（2）甲状腺激素测定：

①血清甲状腺激素测定：血清总甲状腺素（TT_4）、总三碘甲腺原氨酸（TT_3）增高，但受血甲状腺激素结合球蛋白（TBG）量和结合力变化的影响；血清游离甲状腺素（FT_4）和游离三碘甲状腺原氨酸（FT_3）增高，FT_3、FT_4 是血清中具有生物活性的甲状腺激素，不受血甲状腺激素结合球蛋白（TBG）影响，直接反映甲状腺功能状态，是临床诊断甲亢的首选指标。

②促甲状腺激素（TSH）测定：是反映下丘脑－垂体－甲状腺功能的敏感指标，甲亢时因 TSH 受抑制而减少，对亚临床甲亢的诊断有重要意义。

③促甲状腺激素释放激素（TRH）兴奋试验：GD 时，血 T_3、T_4 增高，反馈抑制 TSH，故 TSH 细胞不被 TRH 兴奋。当静注 TRH 后，TSH 不增高则支持甲亢的诊断。

（3）甲状腺自身抗体测定：GD 病人血清中甲状腺刺激抗体（TSAb）、促甲状腺激素受体（TRAb）抗体阳性，是诊断 GD 的重要指标之一。

（4）甲状腺的影像学检查：

①甲状腺摄^{131}I 率：甲亢时，^{131}I 摄取率表现为总摄取量增加，摄取高峰前移，可用于鉴别不同病因的甲亢。

②其他：影像学检查超声、放射性核素扫描、CT、MRI 等有

助于甲状腺、异位甲状腺肿和球后病变性质的诊断。

【治疗】

甲亢的治疗包括抗甲状腺药物治疗（ATD）、放射性碘治疗及手术治疗三种，各有其优缺点，其中 ATD 治疗是甲亢的基础治疗。

1. 抗甲状腺药物治疗（ATD） ATD 是通过抑制甲状腺合成甲状腺激素而达到治疗的目的。常用 ATD 分为硫脲类和咪唑类，其中硫脲类包括丙硫氧嘧啶（PTU）和甲硫氧嘧啶；咪唑类包括甲巯咪唑（MMI，他巴唑）和卡比马唑（甲亢平）。其中，以 PTU、MMI 较为常用。其适应证为：①病情轻、中度病人。②甲状腺轻度至中度肿大者。③年龄在 20 岁以下，或孕妇、年迈体弱或合并其他严重疾病而不宜手术者。④手术前准备或放射性^{131}I 治疗前的准备。⑤甲状腺大部切除后复发而不宜用^{131}I 治疗者。

药物（PTU）治疗分初治（350～400mg/d，分 3 次口服）、减量期和维持期，剂量依据病情轻重决定。症状缓解或 T_3、T_4 恢复正常后可减量，每 2～4 周减量 1 次，每次减 50～100mg/d，3～4 个月减至维持量；症状完全消除、体征明显好转，再减至最小维持量（50～100mg/d），维持 1.5～2 年。

2. 放射性碘治疗

（1）适应证为：①中度甲亢，年龄在 25 岁以上者。②经 ATD 治疗无效，或对 ATD 过敏者。③不宜手术或不愿手术者。禁忌证为：①妊娠、哺乳期妇女。②年龄在 25 岁以下者。③严重心、肝、肾功能衰竭或活动性肺结核者。④外周血白细胞在 3×10^9/L 以下或中性粒细胞低于 1.5×10^9/L 者。⑤重症浸润性突眼症。⑥甲状腺危象。

术后应注意甲状腺功能减退、放射性甲状腺炎、甲状腺危象或浸润性突眼加重等并发症。

（2）放射碘服用方法：告知病人在治疗前和治疗后 1 个月避免服用含碘的药物和食物。应按医嘱空腹服用^{131}I，服药后 2h 内不吃固体食物，以免引起呕吐而造成^{131}I的丢失；服药后24h内避免咳嗽、咳痰，以减少^{131}I的丢失；服药后2～3日内，饮水量应达到2000～3000ml/d，以增加排尿；服药后第1周避免用手按压甲状腺。

（3）排泄物及用物的处理：病人的排泄物、衣服、被褥、用具等须单独存放，待放射作用消失后再做清洁处理，以免污染环境。在处理病人的物品及排泄物时应注意自身防护。

3. 其他处理

（1）一般处理：应将病人置于安静、整洁、舒适的环境中，避免强光和噪音。轻症病人可照常工作和学习，但不宜紧张和劳累；病情重、心力衰竭或合并严重感染者应严格卧床休息。

（2）饮食：为满足机体代谢亢进的需要，给予高热量、高蛋白、高维生素（尤其是复合维生素B）及矿物质的饮食，如奶类、蛋类、瘦肉类食物，纠正由于代谢增高而引起的过多消耗，并补充足够的水分。忌食辛辣及含碘丰富的食物，如海带、紫菜。禁用对中枢神经系统有作用的浓茶、咖啡。避免进食高纤维类食物，以免导致肠蠕动加快而加重腹泻。

（3）用药注意事项：

①抗甲状腺药物：抗甲状腺药物起效慢，一般在用药4周左右才开始有效，且对已合成的甲状腺激素无作用。病人ATD应按初治期、减量期和维持期的不同剂量服用，总疗程在1.5～2年以上，病人不得随意中断治疗或自行变更药物剂量。ATD的主要副作用有粒细胞减少和皮疹。粒细胞减少主要发生在治疗开始的2～3个月内，故开始时需每周检查血白细胞计数和分类1次，以后每2～4周检查1次。服药过程中，如病人出现发热、咽痛、皮疹等粒细胞减少的症状，白细胞低于3×10^9/L或中性粒细胞低于1.5×10^9/L，应立即停药并与医师联系处理。药疹亦较常见，可用抗组胺药控制，不必停药。一旦皮疹加重，则需立即停药，以免发生剥脱性皮炎。

②普萘洛尔和甲状腺片：应用普萘洛尔能有效改善交感神经兴奋性增高的表现，如心悸、心动过速、精神紧张、多汗等。用药过程中须注意观察心率，以防心动过缓。有哮喘病史的病人禁用。应用甲状腺素片须从小剂量开始，用药后注意观察病人的心率有无明显增快，有冠心病史的病人注意用药后是否引发心绞痛。

二、甲状腺功能减退症

甲状腺功能减退症简称甲减，是由多种原因导致的低甲状腺激素血症或机体对甲状腺激素抵抗而引起的全身性低代谢综合征。其病理特征为黏液性水肿。甲减有两种分类方法：根据病变部位分为甲状腺病变引起的原发性甲减、垂体和下丘脑病变引起的继发性甲减；根据病变原因分为药物性甲减、^{131}I 治疗后甲减、手术后甲减和特发性甲减等。本节主要介绍原发性甲状腺功能减退症。原发性甲减占甲减的 90% ~95%，主要病因有：①自身免疫因素：最常见的是自身免疫性甲状腺炎，包括萎缩性甲状腺炎、桥本氏甲状腺炎、亚急性淋巴细胞性甲状腺炎和产后甲状腺炎等。②甲状腺破坏：包括甲状腺手术、放射碘治疗等。③缺碘或碘过多：可诱发和加重自身免疫性甲状腺炎。④抗甲状腺药物：如锂盐、硫脲类等抗甲状腺药物可抑制甲状腺激素合成。

【诊断】

1. 病史及表现　多数起病隐匿，发展缓慢：

（1）一般表现：乏力、畏寒、体重增加、智力低下、记忆力减退、表情淡漠、反应迟钝、嗜睡、精神抑郁等。体检可见面色苍白，眼睑、颜面和皮肤浮肿，皮肤干燥发凉、粗糙脱屑，毛发稀疏，眉毛外 1/3 脱落，手足掌面呈姜黄色。

（2）心血管系统：表现为心动过缓、心排血量下降，可并发冠心病，但一般不发生心绞痛与心力衰竭。

（3）肌肉与关节：肌肉软弱乏力，可有暂时性肌强直、痉挛、疼痛等，部分病人可伴发关节病变，偶有关节腔积液。

（4）消化系统：病人有厌食、腹胀、便秘等，严重者可出现麻痹性肠梗阻或黏液水肿性巨结肠。

（5）血液系统：可因甲状腺激素缺乏引起血红蛋白合成障碍或铁、叶酸、维生素 B_{12} 吸收障碍导致贫血。

（6）内分泌系统：女性常月经过多或闭经，部分病人有溢乳。男性病人可出现性功能障碍。

（7）黏液性水肿昏迷：常见于病情严重者。其诱发因素有寒冷、感染、手术、严重躯体疾病、中断甲状腺激素替代治疗和使用麻醉、镇静剂等。临床表现为嗜睡，低体温（体温 $< 35℃$），呼吸减慢，心动过缓，血压下降，四肢肌肉松弛，反射减弱或消失，甚至昏迷、休克，心肾功能不全而危及病人生命。

2. 实验室检查及其他检查

（1）血常规及生化检查：血常规检查有轻、中度贫血，多为正常细胞性正常色素性贫血。血生化检查常有胆固醇、甘油三酯增高。

（2）甲状腺功能检查：血清 TSH 升高、FT_4 降低是诊断本病的必备条件；血清 TT_4 降低；TT_3、FT4 可以正常；甲状腺摄 [131] I 率降低。

（3）TRH 兴奋试验：用于原发性甲减与继发性甲减的鉴别。静脉注射 TRH 后，血清 TSH 无升高反应提示垂体性甲减；升高反应延迟者提示下丘脑性甲减；TSH 在增高的基础上进一步增高，提示原发性甲减。

【治疗】

本病一般不能治愈，需终生替代治疗。

1. 替代治疗　甲状腺素替代治疗适合于各种类型的甲减。左旋甲状腺素（$L-T_4$）为首选药。该药半衰期 7 天，作用时间较长而稳定。口服该药，从小剂量开始，逐渐增加至维持剂量（从 $25\sim50\mu g/d$ 开始渐加至 $125\mu g/d$）。用药时注意个体差异，避免剂量过大诱发和加重冠心病，引起骨质疏松。指导病人按时服用药物，观察药物服用过量的症状，如出现脉搏 > 100 次/分、发热、大量出汗、多食消瘦、情绪激动等情况时，提示用药过量，应及时减量。对有心脏病、高血压、肾炎病人，应特别注意剂量的调整，不能随意增减剂量。替代治疗最佳的效果为血 TSH 恒定在正常范围内。长期替代者应每 6 ~ 12 个月检测一次。

2. 黏液性水肿昏迷的治疗

（1）立即补充甲状腺激素，首选左三碘甲状腺原氨酸静脉注射，待病人症状改善、清醒后改为口服维持治疗。

（2）保暖、给氧、保持呼吸道通畅。

（3）糖皮质激素：氢化可的松持续静滴，待病人清醒及血压稳定后逐渐减量。

（4）根据需要补液，但入液量不宜过多。

（5）控制感染，去除诱因。

3. 对症治疗　贫血症者，补充铁剂、维生素 B_{12}、叶酸等；胃酸低者，补充稀盐酸，并与 TH 合用，才能取得疗效。

4. 其他处理

（1）加强保暖：调节室温在 22℃ ~ 23℃ 之间，加强保暖。避免病床靠窗，以免病人受凉。冬天外出时，戴手套、穿棉鞋，以免四肢暴露在冷空气中。

（2）饮食：给予高蛋白、高维生素、低钠、低脂肪饮食，细嚼慢咽、少量多餐，食物注重色、香、味，以增加病人的食欲。摄取足够的水分。桥本氏甲状腺炎所致甲状腺功能减退症者应避免摄取含碘食物和药物，以免诱发严重黏液性水肿。

（3）保持大便通畅：教育病人每日定时排便，以养成规律排便的习惯，并为卧床病人创造良好的排便环境。指导病人促进便意的技巧，如适当按摩腹部，或以手指进行肛门四周的按摩，以促进胃肠蠕动而促进排便。鼓励病人每日进行适度的运动，如散步、慢跑等。多进粗纤维食物，如蔬菜、水果或全麦食品。必要时，根据医嘱给予轻泻剂。

【小贴士】

1. 对需终生替代治疗者，向其解释终生服药的重要性和必要性，不可随意停药或变更剂量。指导病人自我监测甲状腺激素服用过量的症状，如出现多食消瘦、脉搏 > 100 次/分、心律失常、体重减轻、发热、大汗、情绪激动等情况时，及时处理。

2. 给病人讲解甲减和黏液性水肿发生的原因及表现，使病人学会自我观察。若出现低血压、心动过缓、体温降低（体温 < 35℃）等，应立即就医。

三、骨质疏松症（OP）

骨质疏松症是指因缺乏骨钙盐和骨蛋白基质而引起骨组织微细结构不良的一种全身性骨骼疾病，其结果常导致骨骼的脆性增加和容易发生骨折。OP 患者的危险因素包括生活因素及骨吸收和重建障碍。

【诊断】

1. 病史和体征　临床上，大多数患者无症状或症状轻微，常以无诱因腰背痛、足跟痛和易疲劳起病，腰椎体向后方突出，有明显的压痛与叩击痛，伴身长缩短和驼背，较轻微的外力即容易发生骨折，常发生在胸椎体、腰椎体及桡骨远端、股骨上端，尤以更年期后妇女表现明显。

2. 实验室检查及辅助检查

（1）骨密度（BMD）低于正常峰值的平均值 2.5 个标准差以上。

（2）影像片可看到骨密度减低和细小骨折线。

【治疗】

治疗原则：预防骨质疏松，对症治疗，减轻症状。慎用易引起钙平衡失调的药物。

1. 一般治疗　坚持适度体力活动，要注意保持阳光照射皮肤，注意多吃富含钙的食物，戒烟酒。

2. 药物治疗

（1）绝经后骨质疏松症，可用：骨化三醇胶丸（罗盖全）0.25μg，口服，每日1次。注意：服药后第4周、第3个月、第6个月监测血钙、血肌酐，以后每6个月测1次。同时还应补充钙剂。

（2）绝经后早期，又来月经，或子宫内膜厚度 >5mm 的妇女（周期序贯疗法），可用：结合雌激素 0.312 ~ 0.615mg，口服，每日1次（人工月经周期前25日），第26日起停上述药5日，再重复下一周期服药。年龄较大，不要求来月经，或子宫内膜≤5mm 的妇女（连续联合疗法），可用：结合雌激素 0.312 ~ 0.625mg，口服，每日1次；甲羟孕酮4mg，口服，每日1次。

（3）任何年龄无明显血脂异常的绝经后妇女，可用：7 - 甲异炔诺酮1.25 ~ 2.5mg，口服，每日1次。

以上使用药物治疗的患者必须保证每日 1000 ~ 1500mg 钙的摄入，并保证充分的维生素 D 和蛋白质的摄入，同时要避免妨碍钙质吸收和促钙流失的因素，如巴比妥类药物，必要时可使用镇痛药控制骨性疼痛。

【小贴士】

1. 性激素的应用必须在专科医师指导下进行。雌激素能支持成骨细胞活跃，抑制破骨细胞生成。

2. 注意饮食营养丰富全面，老年人、孕妇、小儿要多进富含钙和胶原蛋白的食品。避免高糖、高油和高盐的食品。

四、低血糖症

低血糖症是指由于多种原因引起的血糖浓度低于 2.8mmol/L 所致的综合征，常分空腹低血糖、餐后低血糖和诱导性低血糖三种。血糖是细胞特别是脑细胞能量的主要来源，正常时血糖浓度相对稳定（3.9 ~ 6.0mmol/L）。

【诊断】

1. 病史和表现　低血糖时，有交感神经、肾上腺髓质兴奋表现，如心悸、出汗、手足颤抖、面色苍白、饥饿、烦躁不安、血压轻度升高等；还有中枢神经系统受抑制的表现，如精神不集中、思维及语言迟钝、头晕、嗜睡、视物不清、步态不稳、耳鸣、感觉异常、出现幻觉、易做噩梦、行为怪异、癫痫样抽搐、偏瘫、昏迷等。反复发生低血糖症的患者，提示患有严重消耗性症病或内分泌症病的可能。

2. 实验室检查　发作时，血糖低于 2.8mmol/L，胰岛素或 C 肽含量增高，胰岛素释放指数常高于 0.4。

【治疗】

治疗原则：对症处理，去除病因。

对患者说明本病性质，予以精神疏导，发作时应卧床休息，请医生诊治，不能盲目坚持工作或活动，不能骑、驾车或从事高空作业。坚持少食多餐，宜进食较干的食品，适当提高蛋白质和脂肪量，多吃牛奶和新鲜水果，以及鸡蛋、禽肉、鱼、虾和精肉等。

发病时，口服糖水或糖果（适用于低血糖轻症发作）。

低血糖急性发作伴神志不清或昏迷者，可用：50% 葡萄糖注射液 60～100ml，静脉注射，必要时可重复使用；10% 葡萄糖注射液 500～1000ml，静脉滴注。原因不明的功能性低血糖者，应及时检查，查明病因并设法去除。

【小贴士】

1. 经常发生低血糖的患者，应随身携带糖果等高糖食品，出现心慌、无力、冷汗、饥饿等症可先行口服补充，并立即检查血糖，并根据低血糖程度适当补糖。

2. 密切观察病情变化，尤其伴昏迷者应及时平卧保证呼吸道通畅，同时请求医院急救支援。

3. 如为功能性低血糖，重点应放在预防发作上，一般预后较好；糖尿病患者发生低血糖或使用胰岛素、磺脲类降糖药引发低血糖，特别要注意预防和及时处理。

五、糖尿病

糖尿病是一组由多种原因引起的胰岛素分泌缺陷和（或）作用缺陷而导致以慢性血葡萄糖（即血糖）水平增高为特征的代谢疾病群。除碳水化合物外，尚有蛋白质、脂肪代谢紊乱。典型的临床表现为多尿、多饮、多食、消瘦，俗称"三多一少"。久病可引起多系统损害，导致眼、肾、心脏、血管、神经等组织的慢性进行性病变，引起功能缺陷及衰竭。

糖尿病是临床常见病、多发病。糖尿病已成为继肿瘤和心脑血管疾病之后的第三大非传染性疾病。

目前，国际上通用的 WHO 糖尿病专家委员会提出的病因学分型标准（1999）将糖尿病分为四大类型：

1. Ⅰ型糖尿病（T1DM） 此型病人多有遗传易感性，与自身免疫有关，起病多缓急不一。青少年病人起病急，症状明显；成年病人多起病隐匿，但在感染或其他应激情况下病情会迅速恶化。此型病人通常形体消瘦，有酮症酸中毒倾向。病人系胰岛素分泌不足，故需应用胰岛素治疗以控制代谢紊乱，维持生命。

2. Ⅱ型糖尿病（T2DM） 占本病发病人群的95%，由于胰岛素抵抗和（或）伴胰岛素分泌不足。成年起病，病程进展相对缓慢，症状相对较轻，病人中晚期常伴有一种或多种慢性并发症。此型病人多体形肥胖，很少出现自发性酮症酸中毒。多数病人无须依赖胰岛素治疗。

3. 其他特殊类型糖尿病 是指目前病因已经明确的继发性糖尿病，多由不同的单基因缺陷导致胰岛 B 细胞功能缺陷。包括胰腺外分泌疾病、药物或化学品所致的糖尿病。

4. 妊娠期糖尿病 是指在妊娠过程中初次发现的任何程度的糖耐量异常。不论其是否需要用胰岛素或单用饮食治疗，也不论分娩后这一情况是否持续，均可认为是妊娠期糖尿病。

患糖尿病时，发生高血糖的主要原因是葡萄糖在肝、肌肉和脂肪组织的利用减少，肝糖输出增多。在脂肪代谢方面，由于胰岛素的效应不足，脂肪组织摄取葡萄糖及从血浆中移除甘油三酯减少，脂肪合成减少；脂酶活性异常，脂蛋白代谢障碍，最终导致物质代谢紊乱。近年来，研究表明，大量脂肪在肌肉、肝和胰岛 B 细胞等组织的积聚是 II 型糖尿病发病的重要因素之一。此外，胰岛素极度缺乏时，胰岛素的抗脂肪分解能力减弱致脂肪组织大量分解，产生大量酮体，若超过机体对酮体的氧化利用能力时，大量酮体堆积形成酮症或发展为酮症酸中毒。由于能量缺乏，蛋白质合成减少，分解代谢加速，导致负氮平衡，体重减轻。

【诊断】

1. 病史及表现　I 型糖尿病发病年龄较轻，多在 30 岁以前起病。起病急，症状明显，如不给予胰岛素治疗，易发生糖尿病酮症酸中毒。II 型糖尿病多在 40 岁以后发病，但近年来发病趋向低龄化。病人大多肥胖，体重指数（BMI）常高于正常。起病缓慢，部分病人可长期无代谢紊乱症状，随着体检而发现，随着病程延长可出现各种慢性并发症。

（1）代谢紊乱症状群：

①多尿、多饮、多食和体重减轻：血糖升高引起渗透性利尿而造成多尿，而多尿导致失水，患者出现口渴多饮。而外周组织对葡萄糖的利用障碍，脂肪分解增多，蛋白质代谢负平衡，使病人出现消瘦、疲乏、体重减轻。

②皮肤瘙痒：由于高血糖及末梢神经病变导致皮肤干燥及感觉异常，病人可以出现皮肤瘙痒。女性病人可因尿糖刺激局部皮肤，出现外阴瘙痒。

③其他症状：可有四肢酸痛、麻木、腰痛、月经失调、便秘、性欲减退、阳痿不育等。

（2）急性并发症：

①糖尿病酮症酸中毒：是最常见的急性并发症。糖尿病代谢紊乱加重时，脂肪动员、分解加速，大量脂肪酸在肝脏经 β 氧化产生大量乙酰乙酸、β 羟丁酸和丙酮，这三种物质统称酮体。血清酮体积聚超过肝脏外组织的氧化能力时，血酮体超过正常水平称高酮血症；尿酮体排出增多称为酮尿，临床上将二者统称酮症。感染、饮食不当、妊娠、分娩、胰岛素治疗不适当减量或治疗中断、创伤、手术、麻醉等诱因会使体内胰岛素缺乏，引起糖、脂肪、蛋白质代谢紊乱。在酮症发展期间，可见多尿、口渴、多饮、乏力等原有糖尿病症状加重或首次出现；代偿期，渐有恶心、呕吐、上腹不适、头痛；失代偿期，脱水明显、皮肤弹性差、少尿或无尿，伴有类似腹膜炎之腹痛，呼吸深大、呼气有烂苹果味（丙酮味），神智障碍，严重者可发生昏迷、休克。当患者出现意识障碍时，称为糖尿病酮症酸中毒昏迷，为内科急症之一。

②高渗性非酮症糖尿病昏迷（简称高渗性昏迷）：是糖尿病急性代谢紊乱的另一临床类型。多见于 50 ~ 70 岁的老人，约 2/3 的患者于发病前糖尿病病史不明显。患者因高血糖引起血浆渗透压增高，出现以严重脱水和进行性意识障碍为特征的临床综合征。表现为多饮、多尿，重者可出现脱水症状群，如皮肤干燥、口干、血压下降、脉搏细速甚至休克、神智障碍、昏迷等。实验室检查血酮、尿酮正常。

③感染：糖尿病病人常反复发生疖、痈等皮肤化脓性感染，有时可引起败血症或脓毒血症。足癣、体癣等皮肤真菌感染也较为常见，女性病人常合并真菌性阴道炎。

（3）慢性并发症：

糖尿病的慢性并发症可累及全身各个器官。其并发症可单独出现，也可以不同组合同时或先后出现，多数病人死于心、脑血管动脉粥样硬化。

①大血管病变：糖尿病病人发生动脉粥样硬化的患病率比非糖尿病人高，发病年龄较轻，病情进展较快，这与糖尿病的糖代谢和脂代谢异常有关。大、中动脉粥样硬化主要侵犯主动脉、冠状动脉、大脑动脉、肾动脉和肢体外周动脉等，引起冠心病、缺血性或出血性脑血管病、肾动脉硬化、肢体动脉硬化等。肢体外周动脉粥样硬化常以下肢动脉病变为主，表现为下肢疼痛、感觉异常和间歇性跛行，严重供血不足可导致肢体坏疽。

②微血管病变：微血管是指微小动脉和微小静脉之间管腔直径在 $100\mu m$ 以下的毛细血管及微血管网。微循环障碍、微血管瘤形成和微血管基底膜增厚是糖尿病微血管病变的典型改变。其主要包括：糖尿病肾病和糖尿病视网膜病变。糖尿病肾病主要为毛细血管间肾小球硬化，是 I 型糖尿病病人的主要死亡原因。病理改变有节段性肾小球硬化型病变、弥漫性肾小球硬化型病变、渗出性病变。临床表现为蛋白尿、水肿、高血压、肾功能逐渐减退以至衰竭。糖尿病性视网膜病变指糖尿病病程超过 10 年，多数病人有不同程度的视网膜小动脉硬化，是失明的主要原因之一。

③神经病变：病变部位以周围神经最为常见，通常为对称性，下肢较上肢严重。临床表现为：先出现肢端感觉异常，如袜子或手套状分布，伴麻木、针刺、热灼、疼痛，后期可出现运动神经受累，肌力减弱甚至肌肉萎缩或瘫痪。自主神经病变也较常见，并可较早出现，影响胃肠、心血管、泌尿系统和性器官功能，临床表现为瞳孔改变、排汗异常、胃排空延迟、腹泻、便秘、体位性低血压、心动过速以及尿失禁、尿潴留、阳痿等。

④糖尿病足：WHO 将糖尿病足定义为与下肢远端神经异常和不同程度的周围血管病变相关的足部（踝关节或踝关节以下）感染、溃疡和（或）深层组织破坏，其主要临床表现为足部溃疡与坏疽，是糖尿病病人致残的主要原因之一。常见的诱因有：趾间或者足部皮肤瘙痒而搔抓导致皮肤溃破、水疱破裂，以及烫伤、碰撞伤、修脚损伤及新鞋磨破伤等。自觉症状有：冷感、酸

麻、疼痛、间歇性跛行。由于神经营养不良和外伤的共同作用，可引起营养不良性关节炎，好发于足部和下肢各个关节，受累关节有广泛骨质破坏和畸形。根据病因，可将糖尿病足溃疡和坏疽分为神经性、缺血性和混合性3类。常用的分级方法为 Wagner 分级法：0 级为有发生足部溃疡的危险因素，目前无溃疡；1 级为表面溃疡，临床上无感染；2 级为较深的溃疡，常有软组织炎，无脓肿或者骨的感染；3 级深度感染，伴有骨组织病变或脓肿；4 级为局限性坏疽；5 级为全足坏疽。

2. 实验室检查及其他检查

（1）尿糖测定：尿糖阳性为发现和诊断糖尿病的重要线索，尿糖阴性不能排除糖尿病的可能。并发肾小球硬化症时，肾小球滤过率降低，肾糖阈升高，虽血糖升高但尿糖呈假阴性。反之，当肾糖阈降低（如妊娠），虽然血糖正常，尿糖可呈阳性。

（2）血糖测定：血糖升高是目前诊断糖尿病的主要依据，也是监测糖尿病病情变化和治疗效果的主要指标。有静脉血和毛细血管血葡萄糖测定两种方法。可用血浆、血清、全血。静脉血浆测定正常范围为 $3.9 \sim 6.0 \text{mmol/L}$（$70 \sim 108 \text{mg/dl}$）。便携式血糖计采毛细血管全血测定。

（3）口服葡萄糖耐量试验（OGTT）：适用于血糖高于正常范围而未达到糖尿病诊断标准者或者疑有糖尿病倾向者。WHO 推荐成人口服 75g 葡萄糖，溶于 $250 \sim 300 \text{ml}$ 水中，于 5min 内服下，于服糖前及服糖后 0.5h、1h、2h、3h 分别抽取静脉血测血糖，同时收集尿标本查尿糖值。儿童按每千克体重 1.75g 计算服用量，总量不超过 75g。

（4）糖化血红蛋白 A1 和糖化血浆白蛋白测定：糖化血红蛋白（GHb）测定可反映取血前 $8 \sim 12$ 周的血糖总水平，为糖尿病病情控制情况的监测指标之一。GHbA1 可分为 a、b、c 三种亚型，其中以 GHbA1c 为主。正常人的 GHbA1 为 $8\% \sim 10\%$；人血浆蛋白（主要为白蛋白）也可与葡萄糖发生非酶催化的糖基化反应而形成果糖胺（FA），其形成的量与血糖浓度有关，正常值为 1.7~2.8mmol/L。FA 测定可反映糖尿病病人近 2~3 周内血糖的总水平，亦为糖尿病病人近期病情监测的指标。但一般认为，GHbA1c 和 FA 测定不能作为诊断糖尿病的依据。

（5）血浆胰岛素和 C 肽测定：正常人空腹胰岛素为 5~20mU/L。口服葡萄糖后，血浆胰岛素在 30~60min 内上升至高峰，可为基础值的 5~10 倍，3~4h 可恢复正常；C 肽则升高 5~6 倍，且 C 肽不受外源性胰岛素影响，能较好地反映胰岛 β 细胞的功能（包括储备功能）。C 肽清除率慢且不受外源性胰岛素影响，能较准确反映胰岛 B 细胞功能。Ⅰ型糖尿病患者胰岛素和 C 肽水平降低，Ⅱ型糖尿病患者胰岛素和 C 肽水平可降低、正常或升高。

（6）其他：病情控制不良的糖尿病病人，可有不同程度的高甘油三酯血症、高胆固醇血症，高密度脂蛋白胆固醇（HDL‑C）常降低。

【治疗】

1999 年 10 月，我国糖尿病学会采纳的糖尿病诊断标准为：糖尿病症状 + 任意时间血浆葡萄糖水平 ≥11.1mmol/L（200mg/dl），或空腹血浆葡萄糖（FPG）水平 ≥7.0mmol/L（126mg/dl）或 OGTT 中 2 小时血浆葡萄糖（2hPG）≥11.1mmol/L（200mg/dl）。符合以上三条中的任何一条，且在另一日再测一次证实，诊断即可成立。注意：糖尿病症状是指多尿、烦渴多饮、多食和难以解释的体重减轻；空腹是指至少 8 小时没有任何热量的摄入。

糖尿病治疗强调早期、长期、综合治疗以及治疗方法个体化的原则。目标是通过纠正病人不良的生活方式和代谢紊乱，防止并发症的发生，提高病人生活质量和保持良好的心理状态。

国际糖尿病联盟提出糖尿病现代治疗的 5 个要点，即饮食控制、运动疗法、血糖监测、药物治疗和糖尿病教育。具体治疗措施以适当的运动锻炼和饮食治疗为基础，根据病情选用合适的药物治疗。

1. 口服药物治疗

（1）磺脲类：此类药物的主要作用是刺激胰岛素的分泌，同时提高机体对胰岛素的敏感性。其降血糖作用有赖于尚存的相当数量有功能的胰岛 B 细胞，亦可增强靶组织细胞对胰岛素的敏感性。磺脲类有多种，常用药物有甲苯磺丁脲、氯磺丙脲、格列本脲（优降糖）、格列吡嗪（美吡达）、格列齐特（达美康）和格列喹酮（糖适平）等。

（2）非磺脲类：其作用机制与磺脲类相似，降糖作用快而短，主要用于控制餐后高血糖。此类药物有瑞格列奈（诺和龙）和那格列奈。

（3）双胍类：此类药物可增加肌肉等外周组织对葡萄糖的摄取和利用，可加速无氧糖酵解，抑制糖原异生及糖原分解，降低过高的肝糖输出；并改善胰岛素的敏感性，减低胰岛素抵抗。该类药物是肥胖或超重的 Ⅱ 型糖尿病病人的第一线药物，可以单用或者联合其他药物使用。常用药物有二甲双胍（降糖片），500 ~ 1500mg/d，分 2 ~ 3 次，口服，最大剂量不超过每日 2g。苯乙双胍的副作用大，现已少用，有些国家已禁用。

（4）α - 葡萄糖苷酶抑制剂（AGI）：此类药物通过抑制 α - 葡萄糖苷酶的活性，减少多糖及双糖的分解，延缓小肠对葡萄糖的吸收，降低餐后高血糖，为 Ⅱ 型糖尿病病人的第一线药物。常用药物有阿卡波糖（拜糖平），每次 50 ~ 100mg，每日 2 ~ 3 次；伏格列波糖（倍欣），每次 0.2mg，每日 2 ~ 3 次。

（5）胰岛素增敏剂：为噻唑烷二酮（TZD）类，也称格列酮类。主要作用是增强靶组织对胰岛素的敏感性，减轻胰岛素抵抗。主要用于胰岛素抵抗明显的 Ⅱ 型糖尿病病人。此类药物有罗格列酮、吡格列酮等。

2. 胰岛素治疗

（1）适应证：①Ⅰ型糖尿病。②Ⅱ型糖尿病经饮食及口服降糖药治疗未获得良好控制。③糖尿病酮症酸中毒、高渗性昏迷和乳酸性酸中毒伴高血糖时。④合并重症感染、消耗性疾病、视网膜病变、肾病、神经病变。⑤急性应激状态，如急性心肌梗死、脑血管意外等。⑥围手术期、妊娠和分娩。⑦全胰腺切除引起的继发性糖尿病。

（2）制剂类型：按作用快慢和维持作用时间分，胰岛素制剂可分为速（短）效、中效和长（慢）效3类。常用胰岛素制剂的类型及特点如表4-9所示。

表4-9　常用胰岛素制剂的类型及特点

制剂类型	注射途径	皮下注射作用时间(h)			注射时间
		开始	高峰	持续	
普通胰岛素（RI）胰岛素	静脉	即刻	0.5	2	即刻
	皮下	0.5	2~4	6~8	餐前0.5h，每日3~4次
低精蛋白（NPH）	皮下	1~3	6~12	18~26	早餐或晚餐前1h，每日1~2次
慢胰岛素锌混悬液	皮下	1~3	6~12	18~26	早餐或晚餐前1h，每日1~2次
精蛋白锌胰岛素（PZI）	皮下	3~8	14~24	28~36	早餐或晚餐前1h，每日1次
特慢胰岛素锌悬液	皮下	3~8	14~24	28~36	早餐或晚餐前1h，每日1次

注：作用时间为近似值，可因人而异。

另外，某些病人需要使用混合胰岛素，临床上有各种比例的预混制剂，如诺和灵30R、诺和灵50R等。

（3）使用原则和剂量调节：应在一般治疗和饮食治疗的基础上进行，由小剂量开始，根据血糖测定结果调整剂量，直到血糖得到良好控制。

3. 糖尿病酮症酸中毒的治疗

（1）输液：输液是抢救糖尿病酮症酸中毒首要、关键的措施。开始使用生理盐水 1000~2000ml，当血糖降至 13.9mmol/L（250mg/dl）左右时，改输 5% 葡萄糖液（每 2~4g 糖加 1U 胰岛素）。如病人无心力衰竭，开始时补液速度宜快，在 2h 内输入 1000~2000ml，随后视脱水情况决定补液量。一般第 1 个 24h 输液总量为 4000~6000ml，严重失水者可达 6000~8000ml。

（2）胰岛素治疗：通常采用小剂量（速效）胰岛素持续静滴治疗方案（每小时每千克体重 0.1U）。尿酮体消失后，根据病人尿糖、血糖及进食情况调节胰岛素剂量或改为每 4~6h 皮下注射普通胰岛素 1 次，然后恢复平时的治疗。

（3）纠正电解质及酸碱平衡失调：轻、中度酸中毒经充分静脉补液及胰岛素治疗后即可纠正，无须补碱；pH < 7.1 的严重酸中毒者予以碳酸氢钠静脉滴注，但补碱不宜过多过快，以免诱发或加重脑水肿。注意监测血钾水平，结合心电图及尿量决定补钾的时机、用量及速度。

（4）去除诱因和防治并发症：包括休克、心力衰竭、心律失常、严重感染、肾衰竭、脑水肿等。

（5）高渗性非酮症糖尿病昏迷的治疗：病人通常有严重失水，应积极补液。无休克者目前多主张先用等渗溶液，如治疗前已有休克，宜先输生理盐水和胶体溶液，尽快纠正休克。输液的同时给予小剂量胰岛素治疗，以每小时每千克体重 0.1U 的速度静脉滴注。当血糖降至 16.7mmol/L（300mg/d1）时，改用 5% 葡萄糖溶液并加入普通胰岛素，根据尿量补钾。

由于糖尿病是终身疾病，病人多会出现焦虑、烦躁、抑郁等不良情绪，加之外形改变，病人多有自卑心理。所以，调动病人的主观能动性，向其及家属讲述糖尿病的基础知识和控制方法，使病人积极配合治疗。

4. 饮食控制 饮食控制是重要的基础治疗措施，应严格和长期执行。饮食控制对 I 型糖尿病病人有利于控制高血糖和防止低血糖的发生；对 II 型糖尿病病人有利于减轻体重，改善高血糖、脂代谢紊乱和高血压，以及减少降糖药物的用量。应向病人介绍饮食治疗的目的、意义及具体措施，使病人积极配合，以取得最佳效果。

（1）总热量的制订：控制饮食的关键是控制总热量。根据患者的标准体重、性别、年龄、劳动强度和工作性质而定。查表或用简易公式算出理想体重［标准体重（kg）= 身高（cm）- 105］，计算每日所需总热量。成年人标准状态下每日每千克标准体重所需总热量为 105～125.5kJ（25～30kcal），轻体力劳动者为 125.5～146kJ（30～35kcal），中度体力劳动者为 146～167kJ（35～40kcal），重体力劳动者为 167kJ（40kcal）以上。儿童、孕妇、乳母、营养不良和消瘦，以及伴有消耗性疾病者应酌情增加，肥胖者酌减，使病人体重逐渐恢复至标准体重的±5%左右。

（2）合理分配三大营养素。糖尿病病人每日饮食中三大营养素占全日总热量的比例为：碳水化合物含量约占总热量的50%～60%，蛋白质约占15%，脂肪约占30%。饮食中蛋白质含量，成人每日每千克理想体重0.8～1.2g，儿童、孕妇、乳母、营养不良或伴有消耗性疾病者宜增至1.5～2.0g，伴有糖尿病肾病者应酌情减少。根据生活习惯、病情，每日三餐分配为1/5、2/5、2/5或1/3、1/3、1/3；也可按四餐分为1/7、2/7、2/7、2/7。此外，食物中纤维含量高可加速食物通过肠道，从而延迟和减少糖类食物在肠道的吸收，使餐后血糖不致明显快速升高；同时增加肠蠕动，有利于大便通畅；纤维素体积大，进食后有饱腹感，有利于控制体重。因此，每日饮食中纤维素含量以不少于40g为宜。

（3）其他饮食注意事项：严格限制各种甜食。对各种食糖、糖果、甜点心、饼干、冷饮及各种含糖饮料等控制较好者，可在两餐之间或睡前进食含果糖或蔗糖的水果。体重过重者，要忌吃油炸、油煎食物。炒菜宜用植物油，忌食动物油。少食动物内脏、蟹黄、虾子、鱼子等含胆固醇高的食物。同时，限制饮酒，食盐的食用量也应严格限制，每日应不超过6g。

5. 运动疗法　应有规律地适当运动，根据年龄、性别、体力、病情等不同条件循序渐进和长期坚持。适当运动有利于减轻体重，提高胰岛素敏感性，改善血糖和脂代谢紊乱。

（1）运动时间：Ⅰ型糖尿病病人，体育锻炼宜在餐后进行，运动量不宜过大，持续时间不宜过长，并予餐前在腹壁皮下注射胰岛素，避免运动时增加胰岛素的吸收速度而发生运动后低血糖。Ⅱ型糖尿病肥胖者适当空腹运动能加快脂肪分解，减轻体重和降低脂肪。糖尿病并发急性感染，活动性肺结核，严重急、慢性并发症时，不宜运动而应增加卧床休息时间。活动时间为每次15~30min，每日1~3次，每周运动不少于3次，可根据病人具体情况逐渐延长。

（2）运动方式：以有氧运动为主，如散步、慢跑、骑自行车、做广播操、打太极拳等。合适的运动强度为：活动时，患者的心率达到个体60%的最大耗氧量。活动后，患者不感到过度疲劳为宜。患者的心率达到个体60%的最大耗氧量时，心率的简易计算方法为：心率＝170－年龄。

（3）运动时的注意事项：①病人应尽量避免恶劣天气，不在酷暑或寒风中运动。随身携带糖果，当出现饥饿感、心慌、出冷汗、头晕及四肢无力或颤抖等低血糖反应时应及时进食，身体状况不良时应暂停运动。②指导病人逐渐增加运动量及活动时间，以不感到疲劳为度。过度疲劳可使血糖升高，病情恶化。③运动时心脏负担增加、血压升高，有诱发心绞痛、心肌梗死和心律失常的危险，有增加玻璃体和视网膜出血的可能性。因此，若出现胸闷、胸痛、视力模糊等症状，应立即停止运动并及时处理。

6. 用药注意事项

（1）口服降糖药：了解各类降糖药物的作用、剂量、用法，注意各类药物的副作用和注意事项，指导病人正确服用，并及时纠正不良反应。①磺脲类药物：应从小剂量开始，于早餐前半小时口服。该药的主要不良反应是低血糖，少见有肠道反应、胆汁淤积性黄疸、皮肤瘙痒、再生障碍性贫血、血小板减少等。②双胍类药物：应在餐中或餐后口服。因其对正常血糖无降糖作用，单独用药不引起低血糖。主要不良反应有腹部不适、口中金属味、恶心等，严重时发生乳酸血症。③α-葡萄糖苷酶抑制剂：应与第一口食物同时服用，饮食中应有一定量的糖类，否则不能发挥作用。服用后常有腹部胀气等症状。

（2）胰岛素：胰岛素最常用的给药途径是皮下注射，也可通过静脉给药，唯一可经静脉注射的胰岛素是普通胰岛素，可于餐前30min皮下注射。近年来，人们研发了胰岛素吸入剂，有经肺、口腔黏膜和鼻腔黏膜吸收3种方式。

①注射部位：胰岛素采用皮下注射法，宜选择皮肤疏松部位，如上臂三角肌、臀大肌、大腿前侧、腹部等。通常腹壁注射吸收最快，其次为上臂、大腿和臀部。注射部位应有规律交替使用，以免长期同一部位注射形成局部硬结和脂肪萎缩，影响药物吸收及疗效。如同一区域注射，必须与上次注射部位相距2cm以上，选择无硬结的部位，如产生硬结，可用热敷，但是要注意避免烫伤。

②皮下给药方式：皮下给药的注射器有胰岛素专用注射器、胰岛素笔和胰岛素泵3种。专用胰岛素注射的1ml注射器消除了普通1ml注射器注射无效腔较大的缺点，并且注射器上直接有标准胰岛素单位，有利于减少发生剂量错误。胰岛素笔是一种笔式注射器，胰岛素笔芯直接装入笔内，无须抽取，利于携带，对老年病人、经常外出的病人尤为方便。使用胰岛素泵时，将短效或者超短效胰岛素装入其储药器内，按预先设定的程序注入体内，特点是模拟胰岛B细胞生理分泌，亦可餐前追加负荷量。

③药物保存：未开封胰岛素需置于冰箱内冷藏（4~8℃）保存，正在使用的胰岛素在常温（不超过28℃）下可使用28天，避免受热、光照和冻结。如超过有效期或药液出现颗粒时不能使用。

④不良反应及处理措施：a. 低血糖反应：是最主要的不良反应，与剂量过大或（和）饮食失调有关。如血糖低于 2.8mmol/L 时，病人即有饥饿感、心慌、疲乏、头晕、大汗、面色苍白等。应尽快给予糖分补充；也可静脉注射 50% 葡萄糖或吃些糖果、饼干等。b. 胰岛素过敏：表现为注射部位瘙痒、荨麻疹样皮疹，全身性荨麻疹少见，严重过敏反应（如过敏性休克）罕见。处理措施包括更换胰岛素制剂，使用抗组胺药、糖皮质激素以及脱敏疗法等。严重者需暂停或中断胰岛素治疗。c. 注射部位皮下脂肪萎缩或增生：为脂肪营养不良所致，停止该部位注射后可缓慢自然恢复。经常更换注射部位，两次注射部位要相距 2cm 以上，选择无硬结的部位，可预防这种情况的发生。

7. 感染预防和处理　糖尿病患者抵抗力差，易并发各种感染，且一旦发生感染不易控制，可使病情加重。应指导病人注意个人卫生，保持全身和局部清洁，尤其要加强口腔、皮肤和会阴部的清洁，做到勤洗澡和勤换衣。注射胰岛素时皮肤应严格消毒，以防感染。当发生皮肤感染时，伤口应做细菌培养及药敏试验，以便选用敏感的抗生素，局部不可任意用药，尤其是刺激性药物。

8. 足部处理

（1）促进足部循环：①经常按摩足部，按摩方向由足端往近端，避免直接按摩静脉曲张处。②每日进行适度的运动，以促进血液循环，避免同一姿势站立过久。坐位时，避免两足交叉。③冬天注意足部的保暖，避免长期暴露于寒冷或潮湿环境中，使用热水袋应避免烫伤皮肤而引起感染。④积极戒烟。

（2）避免足部受伤：①病人应选择轻巧柔软、前头宽大的鞋子；袜子以弹性好、透气及散热性好的棉毛质地为佳。②指导病人不要赤脚走路，以防刺伤，外出时不可穿拖鞋，以免踢伤。③冬天使用电热毯或烤灯时谨防烫伤，严禁使用热水袋；对鸡眼、脚癣等及时治疗。

（3）保持足部清洁：①勤换鞋袜，每日用温水清洁足部，保持趾间清洁、干燥。②趾甲不能过长，修剪趾甲时注意剪平，但不要修剪过短以免伤及甲沟。③局部出现红、肿、热、痛等感染表现时，应立即治疗。

9. 酮症酸中毒、高渗性昏迷的处理

（1）一般处理：病人需绝对卧床休息，注意保暖，吸氧，寻找和去除可能存在的诱因。

（2）迅速建立静脉通路：立即开放两条静脉通路，先以生理盐水开通静脉，用于快速补液的通路应用较大的针头选择较粗直的血管，另一通路为滴注胰岛素用。

（3）病情监测：严密观察和记录患者意识状态、生命体征、呼吸气味、皮肤弹性、四肢温度及 24h 液体出入量等变化。监测并记录血糖、尿糖、血酮、尿酮水平以及动脉血气分析和电解质变化，注意有无水、电解质及酸碱平衡紊乱。

【小贴士】

健康教育是糖尿病治疗手段之一。良好的健康教育可以充分调动病人的主观能动性，积极配合治疗，有利于控制疾病、防止各种并发症的发生和发展。教育内容主要包括：

（1）糖尿病知识指导：要使病人和家属认识到糖尿病是一种需终身治疗的疾病。了解各种治疗方法在控制疾病、防治并发症发生中的作用，自觉地配合各项治疗。

（2）饮食指导：患者应掌握饮食治疗的具体要求和措施，如控制热量、合理配餐、定时进食、选择食物等。指导病人通过观察住院期间餐饮的供给量和主要食物的搭配方法，掌握饮食控制的基本做法。为病人准备一份常用食物营养素含量和替换表，使之学会自我饮食调节，长期坚持。

（3）运动指导：让患者了解体育锻炼在治疗中的意义，掌握体育锻炼的具体方法及注意事项。运动时，随身携带甜食和病情卡片以备急需，运动中如感到头晕、无力、心悸等应立即停止运动。

（4）用药指导：指导患者掌握口服降糖药的应用方法和不良反应的观察；掌握胰岛素的注射方法、不良反应的观察和低血糖反应的处理。

（5）疾病监测：教会患者尿糖测定方法和结果判断，指导病人每日收集四段尿（即早餐至午餐前、午餐后至晚餐前、晚餐后至睡前、睡后至次日早餐前），摇匀后取出尿液测尿糖定性，并记录结果，作为药物剂量调整的参考。有便携式血糖测定仪者应教会其血糖仪的使用方法。同时，让病人了解尿糖和血糖测定的结果意义。

（6）并发症预防：规律生活，戒烟、戒酒。注意个人卫生，养成良好的卫生习惯，保持全身皮肤，尤其是口腔、足部和外阴的清洁，如有破损或感染应立即就医。告知病人避免引起酮症酸中毒及高渗性昏迷等的诱发因素。

（7）定期复查：指导病人出院后定期复查与糖尿病控制的有关各项生化指标，一般每3周复查果糖胺，每2～3个月复查糖化血红蛋白。每年定期对眼底、心血管和肾功能进行检查，以早期发现慢性并发症，及时得到治疗。

（8）预防意外发生：教导患者外出时随身携带识别卡，以便发生紧急情况时及时处理。

六、肥胖症

肥胖症是指体内脂肪组织过多、分布异常的一种代谢性疾病。凡超过标准体重20%或体重指数［BMI＝体重（kg）/身高^2（m^2）］大于24者，都为肥胖症。

本病是遗传因素和环境因素共同作用的结果。肥胖与多种疾病，如Ⅱ型糖尿病、冠心病、高血压、卒中、某些癌症等密切相关。

【诊断】

1. 病史及表现 临床主要表现为肥胖、嗜睡、少动、疲乏无力、换气困难、心肌劳损、闭经、阳痿、多食易饥、怕热多汗等。肥胖症可以伴高脂血症，亦可以不伴高脂血症。

2. 辅助检查　理想体重（kg）= 身高（cm）－105

2003 年我国确定的肥胖诊断标准以 BMI≥24 为超重，≥28 为肥胖。男性腰围大于85cm，女性腰围大于80cm，为腹型肥胖。

腰/臀围比例（WHR）：男大于 0.95，女大于 0.85 为中心型肥胖（即内脏型、腹胖型），不足者为外周型肥胖。

以 CT、MRI 等扫描腰椎 4～5 水平面时计算其中脂肪面积大于 $100cm^2$，可作为腹部脂肪增加的标准。

【治疗】

治疗原则：找出肥胖原因，针对病因有计划地减肥，防治并发症。

1. 一般治疗　对肥胖者来说，"多动少吃"至关重要。通过宣传教育使患者认识到肥胖带来的健康危害，使其自觉地改变生活方式，认真调节饮食，长期坚持是最重要的减肥措施。轻度肥胖者仅需限制脂肪、糕点甜食、啤酒等，多吃带酸味的食品，如醋、话梅、杨梅、山楂、杏干等；中度肥胖者需严格控制总热量，女性控制在 5016～6270kJ/d，男性控制在 6270～7524kJ/d，重度肥胖者还需每周禁食 1～2 日（须在医师指导下进行）。同时要注意调整饮食结构，饮食结构合理极为重要，需采用混合平衡饮食，糖、蛋白质、脂肪占总热量的比例分别为 60%～65%、15%～20%、25% 左右，并增加蔬菜（400～500g/d）、水果（100～200g/d）及粗纤维比例，减少脂肪及糖类比例。一般计算，每日减少 2070kJ 热量时，则每 15 天可减少体重 1kg（每减少 28.5kJ 热量摄入时，体重就会下降 1g）。每日每千克体重的蛋白质摄入量不应少于 1g，并以此来计划膳食。另外，忌食高糖、高油、高盐食物，如糖果、糕点、花生、瓜子、核桃、榛子、蜂蜜、肥肉、果汁等，禁饮含乙醇的饮料。

2. 运动治疗　运动方式以长期坚持有氧运动为主，如散步、慢跑、骑自行车、做广播操、打太极拳等。合适的运动强度为：活动时，患者的心率达到个体60%的最大耗氧量；活动后，患者不感到过度疲劳为宜。患者的心率达到个体60%的最大耗氧量时，心率的简易计算方法为：心率 = 170 - 年龄。

运动时的注意事项：①病人应尽量避免恶劣天气，不在酷暑或严寒中运动。身体状况不良时应暂停运动。②指导病人逐渐增加运动量及活动时间，以不感到疲劳为度。③运动时心脏负担增加、血压升高，有诱发心绞痛、心肌梗死和心律失常的危险。因此，若出现胸闷、胸痛、视力模糊等症状，应立即停止运动并及时处理。

3. 药物治疗 找出肥胖的原因，不能见效的重度肥胖患者，可选用氯氟拉明、甲状腺片、二甲双胍及 α - 糖苷酶抑制剂、α - 淀粉酶抑制剂等进行辅助治疗。

（1）摄食减少，可用：西布曲明（曲美）10 ~ 30mg，口服，每日1次。

（2）减少脂肪吸收，可用：奥利司他（赛尼可）120mg，口服，每日3次，进餐时服用。

（3）肥胖伴有Ⅱ型糖尿病及高胰岛素血症者，可用：二甲双胍250 ~ 500mg，口服，每日3次。

【小贴士】

1. 手术疗法只适用于顽固型严重肥胖者，常采用迷走神经切除术、吸脂术和胃肠改道术等。

2. 单纯性肥胖经及时处理预后一般良好；伴有高脂血症及糖尿病者易发生动脉硬化、冠心病；腹胖型较外周性肥胖者预后较差，腹胖者易出现并发症。

3. 肥胖症切忌盲目减肥，切忌乱用减肥药或减肥方法。

七、痛风

痛风是指嘌呤代谢障碍所致的代谢性疾病，分为遗传性和获得性。前者属于先天性嘌呤代谢异常，常与肥胖、脂糖代谢障碍、高血压、冠心病等聚集发生。痛风是嘌呤代谢终产物尿酸在体内堆积超过一定值，析出尿酸结晶，沉积于关节等处造成的。

【诊断】

1. 病史及表现　临床多见于 40 岁以上的男性，女性发病多见于更年期后，常有家族遗传史。单纯血尿酸增高，而无痛风症状者称为高尿酸血症。尿酸（UA）常高于 450μmol/L，部分患者尿酸可正常，部分患者尿酸虽明显增高，但无相关症状。血尿酸、尿尿酸常同时检查，大部分患者尿尿酸正常。

创伤、手术、饮酒、饥饿、感染、暴食及长时间步行等为常见诱因。初发病时常只影响单个关节，其中以足拇趾及第一跖趾关节多见，而后可累计多个关节，常伴剧烈关节疼痛、头痛、发热，持续数天至数周后自然缓解，关节活动恢复。反复发作可致慢性关节炎，出现痛风石，部分患者会出现肾绞痛、血尿、少尿，甚至尿闭等，晚期严重者可发生肾衰竭。

2. 实验室检查及其他检查

（1）血尿酸检测：正常男性为 150～380μmol/L；女性为 100～300μmol/L，患者常超过 450μmol/L。

（2）低嘌呤饮食 5 天后，尿酸仍超过 3.57mmol/L。

（3）X 线检查可见高密度痛风石和骨、关节破坏影像（软骨损坏和骨质缺损）。

【治疗】

坚持长期自我保健和合理饮食，去除诱因。

1. 生活保健　注意卧床休息，抬高患肢，一般应休息至关节痛缓解 72h 后方可恢复活动。对可疑者，特别是单纯尿酸增高者应加强监测，应及早发现高尿酸血症，及早明确痛风的诊断。

2. 饮食调养　调节饮食，限制富含嘌呤的食物，如动物内脏、骨髓、海产品、禽肉、啤酒、豆类及豆制品等。注意合理控制饮食，每日每千克体重蛋白质摄入量限制在 1g 以内，少食糖果，多饮水，尿量高于2000ml/d，保持尿pH值呈碱性，不宜使用抑制尿酸排泄的药物及食品。同时，适当控制体重。

3. 治疗原发病和并发症　如治疗肥胖、高血压、冠心病、糖尿病、高脂血症等。

4. 手术治疗　较大的痛风石影响关节功能者可以手术去除。

5. 药物治疗　高尿酸血症选用尿酸排泄药、抑制尿酸合成药。单纯高尿血酸症，促进尿酸排泄，可用：丙磺舒（羧苯磺胺），开始0.25g，口服，每日2次。两周后，增加剂量，最大可增至每日2g；使用苯溴马隆25～100mg/d，副作用较少。抑制尿酸生成可用：别嘌呤醇100mg，2～4次/日，最大剂量为600mg/d。碱化尿液常用碳酸氢钠片，3～6g/d。痛风急性发作关节炎时，可用消炎药、糖皮质激素和秋水仙碱控制。

【小贴士】

痛风是终身性疾病，患者尤应注意日常生活和饮食的有效控制。急性期要严格卧床，以免畸形出现。

第七节　常见风湿免疫性疾病

风湿性疾病，简称风湿病，指一大类病因各不相同但共同点为累及影响骨、关节及周围软组织（包括肌肉、韧带、滑囊、筋膜）的一组肌肉骨骼系统疾病。其发病原因复杂，主要与感染、免疫、代谢、内分泌、环境、遗传等因素有关。常见的风湿性疾病有系统性红斑狼疮、类风湿关节炎、皮肤炎等。

风湿是指关节及关节周围软组织、肌肉、骨出现的慢性疼痛。其临床特点为：①病变累及多个系统。②发作与缓解相交替的慢性病程，多次发作可造成严重损害。③免疫学异常或生化改变。④同一疾病的临床表现和预后个体差异很大。⑤对糖皮质激素的治疗有一定反应，治疗效果有较大的个体差异。

一、系统性红斑狼疮

系统性红斑狼疮是一种原因未明、以多系统或多器官病损和血清中出现多种自身抗体为特征的一种慢性系统性自身免疫病，临床表现有全身多系统、多器官损害的症状。病人血清具有以抗核抗体为主的大量不同的自身抗体。病程以病情缓解和急性发作交替为特点。有内脏（肾、中枢神经）损害者，预后较差。发病机制尚不明确。一般认为，系统性红斑狼疮是一种免疫复合物型自体免疫病。

系统性红斑狼疮的主要病理变化是炎症反应和血管异常。受损器官的特征性改变是：①苏木紫小体，为均匀球形团状物，其成分为 DNA、免疫球蛋白等。苏木精染色呈蓝紫色，是由于细胞核受抗体作用变性为嗜酸性团块。②"洋葱皮样"病变，即小动脉周围有显著向心性纤维组织增生，脾脏中央动脉周围出现厚而密的同心状胶原纤维硬化环，是系统性红斑狼疮组织病理学的特制之一，最为明显。心包、心肌、肺、神经系统等也可出现上述病理变化。心瓣膜的结缔组织反复发生纤维蛋白样变性，而形成赘生物，赘生物最终纤维机化、玻璃样变。

【诊断】

1. 病史及表现

（1）遗传因素：系统性红斑狼疮在某些种族发病率明显高，且有家族聚集倾向。

（2）环境因素：阳光、感染、药物、食物（烟熏食物、苜蓿等）等环境因素可诱发系统性红斑狼疮。

（3）雌激素：女性患者明显高于男性。

（4）心理因素：对本病的发生及病情加剧也有一定影响。

由于多个器官或系统可同时或先后受累，故该病的临床表现多样，患者临床表现差异较大。早期症状往往不典型。

（1）全身症状：多见于活动期病人。约90%的病人在病程中有各种热型的发热，多为低、中热，此外亦可出现乏力、倦怠、体重减轻等。

（2）皮肤黏膜：80%的病人有皮肤黏膜损害，其表现多种多样，包括颊部蝶形红斑（35%）、丘疹、盘状红斑（20%～30%），指掌部或甲周红斑，指端缺血，面部及躯干皮疹，紫癜或紫斑等。最具特征者为颊部蝶形红斑。40%的病人有光过敏现象，有的甚至诱发系统性红斑狼疮急性发作；浅表皮肤血管炎可表现为网状青斑；30%的病人有毛发脱落，不仅发生于头部，也可发生于身体其他部位；20%的病人可出现口腔溃疡，常为无痛性；皮肤血管炎（10%～50%）或出现雷诺现象（30%～40%），甚至可引起溃疡、坏疽。

（3）关节与肌肉：关节痛是系统性红斑狼疮常见的症状之一，可见于80%～90%的患者。50%的患者为关节炎，以四肢远端小关节为主，近端指间关节、腕、膝和掌指关节是常受累的关节，一般不引起关节畸形，肩、肘、踝及髋关节较少累及。70%的患者可有肌痛、肌无力现象，5%～11%的患者可出现肌炎。

（4）肾：几乎所有病例均有肾组织的病理变化，但有临床表现者仅为75%，表现轻重不一，可表现为蛋白尿、血尿、肾性高血压、管型尿、肾功能不全等。狼疮性肾炎的表现为急慢性肾炎、肾病综合征、远端肾小管酸中毒和尿毒症等，尿毒症是系统性红斑狼疮常见的死亡原因。

（5）其他：患者常有心血管、肺与胸膜、消化系统、神经系统病变累及，眼及甲状腺亦有相应病损。

2. 实验室检查及其他检查

（1）一般检查：血活动性红斑狼疮患者血液中常有血红蛋白、白细胞和（或）血小板减少；尿常规的异常，如蛋白尿和管型尿，提示血液系统及肾受损。血沉增快，提示疾病活动期或控制不良。

（2）免疫学检查：

①自身抗体：患者血清中可以查到多种自身抗体。其临床意

义主要是该病诊断的标记、疾病活动性的指标及可能出现的临床亚型。最常见且有用的自身抗体依次为抗核抗体谱、抗磷脂抗体和其他自身抗体。

②补体：免疫复合物增加及补体 C_3、C_4、CH_{50}（总补体）降低有助于诊断，并提示狼疮活动。

③免疫病理学：检查方法有肾穿刺活组织检查和皮肤狼疮带试验。

（3）其他：CT、X 线及超声心动图检查分别有利于早期发现肺部浸润、出血性脑病及心血管病变。

【治疗】

目前虽无根治该病的方法，但合理的治疗可以控制病情，临床维持缓解，故宜早诊断、早治疗。治疗原则是：活动且病情严重者，给强有力的药物控制，病情缓解后，接受维持治疗。

1. 糖皮质激素　迄今仍是治疗系统性红斑狼疮的首选药物，对炎症和免疫细胞的诸多功能皆有抑制作用。适用于急性暴发性狼疮，脏器受损包括肾、心、肺、中枢神经系统等，急性溶血性贫血，血小板减少性紫癜等。

糖皮质激素应用原则为早期足量、缓慢减量和维持治疗。依据病情选用不同的剂量和剂型，常用泼尼松等，鞘内注射时用地塞米松。

（1）对病例不甚严重者，可先试用大剂量泼尼松或泼尼松龙 1mg/（kg·d），晨起顿服。若有好转，继续服至 8 周，然后逐渐减量，每 1~2 周减 10%，减至小剂量 0.5mg/（kg·d）时，在能控制病情的前提下，加用免疫抑制剂。

（2）对于急性暴发性危重系统性红斑狼疮，如急性肾衰竭、NP 狼疮的癫痫发作或明显精神症状、严重溶血性贫血等，可采用激素冲击疗法，由于用药量大，应严密观察药物的不良反应。皮疹可用含糖皮质激素的软膏局部治疗。

长期大剂量使用糖皮质激素的主要不良反应有库欣综合征、

感染、消化性溃疡、骨质疏松、无菌性骨坏死和肌病等。

2. **免疫抑制剂** 本类药治疗系统性红斑狼疮起效较激素缓慢，且毒性较大，一般不作为治疗系统性红斑狼疮的首选药物。但近年研究发现，以细胞毒药物治疗为主的联合治疗较单纯激素治疗效果好。细胞毒药物可稳定肾功能，改善系统性红斑狼疮患者预后，因此在系统性红斑狼疮治疗中占重要地位。较严重的系统性红斑狼疮宜加用免疫抑制剂，如环磷酰胺或硫唑嘌呤等。如果大剂量激素联合细胞毒药物使用 4~12 周，病情仍未改善，应加用环孢素。雷公藤总甙通常 1 个月为一疗程，不良反应较大。

3. **丙种球蛋白** 静脉注射大剂量丙种球蛋白（IVIG）是一种强有力的辅助治疗措施，适用于病情严重而体质极度虚弱者或（和）并发全身严重感染者。

4. **其他处理** 活动期卧床休息，缓解期可适当活动。给予患者高蛋白、高热量、高维生素、低脂肪软食，少食多餐，戒烟、酒和禁饮浓茶、咖啡，忌食冷冻食品和饮料，忌食含有补骨脂素的食物如芹菜、香菜、无花果等。肾功能不全者，给予低盐、优质低蛋白饮食，限制水钠摄入，并记录 24h 出入量。意识障碍者，鼻饲流质饮食。同时，做好皮肤及疼痛的处理。保持皮肤黏膜完整，避免阳光直接照射和寒冷刺激。病房不能用紫外线消毒。皮疹处可用清水冲洗，忌用碱性肥皂、化妆品或其他化学物品涂抹皮肤。加强口腔护理，以防感染。脱发者剪短头发，每周温水洗头 2 次。

5. **用药注意事项**

（1）糖皮质激素：常见的不良反应有满月脸、水牛背、血压升高、血糖升高、电解质紊乱，加重或引起消化性溃疡及骨质疏松，也可诱发精神失常。使用肾上腺皮质激素时，服药期间应给予低盐、高蛋白及含钾、钙丰富的食物，补充钙剂和维生素 D；定期测量血压、血糖、尿糖变化；做好皮肤和口腔护理；注意病人情绪变化；不能自行停药或减量过快。

（2）免疫抑制剂：不良反应主要是白细胞减少，需定期复查血象；也可引起胃肠道反应、出血性膀胱炎、脱发、畸胎等。应鼓励病人多饮水，观察尿液颜色，及早发现膀胱出血情况；育龄女性服药期间应避孕；有脱发者，鼓励病人戴假发，以增强其自信心。

（3）雷公藤的不良反应较大，可发生停经、精子减少，亦有胃肠反应、肝损害、白细胞减少等。长期应用氯喹可引起视网膜退行性变，应定期检查眼底。免疫抑制剂可造成骨髓抑制等不良反应。

【小贴士】

1. 疾病知识宣教　护理人员应向病人及家属介绍本病的相关知识和自我护理方法，使病人及家属了解本病。鼓励病人树立信心，保持心情舒畅，为病人出院后营造一个有利于恢复身体健康的氛围。

2. 避免诱因　指导患者避免一切可能诱发本病的因素，如阳光照射、药物、妊娠、分娩及手术等。为避免日晒和寒冷的刺激，外出时可穿长袖衣及长裤，并戴宽沿帽子，并避免接受各种预防接种。育龄妇女应避孕。

3. 生活指导　注意个人卫生，学会皮肤护理，切忌挤压皮肤斑丘疹，预防皮损和感染。剪指甲切勿过短，防止损伤指甲周围皮肤。脱发病人建议剪成短发或用适当方法遮盖脱发，如帽子、假发、头巾等。血小板低者易发生出血，应避免外伤，刷牙时用软毛牙刷，切勿用手挖鼻腔。

4. 出院指导　出院后坚持严格按医嘱治疗，不可擅自改变药物剂量或突然停药，并向病人详细介绍所用药物的名称、剂量、给药时间以及方法等，同时教会其观察药物疗效和不良反应。定期门诊复查，争取病情稳定、长期缓解，减少复发。

二、类风湿关节炎

类风湿关节炎是对关节功能破坏性最强的疾病之一，是一种主要侵及关节病因未明的以慢性滑膜炎为基本病变，以慢性、对称性、周围性多关节炎性病变为主要特征的多系统性炎症性的自身免疫性疾病。临床表现为受累关节肿胀、疼痛、功能下降。当炎症破坏软骨和骨质时，出现关节畸形和功能丧失。病变呈持续、反复发作过程，60%~70%的病人在活动期血清中出现类风湿因子。

目前认为类风湿关节炎是一种自身免疫性疾病，其发生及病程迁延是病原体和遗传基因相互作用的结果。进入人体后的抗原首先被巨噬细胞或巨噬细胞样细胞所吞噬，与其细胞膜的 HLA-DR 分子结合成复合物，活化 T 辅助淋巴细胞，并通过其分泌的各种因子和介质，不仅使 B 淋巴细胞激活分化为浆细胞，分泌大量免疫球蛋白，其中有类风湿因子和其他抗体，同时使关节出现炎症反应和破坏。免疫球蛋白和类风湿因子形成的免疫复合物，经补体激活后可诱发炎症。

类风湿关节炎的基本病理改变是滑膜炎。类风湿结节和类风湿血管炎是类风湿性关节炎重要的病变。慢性期，滑膜变得肥厚，呈绒毛状突起，突向滑膜腔内或侵入软骨或软骨下的骨质，造成关节破坏、关节畸形和功能障碍。急性期，滑膜表现为渗出性和细胞浸润性，滑膜下层有小血管扩张，内皮细胞肿胀、细胞间隙增大，间质有水肿和中性粒细胞浸润。滑膜下有大量淋巴细胞，如同淋巴滤泡。另外，尚出现新生血管和大量被激活的纤维母样细胞以及随后形成的纤维组织。

血管炎可发生在患者关节外的任何组织。它累及中、小动脉和（或）静脉，伴随内膜增生，进而导致管腔狭窄、阻塞或管壁纤维素样坏死。类风湿结节是血管炎的一种表现，常见于经常受压或被摩擦部位的皮下组织、肌腱或骨膜上，亦可见于肺、胸膜、心包、心肌或硬脑膜等内脏深部。

【诊断】

1. 病史及表现 本病有一定的遗传倾向。细菌、支原体、病毒等的感染与类风湿关节炎关系密切。病患常有近期感染病史，多数病人起病缓慢，在出现明显的关节症状前可有乏力、全身不适、发热、嗜睡、体重减轻等症状。少数则起病较急剧，在数日内出现多个关节的症状。

关节表现：

（1）晨僵：95%以上的患者会有此表现。它是病变的关节在夜间或日间静止不动（时间至少1小时）后出现的僵硬，如胶粘着样的感觉。

（2）关节痛与压痛：关节痛常常是最早的关节症状，多呈对称性、持续性疼痛，但时轻时重，疼痛关节常有压痛及活动时痛加剧的表现。受累关节的皮肤出现褐色色素沉着。

（3）关节肿胀：凡受累的关节均可肿胀，多因关节腔内积液或关节周围软组织炎症引起，亦多呈对称性。具体表现为关节炎性肿大而附近肌肉萎缩，关节呈梭形，如梭状指。

（4）关节畸形：手可有天鹅颈样畸形、纽扣花样畸形和尺侧偏斜等。常因晚期由于滑膜炎的绒毛破坏了软骨和软骨下的骨质结构造成关节纤维性或骨性强直，加之关节周围的肌腱、韧带损害使关节不能保持在正常位置，出现手指关节半脱位等。关节周围肌肉的萎缩、痉挛使畸形更严重。

（5）功能障碍：关节肿痛和结构破坏都会引起关节的活动障碍。

（6）特殊关节受累：主要表现为颈椎的可动小关节及周围腱鞘受累出现颈痛、活动受限；肩关节局部痛和活动受限；髋关节肿胀，出现臀部及下腰部疼痛；颞颌关节受累，早期表现为讲话、咀嚼时疼痛加重，严重者张口受限。

关节外表现：

（1）发热：类风湿性关节炎活动期可有低至中度发热。

（2）皮肤表现：类风湿结节最多见。20%～50%的病人有浅表或深部结节，属于机化的肉芽肿，它的出现与高滴度类风湿因子、严重的关节破坏及类风湿性关节炎活动有关。

（3）类风湿血管炎：是关节外损害的基础，主要累及病变组织的小动脉，也可侵犯微静脉，病理特征为坏死性血管炎。可出现在病人的任何脏器，如皮肤、肌肉、眼、肺、心、肾、神经等器官组织。表现为甲床或指端小血管炎，少数发生局部缺血性坏死。

（4）其他：①心：RA（类风湿关节炎）心脏受累最常见的表现是心包炎，冠状动脉炎可引起心肌梗死。②肺：侵犯肺部可出现胸膜炎、肺间质性病变和结节样改变。③血液系统：部分病人出现小细胞低色素性贫血，贫血因病变本身所致或因服用非甾体抗炎药而造成胃肠道长期少量出血所致。④神经系统：受损可出现脊髓受压、周围神经炎的表现，还可有继发于血管炎的缺血性神经病、肌肥大及药物引起的神经系统病变。⑤干燥综合征：30%～40%的病人会有此表现。眼干、口干的症状多不明显，必须通过各项检验才能证实有干燥性角结膜炎和口干燥症。⑥肾：主要有原发性间质性肾炎、肾脏淀粉样变和继发于药物治疗（金制剂、本青霉胺及非甾体类抗炎药）的肾损害。⑦胃肠道：很少由类风湿关节炎本身引起胃肠道症状，若出现与服用抗风湿药物有关。

2. 实验室检查及其他检查

（1）血常规：有轻至中度贫血。活动期，血小板增多，白细胞及分类多正常。

（2）血沉及C反应蛋白：病情活动期可有血沉增快。C反应蛋白增高。

（3）类风湿因子（RF）：是一种自身抗体，可分为IgM型、IgG型及IgA型，在常规临床中测得的是IgM型，见于70%的类风湿关节炎患者血清，其数量与本病的活动性和严重性呈正比。但RF可出现在除本病外的多种疾病中，甚至5%的正常人中也可出现RF，因此其对该病的诊断不具有特异性。

（4）免疫复合物和补体：在急性期和活动期，病人血清补体均有升高，只有少数有血管炎者出现低补体血症。

（5）关节滑液检查：关节有炎症时，关节腔内滑液量常超过3.5ml，滑液中白细胞明显增多，可达到 $2000 \times 10^6/L \sim 75000 \times 10^6/L$，中性粒细胞占优势（50%～60%）。

（6）关节 X 线检查：本项检查对该病的诊断、关节病变的分期、监测病变的演变均很重要，临床以手指和腕关节的 X 线摄片应用最多。检查手、足 X 线片可有软组织肿胀、骨质疏松、囊性变，关节间隙变窄、纤维性及骨性强直。

【治疗】

类风湿关节炎的治疗至今尚无特效方法。治疗目的：①减轻关节肿痛和关节外的症状。②控制关节炎的发展，防止和减少关节的破坏，保持受累关节的功能。③促进已破坏的关节骨的修复。

1. 药物治疗

（1）非甾体抗炎药（NSAID）：具有消炎、止痛、解热及抑制血小板聚集等作用，适用于有活动性关节炎的患者，但不能控制病情，需与改变病情抗风湿药同服，在关节炎减轻后逐渐减量。此类药物具有引起头痛、头昏、肝肾功能损害、消化道反应、高血压、水钠滞留、药物过敏、骨髓抑制及对凝血机制的影响等不良反应。常用药物有：布洛芬 1.2～3.2g/d，分 3～4 次服用；奈普生 0.5～1.0g/d，分 2 次服用；吲哚美辛 75～100mg/d，分 3 次服用等。久服可出现胃肠道不良反应，并可引起胃黏膜损伤，应在饭后服用，同时服用胃黏膜保护剂、H_2 受体拮抗剂等。

（2）改变病情抗风湿药（DMARD）：起效慢，可作用于病程中的不同免疫成分，具有影响患者的异常免疫功能、影响炎症进程、改变病情进展、诱导完全缓解的作用，同时又有抗炎作用，多采用与非甾体抗炎药联合应用的方案。常用的药物有甲氨蝶呤、氯喹、金诺芬、雷公藤片、环磷酰胺、青霉胺、环孢素等。

常见的不良反应有：脱发、胃肠道反应、肝损害、肾毒性、骨髓抑制、出血性膀胱炎、性腺毒性等，用药期间严密观察，鼓励病人多饮水，饭后服用可减少胃肠道反应。

（3）糖皮质激素：虽具有强烈的消炎、止痛作用，但不能阻断类风湿的病程进展和关节破坏；虽能快速缓解症状，但不能根本控制疾病，停药后症状易复发。长期用药可造成对药物的依赖性，易出现不良反应，所以仅限于活动期有关节外症状者或关节炎明显或急性发作者。

2. 外科手术治疗　根据病情可酌情选用滑膜切除及人工关节置换等手术。

3. 中医中药治疗　给予舒风散寒、活血通络及养血舒筋等类的药物和针灸、推拿治疗。

4. 其他疗法

（1）休息、体位及冷热疗法：充足的休息、适当的体位、合理使用冷热疗法等对疼痛的治疗至关重要。

规律地安排病人休息，有利于减轻病人疲乏和疼痛。休息时间的长短可根据疾病的严重程度及病人的个体差异等来调整。急性活动期应注意休息，保护关节功能，保持关节功能位。为了预防僵硬和不能移动，一般不必要绝对卧床休息。

冷热疗法可减轻僵硬、疼痛和肌肉痉挛等症状。在进行冷、热敷时，应避免直接与皮肤接触而造成皮肤损伤。冷疗主要适用于急性炎症期，治疗时应注意避免冻伤。为减轻疾病晚期发生的晨僵和疼痛，护理人员鼓励病人早晨起床后行温水浴，或用热水浸泡僵硬的关节，而后活动关节。饮食方面需要注意的是：尽管尚未发现对类风湿关节炎的特殊饮食，但平衡膳食在类风湿关节炎的治疗中却起着重要的作用。给予足量的蛋白质、高维生素、营养丰富的饮食，有贫血者增加含铁食物。饮食宜清淡、易消化、忌辛辣、刺激性食物。类风湿关节炎病人可多补充以下食物：多不饱和脂肪酸（鲑鱼、金枪鱼中含量丰富）、鱼油胶囊

（病人接受抗凝血疗法时禁用）及抗氧化维生素 A、C、E 等。

（2）鼓励病人晨起后行温水浴，或用热水浸泡僵硬的关节，而后活动关节；或起床前先活动关节再下床活动。夜间睡眠戴弹力手套、保暖，可减轻晨僵程度。

【小贴士】

本病突出改变为关节致残性炎症，病程漫长，重者将失去生活自理能力，给病人带来巨大心理压力。因此，主动关心、帮助患者生活，同情患者，及时了解患者的情绪变化，做好生活护理。帮助病人改变依赖性模式，充分调动病人的潜力，训练独立生活的能力。

第八节　神经系统常见疾病

一、头痛和偏头痛

头痛是临床最常见的症状之一，其发病机制非常复杂，包括：①颅内病变，如脑肿瘤、脑出血、脑膜炎等。②功能或精神性疾病，如偏头痛、紧张性头痛。③全身疾病，如发热、鼻窦炎等。根据发病的缓急，头痛可分为急性头痛（病程在 2 周内）、亚急性头痛（病程在 3 个月内）和慢性头痛（病程超过 3 个月）。急性起病的第一次剧烈头痛多为器质性病变，应进一步查明病因。

【诊断】

1. 病史及表现　部分患者有头痛家族史，以疲劳、睡眠不足及情绪变化为诱因。不同头痛发病的急缓、发作时间、性质、部位、缓解及加重的因素各有差异。

偏头痛是指发作性神经血管功能障碍而引起的反复发生的偏头痛或双侧头痛。临床常表现为周期反复发作，搏动性头痛、恶心、畏光，头痛前 10 ~ 30min 内有典型的先兆症状，通常为眼前

"冒金星"，常有家族史。

2. 实验室检查及其他检查　如颅脑 CT 或磁共振成像检查可见颅内组织密度变化，腰椎穿刺、脑脊液检查对出血、感染等有诊断价值。

【治疗】

治疗原则：减轻或终止头痛发作的症状，预防头痛复发，力争对头痛进行病因治疗。

1. 一般治疗　注意休息，生活要有规律，避免情绪紧张和过度疲劳。

2. 药物治疗　头痛的发作及预防性治疗可选用非甾体类抗炎药、麦角衍生物类药、钙拮抗剂、抗组胺类药物等。

（1）轻、中度偏头痛发作治疗：可分别选用对乙酰氨基酚 0.25g、阿司匹林 0.3g、布洛芬 0.2g、奈普生 0.25g，每日 3 次，口服。

（2）中、重度偏头痛发作治疗：可分别用二氢麦角胺 1mg，肌内注射；麦角胺咖啡因 2 片，口服；舒马普坦 50mg，口服，上述药物均每日 1 次。

（3）严重偏头痛发作治疗：可分别用双氢麦角胺 1mg，肌内注射；哌替啶 100mg，肌内注射；氯丙嗪 10mg，静脉注射，上述药物均每日 1 次。

（4）偏头痛的预防性治疗：普萘洛尔 10mg，口服，每日 2 次；氟桂利嗪 5mg，口服，每日 1 次；麦角胺 1mg，口服，每日 2 次。

【小贴士】

查明头痛原因至关重要，对顽固性头痛应及时做 CT、MRI 检查。偏头痛发病开始即用药，治疗效果较佳。本病应在专科医师指导下诊治，避免盲目使用镇痛剂。顽固发作者应查清病因，必要时住院诊治。

二、老年性痴呆综合征

老年性痴呆综合征是一种常见的老年性疾病，包括阿尔茨海默病、血管性痴呆、路易体痴呆、额颞叶痴呆等，其中以阿尔茨海默病和血管性痴呆最为常见。这里主要介绍阿尔茨海默病和血管性痴呆的诊断和治疗。

【诊断】

1. 病史和表现　老年性痴呆常于 65 岁以后隐匿起病。早期表现为逐渐发生的记忆障碍，随后出现认知障碍、精神障碍。检查时可发现患者有坐立不安、易激动、个人卫生不佳等表现。一般视力、视野保持相对完整，无锥体束征和感觉障碍。

2. 辅助检查

（1）辅助检查尚无确认阿尔茨海默病的特殊检查，神经心理学相应量表检查对其诊断起重要作用。

（2）CT 或者磁共振成像检查证实存在多发性脑缺血病变。

（3）血管性痴呆多伴随脑血管事件突然发生，表现为认知功能障碍和抑郁等情绪改变。由于血管病变处于不同部位，因而临床表现各异，病情呈阶段性加重，每次卒中后症状进一步恶化。局灶性神经功能缺损的定位体征，如失语、偏瘫、偏盲、感觉障碍及锥体束征等提示皮层及皮层下功能障碍。

【治疗】

治疗原则：阿尔茨海默病目前尚无特效治疗要点，主要为对症治疗。

1. 一般治疗　家属积极参与康复治疗对患者的病情稳定起着决定性的意义。鼓励患者积极进行康复治疗，尽量参加各种社会活动，维持和训练生活能力。同时，家庭和社会给予患者更多的照顾、帮助和训练。

2. 药物治疗　根据病情，选用改善脑血流和糖代谢、改善认知功能的药物及神经保护性药物。

（1）阿尔茨海默病的药物治疗：

①吡拉西坦（脑复康）0.8g，口服，每日 3 次。

②他克林 40mg，口服，每日 1 次，配合磷脂酰胆碱使用。开始给药 40mg/d，每 6 周增加每日剂量 40mg，80～160mg/d 以上时才有效，但有较严重肝脏毒性作用，需定期复查肝功和做好保肝治疗。

③石杉碱甲 5～10mg，口服，每日 1 次。

④多奈哌齐 5mg，口服，每日 1 次。

（2）血管性痴呆的药物治疗：

①肠溶阿司匹林 50～100mg，口服，每日 1 次。

②吡拉西坦（脑复康）0.8g，口服，每日 3 次。

③氟桂利嗪（西比灵）5～10mg，口服，每日 1 次。

【小贴士】

1. 阿尔茨海默病尚无有效治疗方法，但早期诊断本病，早期用药，能延缓本病的发展。血管性痴呆的疗效及预后较好，故对其早期诊断和早期治疗具有很大意义。

2. 阿尔茨海默病程通常持续 5 年及以上，患者常死于肺部感染、褥疮等并发症。

三、帕金森病

帕金森病，又名震颤麻痹，是一种常见的中老年人神经系统变性疾病，以多巴胺神经元死亡过多为基本病因。大部分帕金森病患者在 60 岁以后发病。其起病隐匿，发展缓慢，逐渐加剧，主要表现为静止性震颤、肌强直、运动迟缓、姿势步态异常、自主神经症状。

【诊断】

1. 病史及表现　发病于中老年（一般在 60 岁以上），病程缓慢进行发展。表现为：一侧起始的强直性震颤、肌强直、运动迟缓、姿势步态障碍，一般至少具备以上两项，前两项必具备一项。症状不对称。无眼外肌麻痹、小脑体征、直立性低血压、锥体束损害和肌萎缩，常伴有抑郁、便秘和睡眠障碍。

2. 辅助检查　血、脑脊液常规化验均无异常，CT、MRI 检查亦无特征性所见。

【治疗】

治疗原则　以药物治疗为主，康复治疗、外科治疗为辅。

1. 一般治疗　康复治疗作为辅助手段对改善症状可起到一定作用。对患者进行语言、进食、走路及各种日常生活的训练对改善生活质量十分重要。晚期卧床者应加强护理，减少并发症的发生。

2. 药物治疗　药物治疗为治疗该病的基本手段。震颤明显且年龄较轻的患者，可用：安坦（苯海索）2mg 或苯扎托品（苄托品）1mg，每日 3 次，口服。典型患者应用左旋多巴，最初剂量为 250～500mg/d，分 2～3 次服用，以后每隔 3～5 日增加 50～500mg/d，直至疗效显著且副作用小为度，最适剂量为 2～4g/d，分 4～6 次服用。美多巴 62.5～250mg，口服，每日 2～4 次。最初剂量为 62.5mg，每日 2～3 次，视症状控制情况增至 125mg，每日 3～4 次，但不应超过 250mg。空腹服用美多巴的疗效好，一般主张餐前 1h 或餐后 2h 服药。

3. 外科治疗　目前开展的立体定向手术和神经微电极刺激对该病有一定疗效，但不能阻断病情发展。如伽马刀治疗、细胞刀毁损苍白球后部或丘脑腹中间核等，仅作为药物治疗的补充。

【小贴士】

1. 药物治疗应从小剂量开始，缓慢递增，尽量以较小剂量取得较满意疗效。治疗方案应个体化。

2. 对于药物治疗失效、不能耐受或出现运动障碍的患者可考虑手术治疗，常用立体定向手术或脑深部植入微电极。

四、短暂性脑缺血发作

短暂性脑缺血发作是指由于颈内动脉或椎－基底动脉系统短

暂的血液供应不足，引起突然发生几分钟至几小时的局灶性神经功能缺失，常在发作后 24h 完全恢复，偶可复发，是中风（脑卒中）的报警信号。

【诊断】

1. 病史和表现　发病年龄常在 50 岁以上，多伴有高血压及动脉硬化史。本病分为两种类型：一种为颈内动脉供血不足型，这种类型相对少见，但持续时间长且常引起完全性卒中，表现为一过性单眼黑蒙、视野缺损、单肢或偏身感觉障碍，或一过性失语、失用、失读、失写等；另一种为椎动脉供血不足型，表现为一过性眩晕、呕吐、视物成双、构音障碍及跌倒等。

2. 辅助检查

（1）神经影像学和无创伤性多普勒超声检查，可确定患者脑组织是否有损伤。

（2）血液检测，可评估血液凝固速度。

（3）心电图检查，可确定患者有无心脏病发作或是否有心脏节律紊乱。

（4）DSA 对诊断有帮助。

【治疗】

治疗原则：治疗原发病，对症处理，防治并发症。

1. 一般治疗　注意戒烟、戒酒，加强对高血压、糖尿病、血脂异常的治疗，保持心情舒畅。

2. 药物治疗　对症用药，并尽早使用脑保护药及抗血小板药。

（1）用于预防性治疗的药物：

①肠溶阿司匹林 0.1～0.2g 或潘生丁 25～50mg，口服，每日 1 次。

②噻氯匹定 250mg，餐时服，每日或隔日 1 次。

（2）用于脑保护治疗的药物：尼莫地平 20～40mg；尼卡地平 20～40mg；吡拉西坦（脑复康）400～800mg，每日 3 次，口服。

【小贴士】

1. 日常控制高血压和糖尿病等是预防该病的基本方法。

2. 短暂性脑缺血频繁发作者，应及时至医院专科诊治，因本病常为脑梗死的前兆。

五、脑梗死

脑梗死又称缺血性脑卒中，是神经系统最常见的疾病，其包括脑血栓形成、腔隙性梗死和脑栓塞。脑梗死致残率高，多见于中老年人。

【诊断】

1. 病史及表现　发病者年龄较大。发病前常有短暂性脑缺血发作，多有高血压及动脉硬化病史。常在安静状态下发病，通常在醒后出现症状。症状常在数小时或更长时间内逐渐加重。其根据闭塞血管的部位不同出现相应的神经功能缺失症状，如偏瘫、失语、偏盲、一侧肢体麻木、流涎、口齿不清、眩晕、呕吐、复视、共济失调等，大面积脑梗死或脑干梗死还可产生意识障碍。常于起病3周后进入恢复期。多数患者意识清楚，而面瘫、失语等神经局限性体征明显。脑脊液多正常。

2. CT与MRI检查　早期正常，24~48h后出现低密度灶。MRI可早期诊断。

【治疗】

治疗原则：急性期，尽量保护脑组织，减少坏死；做好恢复期药物治疗，重视康复治疗，加强预防性治疗，减少脑梗死的复发。

1. 药物治疗　本病发病3~6h内，可用：组织型纤溶酶原活剂（tpA）0.9mg/kg（最大剂量900mg），总量的10%静脉注射，其余为静脉滴注，持续1h；或东菱克栓酶10U加入生理盐水100ml，静脉滴注，每日1次，连续3天。

本病发病 3～14 日，可用：尼莫地平 20mg，口服，每日 3 次；或氟桂利嗪（西比灵）5mg，口服，每晚 1 次；或都可喜 40mg，口服，每日 2 次。

脑梗死患者的预防性治疗：肠溶阿司匹林 50～150mg，口服，每日 1 次；或氯吡格雷 75mg，口服，每日 1 次。

2. 其他治疗　对患者进行体能和技能训练，以降低致残率。对高血压、高血脂、糖尿病等患者进行控制血压、降低血脂、控制血糖等治疗，减少脑梗死复发。

【小贴士】

1. 脑梗死是一种急症，力争在起病 5～6h 内进行早期溶栓治疗，可明显降低患者的病死率、致残率。但不能使用止血药。

2. 腔隙性脑梗死有时无临床表现，常在 CT 检查时发现，加强监测甚为重要。

六、脑出血

脑出血是指非外伤性脑实质内出血，常由于脑内血管病变、坏死、破裂而引起。绝大多数是高血压病伴发动脉硬化使脑中、小动脉在血压骤然升高时发生破裂出血，故又称其为高血压性脑出血，破裂常见于大脑中动脉、各叶的皮质下白质，脑干及小脑。

【诊断】

1. 病史及表现　大多数患者有高血压或外伤史。发病年龄在 50 岁以上。临床主要表现为：突发性头痛、反复呕吐，继而出现偏瘫，双眼向患侧凝视，说话不清楚或失语，呈进行性加重，数分钟或几小时达高峰，重者很快出现意识障碍，晚期呈去脑强直。出血量大或部位重要，即可引起死亡。临床上最常见基底节区出血，其他包括脑叶出血、脑桥出血、小脑出血、脑室出血等类型。

2. CT 或 MRI 检查　早期可明确诊断并判断预后。

脑梗死与脑出血的鉴别诊断见表4-10。

表4-10 脑梗死与脑出血的鉴别诊断

	脑梗死	脑出血
发病情形	常在安静情况下发病	常在活动情况下或情绪激动或饮酒后发病
发病前病史	有高血压及动脉硬化史	有高血压及颅脑外伤史
意识	大多清楚	有不同程度的意识障碍
加重	常在发病后数小时加重	发病后进行性加重
脑脊液	正常	血性脑脊液
CT、MRI检查	早期CT正常，MRI可明确诊断	早期CT即可诊断
治疗	早期溶栓治疗，不能用止血药物	可使用止血药物，必要时进行手术治疗

【治疗】

治疗原则：保持安静，防止继续出血，积极抗脑水肿，减低颅压，严密监护，防治并发症。

1. 一般治疗 急性患者避免搬动、颠簸，绝对卧床，保持呼吸道通畅，及时应用降压药，控制血压在165/95mmHg左右，不可降得太快、太低，常选用利血平、呋塞米（速尿）等；为控制脑水肿，常选用甘露醇、地塞米松脱水；尚可选用止血剂。

2. 手术治疗 危重患者可考虑手术治疗，清除血肿并妥善止血，适应证为：（1）小脑出血，出血量≥10ml或直径≥3cm，或有脑干受压征者。（2）壳核出血≥30ml或可能形成脑疝者。（3）丘脑出血≥15ml，病情继续恶化者。

3. 药物治疗

（1）小量脑出血、神志清者，可用：吡拉西坦（脑复康）4～8g，加入5%葡萄糖注射液500ml静脉滴注，每日1次；或氨基乙酸10～12g，加入5%葡萄糖注射液500ml静脉滴注，每日

1次。

（2）中等量脑出血，神志清，有颅高压表现者，可用：尼莫地平10mg，加入5%葡萄糖注射液500ml静脉滴注，每日1次；20%甘露醇150～250ml静脉滴注，每日1次或每6小时1次，应用不宜超过1周。

（3）大量脑出血或脑干、小脑出血，昏迷、呕吐者，可用：甘油果糖250ml静脉滴注，每日1次或每6小时1次。

【小贴士】

1. 本病预后决定于出血部位、出血量及是否有并发症。昏迷1周以上者常有并发症；部分患者留有后遗症。

2. 治疗过程中应防止感染，及早选用抗生素。

3. 及时、正规的康复治疗对改善症状和提高生活质量至关重要。因此，恢复期的患者应及时、正规、长期施行康复治疗。

七、癫痫

癫痫是一组临床症状群，其本质为中枢神经系统某一部位的神经元病态过度兴奋而突发性异常放电，引起短暂的中枢性神经系统功能失常。

【诊断】

1. 病史及表现　常有遗传史、感染史、中毒史及外伤史导致反复发作的病史。临床表现为意识、运动、感觉、自主神经、精神活动的障碍，一般具有反复发作、每次发作类似的特点，常见失神、强直、肌痉挛、失张力、肌阵挛。

2. 实验室检查　查血糖、血钙、脑脊液检查等，CT、MRI可帮助寻找病灶，发作时查脑电图可助确诊。按照病因分类，癫痫可分为特发性和症状性两大类。特发性癫痫由遗传因素所致，药物治疗相对较好；症状性癫痫主要是颅内病变、损伤所致，药物治疗相对差。

【治疗】

治疗原则：对症状性癫痫必须仔细查找病因给予相应处理，对原发性癫痫或无特殊治疗的症状性癫痫应控制发作。

1. 药物治疗　根据癫痫的不同类型使用不同的抗癫痫药。

（1）部分性发作的治疗：卡马西平 0.1g，每日 3 次，口服；或苯妥英钠 0.1g，每日 3 次，口服；或丙戊酸钠 0.25g，每日 3 次，口服；或托吡酯 25mg，每日 2 次，口服。

（2）单纯失神发作的治疗：乙琥胺 250mg，每日 2 次，口服；或丙戊酸钠 250mg，每日 3 次，口服。

（3）全身强直阵挛发作的治疗：卡马西平 0.1g，每日 3 次，口服；或苯妥英钠 0.1g，每日 3 次，口服；或加巴喷丁 0.3g，每日 3 次，口服。

（4）强直发作的治疗：卡马西平 0.1g，每日 3 次，口服；或苯妥英钠 0.1g，每日 3 次，口服；或丙戊酸钠 0.25g，每日 3 次，口服；或托吡酯 25mg，每日 2 次，口服。

（5）肌阵挛发作的治疗：丙戊酸钠 0.25g，每日 3 次，口服；或乙琥胺 0.25g，每日 2 次，口服；或拉莫三嗪 25mg，每日 2 次，口服。

（6）失张力和不典型失神发作的治疗：丙戊酸钠 0.25g，每日 3 次，口服；或拉莫三嗪 25mg，每日 2 次，口服。

（7）癫痫持续状态的治疗：地西泮 5mg，静脉注射，必要时 20min 后再重复一次；或氯硝西泮 3～4mg，静脉注射（0.5mg/min）；或 10% 水合氯醛 20～30ml 保留灌肠。

2. 神经调控治疗和手术治疗　适用于病灶明确局限且药物难于控制的患者。

【小贴士】

1. 抗癫痫治疗需持续用药，不应轻易停药。目前认为，持续 3 年以上无癫痫发作时，才可考虑是否可以逐渐停药。停药过程中，每次只能减停一种药物，并且需要 1 年左右时间逐渐停用。

2. 药物治疗是一个长期的实践过程，医生和患者以及家属均要有充分的耐心和爱心。患者应定期复诊，医生应根据每个患者的具体情况进行个体化治疗，并辅以科学的生活指导，双方充分配合，才能取得满意的疗效。

第五章　外科常见疾病

第一节　外科感染

　　感染是由致病微生物侵入机体内与机体免疫系统之间形成的免疫对抗，可导致局部或全身的炎症反应。其病原体包括细菌、病毒、真菌、寄生虫等。本节主要叙述常见的外科感染。

　　外科感染是指需要外科治疗的或由于外科诊疗操作引起的感染，包括创伤、烧伤及手术、器械检查或有创性检查、治疗后等并发的感染。

　　外科感染的特点：①多数为几种细菌引起的混合感染，少数在感染早期为单一细菌感染所致，以后发展为几种细菌的混合感染。②大部分感染病人的局部症状和体征明显而突出。③感染一般集中在局部，发展后会导致化脓、坏死等，使局部组织遭到破坏，最终形成瘢痕组织而影响局部功能。④常需手术切开或插管引流。不具备这些特点的感染是内科感染。

一、分类

　　按致病菌种类和病变性质分类：

　　（1）非特异性感染：又称化脓性或一般性感染，占外科感染的大多数。常见有疖、痈、丹毒、急性淋巴结炎、急性乳腺炎、急性阑尾炎、急性腹膜炎等，手术后感染多属此类。常见致病菌有金黄色葡萄球菌、大肠杆菌、乙型溶血性链球菌、变形杆菌和绿脓杆菌等。感染可由一种或几种病菌共同导致，通常先有急性炎症反应，继而可致局部化脓。

（2）特异性感染：是指由一些特殊的病菌、真菌等引起的一种特定性的感染。不同的病菌可分别引起比较独特的病理变化过程，如结核杆菌、破伤风杆菌、产气荚膜杆菌、炭疽杆菌、白色念珠菌等。

二、病因及发病机制

外科感染的发生与致病微生物的数量和毒力有关。

（一）病菌的致病因素

1. 病菌有黏附因子，黏附于人体组织细胞并侵入。有些致病菌有荚膜或微荚膜，能抗拒吞噬细胞的作用而在组织内生存繁殖，或在吞噬后抵御杀灭仍能在细胞内繁殖，导致组织细胞损伤、病变。

2. 致病菌的作用与其胞外酶、外毒素、内毒素有关，统称为病菌毒素。①多种病菌可释出蛋白酶、磷脂酶、胶原酶等胞外酶，可侵蚀组织和细胞，透明质酸酶能分解组织内透明质酸，使感染容易扩散。②外毒素是在菌体内产生后释出或菌体崩解后游离出来的，如多种病菌的溶血素能破坏红细胞；肠毒素能损伤肠黏膜；破伤风杆菌释出的痉挛毒素可作用于神经而致肌痉挛。③内毒素是致病菌细胞壁的脂多糖成分，能导致机体出现发热、白细胞增多或减少、休克等全身反应。

3. 侵入人体组织的病菌数量也是致病条件之一。对于健康个体，创口污染的细菌数如果超过每克组织 1×10^5 个常引起感染，低于此数量则较少发生感染。因此，注重无菌观念和认真实施清洁卫生工作具有重要意义。

（二）机体的易感性

1. 局部原因　①皮肤黏膜的病变或缺损，如开放性创伤、烧伤、胃肠穿孔、手术、组织穿刺等可破坏局部防御屏障，使病菌易于入侵。②留置于血管或体腔内的导管处理不当为病菌侵入开放了通道。③管腔阻塞，使管腔内容物淤积，细菌繁殖侵袭组织，如乳腺导管阻塞和乳汁淤积后发生的急性乳腺炎、阑尾腔内粪石梗阻后发生的急性阑尾炎等。④局部组织缺血或血流障碍，将使其降低或丧失抗菌和组织修复的能力，如闭塞性脉管炎发生趾坏死、压疮、下肢静脉曲张导致溃疡等，均可继发感染。⑤皮肤或黏膜的其他病变，如癣、口腔溃疡等，可继发淋巴结炎。

2. **全身性抗感染能力的降低**　涉及的因素包括：①严重创伤或休克、糖尿病、尿毒症、肝功能障碍等慢性消耗性疾病。②长期使用肾上腺皮质激素，长期接受化疗和放射治疗。③严重营养不良、低蛋白血症、白血病或白细胞过少等。④艾滋病病人因免疫缺陷而发生的致命性感染。

3. **条件性感染**　当人体局部或（和）全身的抗感染能力降低时，原栖居于体内的条件致病菌成为致病菌而引起的感染称为条件性或机会性感染。如存在于肠道内的大肠杆菌、拟杆菌等污染伤口、腹腔、尿道等时即可导致感染。如表皮葡萄球菌，原本毒性很弱，但在人体抵抗力降低时可引起泌尿系感染或心内手术后的感染。条件性感染除与人体抵抗力低下相关外，亦与致病菌的耐药性相关。在用广谱或联合使用抗生素治疗某种感染的过程中，原来的致病菌被抑制，但耐药性金黄色葡萄球菌、绿脓杆菌或白色念珠菌等则大量繁殖，使病情加重，这种情况称为二重感染或菌群交替症。

三、病理生理

（一）感染后的炎症反应

局部组织损伤后，致病菌侵入组织并繁殖，产生多种毒素与酶，可以激活凝血、补体、激肽系统以及血小板和巨噬细胞等，导致炎症介质的生成，引起血管扩张与通透性增加。白细胞和吞噬细胞进入感染部位发挥吞噬作用，单核-巨噬细胞通过释放促进炎症细胞因子协助炎症及吞噬过程。炎症反应的作用是使入侵微生物局限化并最终被清除，同时局部出现红、肿、热、痛等炎症的特征性表现。部分炎症介质、细胞因子和病菌毒素等还可进入血流引起全身性炎症反应。

（二）感染的转归

感染的病程演变受致病菌的数量、毒力、机体抵抗力及治疗措施等诸多因素的影响。

1. 炎症局限　当人体抵抗力占优势、治疗及时有效时，炎症即被局限、吸收或局部化脓。若局部形成小脓肿，可自行吸收，较大的脓肿可破溃或经手术切开排脓后，转为修复过程，感染部位逐渐长出肉芽组织，形成瘢痕而痊愈。当感染能力和机体的免疫抵抗能力之间近于平衡，常以局限性脓肿为近期结果，此时是治疗能力介入的时机，如不能很好地把握，则由于机体的不断消耗使抵抗力下降，终致感染扩大或播散形成全身感染。

2. 炎症扩散　致病菌毒性大、数量多或（和）宿主抵抗力低下时，感染难以控制并向感染灶周围或经淋巴、血液途径迅速扩散，导致全身感染，如脓毒血症或菌血症，严重者可危及生命。

四、临床表现

1. 局部症状　急性感染一般有红、肿、热、痛和功能障碍的典型表现。体表与浅处的化脓性感染均有局部疼痛和触痛，皮肤肿胀、色红、温度增高，还可发现肿块或硬结；慢性感染也有局部肿胀或硬结，但疼痛大多不明显；体表病变脓肿形成时，可有波动感。如病变的位置深，则局部症状不明显。

2. 全身症状　随感染轻重等因素而表现不一。轻者可无全身表现，较重感染者可出现发热、呼吸脉搏加快、头痛乏力、全身不适、食欲减退等症状。严重感染者可出现代谢紊乱、营养不良、贫血，甚至并发感染性休克等。

3. 器官与系统功能障碍　感染直接侵及某一器官时，该器官功能可发生异常或障碍。严重感染导致脓毒症时，因有大量毒素、炎症介质、细胞因子等进入血循环，可引起肺、肝、肾、脑、心等器官的功能障碍。

4. 特异性表现 特异性感染的病人可因致病菌不同而出现各自特殊的症状和体征。如破伤风病人可表现为骨骼肌强直性痉挛；气性坏疽和其他产气菌引起的蜂窝织炎可出现皮下捻发音；皮肤炭疽有发痒性黑色脓疱。

5. 转为慢性感染 当人体抵抗力与致病菌毒性处于相持状态时，感染灶可被局限，但其内仍有致病菌，组织炎症持续存在，局部由于中性粒细胞浸润减少、成纤维细胞增加而被瘢痕组织包围，从而形成慢性感染。一旦人体抵抗力下降，致病菌可再次繁殖，因此慢性感染又重新变为急性过程。

五、辅助检查

（一）实验室检查

1. 血常规检查 血白细胞计数、中性粒细胞比例增加。当白细胞计数小于 $4 \times 10^9/L$ 或发现未成熟的白细胞时，应警觉感染严重。

2. 生化检查 营养状态欠佳者需检查血清蛋白、肝功能等；疑有泌尿系感染者需检查尿常规、血肌酐、尿素氮等；疑有免疫功能缺陷者需检查细胞和体液免疫系统，如淋巴细胞分类、NK细胞和免疫球蛋白等。

3. 细菌培养 表浅感染灶可取脓液或病灶渗出液作涂片或细菌培养以鉴定致病菌。较深的感染灶，可经穿刺取得脓液。全身性感染时，可取血、尿或痰作涂片、细菌培养和药物敏感试验，必要时可重复培养或做特殊培养。

（二）影像学检查

1. B超 用于探测肝、胆、胰、肾、阑尾、乳腺等的病变及胸腔、腹腔、关节腔内有无积液。

2. X 线　适用于检测胸腹部或骨关节病变，如肺部感染、胸腹腔积液或积脓等。

3. CT 和 MRI　有助于诊断实质性器官的病变，如肝脓肿等。

六、处理原则

局部治疗与全身性治疗并重。消除感染因素和毒性物质（脓液和坏死组织）等，积极控制感染，促进和提高机体抗感染和组织修复能力。

1. 局部处理

（1）保护感染部位：避免受压，适当限制活动或加以固定，以免感染范围扩展，患处应适当抬高。

（2）局部用药：浅表的急性感染在未形成脓肿阶段可选用中西药进行积极治疗，如消肿散、鱼石脂软膏、芙蓉膏等外敷或硫酸镁溶液湿敷，以促进局部血循环、肿胀消退和感染局限；感染伤口创面则需换药处理。

（3）物理治疗：炎症早期可以局部热敷或是采用超短波或红外线辐射等物理疗法，以改善血液循环，促进炎症消退或局限。

（4）手术治疗：脓肿形成后应及时切开引流使脓液排出。部分感染尚未形成脓肿，但局部炎症严重、全身中毒症状明显者也应作局部切开减压，引流渗出物以减轻局部和全身症状，避免感染扩散。深部脓肿可以在超声、CT 引导下穿刺引流。器官组织的炎症病变，应视所在的器官以及病变程度，参考全身情况，先用非手术疗法并密切观察病情变化，必要时行手术处理。手术方式为切除或切开病变组织、排脓及留置引流物。

2. 全身治疗

（1）支持治疗：保证休息，提供含丰富能量、蛋白质和维生素的饮食，补充水分和电解质，以维持体液平衡和营养状况。明显摄入不足者，可提供专用营养素行肠内或肠外营养支持；严重贫血、低蛋白血症或白细胞减少者，予以适当输血或补充血液成分。

（2）抗生素治疗：根据细菌学检查及药物敏感试验结果，正确合理使用抗生素。轻症患者可口服或肌注，重症患者需经静脉注射抗生素。联合用药时，注意配伍禁忌，一般采取分次，分别静脉注射，较之持续静脉点滴效果要好，并注意监测药物毒性及二重感染的发生。

（3）中西药治疗：可服用清热解毒类中药。体温过高时，可用物理降温或镇静退热的中、西药；体温过低时，应注意保暖。疼痛剧烈者，适当应用止痛剂。

七、常见软组织化脓性感染

（一）疖、痈

疖俗称疖疮，是单个毛囊及其所属皮脂腺的急性化脓性感染。病菌以金黄色葡萄球菌为主，偶可由表皮葡萄球菌或其他病菌致病。常发生于毛囊和皮脂腺丰富的部位，如头部、面部、颈部、背部、腋部及会阴部等。若身体不同部位同时发生几处疖，或在一段时间反复发生疖，称为疖病。

痈指相邻多个毛囊及其周围组织的急性化脓性感染，主要致病菌为金黄色葡萄球菌。可由单一疖扩散，也可由多个疖融合而成。中医称为"疽"。

【诊断】

1. 病史及临床表现　疖和痈的发生与皮肤不洁、擦伤、局部摩擦、环境温度较高或人体抗感染能力低下有关。常见于免疫力较低的糖尿病病人或小儿。

疖初起时，局部皮肤出现红、肿、痛的小硬结，然后逐渐增大呈锥形隆起。化脓后，其中心处先呈白色，触之稍有波动，继而破溃流脓并可见黄白色脓栓，脓栓脱落、脓液流尽后，局部炎症即可消退愈合。有的疖无脓栓（无头疖），自溃稍迟。面疖常较严重，红肿范围较大。鼻、上唇及其周围称为"危险三角区"，该部位的疖被挤压时，致病菌可经内眦静脉、眼静脉进入颅内，引起颅内化脓性海绵状静脉窦炎，可有寒战、发热、头痛、呕吐、眼胀痛、意识异常等表现。

痈开始为小片皮肤肿硬、色暗红，界限不清，表面有几个凸出点或脓点，疼痛较轻（与颈背部皮肤的敏感性有关）；随着病情发展，皮肤肿硬范围增大。脓点增大增多，中央部为紫褐色凹陷，破溃后呈蜂窝状，由于周边肿胀隆起局部如同"火山口"状，其内含坏死组织和脓液。痈可向周围和深部组织发展，伴区域淋巴结肿痛。病人多伴有全身症状，包括寒战、发热、食欲不佳和全身不适等。严重者可致脓毒症或全身化脓性感染而危及生命。

2. 实验室检查及其他检查

（1）血常规检查：发热病人的血常规检查显示白细胞计数和中性粒细胞比例增高。

（2）脓液细菌培养及药物敏感试验：将脓液作细菌培养及药物敏感试验可明确致病菌种类和敏感的抗生素。

【治疗】

尽早促使炎症消退，局部化脓时尽早排脓，加强全身治疗，消除炎症反应。

1. 早期促使炎症消退　红肿阶段可选用热敷、超短波、红外线等理疗措施，也可外敷贴中药金黄散、玉露散或鱼石脂软膏。

2. 局部处理　疖顶见脓点或有波动感时用苯酚点涂脓点或用针头、刀尖将脓栓剔出，避免挤压未成熟的疖或痈，尤其是"危险三角区"的疖、痈，禁止讲话和咀嚼以免感染扩散引起颅内化脓性感染。出脓后，敷以呋喃西林或化腐生肌的中药膏，直至病变消退。

痈初期仅有红肿时，可用50%硫酸镁湿敷，鱼石脂软膏、金黄散等敷贴，也可以碘伏液稀释10倍后每日涂抹3次。痈范围大、中央坏死组织较多者应及时手术切开排脓，清除坏死组织，伤口内填塞碘仿纱布止血，并每日更换敷料，促进肉芽生长。较大创面者需行植皮术治疗，但"危险三角区"的痈禁止切开。

3. 抗菌治疗　若有发热、头痛、全身不适等全身症状，面部疖或并发急性淋巴结炎、淋巴管炎时，可选用青霉素或复方磺胺甲㗁唑（复方新诺明）等抗生素治疗。有糖尿病者应给予降糖药物或胰岛素等相应治疗措施。

4. 休息和营养　要注意休息，加强营养，鼓励摄入含丰富蛋白质、能量以及维生素的饮食，提高机体免疫力。

5. 对于疖病者，去除病因并合理应用抗生素。

（二）急性淋巴管炎和急性淋巴结炎

急性淋巴管炎指致病菌经破损的皮肤、黏膜，或其他感染病灶侵入淋巴管，引起淋巴管及其周围组织的急性炎症。急性淋巴管炎波及所属淋巴结时，即为急性淋巴结炎，主要致病菌为乙型溶血性链球菌、金黄色葡萄球菌等，可来源于口咽部炎症、足癣、皮肤损伤以及各种皮肤、皮下化脓性感染灶。急性淋巴管炎多发于下肢和面部，浅部淋巴结炎好发于颈部、腋窝和腹股沟。

【诊断】

1. 病史及临床表现　临床表现因致病菌毒力和原发感染程度的不同而各异，常会出现全身不适、寒战、发热、乏力、食欲不振等症状。

（1）急性淋巴管炎：分为网状淋巴管炎和管状淋巴管炎。

①网状淋巴管炎：又称之为丹毒，好发于下肢和面部。起病急，刚开始就有明显的全身症状。皮肤表现为鲜红色片状红疹，微隆起，中央较淡，边界清楚。局部有烧灼样疼痛，红肿范围扩散较快，中央红色随之消退转为棕黄色。红肿区可出现水疱，周围淋巴结常肿大、触痛，感染加重可导致全身脓毒症。丹毒一般不化脓，但有接触传染，若下肢丹毒反复发作可引起淋巴管网的堵塞导致肢体肿胀，淋巴结水肿，甚至发展为"象皮肿"。

②管状淋巴管炎：常见于四肢，下肢最多见，常因足癣所

致，以皮下浅筋膜为界分为浅、深两种。皮下浅层急性淋巴管炎表现为表皮下一条或多条红线，向近心端蔓延，触之硬且有压痛。深层急性淋巴管炎则无表面红线，局部有条索状触痛区。

（2）急性淋巴结炎：早期局部淋巴结肿大、疼痛和触痛，与周围软组织分界清楚，表面皮肤正常。轻者多能自愈，感染加重时会有多个淋巴结肿大，融合形成肿块，疼痛加剧，表面皮肤发红发热；脓肿形成后有波动感，少数可破溃流脓。

2. 实验室检查及其他检查

（1）血常规检查：发热病人的血常规检查显示白细胞计数和中性粒细胞比例增高。

（2）脓液细菌培养：严重淋巴结炎形成脓肿时，进行穿刺抽脓做细菌培养以及药物敏感试验。

【治疗】

1. 局部　网状淋巴管炎应避免局部受压，肿胀区涂布碘伏帮助控制感染；管状淋巴管炎伴有红线条时，可予以局部外敷黄金散、玉露散或是呋喃西林溶液进行湿敷。急性淋巴结炎，若有原发感染，应先处理原发感染灶，淋巴结炎可暂时不处理。若急性淋巴结炎已形成脓肿，则应穿刺抽脓或切开引流。

2. 全身　如有发热等全身表现应及时使用抗生素并对症处理。

3. 并发症的观察和预防

（1）脓毒症：观察病情变化，注意病人有无寒战、高热、头晕、头痛、脉搏以及心率加快、呼吸急促、意识障碍、白细胞计数显著增多、血细菌培养阳性等全身脓毒症症状，如有异常及时报告医师，并积极配合处理和提供相应护理。

（2）血栓性静脉炎：肢体感染者，嘱其卧床休息，并抬高患肢；鼓励其定时翻身，适当被动活动关节，预防血栓性静脉炎。

（3）对于丹毒患者要注意做好床边隔离，防止接触性传染。

（三）急性蜂窝组织炎和脓肿

急性蜂窝组织炎指发生在皮下、筋膜下、肌间隙或深部疏松结缔组织的急性弥漫性化脓性感染。

脓肿是指急性感染后，局部组织坏死、液化、局限性脓液积聚，并且有一完整的脓腔壁。

急性蜂窝组织炎常因皮肤、黏膜损伤或局部感染的细菌播散累及疏松结缔组织而引起。主要致病菌为溶血性链球菌、金黄色葡萄球菌以及大肠杆菌或其他类型链球菌，亦可为厌氧菌。感染发生后，迅速扩散，附近淋巴结常受累，甚至引起脓毒症。

脓肿常是急性感染的继发性病变，致病菌大多为金黄色葡萄球菌。

【诊断】

1. 病史及表现

（1）急性蜂窝组织炎的临床表现：与感染部位、致病菌种类、个体有关。浅表急性蜂窝组织炎表现为局部皮肤和组织的红肿、疼痛，病变边界不清，并向四周蔓延，中央部位常出现缺血性坏死。全身感染中毒表现较轻。深部组织的急性蜂窝组织炎表现为表面皮肤红肿不明显，但有局部组织肿胀和深压痛，全身症状明显，如寒战、高热、乏力、血白细胞计数增高等。厌氧菌性蜂窝组织炎常发生于易被大、小便污染的会阴、下腹部伤口。早期与一般的急性蜂窝组织炎表现相似。随着病情的进展，局部组织内大量积气，筋膜组织、皮肤进行性坏死，脓液恶臭，出现捻发音和捻发感，全身中毒表现重。口底、颌下、颈部的急性蜂窝组织炎容易波及咽喉部，引起喉头水肿和压迫气管，导致呼吸困难甚至窒息。

新生儿皮下坏疽多发于新生儿背部、腰骶部等受压和易受尿渍部位。通常由金黄色葡萄球菌引起。首先表现为红、肿、硬，病儿哭闹、拒食、发热；随后因为患部皮下脂肪液化而出现皮肤"漂浮感"，皮肤坏死，全身中毒严重，甚至出现脓毒症。

（2）脓肿临床表现：

①浅部脓肿：局部表现较明显，出现红、肿、热、痛等典型症状；有触痛，边界较清，波动感是其最典型的体征。

②深部脓肿：局部表现多不明显，局部疼痛，可出现凹陷性水肿和深压痛。全身中毒反应较明显。在凹陷性水肿和压痛最明显处穿刺抽到脓液或经 B 超等检查可确诊。

2. 实验室检查及其他检查

（1）血常规检查：发热病人的血常规检查显示白细胞计数和中性粒细胞比例增高。

（2）脓液细菌培养：严重淋巴结炎形成脓肿时，进行穿刺抽脓作细菌培养以及药物敏感试验。

【治疗】

嘱病人卧床休息，加强营养，鼓励摄入含丰富蛋白质、能量及维生素的饮食，提高机体抵抗力，促进创面愈合。抬高感染的肢体并制动，以防加重疼痛和导致感染扩散。疼痛严重者，给予镇痛剂。防治窒息，对颈部、面部感染的病人，注意观察其有无呼吸费力、呼吸困难、发绀甚至窒息等症状，如有异常及时做气管切开。

1. 急性蜂窝组织炎的治疗原则

（1）非手术治疗：进行休息、理疗、外用药物等治疗。

（2）手术治疗：口底、颌下、颈部的急性蜂窝组织炎应尽早做多切口引流，清除坏死组织，伤口用 3% 过氧化氢溶液冲洗或湿敷。新生儿皮下坏疽应及早广泛多切口引流，以尽可能保护皮肤。

（3）全身治疗：抗菌治疗，一般先用青霉素或头孢菌素。如有厌氧菌感染，加用甲硝唑，以后可根据疗效或细菌培养、药敏试验调整。同时，进行对症、支持治疗，并注意降温、补液、休息及补充营养等。

2. 脓肿的治疗原则

（1）非手术治疗：脓肿形成前，以非手术治疗为主。包括休息、制动、理疗、外用药物及进行对症、支持治疗。

（2）手术治疗：脓肿形成后，及时手术引流。注意：①切口尽量选在低位；要避开血管神经；尽量顺皮纹方向。②术中要彻底分离脓肿间隔。③必要时需做对口引流。④引净脓腔后应用碘仿纱条填塞，术后 2～3 天拔出，做换药处理。⑤及时做脓液细菌培养和药敏试验，以指导用药。⑥较大的脓肿术后要注意休克、大出血发生的可能。

（四）甲沟炎和脓性指头炎

要注意防止手部损伤的发生，保持手部清洁卫生，重视微小的损伤，伤后及时正确处理。手部神经末梢丰富，但组织致密厚韧，感染发生进展较快且患者疼痛剧烈，宜及时就诊。

甲沟炎是指甲沟及周围组织的感染。脓性指头炎是指手指末节掌面皮下间隙的感染。

【诊断】

1. 病史及表现　手指刺伤、剪指甲过短、取倒刺等微小的损伤就可引起甲沟炎或脓性指头炎，脓性指头炎也可由甲沟炎扩散、蔓延所致。常见致病菌为金黄色葡萄球菌。

（1）甲沟炎：感染开始时表现为一侧甲沟的红肿、疼痛，进展后可波及对侧甲沟、甲根部、甲下，化脓可形成半环形脓肿、甲下脓肿、脓性指头炎等，甲床和指甲分离。若处理不当，可转为慢性甲沟炎。

（2）脓性指头炎：早期表现为指头的针刺样疼痛、红肿、发热。随着肿胀的加剧，疼痛愈来愈剧烈，轻触指尖即出现剧痛。当指动脉受压时，出现典型的搏动性跳痛。疼痛经常使病人烦躁不安，彻夜难眠。感染持续加重，局部组织缺血坏死，皮肤呈黄白色，此时疼痛会因神经末梢的麻痹而减轻。如治疗不及时，常可引起严重的组织坏死和慢性骨髓炎。

2. 化验　有白细胞增高，严重者中性粒细胞比例增高。

【治疗】

1. 非手术治疗　局部热敷，外敷鱼石脂软膏，甲沟炎早期可外涂碘伏或碘酊等，并酌情选用抗菌药。

2. 手术治疗

（1）甲沟炎：脓肿形成需及时行脓肿切开引流，甲下脓肿形成需拔甲引流，并换药处理（注意拔甲时不要损伤甲床）。

（2）脓性指头炎：搏动性跳痛一旦出现，要及时切开末节指侧减压引流，换药处理。

八、全身性感染

全身性感染是指致病菌侵入人体血液循环，并在体内生长繁殖或产生毒素而引起的严重的全身性感染或中毒症状。通常指脓毒症和菌血症。脓毒症是指因感染引起的全身性炎症反应，是体温、循环、呼吸等明显改变的外科感染的统称。菌血症是脓毒症中的一种，即血培养检出致病菌者。

导致全身性感染的主要原因是致病菌数量多、毒力强、机体的抗感染能力低下。常继发于严重创伤后的感染和各种化脓性感染、体内长期置管、不适当地应用抗生素和激素等。常见致病菌包括：①革兰阴性杆菌：常见有大肠杆菌、绿脓杆菌、变形杆菌等。②革兰阳性球菌：常见为金黄色葡萄球菌，其次为表皮葡萄球菌和肠球菌等。表皮葡萄球菌所致的全身性感染率近年明显增加，肠球菌则是人体肠道中的常驻菌，是引起肠源性感染的菌种之一。③无芽孢厌氧菌。④真菌：外科真菌感染中常见的致病菌是白色念珠菌、曲霉菌、毛霉菌等，属于条件致病菌。常因病人持续应用抗生素，特别是广谱抗生素，或因基础疾病严重应用免疫抑制剂、激素等，使机体免疫功能进一步削弱，导致真菌过度生长，成为继细菌感染后的二重感染。

【诊断】

1. 病史及临床表现　根据致病菌可分为以下类型：

（1）革兰阴性杆菌感染：多见于肠道、胆道、泌尿道感染和大面积烧伤时。此类细菌的内毒素及其介导的多种炎症介质可引起毛细血管扩张、通透性增加和微循环淤滞，导致有效循环血量减少。所以，革兰阴性杆菌所致的脓毒症一般较严重，临床特点为全身寒战或间歇发热、四肢厥冷和"三低"现象（体温不升、低血白细胞计数、低血压），早期即可发生感染性休克，且持续时间长。

（2）革兰阳性球菌感染：多见于痈、急性蜂窝组织炎等。其外毒素能使周围血管麻痹、扩张，发热多呈稽留热和弛张热；病人面色潮红、四肢温暖；常有皮疹、腹泻、呕吐等。此类感染易经血液播散，可在体内形成转移性脓肿，较迟发生感染性休克。

（3）无芽孢厌氧菌感染：约 2/3 的厌氧菌感染伴需氧菌感染，两类细菌的协同作用可促使组织坏死，形成脓肿，脓液有粪臭味。

（4）真菌感染：多为二重感染，临床表现酷似革兰染色阴性杆菌感染，如寒战、高热、神志淡漠、嗜睡，甚至休克。由于常同细菌感染混合存在，周围血象呈白血病样反应，临床不易区别，容易误诊。

脓毒症和菌血症的临床表现常有许多共同之处，往往起病急、病情重、发展快。但亦可因致病菌的菌种、数量、毒力和人体抵抗力的差异而有不同表现。病人突发寒战、高热，可达 40℃~41℃ 或体温不升；头痛、头晕、恶心、呕吐、腹胀、面色苍白或潮红、出冷汗等；神志淡漠或烦躁、谵妄，甚至昏迷；心率加快、脉搏细速、呼吸急促甚至困难；代谢失调和不同程度的代谢性酸中毒；严重者出现感染性休克、多器官功能不全综合征；肝脾肿大，可出现黄疸或皮下出血、瘀斑等。

2. 实验室检查及其他检查

（1）血常规检查：白细胞计数明显增高，一般常可达（20~30）×10^9/L 以上，中性粒细胞核左移、幼稚型粒细胞增多，出现毒性颗粒。

（2）血生化检查：可有不同程度的酸中毒，血脂、血糖水平改变等代谢失衡和氮质血症、溶血等肝、肾功能受损征象。

（3）尿常规检查：严重者尿中出现蛋白、血细胞、酮体等。

（4）血培养和药物敏感试验：寒战、发热时抽血进行细菌和真菌培养，较易发现细菌。

【治疗】

根据在原发感染灶的基础上出现典型脓毒症的临床表现和实验室检查结果，可明确诊断。

治疗原则：处理原发感染灶、控制感染和全身支持疗法。

1. 一般处理

（1）卧床休息：提供一个安静、舒适的环境，保证病人充分休息和睡眠。

（2）支持治疗：鼓励病人进食高蛋白质、高热量、富含维生素的低脂肪饮食。对无法进食的病人可通过管饲或肠外途径提供足够的营养，补充血容量，必要时输注新鲜血、纠正低蛋白血症等。控制高热，提供足够的葡萄糖等供能物质。

（3）监测 24 小时出入量，纠正水、电解质紊乱和维持酸碱平衡。

2. 局部处理　寻找和处理原发感染灶，包括清除坏死组织和异物、消灭死腔、充分引流脓肿等。尽早解除与感染相关的因素，如血循环障碍、梗阻等。原发感染灶不甚明确者，应全面检查，尤其注意一些潜在的感染源和感染途径。若疑有静脉导管感染，应尽快拔除导管并作细菌或真菌培养。

3. 抗生素应用　在病人寒战、高热发作时，作血液细菌或真菌培养，可提高培养的阳性率，便于确定致病菌，为治疗提供可靠依据。在未获得培养结果前，根据原发感染灶的性质，及早联合应用估计有效的两种抗生素，并应用足够剂量；而后根据细菌培养及药物敏感试验结果，调整抗生素。对于真菌性脓毒症，应尽量停用广谱抗生素，改用有效的、针对性强的抗生素，并全身应用抗真菌药物。

九、特异性感染

（一）破伤风

破伤风是由破伤风杆菌侵入人体伤口并生长繁殖、产生毒素引起的一种急性特异性感染。

破伤风梭菌是一种革兰阳性、有芽孢厌氧梭菌，广泛存在于泥土及人、畜粪便中。其菌体易被消灭，但芽孢的抵抗力很强，能耐煮沸 40～60min。破伤风梭菌污染伤口后在局部生长繁殖，产生外毒素致病。外毒素有痉挛毒素和溶血毒素两种，前者是引起症状和体征的主要毒素。痉挛毒素对神经具有高度亲和力，可经血液循环和淋巴系统到达并作用于脊髓前角灰质或脑干的运动神经核，使运动神经元兴奋性增强，引起全身横纹肌的持续性收缩或阵发性痉挛；同时可影响交感神经兴奋性，引起血压升高、心率加快、体温升高、大汗。溶血毒素可引起局部组织坏死和心肌损害。

【诊断】

1. 病史及表现　患者均有开放性损伤史。战伤伤口的污染率很高，可达 25%～80%。但破伤风发病率只占污染者的 1%～2%，提示发病必然有其他因素，主要因素就是缺氧环境。

创伤时，破伤风杆菌可污染深部组织（如盲管外伤、深部刺伤等）。如果伤口外口较小，伤口内有坏死组织、血块充塞，或敷料填塞过紧、局部缺血等，就形成了一个适合该菌生长繁殖的缺氧环境。如果同时存在需氧菌感染，后者将消耗伤口内残留的氧气，使本病更易于发生。

（1）潜伏期：平均均为 6～10 天，亦有短于 24h 或长达 20～30 天，甚至数月。或仅在摘除存留体内多年的异物如子弹头或弹片后，才发生破伤风。新生儿破伤风，芽孢一般由脐带的伤口进入，也可由外部伤口进入，潜伏期一般为 5 ~ 7 天，最早可在出生后 2 天，最晚可在出生后 14 天发病。一般情况下，潜伏期越短，症状越严重，病死率越高。

（2）前驱期：病人先有乏力、头晕、头痛、咬肌紧张酸胀、烦躁不安、打呵欠等前驱症状。这些前驱症状一般持续 12 ~ 24 天。

（3）发作期：出现典型的肌强烈收缩。肌肉的累及常按一定的顺序进行。最初是咀嚼肌，以后顺序为面部表情肌、颈项肌、背腹肌、四肢肌群、膈肌和肋间肌。相应表现为：病人开始感到咀嚼不便，张口困难，随后有牙关紧闭，面部表情肌群呈阵发性痉挛，使病人具有独特的"苦笑"表情。颈项肌痉挛时，出现颈项强直，头略向后仰，不能做点头动作。背腹肌同时收缩呈"角弓反张"状。四肢肌收缩时，因屈肌较伸肌有力，肢体可出现伸膝、屈肘、半握拳等姿态。在持续紧张收缩的基础上，任何轻微刺激，如光线、声响、震动或触碰病人身体均能诱发全身肌群的痉挛和抽搐。每次发作持续数秒至数分钟，发作时神志依然清楚。病人呼吸急促，口吐白沫，流涎，磨牙，头频频后仰，四肢抽搐不止，全身大汗淋漓，非常痛苦；间歇期，疼痛稍减，但肌肉仍不能完全松弛。强烈的肌痉挛，有时可使肌腹、肌腱断裂，甚至发生撕脱骨折。膀胱括约肌痉挛又可引起尿潴留。持续性呼吸肌群和膈肌痉挛，可以造成呼吸困难甚至窒息。

（4）恢复期：病程一般为 3 ~ 4 周，自第 2 周后，随病程的后延，症状逐渐减轻。但在痊愈后的一个较长时间内，某些肌群有时仍有紧张和反射亢进现象。

2. 实验室检查及其他检查　如有伤口，作渗出物涂片能找到破伤风杆菌。

【治疗】

凡有外伤史，不论伤口大小、深浅，如果伤后出现肌紧张、抽痛、张口困难、颈部发硬、反射亢进等，均应考虑此病的可能性。破伤风是可以预防的疾病。创伤后早期彻底清创，改善局部血循环是预防破伤风发生的关键，还可采取人工免疫。人工免疫包括自动和被动两种方法，临床上常用被动免疫。被动免疫法对伤前未接受自动免疫的伤员，尽早皮下注射破伤风抗毒血清（TAT）1500～3000U，因为破伤风的发病有潜伏期，尽早注射有预防作用。但其作用短暂，有效期为10天左右，因此对深部创伤、潜在厌氧菌感染可能的病人，可在一周后追加注射一次。破伤风抗毒血清易引起过敏反应，注射前必须进行皮内过敏试验。如有过敏反应，应按脱敏法注射，或换用人体破伤风免疫球蛋白（TIG）。后者高效，且不过敏，唯来源困难。

治疗原则包括清除毒素来源、中和游离毒素、控制和解除痉挛、保持呼吸道通畅和防治并发症等。

1. 清除毒素来源　对有伤口的病人，在良好麻醉、控制痉挛的基础上，进行彻底的清创术。清除坏死组织和异物后，敞开伤口，充分引流，局部可用3%过氧化氢溶液冲洗。对于伤口已愈合者，必须仔细检查痂下有无窦道或死腔。

2. 中和游离毒素　破伤风抗毒素（TAT）可中和体液中的游离毒素，而不能中和已与神经组织结合的毒素，故应尽早使用。首剂量2万～5万U静脉点滴，后每天1万～2万U深部肌注，连用3～5天；如使用人体破伤风免疫球蛋白（TIG），则一次深部肌注6000U即可。

3. 控制和解除痉挛　控制和解除痉挛是治疗该病的重要环节。将病人置于隔离病室，室内遮光、安静，室温15℃～20℃、湿度约60%。病室内急救药品和物品准备齐全。尽量减少外界刺激，医护人员要做到走路轻、语声低、操作稳，避免光、声、寒冷及精神刺激；使用器具无噪音；护理、治疗尽量集中安排在使用镇静剂后半小时完成，避免探视，尽量不要搬动病人。根据病情可交替使用镇静及解痉药物，以减少病人的痉挛和痛苦，必要时在人工呼吸的前提下使用肌松剂。

4. 防治并发症　主要并发症发生在呼吸系统，如窒息、肺不张、肺部感染。对于抽搐频繁、药物不易控制的严重病人，应尽早进行气管切开，以便改善通气，清除呼吸道分泌物，必要时行人工辅助呼吸。选用合适的抗生素，预防其他继发感染，如肺炎。补充水和电解质，以纠正因消耗、出汗及不能进食等导致的水和电解质失衡。

5. 其他处理 严格隔离消毒，严格执行无菌技术；医护人员进入病房，穿隔离衣、戴口罩、帽子、手套，身体有伤口时不要进入病室内工作；病人的用品和排泄物应严格消毒处理，伤口处更换的敷料应立即焚烧。尽可能使用一次性材料物品。保护病人，防止受伤，应使用带护栏的病床，必要时使用约束带，防止痉挛发作时病人坠床和自我伤害；应用合适的牙垫，以防舌咬伤。剧烈抽搐时勿强行按压肢体，关节部位放置软垫，以防止肌腱断裂、骨折及关节脱位。床上置治疗气垫，防止褥疮。病人生活多不能自理，应加强基础护理。对于不能进食的患者要加强口腔护理，防止发生口腔炎和口腔溃疡。抽搐发作时，病人常大汗淋漓，病情允许情况下应给病人勤换衣服、床单、被褥；按时翻身，预防压疮发生。高热是病情危急的标志，体温超过 38.5℃，应行头部枕冰袋和温水或乙醇擦浴等物理降温。

【小贴士】

1. 加强宣传教育和劳动保护 防止外伤，不可忽视任何小伤口，如木刺伤、锈钉刺伤；要正确处理深部感染如化脓性中耳炎等。伤后及时就诊和注射破伤风抗毒血清。

2. 避免不洁接产 以防止新生儿及产妇产后破伤风等。

（二）气性坏疽

气性坏疽通常指由杆状芽孢杆菌所致的以肌坏死或肌炎为特征的急性特异性感染。此类感染因其发展急剧，故预后严重。

气性坏疽属厌氧菌感染的一种，病菌为革兰阳性杆状芽孢杆菌，引起本病的主要是产气荚膜杆菌、水肿杆菌、腐败杆菌和溶组织杆菌等。感染往往是两种以上致病菌的混合感染。此类致病菌在有氧环境下不能生存，但其芽孢抵抗力非常强，广泛存在于泥土和人畜粪便中，故容易侵入伤口，但感染发生者不多。气性坏疽的发生除取决于杆状芽孢杆菌的存在外，还决定于人体抵抗力和伤口的缺氧环境。

【诊断】

1. 病史及表现　气性坏疽病菌必须经伤口侵入，在无氧条件下增殖并产生多种毒素与酶。部分酶能通过脱氮、脱氨、发酵作用而产生大量不溶性气体，如硫化氢等，积聚在组织间；有些酶能溶解组织蛋白，引起组织细胞坏死、渗出而产生恶性水肿。组织内因气、水夹杂而急剧膨胀，局部张力迅速增高，皮肤表面变硬如"木板样"；筋膜下张力急剧增加，压迫微血管而加重组织的缺血、缺氧甚至失活，更有利于细菌生长繁殖，形成恶性循环。此类细菌产生的卵磷脂酶、透明质酸酶等使细菌易于穿透组织间隙，加速扩散。感染一旦发生，即可沿肌束或肌群向上下扩展。病变肌为砖红色，外观如熟肉，失去弹性。大量组织坏死和外毒素吸收，可引起严重的脓毒症，并侵犯内脏器官。

（1）潜伏期：可短至伤后 8~10h，长可达 5~6 日，一般在伤后 1~4 日。

（2）局部症状：病人常诉伤肢沉重或疼痛，常呈突发后持续加重，如胀裂，程度常超过创伤伤口所能引起者，止痛剂亦不能奏效；局部肿胀与创伤所能引起的程度不成比例，并迅速向上下蔓延，每小时都可见到加重。伤口中有大量浆液性或浆液血性渗出物，可渗湿厚层敷料。当移除敷料时，有时可见气泡从伤口中冒出。皮下如有积气，可触及捻发音。因组织分解、液化、腐败和大量产气（硫化氢等），伤口伴有恶臭。

（3）全身症状：病人精神疲软、烦躁不安，伴有恐惧或欣快感；皮肤、口唇变白，大量出汗，脉搏加快，体温逐步上升。随着病情的发展，可发生溶血性贫血、黄疸、血红蛋白尿、酸中毒，全身情况可在 12~24h 内迅速全面恶化。

2. 实验室检查及其他检查

（1）实验室检查：血常规有明显贫血；白细胞增加，但不超过 $12000\sim15000/mm^3$；渗出液涂片可发现大量革兰氏阳性杆菌，但白细胞少，与普通感染明显不同；细菌厌氧培养可确定诊断，但 2～3 日才能有结果。

（2）病理检查：可见坏死肌肉，肌间有气泡，并可见革兰氏染色阳性粗大杆菌。

（3）X 线检查：X 线照片可见肌肉间隙内有羽毛片状气体阴影。

【治疗】

预防的关键是尽早彻底清创，包括清除失活、缺血的组织，去除异物特别是非金属性异物，对深而不规则的伤口充分敞开引流避免死腔存在，对疑有气性坏疽的伤口，可用 3% 过氧化氢或 1：1000 高锰酸钾等溶液冲洗、湿敷。

治疗越早越好，可以挽救病人的生命，减少组织的坏死或截肢率。

1. 急症清创　术前静脉滴注大剂量青霉素、输血等，准备时间应尽量缩短。清创范围应达正常肌组织，切口敞开，不予缝合。如整个肢体已广泛感染，应果断进行截肢，以挽救生命。如感染已部分超过关节截肢平面，其上的筋膜腔应充分敞开，术后用氧化剂冲洗、湿敷，经常更换敷料，必要时还要再次清创。

2. 严格隔离消毒　立即执行接触隔离制度，病人住隔离室。医护人员进入病室要穿隔离衣，戴帽子、口罩、手套等，身体有伤口者不能进入室内工作；病人的一切用品和排泄物都要严格隔离消毒，病人的敷料应焚烧；尽可能应用一次性物品及器具，室内的物品未经处理不得带出隔离间。

3. 大量应用抗生素　首选青霉素，常见产气荚膜杆菌中对青霉素大多敏感，但剂量需要大，每天应在 1000 万 U 以上。大环内酯类和硝咪唑类也有一定疗效。

4. 高压氧治疗　提高组织间的含氧量，造成不适合细菌生长繁殖的环境，可提高治愈率，减轻伤残率。

5. 全身支持疗法　包括及时少量多次输新鲜血，纠正水、电解质酸碱失衡及营养支持与对症处理等。

第二节　颅脑损伤

一、头皮损伤

头皮损伤是因外力作用使头皮完整性或皮内发生改变，是最常见的颅脑损伤，包括头皮血肿、头皮裂伤和头皮撕脱伤。

【诊断】

1. 病史和表现

（1）头皮血肿：多因钝器伤所致，按血肿的部位分为皮下血肿、帽状腱膜下血肿和骨膜下血肿。①皮下血肿：位于皮肤层和帽状腱膜之间，因皮肤借纤维隔与帽状腱膜紧密连接，血肿不易扩散，范围较局限，体积较小。②帽状腱膜下血肿：位于帽状腱膜和骨膜之间，常因倾斜暴力使头皮发生剧烈滑动，撕裂层间导血管所致。该处组织松弛，出血易扩散，可蔓延至全头部，失血量多。③骨膜下血肿：位于骨膜和颅骨外板之间，常由颅骨骨折引起，因骨膜在骨缝处紧密连接，血肿多以骨缝为界，局限于某一颅骨范围内。

（2）头皮裂伤：多为锐器或钝器打击所致，头皮血管丰富，出血较多，可致失血性休克。

（3）头皮撕脱伤：大块头皮自帽状腱膜下层连同颅骨骨膜被撕脱或整个头皮甚至连额肌、颞肌及骨膜一并撕脱，使骨膜或颅骨外板暴露，剧烈疼痛和大量失血常导致创伤性休克。

2. 辅助检查　单纯头皮损伤的诊断一般不难,要注意检查有无颅骨骨折和颅脑损伤及休克,必要时作 X 线、CT、MRI 等检查。

【治疗】

1. 头皮血肿　小血肿无须特殊处理，1～2周可自行吸收；伤后给予冷敷以减少出血和疼痛，24h后改用热敷以促进血肿吸收；切忌用力揉搓，巨大血肿需加压包扎，或在无菌操作下穿刺抽血后加压包扎。

2. 头皮裂伤　首先加压包扎止血，随后根据病变情况进行清创缝合术。因头皮血供丰富，清创缝合时间可放宽至24h。

3. 头皮撕脱伤　用无菌敷料覆盖创面，再加压包扎止血，严格清创后行头皮再植。无法再植者，作全厚或中厚皮片植皮，术后加压包扎。

4. 防治休克　及时止血和补充血容量，防治休克。

5. 预防感染　常规使用抗生素和严格无菌操作。

必要时给予镇静剂和镇痛剂，对合并脑损伤者禁用吗啡类药物。

二、颅内血肿

颅内血肿是头部损伤中常见的继发病变，按血肿的部位可分为硬脑膜外血肿、硬脑膜下血肿、颅内血肿、脑室内血肿等类型。

（一）硬脑膜外血肿

血液积聚于硬脑膜与颅骨之间，多为硬脑膜动脉，特别是脑膜中动脉受损所致。

【诊断】

1. 病史及表现　大部分患者头部损伤后有原发昏迷，头皮局部有肿胀，不久意识恢复。1～24h后又再度昏迷，即出现中间清醒期。但也有伤后昏迷并持续加深，或伤后至手术一直清醒者。

颅内压增高和脑疝症状：早期有剧烈头痛、呕吐和躁动，意识不清。继之昏迷，生命体征改变，表现为呼吸深而慢，脉搏慢而洪大，血压上升，对侧肢体轻瘫，锥体征阳性。若患侧瞳孔散大，对光反应迟钝或消失，为颞叶疝的征象之一，约1/3的患者可产生此体征。晚期双侧瞳孔散大，去大脑强直，潮式呼吸或叹息呼吸，脉搏快而弱，血压下降，甚至心跳停止而死亡。

亚急性或慢性血肿病人的眼底多显示视乳头水肿。

2. 辅助检查　大多数伴有颅骨骨折，脑血管造影及 CT 检查有助诊断。

【治疗】

一经诊断应立即行急症手术，彻底清除凝血块，制止出血。术前可用脱水剂，以暂时缓解颅内高压。使用抗生素预防感染。

（二）硬脑膜下血肿

血液积聚于硬脑膜下间隙，按病程的缓急可分为急性、亚急性、慢性。受伤后 3 日之内发生者属急性型，伤后 3 周以上出现症状者属慢性型，亚急性血肿则居于两者之间。

【诊断】

1. 病史及表现　有意识障碍，但有中间清醒期者较少。急性颅内高压症状明显，脉搏缓慢而洪大有力，血压上升，呼吸减慢等。瞳孔先有一侧扩大，对光反应消失，随后很快两侧散大。常有一侧肢体偏瘫，偏瘫侧反射亢进，还伴有颈强直及出现病理反射。

2. 辅助检查　脑脊液检查血性伴颅高压。头颅 X 线摄片，颅骨骨折发生率只有 50%。超声波检查、脑血管造影及 CT 检查可明确诊断。

【治疗】

及早手术，清除血肿，可做颅骨钻孔，用冲洗引流方法可能获得良好效果。在婴儿患者中，可从前囟外侧角，或经尚未闭合的冠状缝，采用穿刺吸引法。以上治疗失败，则考虑开颅手术。对无颅内压增高或血肿厚度不到 1cm 的病例，血肿有自行吸收的可能。可先试行甘露醇脱水，地塞米松及止血剂等治疗。如血肿不消或反有增大者，则行手术治疗。

（三）脑内血肿

脑内血肿在颅内血肿中约占 5%，常与脑挫裂伤有直接关系。

【诊断】

1. 病史及表现　额叶底部和颞叶前部脑内血肿患者常伴有较重的脑挫裂伤和脑干伤，伤后多呈持续性昏迷。但凹陷骨折所致的脑内血肿病人，可伴有中间清醒期。血肿发生在对侧部位者亦不少见。常伴有头痛、呕吐等颅内压增高症状。

位于运动区、语言区及其临近的血肿，可有偏瘫、失语，有时产生局灶性癫痫。顶叶血肿可出现偏侧感觉障碍及同向偏盲。一侧瞳孔的扩大及光反应减退，提示血肿所在部位。

2. 辅助检查　腰椎穿刺检查，颅内压增高，脑脊液常呈血性。脑血管造影及 CT 检查有助于明确诊断。

【治疗】

严密观察病情变化，保持呼吸通畅。防治脑水肿，如限制水分入量，脱水治疗。颅内压监护，冬眠低温治疗。应用糖皮质激素治疗。以手术清除血肿为首选，手术方法有钻孔穿刺吸引与做骨瓣开颅清除血肿两种，后者适用于血块较多的、CT 密度较高的血肿。小而无明显症状的血肿，可在 CT 检查的随访观察下保守治疗。

第三节　颈部疾病

一、甲状腺功能亢进症

甲状腺功能亢进症，简称甲亢，是指甲状腺分泌过多甲状腺素而引起的甲状腺毒症。其病因包括弥漫性甲状腺肿（即 Graves 病）、结节性甲状腺肿和甲状腺高功能腺瘤。在各类型的甲亢中，以 Graves 病最常见，占全部甲亢的 80% ~85%，临床主要表现为甲状腺毒症、弥漫性甲状腺肿、突眼和胫前黏液性水肿。

目前本病病因尚未完全阐明，但公认本病的发生与自身免疫有关，属器官特异性自身免疫性甲状腺病。

1. 遗传因素　有明显的遗传倾向，并与一定的人类白细胞抗原（HLA）类型有关。

2. 免疫因素　发病与甲状腺兴奋性自身抗体的关系十分密切。在病人血清中存在针对甲状腺细胞 TSH 受体的特异性自身抗体，即 TSH 受体抗体（TRAb）。TRAb 可与 TSH 受体结合，产生 TSH 的生物学效应，即甲状腺细胞增生、甲状腺激素合成及分泌增加。

3. 环境因素　精神刺激、细菌感染、性激素、应激和锂剂等因素可能都对本病的发生发展有重要影响。

【诊断】

1. 病史及表现　多数患者起病缓慢，少数在精神创伤或感染等应激后急性起病。主要表现有甲状腺毒症、甲状腺肿及眼征。

（1）甲状腺毒症表现：

①高代谢综合征：由于甲状腺激素分泌过多导致交感神经兴奋性增高和新陈代谢加速，病人常有疲乏无力、怕热多汗、多食善饥、体重显著下降的表现。

②精神、神经系统：神经过敏、多言好动、焦躁易怒、失眠、紧张不安、记忆力减退、注意力不集中，有时有幻觉，可有手、眼睑和舌震颤、腱反射亢进等。

③心血管系统：表现为心悸气短，胸闷，严重者可发生甲亢性心脏病。常见体征有心动过速（在静息或睡眠时心率仍增快是本病的特征性表现之一）、心尖部第一心音亢进、心脏增大，收缩压增高，舒张压降低致脉压增大，可出现周围血管征。合并甲亢性心脏病时可出现心律失常、心脏增大，甚至心力衰竭。

④消化系统：病人因胃肠蠕动增快、消化吸收不良而致食欲亢进、多食消瘦，排便次数增加或稀便，重者可有肝大及肝功能异常，偶有黄疸。

⑤肌肉、骨骼系统：主要是甲亢性周期性瘫痪，多见于青年男性，常在剧烈运动、高糖类饮食、注射胰岛素后发生，主要累及下肢，伴有低血钾。少数病人有甲亢性肌病，肌无力多累及近心端的肩胛和骨盆带肌群。老年人常引起骨质疏松。

⑥其他：生殖系统表现为女性月经减少或闭经，男性有阳痿；造血系统表现为周围血白细胞总数偏低，淋巴细胞比例增加、单核细胞增多。血小板寿命较短，可伴发血小板减少性紫癜。

（2）甲状腺肿表现：甲状腺多呈弥漫性、对称性甲状腺肿大，随吞咽动作上下移动；质地不等，无压痛；甲状腺上下极可有震颤或血管杂音，为本病的重要体征。

（3）眼征：有 25%～50% 病人伴有眼征，其中突眼为重要而比较特异的体征之一。按病变的程度可分为单纯性突眼和浸润性突眼两类。

2. 实验室检查及其他检查

（1）基础代谢率（BMR）测定：可于患者清晨起床前，在完全安静、空腹时测定每分钟脉率和血压（mmHg），按简便公式计算。基础代谢率（%）=（脉率+脉压-111）/100，此方法简便，但不适于心律失常的病人。BMI 正常值为 ±10%。轻度甲亢为 +20%～30%，中度为 +30%～60%，重度为 +60% 以上。

（2）甲状腺激素测定：

①血清甲状腺激素测定：血清总甲状腺素（TT4）、总三碘甲腺原氨酸（TT3）增高，但受血甲状腺激素结合球蛋白（TBG）量和结合力变化的影响；血清游离甲状腺素（FT4）和游离三碘甲状腺原氨酸（FT3）增高，FT3、FT4 是血清中具有生物活性的甲状腺激素，不受血甲状腺激素结合球蛋白（TBG）的影响，直接反映甲状腺功能状态，是临床诊断甲亢的首选指标。

②促甲状腺激素（TSH）测定：是反映下丘脑-垂体-甲状腺功能的敏感指标。甲亢时，因 TSH 受抑制而减少，对亚临床甲亢的诊断有重要意义。

③促甲状腺激素释放激素（TRH）兴奋试验：甲亢时，血 T3、T4 增高，反馈抑制 TSH，故 TSH 细胞不被 TRH 兴奋。当静注 TRH 后，TSH 不增高则支持甲亢的诊断。

（3）甲状腺自身抗体测定：病人血清中甲状腺刺激抗体

（TSAb）、促甲状腺激素受体抗体（TRAb）阳性，是诊断甲亢的重要指标之一。

（4）甲状腺的影像学检查：

①甲状腺^{131}I摄取率：甲亢时，^{131}I摄取率表现为总摄取量增加，摄取高峰前移，可用于鉴别不同病因的甲亢。

②其他影像学检查：超声、放射性核素扫描、CT、MRI等有助于甲状腺、异位甲状腺肿和球后病变性质的诊断。

【治疗】

甲亢的治疗包括抗甲状腺药物治疗（ATD）、放射性碘治疗及手术治疗三种，各有其优、缺点。其中，抗甲状腺药物治疗是甲亢的基础治疗。

1. 抗甲状腺药物治疗　　ATD是通过抑制甲状腺合成甲状腺激素而达到治疗的目的。常用ATD分为硫脲类和咪唑类，其中硫脲类包括丙硫氧嘧啶（PTU）和甲硫氧嘧啶；咪唑类包括甲巯咪唑（MMI，他巴唑）和卡比马唑（甲亢平）。

2. 放射性^{131}I治疗　　该治疗方法的机制是^{131}I被摄取浓缩于甲状腺后，其释放出的β射线可破坏甲状腺组织细胞，β射线在组织内的射程仅有2mm，不会明显累及相邻组织，从而主要破坏甲状腺组织，达到治疗甲亢的目的。

3. 手术治疗　　外科手术是治疗甲状腺功能亢进的有效手段之一，手术的方式主要是甲状腺次全切除术。甲亢患者经手术治疗后，70%以上得到痊愈，但手术也可以引起一些并发症，且属不可逆的破坏性治疗，应慎重选择。

适应证为：①中、重度甲亢者，长期服药无效，停药后复发；或不愿长期服药者。②甲状腺肿大显著，有压迫症状者。③胸骨后甲状腺肿。④结节性甲状腺肿伴甲亢。

禁忌证为：①伴严重浸润性突眼。②合并较重心、肝、肾疾病，不能耐受手术者。③妊娠前3个月和第6个月以后。

（1）术前：①术前检查。完善术前常规检查和必要的特殊检查。颈部 X 线吞钡检查，了解有无气管受压或移位情况；心脏的检查，了解有无心律失常及心力衰竭等情况；基础代谢率检查；神经肌肉应激性检查；血清钙磷测定，了解甲状旁腺功能。②饮食准备。术前常规 12h 禁食，6h 禁饮。③用物准备。铺麻醉床迎接病人；床旁备引流装置、无菌手套、拆线包及气管切开包等急救物品。④患者训练。指导病人进行手术体位的练习。病人仰卧，将软枕垫于肩部，保持头低、颈过伸位，以利于术中手术野的暴露。教会病人正确深呼吸、有效咳嗽及咳痰的方法。⑤药物准备。术前降低基础代谢率是术前准备的重要环节。碘剂：有助于避免术后甲状腺危象的发生和术后出血。仅用于手术前准备，不能单独治疗甲亢。常用碘剂为复方碘化钾溶液，术前用药为：每日 3 次口服，第 1 日每次 3 滴，第 2 日每次 4 滴，依此逐日递增至每次 16 滴止，然后维持此剂量。碘剂可刺激口腔和胃黏膜，引起恶心、呕吐、食欲不振等不良反应。普萘洛尔：用于控制甲亢症状，缩短术前准备时间。用法：与碘剂合用，每次 20 ～ 40mg，每 6 小时服药 1 次，一般服用 4 ～ 7 日后脉率将降至正常。普萘洛尔在体内的半衰期不到 8h，最后一次服用需在术前 1 ～ 2h，术后继续口服 4 ～ 7 日。也可先服用硫脲类药物，待甲亢症状基本控制后停服硫脲类药物，再继续单独服用碘剂 1 ～ 2 周后手术。

　　（2）术后处理：①一般处理。病人全麻清醒后即可饮用少量温水或凉水，观察有无呛咳、误吸现象。若无不适，逐渐给予微温流质饮食。病人全麻清醒后，血压平稳取半卧位。在床上变换体位、起身活动、咳嗽时可用手固定颈部，保持头颈部舒适位置以减少震动而引起疼痛。②病情观察。了解手术情况，包括麻醉方式、手术方法，术中出血量、补液量和性质，放置引流管情况，麻醉及手术是否顺利；监测生命体征，如病人脉率过快，体温升高，应警惕甲状腺危象的发生；观察病人发音，与手术前对比有无音调降低或声音嘶哑；观察病人进食流质饮食后有无呛咳或误吸；观察病人有无面部、唇部或手足部的针刺样麻木感。③

疼痛处理。病人切口疼痛，可遵医嘱及时应用止痛药，以保证病人充足的睡眠。④保持呼吸道通畅。指导病人深呼吸，协助病人有效咳嗽。必要时行超声雾化吸入，帮助其及时排痰，预防肺部并发症。⑤用药处理。甲亢病人术后遵医嘱继续服用复方碘化钾溶液，每日3次，每次10滴，用药一周左右；或每日3次，从每次16滴开始，逐日每次减少1滴，至病情平稳。年轻病人术后常规服用甲状腺素片，每日30~60mg，连服6~12个月，预防复发。⑥呼吸困难与窒息。呼吸困难与窒息是术后最危急的并发症，常发生于术后48h内。表现为呼吸急促、呼吸困难发绀等。若出现上述情况，应立即床旁抢救，及时剪开伤口缝线，敞开切口，迅速去除血肿。如呼吸困难仍无改善，应立即行气管切开。情况好转后，再送手术室进一步检查、止血及进行其他处理。⑦喉返神经损伤。大多数是由于术中不慎造成喉返神经切断、缝扎、牵拉而致永久性或暂时性损伤；少数由于血肿或瘢痕组织压迫或牵拉所致。因切断、缝扎、牵拉等直接损伤喉返神经者，术中即刻出现症状；而因血肿压迫、瘢痕组织牵拉而致者，常于术后数日出现症状。牵拉、血肿而致者多为暂时性的，经理疗等处理后，一般在3~6个月内逐渐恢复。⑧喉上神经损伤。喉上神经分内支和外支，内支为感觉支，管理咽喉黏膜感觉；外支为运动支，管理环甲肌的紧张度。内支损伤则黏膜感觉障碍，表现为吞咽时出现呛咳，外支伤则出现声音低沉。一般经理疗等可以逐步恢复。⑨甲状旁腺损伤。甲状旁腺起升血钙的作用，术中甲状旁腺被误切、挫伤或血液供应受累而引起甲状旁腺功能低下，则导致血钙浓度下降，神经肌肉的应激性显著提高，引起手足抽搐。若抽搐发作，应立即静脉注射10%葡萄糖酸钙或氯化钙10~20ml。轻者可口服葡萄糖酸钙或乳酸钙2~4g，每日3次；症状重或长期不恢复者，可加服维生素D_3，每日5万~10万U，以促进钙在肠道内的吸收。

4. 甲状腺危象的治疗

（1）首先针对诱因治疗，如控制感染等。

（2）大量输入葡萄糖溶液，及时吸氧，使用物理降温，避免使用乙酰水杨酸类药物。

（3）抑制甲状腺素的合成，常首选丙硫氧嘧啶（PTU）600mg 口服，以后每 6 小时给予 200mg，待症状缓解后逐步减至一般治疗量。

（4）抑制甲状腺素的释放，服 PTU 1 小时后再加复方碘溶液 5 滴，每 8 小时一次；或碘化钾 1g 加入 10% 葡萄糖液中静滴 24h，以后视病情逐渐减量，一般使用 3～7 天停药。

（5）普萘洛尔 20～40mg，每 6～8 小时口服 1 次；或 1mg 稀释后经静脉缓慢注射。普萘洛尔有抑制外周组织 T4 转化为 T3 的作用，同时可以保护心脏。

（6）氢化可的松 50～100mg 加入 5%～10% 葡萄糖溶液静滴，每 6～8 小时一次。

上述治疗效果不满意时，可用血液透析、腹膜透析或血浆置换等措施，迅速降低血浆甲状腺素浓度。

二、甲状腺腺瘤

甲状腺腺瘤是甲状腺的一种良性肿瘤，多见于中、青年妇女。有多中心趋势和继发甲亢及恶变的可能，一旦发现，原则上是及时手术切除并做病检。

【诊断】

1. 病史及表现　甲状腺腺瘤多为单发，局限在一侧甲状腺内，增长速度缓慢，不痛。检查时，甲状腺内可扪及一大小不等的圆形肿块，质中等硬，表面光滑，无压痛，随吞咽上下移动。

2. 辅助检查　甲状腺 B 超检查可见实质性均一肿物或同位素扫描，可协助诊断。

【治疗】

诊断确定后应行外科手术治疗，行患侧甲状腺（包括腺瘤在内）大部切除术，切除标本应立即送冰冻切片检查，判定有无恶变，已恶变者则需按甲状腺癌处理。

三、甲状腺癌

甲状腺癌是甲状腺恶性肿瘤，临床上乳头状腺癌约占 60%，多见于年轻人，一般病情发展较慢，此型恶性程度较低。其次为滤泡状腺癌、髓样癌和未分化癌，恶性程度高，多见于老年人。

【诊断】

1. 病史及临床表现　病人颈部甲状腺内出现肿块，质坚硬，表现不光滑，呈结节状，可随吞咽上下移动。肿块逐渐增大，生长较为迅速，不痛，侵犯喉返神经后出现声嘶，压迫气管可出现呼吸困难。

2. 辅助检查　B 超检查可见实质性占位，同位素检查显示冷结节，间接喉镜检查如肿瘤压迫喉返神经，则该侧声带活动受限。

【治疗】

1. 手术治疗　甲状腺癌确认后应行外科手术治疗，病变侧甲状腺全切及峡部切除，对侧甲状腺大部切除，如有颈淋巴结转移，应同时清除颈淋巴结。

2. 药物治疗　手术后服甲状腺素片 40mg，每日 1 次；或优甲乐 100ug，每日 1 次，终身服药以替代甲状腺功能。

3. 放射治疗　外照射治疗多用于残余和复发的癌，分化较差的癌细胞对外照射较敏感。术后用 ^{131}I 内照射治疗，可将残余癌细胞毁灭。

第四节　胸部疾病

一、食管癌与贲门癌

食管癌是发生于食管的恶性肿瘤，多为鳞癌，好发于食管中段，在我国较多见。食管的早期病变局限于黏膜或黏膜下层，以后不断向四周扩大，并侵犯深层组织。病变在食管扩展的范围可以很大，向深层侵犯达肌层，进而累及邻近的器官或组织（如支气管、胸膜腔、喉返神经等）。食管癌常经淋巴结转移，晚期可血行转移至远位器官（肝、肺、骨等）。

【诊断】

1. 病史及临床表现　早期症状不明显，可能在进食时有胸骨后隐痛、烧灼感、异物感和吞咽停滞感，往往不引起病人注意。然后逐渐出现不断加重的吞咽梗阻症状。起初，吃干饭等硬质食物时梗阻，因而改吃稀饭等半流质或流质食物，最后流质食物亦难以咽下，病人多在此时才来就诊。由于进食困难和营养不足，患者常常消瘦、脱水和贫血。晚期病例表现恶病质。可因邻近器官组织受侵犯或淋巴、血行转移，出现颈部淋巴结肿大、声嘶、气管－食管瘘、肝大、骨痛等症状和体征。总之，进行性吞咽困难为本病的特点。个别人可能有一过性吞咽困难减轻但很快又加重。对于40岁以上，有上述症状且无原因可以解释的病人，应提高警惕。

2. 辅助检查

（1）食管钡餐X线检查：食管钡餐照片可显示黏膜皱襞破坏和中断，局部充盈缺损或龛影，管腔狭窄及狭窄近段扩张，食管壁局部僵硬等。

（2）内镜检查：食管镜检查可直接观察病变并可取活体组织做病理学检查。但有时某些早期病变可能被漏诊，或采取的组织并非真正的病变部位而造成误诊。故如临床上高度怀疑为食管癌或贲门癌，而内镜检查阴性时，应重复检查。

（3）脱落细胞学检查：这是利用特别的带网气囊导管经口腔插入胃内，将气囊充气后向外缓缓拉出，然后收集网上刮取物做细胞学检查。此法可诊断早期食管癌和贲门癌，常用于普查。

（4）放射性核素检查：如^{32}P、^{131}I、^{99m}Te有助于早期诊断。

（5）CT检查：可显示淋巴结转移情况。

【治疗】

1. 早、中期食管癌，病变范围不太大，无明显远处转移，全身情况较好，应行外科手术治疗。术前需注意改善病人全身情况，纠正贫血和低蛋白血症。

2. 晚期病人，如病变广泛，并已累及邻近器官（气管、肺、大血管、喉返神经等）；或已有锁骨上淋巴结或远处脏器转移；或严重心、肺、肝、肾功能不全，全身情况太差者，则不宜手术，只能做对症治疗。有时为了减轻病人症状和维持营养，对某些病例可考虑做姑息性手术（如食管－胃旁路吻合术、腔内置管术、胃或空肠造瘘术等）。

3. 放射治疗可作为手术的辅助疗法，用于手术前或术后，能提高疗效。某些不能手术切除的病例（特别是颈部和上胸段食管癌范围较大者），如一般情况尚好，可用钴－60等做姑息性放射治疗。

4. 化学药物治疗可作为手术后的辅助疗法，也可用于不宜手术或放疗的各期病人。一般主张采用多种药物的联合化疗。常用于治疗食管癌和贲门癌的药物有氟尿嘧啶、博来霉素、丝裂霉素、顺铂等。

二、肺癌

肺癌一般起于细小支气管上皮，根据发病部位距纵隔远近，分为中央型和周围型，病理类型大部分是鳞癌。

【诊断】

1. 病史及表现　肺癌早期多无明显症状，仅表现无诱因的刺激性干咳和痰中带有血丝，随肺癌生长堵塞气道可出现胸闷、哮鸣、气短、发热和胸痛等症；晚期可有压迫邻近器官、组织或远位转移征象，如声嘶、静脉怒张、胸腔积液和吞咽困难；少数患者由于癌肿产生内分泌物质会呈现非转移的全身症状，如骨关节综合征、肌无力、男性乳腺增生等。

2. 辅助检查

（1）影像学检查：可见质地不均的实质占位影像，肿块常呈边缘不规整带毛刺像，癌肿阻塞气道可见肺不张的实变影像，如坏死则可出现偏心厚壁空洞。

（2）痰细胞学检查：连续 3 日送晨痰查癌细胞具有较高的阳性率。

（3）其他：如支气管镜、纵隔镜、核素检查和活检。

【治疗】

肺癌的治疗从原则上说，应在早期采取以外科手术为主的综合疗法，放疗和化疗均作为手术的配合，免疫治疗和中医药治疗也可视情况使用。

1. 手术适应证　凡非小细胞肺癌（如鳞癌、腺癌等）病灶较小，局限于肺组织内，无广泛淋巴结转移和远位转移，病人全身情况较好者，均因采取手术疗法。术后根据具体情况配合化疗或放疗。高度怀疑肺癌，各种检查无法确诊，应剖胸探查，早期手术切除。

2. 手术禁忌证　凡属下列情况之一者不宜手术：①胸外淋巴结（锁骨上、颈部、腋部淋巴结）转移。②广泛肺门、纵隔淋巴结转移。③胸膜和心包转移，出现胸膜腔或心包腔积液。④病变已累及邻近的重要组织结构（如大血管、食管、喉返神经或膈神经等）。⑤远处脏器（如肝、脑、骨等）有转移。⑥病人有严重的心、肺、肝、肾功能障碍，不能耐受手术。

3. 手术方法　原则是最大限度地切除病变，尽可能保留肺组织。一般做肺叶切除与肺门淋巴结清扫术。个别病人肺功能很差且病变很局限者，亦可考虑做肺段切除与肺门淋巴结清扫术。如病变累及一侧肺门两叶以上，或侵及一侧肺的大血管，可做一侧全肺切除术，但右侧全肺切除应慎重。

三、气胸

胸部损伤后常发生气胸，这是由于肺组织、支气管破裂后或胸壁被穿破，使胸膜腔与外界相通。气胸分为下列三种：

1. 闭合性气胸　常合并于肋骨骨折，也可能为自发性气胸，是胸膜腔的一过性开放，气体不再进入胸腔，对呼吸循环功能影响较小。

2. 开放性气胸　胸壁上有开放伤口，使胸膜腔与外界相通，空气自由出入于胸膜腔。患侧肺被压缩，同时由于纵隔移位健侧肺膨胀不全，纵隔随呼吸摆动。患者严重缺氧，循环功能紊乱，病人常合并有胸腹内脏损伤。

3. 张力性气胸　多并发于较大较深的肺裂伤或支气管破裂，裂口与胸膜腔相通且形成活瓣。吸气时，空气经裂口进入胸膜腔；呼气时，因活瓣关闭，空气不能排出，这样胸膜腔内空气不断增多，压力愈来愈高，不仅患侧肺被完全压缩，而且纵隔会压向健侧，故呼吸循环受到严重扰乱。此外，胸腔高压空气可能被挤入纵隔或扩散至皮下组织，产生严重皮下气肿。

【诊断】

1. 病史及临床表现　有胸部外伤史，少量闭合性气胸症状不明显。如系大量气胸，则患者感到胸闷、气促。气管向健侧移位，患侧胸部叩诊呈鼓音，听诊呼吸音减低或消失。开放性气胸病人有胸壁创口，有空气进出产生的哨鸣，呼吸困难明显。张力性气胸患者胸壁或肺组织上有单向活瓣，病人呼吸极度困难、发绀、紧张烦躁、大汗淋漓，甚至休克。患侧胸壁饱满，呼吸动作幅度减低，叩诊呈鼓音，听诊呼吸音消失。可能有胸、颈、纵隔、皮下气肿。

2. 辅助检查　胸腔穿刺疑有气胸而体征不明显者，可试做胸穿确诊。张力性气胸患者当穿刺针进入胸腔，即有高压气体将针管芯向外推，抽气后症状能暂时好转。X线检查、胸透可以确诊。

【治疗】

1. 少量气胸无须特殊处理，一般 1~2 周即可自行吸收。大量气胸则需做胸膜腔穿刺抽气或插管闭式引流，及时投入抗生素预防感染。

2. 开放性气胸需做急救处理，变开放为闭合，应及时用无菌敷料或棉垫填塞，再用胶布或绷带包扎固定，最后穿刺抽气减压。进一步处理包括吸氧、补液、及时清创处理，封闭胸壁伤口，必要时输血，术后安放闭式胸腔引流，并投入抗生素控制感染。鼓励病人咳嗽，有效清理气道。

3. 张力性气胸一经确诊，应现场急救。立即用粗针头在患侧锁中线第二肋间穿刺排气，以减低胸腔压力，暂时缓解症状。再将顶端剪开小口的乳胶手套（单一手指）捆扎在针尾，形成开口向外的单向活瓣，可以稳定内压，缓解呼吸困难。病人入院后，及时应用闭式胸腔引流，如呼吸困难缓解则表明损伤活瓣可自行封闭；如有大量气体不断经水封瓶排出，则需手术剖胸缝合局部伤口，术后继续闭式引流，同时应用抗生素控制或预防感染。

四、血胸

胸部损伤后可引起胸膜腔积血，称为血胸。血胸一般不凝固，但是出血快和出血量多也可能出现凝固，称为凝固性血胸。胸腔积血多，不仅使循环量明显减少，而且会压迫肺脏，甚至使纵隔移位向健侧，积血如不及时排出，可能引起化脓感染，甚至产生胸腔的机化粘连。

【诊断】

1. 病史及表现　病人均有胸部暴力损伤病史，少量血胸可无症状、体征。大量血胸可引起失血性休克的表现，如脉数、气促、面色苍白、血压下降。患侧胸部叩诊呈浊音，听诊呼吸音减弱，气管可向健侧偏移。

2. 辅助检查　X线检查出血量少时仅见肋膈角变钝。大量血胸时，患侧胸部有积液影。如合并气胸，则显示液平。B超检查可见液性暗区。胸腔穿刺抽出不凝血可确诊。化验检查可判断血细胞减少的程度和速度。

【治疗】

1. 很少量的血胸可自行吸收，无须特殊处理。积血为中等量时，可穿刺抽吸。大量的血胸，也可考虑做闭式胸膜腔插管引流。

2. 如出血量大，且呈进行性，患者有休克早期表现时，应积极补足血容量，快速输液，必要时输血，使用止血药物，待病情稳定后做及时剖胸探查，清除积血，查明出血来源，采取止血措施。如有创口还应清创缝合，积极治疗休克。开放性血胸易感染，可用广谱抗生素控制；还应肌内注射破伤风抗毒血清（1500U），7 日和 14 日后还需各注射 1 次。

五、乳房疾病

（一）急性乳腺炎

急性乳腺炎常发生在产后 3~4 周，以初产妇多见，由于乳汁淤积或乳头因婴儿吸吮皮肤损伤，致使细菌沿乳管或淋巴管侵入乳房而引起感染，致病菌多为金黄色葡萄球菌。

【诊断】

1. 病史及表现　病人初感患乳疼痛，起初先为胀痛后发展为搏动性痛，常有软弱无力、发热、食欲不振、头痛等表现。检查乳房时，可扪到一边缘分界不清的红肿硬块，伴热、痛，压痛明显。常有患侧腋窝淋巴结肿痛，如已形成乳房脓肿，可有波动感，穿刺可抽到脓液。严重者可并发败血症。

2. 辅助检查　血化验检查白细胞总数和中性粒细胞明显增高。

【治疗】

1. 乳腺炎症早期，局部可用 25% 硫酸镁液热敷，或青霉素肿块周围封闭，理疗。

2. 暂停患侧乳房哺乳，应用吸乳器吸尽乳汁。注意清洁乳头和乳晕。

3. 应用青霉素、红霉素或头孢菌素等抗感染治疗。

4. 如已形成脓肿，则应切开引流。切口应以乳头、乳晕为中心呈放射状，乳晕下浅脓肿可沿乳晕圆周做弧形切口。脓肿位于乳房后，则应在乳房下部皮肤皱褶 1～2cm 处做弧形切口。伤口内置凡士林纱布条引流。

5. 中药治疗采用清热解毒剂。

【小贴士】

乳腺炎重在预防，应注意在孕后期清洁乳头，如有乳头内陷坚持每天清洗后轻轻向外牵拉。产后定时哺喂，两侧乳房要轮流先喂，避免乳汁淤积和婴儿含乳睡眠。

（二）乳腺癌

乳腺癌占妇女恶性肿瘤的首位，发病年龄以 40～60 岁居多，发病的确切原因尚不清楚，但已知雌激素特别是雌酮及雌二醇与发病有重要的关系。

发病的高危人群是：月经初潮小于 12 岁，停经晚于 60 岁，行经期超过 35 年，未生育或 35 岁以后生者及生育后未哺乳者；家族中有肿瘤病史者及高脂饮食、肥胖妇女。

【诊断】

1. 病史及临床表现　发病初，乳房内出现一小肿块，局限在乳房的外上象限者多，其次为内上象限。肿块质地硬，表面不平，边界不清，不易推动，但不痛。肿块逐渐增大，侵及周围组织，若侵犯"库珀"韧带可导致皮肤凹陷，呈"酒窝"征，或乳头内陷及偏斜。晚期则由于癌细胞侵犯至皮肤淋巴管导致皮肤出现淋巴水肿，外观呈"橘皮样变"。如癌组织侵及胸壁，则可出现癌肿固定于胸壁。晚期癌组织坏死可出现皮肤破溃，癌性溃疡经久不愈伴恶臭。癌细胞转移至腋窝淋巴结，可扪及肿大的散在淋巴结，后融合成团，可出现局部压迫症状，并可转移至锁骨上淋巴结，远位转移常至肝、肺、椎骨等。

2. 辅助检查　X 线检查乳房钼靶或干板静电摄影可见不规则

的有短毛刺的实质肿物,符合率可达80%～90%。B超检查,对密度高的乳癌肿块易于发现。针吸细胞学检查,对靠近体表的肿物用细的穿刺针穿刺抽吸细胞做病理学检查,可以发现癌细胞,但目前强调要选取细针且在临手术时行此项检查。

乳癌临床分期:

(1) Ⅰ癌肿:直径小于3cm且完全局限于乳腺组织内,无腋窝淋巴结转移。

(2) Ⅱ癌肿:直径在3～5cm之间,与皮肤或胸壁有粘连,淋巴结可有散在肿大,但未融合。

(3) Ⅲ癌肿:直径超过5cm,与皮肤、胸肌均有浸润粘连,癌肿固定,腋窝淋巴结融合成团。

(4) Ⅳ癌肿:广泛浸润皮肤、胸肌、腋窝及锁骨上淋巴结,转移并波及远位(如肝、肺、骨等)。

【治疗】

乳癌的治疗以早期手术根治为主,辅以放疗、化疗及激素免疫等综合治疗。

1. 手术治疗 Ⅰ、Ⅱ期行根治性手术治疗或改良根治术,Ⅲ期可行姑息性切除,第Ⅳ期可仅作放、化疗配以激素治疗,以延长生命。

2. 化学药物治疗 对有腋窝淋巴结转移者,手术后进行化疗,常用药物有环磷酰胺片、5-氟尿嘧啶、氨甲蝶呤联合使用。

3. 放疗 用于手术前后,对有腋淋巴结转移或骨转移者,术后进行放疗以防复发。姑息放疗用于晚期乳癌。

4. 激素治疗 对绝经期病人,术后癌组织检查雌激素受体(ER)阳性者使用三苯氧胺治疗,每次10mg,每日两次,连续服用5年。还可用氨基苯乙哌啶酮,口服250mg(两周后增至500mg),加用氢考20mg,每日两次,对有远位转移者疗效较好。也可用去势治疗或雄激素对抗治疗。如丙酸睾丸酮100mg肌注,每周3次,持续4个月左右。

【小贴士】

乳癌术后常出现患侧上肢功能障碍，与手术损伤和瘢痕粘连有关，应在伤口愈合后及时在医生指导下做功能锻炼，每日坚持做外展、前伸、上举、旋转和环转动作，以手能通过头顶摸到对侧耳为好。

第五节 腹部疾病

一、腹部损伤

腹部损伤是指由各种原因所致的腹壁和（或）腹腔内器官的损伤。平时和战时都较多见，其发病率占平时各种损伤的 0.4% ~1.8%。战时发生率明显增高，占各种损伤的 50% 左右。近年来，随着我国交通运输业的发展，各种创伤有增加的趋势，其中腹部损伤亦增多。多数腹部损伤涉及内脏。早期正确的诊断和及时合理的治疗，是降低腹部损伤病人死亡率的关键。

【病因及分类】

1. 根据腹壁有无伤口分类

（1）开放性损伤：腹壁完整性被破坏，腹腔内组织或器官与外界相通。根据腹壁伤口是否穿破腹膜，分为穿透伤（多伴内脏损伤）和非穿透伤（偶伴内脏损伤）。其中，穿透伤又可分为致伤物既有入口又有出口的贯通伤和仅有入口的盲管伤（非贯通伤）。开放性损伤多因刀刺、枪弹或弹片等锐器或火器伤引起，伤口易受污染，可有异物留存，甚至会发生内脏脱出腹腔外。

（2）闭合性损伤：可仅局限于腹壁，也可同时兼有内脏损伤，但体表无伤口，腹腔内组织或器官与外界不相通，致伤因素常为钝性暴力，如撞击、挤压、坠落、冲击、拳打脚踢等。无论开放性或闭合性损伤，都可导致腹部内脏的损伤。

2. 根据损伤的腹内器官性质分类

（1）实质性器官损伤：腹腔内实质性器官血运丰富，组织结构脆弱，如受到钝性打击、剧烈震荡、挤压等，最易发生破裂。腹腔内实质性器官易损伤的排序依次为脾、肾、肝和胰腺。

①脾破裂：脾脏破裂是最常见的腹部损伤。脾损伤可分为中央破裂、被膜下破裂和真性破裂三型。前两者包膜完整，出血限于脾实质内或包膜下，出血量较小，可形成血肿，但没有明显内出血征象，如不进行影像学等检查易被漏诊。部分病例可继发包膜破裂，出现大出血，称为延迟性脾破裂。临床上绝大多数为真性脾破裂，伤口穿透脾包膜达脾实质，导致不易自行停止的腹腔内出血。脾破裂并发脾蒂撕裂时，出血量大，病人迅速出现休克甚至死亡。

②肝破裂：肝脏是腹腔内最大的实质性器官，肝破裂占腹部损伤的 15%~20%，右叶破裂较左叶破裂多见，其病理类型、临床表现与脾破裂极相似。肝内血管损伤可致出血、血肿形成，胆管损伤可引起胆汁性腹膜炎。肝内血肿和包膜下血肿，继发性向包膜外或肝内穿破，出现活动性大出血；向肝内胆管穿破，导致胆道出血。肝内血肿可继发细菌感染，形成肝脓肿。

③胰腺损伤：胰腺位于上腹部腹膜后脊柱前，损伤常因上腹部强力挤压，如受车把手、汽车方向盘等挤压或暴力直接作用于脊柱所致，损伤常位于胰颈或胰体近侧，占腹腔器官损伤的 1%~2%。因其位于腹膜后，损伤后不易被发现。损伤后常并发胰液漏或胰瘘。因胰液侵蚀性强，进入腹腔后，可出现弥漫性腹膜炎，同时影响消化功能，故胰腺损伤的死亡率较高，部分病例渗液被局限在网膜囊内，形成胰腺假性囊肿。

（2）空腔器官损伤：

①胃、十二指肠损伤：腹部闭合性损伤很少受累于胃，上腹部或下胸部的穿透伤可导致胃损伤。十二指肠大部分位于腹膜后，损伤的发生率很低。腹腔内的部分十二指肠损伤破裂时，胰

液、胆汁流入腹腔可引起严重的腹膜炎。

②小肠损伤：成人小肠全长 5～6m，占据中、下腹大部分空间，容易受损伤。闭合性损伤时，钝性致伤因素常导致小肠破裂、小肠系膜血肿，多部位穿孔在临床上较为多见。小肠破裂后，大量肠内容物进入腹腔，引起急性弥漫性化脓性腹膜炎。少部分病人因小肠裂口不大，或穿破后被食物残渣、纤维蛋白甚至突出的黏膜所堵塞，可无弥漫性腹膜炎的表现，易被误诊。肠内气体进入腹腔可出现气腹征。

③结肠及直肠损伤：结肠、直肠损伤的发生率较低。但其内容物含有大量细菌，漏出后使腹腔污染较重。早期因肠内容物液体成分少，腹膜炎较轻，后期会出现严重的细菌性腹膜炎，处理不及时常可危及生命。

【诊断】

1. 病史及表现　患者均有不同程度的暴力损伤病史，要特别注意那些体表无伤口、神志清醒的所谓"轻患者"实质性器官或大血管的损伤，以腹腔内出血症状为主，可表现为面色苍白、脉搏细速、血压下降、尿少、神情淡漠等。严重者，血压在短时间内迅速下降而发生休克。腹痛程度一般较轻，呈持续性，伤处压痛，可伴有轻、中度反跳痛，一般无明显腹肌紧张。但肝破裂并发胆汁性腹膜炎或胰腺损伤伴胰管断裂者，腹痛和腹膜刺激征常较脾破裂明显。腹腔内积血较多时可有明显腹胀，移动性浊音呈阳性。

空腔器官破裂以腹膜炎表现为主，主要表现为持续性剧烈腹痛，伴胃肠道症状，如恶心、呕吐、便血、呕血等。稍后出现全身性感染的表现，如发热、脉快、呼吸急促等，严重者可发生感染性休克。最突出的体征是腹膜刺激征，其程度因空腔器官内容物不同而异。通常胃液、胆汁、胰液的刺激最强，肠液次之，血液最轻。腹腔内游离气体可使肝浊音界缩小或消失。继发细菌感染可引起肠麻痹而出现腹胀，肠鸣音减弱或消失。直肠指检可发现直肠内有出血。

2. 实验室检查及其他检查

（1）实验室检查：大量失血时，红细胞、血红蛋白及血细胞比容明显下降。胰腺、腹膜后十二指肠损伤时，可有血、尿淀粉酶升高。空腔器官破裂时，白细胞总数及中性粒细胞升高。泌尿系统损伤可出现血尿。

（2）X 线：腹部平片，肝、脾破裂时，可有左、右横膈抬高，肝、脾的正常外形发生改变。还可辨别有无气胸、膈下积气、腹腔积液、肠麻痹等。胃、十二指肠破裂，腹部立位片可表现为膈下新月形阴影。腹膜后积气常见于腹膜后十二指肠或结直肠穿孔。

（3）B 超：对实质性器官损伤和腹腔积液具有很高的诊断价值。若发现腹腔内的积气，有助于空腔器官破裂或穿孔的诊断。

（4）CT：对软组织和实质性器官具有较高的分辨力，观察肝、脾的包膜是否完整、大小及形态结构有无异常，判断腹腔内的出血量以及腹膜后的损伤情况，比 B 超更为精确。

（5）选择性血管造影或数字减影：对实质性器官破裂，血管损伤，肝、脾的实质内或包膜下血肿的诊断也具有较大价值。

（6）诊断性腹腔穿刺术或灌洗术：可判断腹内器官损伤的情况。若抽出不凝固的暗红色或鲜红色血液，提示实质性器官损伤或血管损伤；若抽出的血液很快凝固，多为误穿血管或血肿所致；若抽出混浊液体或胃肠内容物，提示空腔脏器破裂。也可对穿刺液进行实验室检查，如淀粉酶升高，对胰腺损伤有参考价值。

【治疗】

1. 现场急救　首先处理危及生命的因素，如心跳呼吸骤停、窒息、大出血、开放性及张力性气胸、休克及严重骨折等。急救措施包括心肺复苏、解除气道梗阻、止血、包扎、固定和转送等。外溢的肠管等切忌强行还纳。

2. 非手术治疗

（1）适应证：①暂时不能确定有无内脏损伤者。②血流动力学稳定，收缩压在 90mmHg 以上，心率低于 100 次／分者。③无腹膜炎体征者。④未发现其他脏器的合并伤者。⑤诊断明确，腹内脏器损伤较轻，生命体征平稳，腹膜炎体征轻而局限者。

（2）治疗措施：①防治休克：输血、输液、止血。扩充血容量，维持有效循环。②抗感染：联合应用抗生素，预防和控制感染。③禁食、胃肠减压：对未明确诊断前或疑有空腔脏器破裂或腹胀明显者，应禁食，胃肠减压，静脉补充营养。④镇痛：腹痛剧烈者，如诊断明确，可酌情应用镇痛剂。⑤做好术前准备：对严重病人非手术治疗同时做好术前准备。⑥严格卧床，勿随意搬动患者。

3. 手术治疗

（1）适应证：①腹膜炎有扩大趋势、腹痛进行性加重、肠鸣音减弱或消失、腹胀明显者。②开放性、穿透性腹部损伤者。③膈下见游离气体或腹腔穿刺抽出不凝血液、胆汁或胃肠内容物者。④经非手术救治休克不见好转或继续恶化者。⑤全身情况恶化者。

（2）手术方式：主要为剖腹探查术，包括全面探查、止血、修补、切除、清除腹腔内残留液体和异物及术后引流。

【小贴士】

1. 加强安全教育　宣传劳动保护、安全行车、遵守交通规则的知识，避免意外损伤的发生。

2. 普及急救知识　在意外事故现场，能进行简单的急救或自救。

3. 出院指导　适当休息，加强锻炼，增加营养，促进康复。若有腹痛、腹胀、肛门停止排气排便等不适，应及时到医院就诊。

二、消化性溃疡

消化性溃疡是指消化道黏膜的局限性圆形或椭圆形的全层黏膜缺损。溃疡形成的基本因素是胃酸和胃蛋白酶对黏膜的消化作用，故称为消化性溃疡。主要发生在胃和十二指肠，故又称胃溃疡（GU）和十二指肠溃疡（DU）。

全世界约有 10% 的人一生中患过此病。临床上，DU 较 GU 多见，两者之比约为 3∶1。DU 好发于青壮年，GU 的发病年龄一般较 DU 迟 10 年。秋冬和冬春之交是本病的好发季节。

消化性溃疡大多数是单发，也可多个，呈圆形或椭圆形。DU 多发生在球部，前壁比较常见。GU 多发生在胃角和胃窦小弯。DU 直径多小于 1cm，GU 则稍大。溃疡浅者累及黏膜肌层，深者则可贯穿肌层，甚至浆膜层。穿破浆膜层时可致穿孔，血管破溃可引起出血。溃疡边缘常有增厚，基底光滑、清洁，表面覆有灰白或灰黄色纤维渗出物。

【诊断】

1. 病史及表现　溃疡发生主要是对胃、十二指肠黏膜有损害作用的侵袭因素与黏膜自身防御－修复因素之间失去平衡的结果。损害局部黏膜的防御－修复机制，破坏胃黏膜屏障以及胃酸的分泌规律，均与消化性溃疡的发病和复发有关。①胃酸和胃蛋白酶的消化作用。②幽门螺杆菌（HP）感染：HP 感染是消化性溃疡发病的主要原因。GU 与 DU 患者的 HP 感染率分别高达 80% 和 90%，根除 HP 能促进溃疡愈合并显著降低复发率。③非甾体类抗炎药。④胃黏膜屏障：非甾体类抗炎药、糖皮质激素、胆汁酸盐、酒精等可破坏胃黏膜屏障。此外，机械性损伤、胃壁缺血、营养不良等因素可减弱黏膜的屏障功能。⑤其他因素：吸烟、遗传因素、血型、胃和十二指肠运动异常、急性应激、长期精神紧张、焦虑及过度劳累等。

（1）症状：多数消化性溃疡有三大特征：

①慢性反复发作，病史可达几年、十几年。

②周期性发作：发作期与缓解期相互交替，缓解期长短不一，可以是几周、几月或几年。多在秋冬、冬春之交发作，有季节性，也可因精神与情绪不佳、饮食不节、服药不当而引发。

③节律性上腹疼痛：为本病特征性表现。上腹疼痛多为钝痛、灼热、胀痛，有的仅为饥饿样不适感，少数为剧痛。

④典型患者呈节律性疼痛：DU 患者在餐后 3~4h 发作，进餐或服药可缓解，即疼痛—进食—缓解，故又称空腹痛。半数患者有午夜痛。GU 患者在餐后 0.5~1h 出现，至下次餐前消失，即进食—疼痛—缓解。午夜痛不如 DU 多见。

消化性溃疡除上腹痛外，尚可有泛酸、嗳气、恶心、呕吐、食欲减退等消化不良症状。也可有失眠、多汗、脉缓等自主神经功能失调表现。少数患者可无症状，而以出血、穿孔等并发症为首发症状。

（2）体征：溃疡活动期可有剑突下固定而局限的压痛点，缓解期则无明显体征。反复发作可出现贫血、消瘦或并发症的体征。

（3）并发症：

①穿孔：穿孔是本病常见并发症，为常见外科急腹症。穿孔多位于幽门附近的十二指肠前壁，后壁溃疡在浸透浆膜前多与邻近器官粘连，形成慢性穿透性溃疡。急性穿孔后，开始为化学性腹膜炎，6~8h 后转变为细菌性腹膜炎。表现为突发性上腹部剧痛，呈刀割样，很快波及全腹，但仍以上腹部为重。消化液沿升结肠旁沟流至右下腹，引起右下腹痛，可有肩胛部牵涉痛，常伴恶心呕吐、面色苍白、出冷汗、脉搏细速等症状。发生细菌性腹膜炎时，出现发热、白细胞增高等中毒症状，腹痛可再次加重。患者表情痛苦，腹膜刺激征明显，腹肌紧张呈板样强直，尤以上腹部为甚。叩诊有移动性浊音，肝浊音界缩小或消失，肠鸣音减

弱或消失。约80%的患者可见右膈下游离气体阴影像。

②出血：为最常见的并发症。消化性溃疡是上消化道大出血最常见的病因。大出血是溃疡病死亡的最常见原因。并发出血的临床表现与出血部位、出血量及出血速度有关。患者大量呕血、黑便，表现出休克前期或休克以及血红蛋白急剧下降，称为溃疡大出血。多数患者表现为黑粪（出血量达50～100ml），出血多且速度快时则出现呕血。若短时间内失血量超过1000ml，则引起循环障碍，发生眩晕、出汗、血压下降或休克。

③幽门梗阻：主要因DU瘢痕狭窄或幽门管溃疡所致。梗阻的原因有炎症水肿、痉挛，属暂时性梗阻，内科治疗有效。瘢痕缩窄属永久性，必须手术治疗。幽门梗阻主要特征为腹痛及反复发作的呕吐。上腹胀满不适，疼痛于餐后加重，呕吐后可暂时缓解。呕吐是最突出的症状，呕吐物含发酵酸性宿食，不含胆汁，呕吐量大，一次可达1000～2000ml。检查时，上腹可见胃型及蠕动波，闻及振水音。严重者，发生失水、低氯低钾性碱中毒、营养不良。X线钡餐检查可确诊。纤维胃镜检查可确定梗阻，并明确梗阻原因。

④癌变：少数GU可癌变，DU极少发生癌变。GU癌变发生于溃疡边缘，癌变率1%～5%。年龄在45岁以上，有GU病史，原有节律性疼痛改变，顽固不愈或症状日益加重，伴体重减轻、消瘦、乏力及贫血等表现的患者应提高警惕。应经纤维胃镜取多点活检做病理检查，以明确诊断，必要时定期随访复查。

2. 实验室检查及其他检查

（1）实验室检查：

①胃液分析：GU患者胃酸分泌正常或稍低于正常，1/4～1/3的DU患者有胃酸分泌增高。

②幽门螺杆菌检查：活检标本快速尿素酶实验是诊断HP感染的首选方法。

③大便潜血试验：阳性提示溃疡有活动或出现上消化道出血

并发症。如 GU 病人持续阳性，应怀疑有癌变的可能。

（2）影像学检查：

①X 线钡餐检查：气钡双重对比造影能更好地显示黏膜征象。

②内镜检查：通过对黏膜直接观察、摄影或黏膜活检和 HP 检测，可确定消化性溃疡、出血的部位和性质。

【治疗】

治疗的目的在于消除病因、控制症状、愈合溃疡、防止复发和预防并发症。

1. 一般治疗　生活要有规律，劳逸结合，避免精神紧张，必要时可给予镇静药。定时进餐，避免粗糙、辛辣、过咸食物及烈酒、浓茶、咖啡等饮料，并戒烟。

2. 药物治疗

（1）根除 HP 的治疗方案：大体上可分为以质子泵抑制剂（PPI）为基础和以胶体铋剂为基础的两种方案。一种 PPI（奥美拉唑 40mg/d、兰索拉唑 30mg/d）或一种胶体铋剂，如枸橼酸铋钾（480mg/d）加上克拉霉素（1000mg/d）、阿莫西林（2000mg/d）、甲硝唑（800mg/d）、呋喃唑酮（200mg/d），4 种抗菌药物中的两种，以上药物均分两次口服，组成三联疗法方案。初次治疗失败患者，可用 PPI、胶体铋剂和两种抗菌药物的四联疗法。

（2）抑制胃酸分泌：目前常用的有 H_2 受体拮抗剂（H_2RA）和 PPI 两大类。常用的 H_2RA 有西咪替丁、雷尼替丁、法莫替丁和尼扎替丁，因药物在肝脏代谢，经肾脏排出，故肝肾功能不全者慎用或减量。目前已用于临床上的 PPI 有奥美拉唑、兰索拉唑、潘多拉唑和雷贝拉唑四种。PPI 抑制壁细胞膜 $H^+ - K^+ - ATP$ 酶作用最强，且持久。

（3）胃黏膜保护剂：主要有硫糖铝、枸橼酸铋钾和前列腺素类药物如米索前列醇三种。通过与黏膜渗出的蛋白结合并在黏膜表面形成保护膜，阻止胃酸和胃蛋白酶对溃疡面的侵袭，从而促进内源性前列腺素合成和刺激表皮生长因子分泌。枸橼酸铋钾除具有硫糖铝类似的作用机制外，尚有较强的抗 HP 作用，铋剂在体内有蓄积作用，肾衰竭者不宜长期服用。米索前列醇具有抑制胃酸分泌、增加胃及十二指肠黏液－碳酸氢盐分泌和黏膜血流的作用，但可引起子宫收缩，故孕妇忌服。

3. 外科手术治疗

（1）适应证：①胃、十二指肠溃疡合并急性大出血经内科紧急处理无效者。②胃、十二指肠溃疡合并急性穿孔者。③胃、十二指肠溃疡合并瘢痕性幽门梗阻者。④胃溃疡癌变者。⑤经内科正规治疗无效者。

（2）手术方法：包括胃大部切除术和迷走神经切断术。

①胃大部切除术：是目前我国用于治疗溃疡最普遍的手术方法。胃大部切除术的范围是胃远端的 2/3 ~ 3/4，包括胃体大部、整个胃窦部、幽门及十二指肠球部。胃体部被大部切除，分泌胃酸及胃蛋白的腺体减少，胃酸分泌降低；切除了整个胃窦部，消除了因促胃液素而引起的胃酸分泌。该手术方式切除了溃疡病灶及好发部位。胃大部切除术后，胃肠道重建主要有两种类型：a. Billroth I 式，即残胃与十二指肠吻合；b. Billroth II 式，即残胃与空肠吻合而将十二指肠残端封闭。

②迷走神经切断术：主要用于十二指肠溃疡病。手术因切除了对壁细胞群的神经支配，阻断迷走神经引起的胃泌素分泌，从而减少了胃酸的分泌。

4. 并发症治疗

（1）急性穿孔：持续胃肠减压为主的非手术疗法，适用于腹膜炎体征趋于局限或全身条件差，难以耐受麻醉与手术者。经严密观察病情、禁食禁饮、胃肠减压、补液、应用抗生素及支持治疗，6 ~ 8h 后若病情加重者，应及时行穿孔修补术或胃大部切除术。

（2）大出血：大多数患者经非手术治疗后有效，其治疗方法包括：镇静、绝对卧床休息、暂时禁食、补充血容量、应用止血药、应用 H_2RA 或 PPI 和生长抑素奥曲肽等，必要时需行急诊胃镜检查并作止血处理。如出血急而量大，积极内科治疗 24h 或 6 ~8h 内输入 600 ~900ml 血液后，仍不能控制病情时，应做急诊手术，包括胃大部切除术、血管缝扎或加迷走神经切断及胃引流术。

5. 胃肠减压管处理　保持胃肠减压管通畅，抽尽胃内容物，以减轻腹胀，有利于吻合口的愈合。术后待肛门排气后方可拔出胃管。如在胃管内吸出血性液体，则应严密观察颜色、出血速度及量。若为暗红色，量少，且色泽越来越淡，应视为正常，系残留在胃内的血液；若色鲜红、量多则常为胃出血，需采取如下护理措施：严密观察面色、神态、表情、脉搏和血压，立即静脉补液，并做好输血的准备。扩充血容量，安慰患者，解除患者的恐惧心理。立即遵医嘱使用止血剂或经胃管灌注稀释的去甲肾上腺素液。经上述处理如仍出血不止，应做好术前准备实施手术止血。

6. 术后饮食　拔管后当日可给少量饮水，每次 4 ~5 汤匙，每 1 ~2h 一次；第二天给半量流质，每次 50 ~80ml；第三天给全量流质，每次 100 ~150ml；拔管后第四天，可改半流质。术后一个月内，指导患者少食多餐，并禁食生、酸、辣、油炸食物及浓茶和酒等。

【小贴士】

1. 疾病知识指导　向患者及家属解释引起和加重溃疡的相关因素。指导患者养成良好的饮食习惯，戒烟酒，避免刺激性食物。避免过度紧张与劳累，适当参加锻炼，提高机体抵抗力。

2. 用药指导　遵医嘱用药，不可自行减药或停药，学会观察药物的不良反应。慎用或禁用损伤胃黏膜的药物。

3. 发现并发症及时就诊　如疼痛节律发生改变，出现呕血、黑便，术后切口部位红肿或异常疼痛、腹胀、肛门停止排气排便等，应立即就诊。

4. 指导患者饮食　少量多餐，给予患者高蛋白、低碳水化合物的饮食，进食后平卧 10 ~ 20min，可逐渐减轻倾倒综合征的症状。

5. 用药注意事项

（1）制酸剂：常用的制酸剂为氢氧化铝凝胶，指导患者在餐后 1 ~ 2h 服药，部分患者在睡前加服一次，也可与抗胆碱类药物同用。制酸剂与奶制品相互作用可形成络合物，要避免同服。酸性的食物与饮料不宜与抗酸药同服。如患者需同时服用西咪替丁等 H_2 受体拮抗剂，则两药应间隔 1h 以上服用。因制酸剂能使西咪替丁等吸收减少。该药能阻碍磷的吸收，老年人长期服用应警惕引起骨质疏松。

（2）抗胆碱能药：常用药物有颠茄合剂、阿托品等，主要用于十二指肠球部溃疡，宜在饭前半小时和睡前服用。该类药物有口干、视物模糊、心动过速、汗闭、尿潴留等副反应，青光眼、幽门梗阻、前列腺肥大者禁用。

（3）H_2 受体拮抗剂：常用药物有西咪替丁、雷尼替丁、法莫替丁等。这些药空腹吸收快，宜在进餐时与食物同服或睡前服用。长期使用有乏力、腹泻、粒细胞减少、皮疹、男性患者轻度乳房发育等不良反应，应注意观察并予以解释。如静脉给药时可发生心律失常，应缓慢注射。长期且大量服用者，不可突然停药，以防反跳作用，反而使胃酸分泌突然增加。

（4）胶体铋剂：常用制剂为胶体次枸橼酸铋，因胶体铋需在酸性介质中起作用，不宜与制酸剂同服，宜于餐前半小时口服。本药可致粪便呈黑色及可能引起便秘。胶体铋服用以不超过 8 周为宜。

（5）其他抗溃疡药物：有胃泌素受体拮抗剂丙谷胺，保护胃黏膜药硫糖铝，减少胆汁反流药物多潘立酮和甲氧氯普胺，酶抑制剂奥美拉唑（洛赛克）等。奥美拉唑抑酸作用强烈，维持时间长，主要用于对 H_2 受体拮抗剂无效的患者。该药可引起头晕，用药初期，嘱患者避免开车或做注意力必须高度集中的事情。

（6）抗菌药物：阿莫西林使用前需做皮肤过敏试验，并观察有无迟发性过敏反应的出现，如皮疹等。甲硝唑可引起恶心、呕吐等胃肠道反应，应按医嘱使用甲氧氯普胺、维生素 B_6 等拮抗。

三、胃癌

胃癌是人类最常见的恶性肿瘤之一，居消化道肿瘤的首位。早期胃癌由于症状不典型，不易被诊断，当出现胃部不适时，多数已有邻近器官的转移。胃癌半数以上发生于胃窦部、胃小弯及前后壁，其次是贲门部，可分为早期和进展期胃癌。早期胃癌是指癌组织浸润程度仅限于黏膜或黏膜下层。进展期胃癌浸润深度超过黏膜下层，已侵入肌层者称中期，侵及浆膜层或浆膜层外者称为晚期胃癌。其中，绝大多数为腺癌。胃癌淋巴转移最早、最常见。

【诊断】

1. 病史及表现　胃癌的病因尚未明确，目前认为是一个多步骤、多因素、进行性发展的过程。发病的相关因素有：①环境和饮食因素。②幽门螺杆菌感染。③遗传因素。④癌前状态：胃癌的癌前疾病和癌前病变，有发生胃癌的危险性。

（1）早期胃癌：早期多无症状和明显体征，或仅有一些非特异性消化道症状。

（2）进展期胃癌：

①症状：上腹痛为最早出现的症状，但缺乏规律性，易被忽视。同时伴有食欲缺乏、厌食、进行性体重下降。腹痛可急可缓，开始仅有上腹饱胀不适，餐后加重，继之有隐痛不适，偶呈节律性溃疡样疼痛，但不能被进食和服药缓解。患者常有早饱感和软弱无力。早饱感或呕吐是胃壁受累的表现。胃癌可并发出血、贲门或幽门梗阻、穿孔等。当发生并发症或转移时可出现一些特殊症状，如贲门癌及食管下段癌可出现吞咽困难；并发幽门梗阻时出现大量呕吐；溃疡型胃癌出血时可引起呕血或（和）黑

便，继之贫血；转移至肝可引起右上腹痛、黄疸和（或）发热；侵及胰腺时则会出现背部放射性疼痛等。

②体征：主要为腹部肿块，多位于上腹部偏右，有压痛。转移至肝时可出现肝大，扪及坚硬结节，常伴黄疸，甚至有腹水。腹膜有转移时也可发生腹水。远处淋巴结转移时，可在左锁骨上内侧触到质硬而固定的淋巴结。直肠指诊时，在直肠膀胱间凹陷处可触及一板样肿块。

③伴癌综合征：某些胃癌患者可出现伴癌综合征，包括反复发作的表浅性血栓静脉炎（Trousseau征）及过度色素沉着、黑棘皮病（皮肤皱褶处有色素沉着，尤其在两腋下）和皮肌炎等，可有相应的体征，有时可在胃癌被察觉前出现。

2. 实验室检查及其他检查

（1）血常规：多数患者有缺铁性贫血。

（2）大便隐血试验：持续阳性有辅助诊断意义。

（3）X线钡餐检查：早期胃癌X线检查可表现为小的充盈缺损或小的不规则龛影。进展期胃癌的X线诊断率可达90%以上。息肉型胃癌表现为较大而不规则的充盈缺损；溃疡型胃癌表现为龛影位于轮廓之内，边缘不整齐，周围黏膜僵直，蠕动消失，并见皱襞中断现象；溃疡浸润型胃癌表现为胃壁僵直；弥漫浸润型胃癌表现为蠕动消失，胃腔狭窄。

（4）纤维胃镜和黏膜活组织检查：胃镜直视下可观察病变部位、性质，并取黏膜作组织学检查，是目前最可靠的诊断手段。早期胃癌可表现为小的息肉样隆起或凹陷；进展期胃癌可表现为肿瘤表面凹凸不平、糜烂，有污秽苔，活检易出血；也可呈深大溃疡，底部覆有污秽灰白苔，溃疡边缘呈结节状隆起，无聚合皱襞，病变处无蠕动。

【治疗】

1. 手术治疗 外科手术切除加区域淋巴结清扫是目前唯一有可能根治胃癌的方法。对胃癌患者，如无手术禁忌证或远处转移，应尽可能手术切除。

2. 胃镜下治疗 对早期胃癌可在胃镜下行高频电凝切除术、激光或微波凝固等。因早期胃癌可能有淋巴结转移，所以胃镜下治疗不如手术可靠。

3. 化学治疗 有转移淋巴结癌灶的早期胃癌及全部进展期胃癌均需辅以化疗，在术前、术中及术后使用，以使癌灶局限，消灭残存癌灶及防止复发和转移。晚期胃癌化疗主要是缓解症状，改善生存质量及延长生存期。常用药物有氟尿嘧啶（5 - FU）、丝裂霉素（MMC）、替加氟（FT - 207）、阿霉素（ADM）等。

4. 支持治疗 应用高能量静脉营养疗法可以增强患者的体质，使其能耐受手术和化疗；使用对胃癌有一定作用的生物制剂，如香菇多糖、沙培林等，可提高患者的免疫力。

5. 其他处理

（1）休息与活动：轻症患者可适当参加日常活动，进行体育锻炼，以不感到劳累、腹痛为原则。重症患者应卧床休息，给予适当体位，避免诱发疼痛。术后，患者若神志清楚、血压稳定，可给予半坐卧位，松弛腹肌，减轻疼痛。

（2）饮食：鼓励患者尽可能进食，给予高蛋白、高热量、高维生素、易消化的食物，以增强患者的体质，提高对手术或化疗的耐受性。对食欲缺乏者，应为患者提供良好的进食环境，选择适合患者口味的食品和烹调方法，并注意变换食物的色、香、味，以增进患者食欲。定期测量体重，监测血清蛋白和血红蛋白等营养指标评估患者的营养状态。

（3）静脉营养支持：对贲门癌有吞咽困难者和中、晚期患者应静脉输注高营养物质，以维持机体代谢需要，提高患者免疫力。幽门梗阻时，应立即禁食，行胃肠减压，同时静脉补充液体。

【小贴士】

1. 开展卫生宣教，提倡多食富含维生素 C 的新鲜水果、蔬菜，多食肉类、鱼类、豆制品和乳制品。避免高盐饮食，少进咸菜、烟熏和腌制食品。食品贮存要科学，不食霉变食物。有癌前状态者，应定期检查，以便早期诊断及治疗。

2. 指导患者及家属如何早期识别并发症，及时就诊。指导患者合理用药，向患者说明疼痛发作时不能完全依赖止痛药，以免成瘾，而应发挥自身积极的应对能力。定期复诊，以监测病情变化和及时调整治疗方案。

四、急性阑尾炎

急性阑尾炎是腹部外科最常见的疾病，发病率居外科急腹症的首位。急性阑尾炎可发生在任何年龄，但以青少年为多见，20~30岁为发病高峰，约占总数的40%。急性阑尾炎可分为4种类型，即急性单纯性阑尾炎、急性化脓性阑尾炎、坏疽性阑尾炎及穿孔性阑尾炎、阑尾周围脓肿。

【诊断】

1. 病史及表现　急性阑尾炎的发病主要与阑尾管腔梗阻、细菌感染、神经反射三方面的因素有关。阑尾管腔梗阻是急性阑尾炎发生的主要原因。

（1）腹痛：常突然发生，典型的腹痛发作始于上腹，逐渐移向脐部，数小时（6~8h）后转移并局限在右下腹，呈持续性并逐渐加重。不同位置的阑尾炎，其腹痛的部位也有区别。

（2）胃肠道症状：发病早期可有厌食、恶心、呕吐，但程度较轻，约1/3的病人有便秘和腹泻的症状。炎症刺激膀胱和直肠，引起里急后重、大便次数增多、黏液便等直肠刺激症状。弥漫性腹膜炎可引起麻痹性肠梗阻，腹胀、排气排便减少。

（3）全身症状：单纯性阑尾炎，体温轻度升高。炎症重时出现中毒症状，心率快，高热。如发生门静脉炎可出现寒战、高热和轻度黄疸。

（4）体征：

①右下腹固定性压痛：是急性阑尾炎的重要体征。压痛点通

常位于麦氏点，也可随阑尾位置的变异而改变。压痛的程度与病变的程度相关。老年人对压痛的反应较轻。当炎症加重，压痛范围随之扩大。如阑尾发生穿孔，压痛范围可波及全腹。

②腹膜刺激征：化脓性和坏疽性阑尾炎有腹膜炎表现，壁腹膜受炎性刺激引起压痛、反跳痛和肌紧张，肠鸣音减弱或消失。

③右下腹包块：阑尾周围脓肿较大时，可在右下腹触及边界不清、固定、伴有压痛和反跳痛的包块。

④可作为辅助诊断的其他体征：a. 结肠充气试验：病人仰卧位，检查者先用一手压降结肠，再以另一手压近侧结肠，并逐步向近侧结肠移动，将结肠内气体传至盲肠和阑尾，引起右下腹痛为阳性。b. 腰大肌试验：病人左侧卧位，将右下肢向后过伸，引起右下腹痛为阳性，表明阑尾位置深，在盲肠后近腰大肌前方、盲肠后位或腹膜后位。c. 闭孔内肌试验：病人仰卧位，使右髋和右大腿屈曲，然后被动向内旋转，引起右下腹痛者为阳性，提示阑尾靠近闭孔内肌。d. 直肠指检：盆腔位急性阑尾炎，直肠指检压痛常在直肠右前方。当阑尾穿孔时，直肠前壁压痛广泛。阑尾周围脓肿，可触及痛性肿块。

2. 实验室检查及其他检查

（1）实验室检查：大多数急性阑尾炎病人血常规检查有白细胞计数和中性粒细胞比例增高。白细胞计数可高达（10～20）×10^9/L，可发生核左移现象。尿液检查一般无阳性发现。如尿中出现少量红细胞，说明炎性阑尾与输尿管和膀胱相靠近。

（2）影像学检查：腹部 X 线平片可见盲肠扩张和气液平面。B 超有时可发现肿大的阑尾或脓肿。CT 扫描可获得与 B 超相似的效果，尤其有助于阑尾周围脓肿的诊断。但这些特殊检查只在诊断不确定时才选择应用。

【治疗】

1. 非手术治疗 部分急性单纯性阑尾炎，可经非手术治疗而痊愈。措施包括禁食、补液、大剂量抗生素治疗，中药以清热、解毒、化瘀为主。病情观察，若有发展加重趋势，应改为手术治疗。

2. 手术治疗　绝大多数急性阑尾炎一经确诊，应早期施行阑尾切除术。如阑尾穿孔已被包裹、阑尾周围脓肿形成，病情较稳定者，应用抗生素治疗或联合中药治疗，促进脓肿吸收消退，也可在超声引导下穿刺抽脓或置管引流。如脓肿扩大，无局限趋势，定位后行手术切开引流。

3. 饮食　病人手术当天禁食，经静脉补液。待肠蠕动恢复，逐步恢复经口饮食。术后第一天可进少量清流质食物，若进食后无不适，第 3 ~ 4 天可进易消化的食物。少数病情重的坏疽、穿孔性阑尾炎，术后饮食恢复较缓慢。

【小贴士】

1. 对于非手术治疗的病人，应向其解释禁食的目的和重要性，教会病人自我观察腹部症状和体征的变化。

2. 对于手术治疗的病人，指导病人术后饮食的种类及数量，保证循序渐进，避免暴饮暴食；鼓励病人尽早下床活动，促进肠蠕动恢复，防止术后肠粘连。

五、肠梗阻

由各种病因导致肠内容物的正常运行或通过肠道发生障碍，称为肠梗阻，为常见的外科急腹症之一。肠梗阻可引起肠管局部病变，如肠壁血液循环障碍、肠壁坏死和继发感染，且导致机体水、电解质酸碱紊乱及感染性休克等。若处理不及时可危及患者生命。

1. 按肠梗阻发生的原因分类

（1）机械性肠梗阻：最为常见。

（2）动力性肠梗阻：由肠壁肌肉运动紊乱所致，可分为麻痹性肠梗阻和痉挛性肠梗阻两类。

（3）血运性肠梗阻：肠管血液循环障碍，从而导致肠麻痹，失去蠕动能力。

2. **按肠壁血运有无障碍分类**

（1）单纯性肠梗阻；

（2）绞窄性肠梗阻。

【诊断】

1. **病史及表现**

（1）症状：

①腹痛：单纯机械性肠梗阻腹痛的特点为阵发性绞痛，为梗阻部位以上肠管强烈蠕动引起。麻痹性肠梗阻呈持续性胀痛。若腹痛发作间隙时间缩短，或呈持续性剧烈腹痛伴阵发性加重，说明已发生绞窄性肠梗阻。

②呕吐：高位肠梗阻时，呕吐出现早且频繁，呕吐物主要为胃内容物和胆汁；低位肠梗阻呕吐出现较晚，呕吐物为带臭味粪样物；麻痹性肠梗阻呕吐呈溢出性。若呕吐物呈棕褐色或血性液体，常提示肠管有血运障碍，应考虑绞窄性肠梗阻。

③腹胀：腹胀程度与梗阻部位有关。高位肠梗阻腹胀不明显，低位肠梗阻腹胀明显，麻痹性肠梗阻为均匀性全腹胀，结肠梗阻为周边性腹胀。不对称性腹胀是绞窄性肠梗阻的特征。

④肛门停止排便排气：完全性肠梗阻时，患者常无肛门排便排气，但发病早期，尤其是高位肠梗阻，其梗阻以下肠腔内的残留气体或粪便可自行排出；不完全性肠梗阻可少量排气、排便；绞窄性肠梗阻可排出血性黏液样便。

⑤全身症状：由于反复呕吐以及大量胃肠道消化液留在肠腔内，而导致严重脱水、电解质酸碱失衡。梗阻以上肠腔内的细菌大量繁殖产生多种强烈毒素，被吸收入血，出现严重的全身中毒症状。肠坏死穿孔引起腹膜炎，甚至发生感染性休克和多器官功能不全综合征。

（2）体征：

①视诊：单纯性肠梗阻常可见腹胀、肠型和蠕动波，麻痹性

肠梗阻则见均匀性全腹胀，肠扭转时则腹胀不对称。

②触诊：单纯性肠梗阻腹部有轻压痛，绞窄性肠梗阻腹部有固定压痛及腹膜刺激征，可触及有压痛的肠襻。

③叩诊：一般叩诊呈鼓音，若发生绞窄性肠梗阻，因腹腔内有渗液，可有移动性浊音。

④听诊：机械性肠梗阻可闻及肠鸣音亢进，有气过水声或金属音；麻痹性肠梗阻，则肠鸣音减弱或消失。

2. 实验室检查及其他检查

（1）实验室检查：肠梗阻晚期出现脱水、血液浓缩，血红蛋白、红细胞压积均有增高，尿比重高。绞窄性肠梗阻会出现白细胞计数和中性粒细胞比例明显升高，血气分析异常。

（2）X 线检查：立位或侧卧位腹部平片，可见多个阶梯状排列的气液平面。空肠梗阻可见"鱼肋骨刺"状的环状黏膜纹。绞窄性肠梗阻可见独立、突出胀大的肠襻，且不因体位、时间而改变。

【治疗】

尽快解除梗阻，矫正因梗阻引起的全身性生理功能紊乱。

1. 非手术治疗　禁食、胃肠减压，纠正水、电解质及酸碱平衡紊乱，解痉止痛，使用抗生素，积极防治休克等。

（1）体位：无休克者采取半卧位，可使膈肌下降，减轻腹胀对呼吸循环功能的影响。

（2）饮食：肠梗阻患者应禁食、禁饮，做好静脉输液护理，纠正水、电解质及酸碱平衡紊乱。待肠梗阻解除后，患者腹痛、腹胀消失，肛门有排便排气，方可进流食。忌食易产气的甜食，如牛奶、豆粉等，以免引起腹胀。如无不适，两天后可进半流食。

（3）胃肠减压：胃肠减压期间应持续负压吸引，保持胃管通畅，并严密观察和记录引流液的性质和量，如发现引流液呈血性，提示有绞窄性肠梗阻的可能。

（4）防治感染：遵医嘱足量使用有效抗生素，观察用药后疗效及不良反应。

（5）缓解疼痛：对诊断明确的单纯性肠梗阻，可使用阿托品、山莨菪碱等抗胆碱类药物，解除胃肠道平滑肌痉挛，使腹痛减轻。但禁用吗啡、哌替啶等止痛剂，以免掩盖病情。

（6）病情观察：观察生命体征、神志及面色的变化，及时发现早期休克症状。准确记录 24h 出入液量，包括呕吐量、胃肠减压量、尿量以及输液总量等。动态观察血象、血电解质及血气分析结果。观察腹痛、腹胀、呕吐及腹部体征的变化，若出现以下表现，应考虑绞窄性肠梗阻的可能，并及时做好急诊手术的准备。

①腹痛发作急骤，起始即为持续性剧烈疼痛，或在阵发性加重之间仍有持续性疼痛。

②早期出现休克，经抗休克治疗后无明显改善。

③腹胀不对称，腹部有局限性隆起或触及有压痛的包块。

④有明显的腹膜刺激征：体温上升，脉率增快，白细胞计数增高。

⑤肠道出血症状，如呕吐物、胃肠减压抽出液、肛门排出物为血性，或腹腔穿刺抽出血性液体。

⑥经积极的非手术治疗，症状、体征无明显改善。

⑦腹部 X 线检查见孤立、胀大的肠袢，或假肿瘤状阴影。

2. 手术治疗　绞窄性肠梗阻，肠壁有肿瘤、畸形，经非手术治疗无效的单纯性肠梗阻应采取手术治疗。常用的手术治疗方法有粘连松解术、肠套叠或肠扭转复位术、肠切除吻合术、短路手术、肠造口或肠外置术。

3. 术后处理

（1）体位：患者麻醉清醒、血压平稳后，取半卧位。鼓励患者早期活动，以利肠功能恢复，防止肠粘连。

（2）病情观察：严密观察生命体征、腹部症状和体征的变化，尤其应注意肛门是否排气，并记录24h液体出入量。

（3）饮食与营养：术后禁食，静脉输液，维持体液平衡。待肛门排气后，停胃肠减压并开始进少量流食，如无腹部不适，3~5天后改半流食。应为患者提供易消化的高蛋白、高热量和高维生素的食物。

（4）做好胃肠减压和腹腔引流管的护理：妥善固定引流管，保持引流通畅，注意观察引流液的颜色、性状和量。

（5）防治感染：保持伤口敷料清洁、干燥，避免脱落，注意有无渗血渗液。按医嘱应用抗生素。

（6）并发症的观察及护理：绞窄性肠梗阻术后容易发生肠粘连、腹腔感染及肠瘘等并发症。肠瘘常发生在术后1周左右，先有腹痛、腹胀、持续发热和腹膜炎表现，白细胞计数升高，腹壁切口处流出有粪臭味脓性液体，应及时通知医生，给予相应处理。

【小贴士】

1. 注意饮食卫生，忌暴饮暴食，进餐后避免剧烈运动。保持大便通畅，老年患者有便秘可给予缓泻剂，促进排便。

2. 如有排便不畅及腹痛、恶心、呕吐等症状应及时就诊。

附：几种临床常见的肠梗阻

1. 粘连性肠梗阻　是腹腔内肠袢间粘连或粘连带压迫肠管所致的肠梗阻，较为常见。粘连的原因有：先天性，多由发育异常或胎粪性腹膜炎所致；后天性，多由腹腔内手术、炎症、创伤、出血及异物所致。粘连性肠梗阻既往多有腹内手术、腹腔感染或腹部损伤史，出现典型的机械性肠梗阻的症状和体征，如突然发生急性肠梗阻并伴有腹膜刺激征，应警惕发生绞窄性肠梗阻。腹部X线平片检查显示巨大胀气肠袢和多个液平面。单纯性或早期粘连性肠梗阻，用非手术疗法可治愈。多次发作的粘连性肠梗阻或已发生肠梗阻绞窄者必须手术治疗，手术方法有粘连松解术、肠排列术、肠切除吻合术等。

2. 肠扭转 肠管沿其系膜的长轴旋转而造成肠腔梗阻和肠管血运障碍称肠扭转。扭转发生后，肠袢两端均受压形成闭袢性肠梗阻，同时肠系膜血管受压，很快发展成绞窄性肠梗阻，易造成肠穿孔和腹膜炎。肠扭转是由多种原因引起的，基本原因是小肠、乙状结肠的肠系膜过长，系膜根部附着处过窄或粘连带收缩靠拢等。诱因有：①肠内容物重量骤增；②肠管动力异常；③突然改变体位；④肠壁有较大肿瘤等。肠扭转最常发生于小肠，其次是乙状结肠。

（1）小肠扭转多见于男性青壮年，常因饱食后剧烈运动或劳动发病，表现为脐周和腹部突发性绞痛，呈持续性疼痛、阵发性加剧，常伴有腰背部牵涉痛而不敢平卧。患者恶心、呕吐后腹痛不减轻。早期腹软，有时可触及胀大的肠袢，压痛明显，绞窄后迅速出现腹膜刺激征，X 线检查显示孤立突出胀大的肠袢或空肠、回肠换位等特有征象。

（2）乙状结肠扭转多见于老年男性。患者多有习惯性便秘史，或以往有多次腹痛发作，经排便、排气后缓解的病史。临床表现：除腹部绞痛（腹痛在脐周或左下腹）外，还有明显的腹胀，而呕吐一般不明显。如作低压灌肠，其灌入量常不足 500ml。钡剂灌肠 X 线检查可见钡剂在扭转部位受阻，钡影尖端呈鸟嘴状阴影。肠扭转确诊绞窄性肠梗阻者，应尽早手术治疗，予以复位。若肠坏死者需作肠切除吻合术。

3. 肠套叠 是指一段肠管及其系膜套入其邻近的肠腔内而引起的肠梗阻，多发于 2 岁以下的婴儿，男性多于女性。肠套叠的发生与盲肠活动度过大、肠功能失调、肠蠕动异常有关，最多见为回肠末端套入结肠。幼儿型急性肠套叠，常因食物性质改变、肠蠕动异常引起；慢性肠套叠多由肠壁息肉、肿瘤或憩室引起。肠套叠由三层肠壁构成，外层为鞘部，内两层为套入部。多为顺行套叠，逆行套叠罕见。套入部常因系膜血管受压出现淤血、溃疡、水肿，甚至坏死等变化。急性肠套叠的临床表现为突然发作剧烈的阵发性腹痛，患儿哭闹不安、面色苍白，伴有呕吐和果酱样黏液血便。腹部检查常可触及腊肠样压痛肿块。X线空气或钡剂灌肠检查，可见到空气或钡剂在套叠远端受阻形成杯口状阴影。大多数肠套叠经禁食、输液、空气或钡剂灌肠复位等措施可以治愈。但对发病时间超过48h、怀疑肠坏死或多次复发疑有器质性病变者，应尽早手术治疗。

4. 蛔虫性肠梗阻　当蛔虫结聚成团并引起局部肠管痉挛而致肠腔堵塞，称蛔虫性肠梗阻，多见于2～10岁儿童，有便虫、吐虫史。驱虫不当为主要诱因。早期一般为不完全性肠梗阻，虫团长时间压迫肠壁可发生溃疡、坏死，甚至穿孔。蛔虫性肠梗阻的腹痛特点是脐周围阵发性疼痛。缓解期患儿安静。可呕吐或肛门排出蛔虫。腹部可触及条索状肿物，能移动且随肠管收缩而变硬，肠鸣音亢进。腹部X线平片可看到成团的虫体阴影，血白细胞计数正常或稍增高。主要采取非手术治疗。如非手术治疗无效或发生腹膜炎者，应手术治疗。

六、大肠癌

大肠癌包括结肠癌和直肠癌，是胃肠道常见的恶性肿瘤之一，发病率仅次于胃癌，好发于40～60岁人群。大肠癌的分布，在我国以直肠癌最为多见，乙状结肠癌次之，其他部位依次为盲肠、升结肠、横结肠和降结肠。

根据肿瘤的大体形态可分为：①肿块型：肿瘤向肠腔内生长，向周围浸润较少，恶性程度较低，预后较好，好发于右侧结肠，尤其是盲肠。②浸润型：肿瘤沿肠壁浸润，易引起肠腔狭窄和肠梗阻，分化程度低，转移较早而预后差，多发于左侧结肠，尤其是乙状结肠和直肠乙状结肠交界处。③溃疡型：肿瘤向肠壁深层生长并向周围浸润，表面糜烂，易出血、感染或穿透肠壁，转移较早，此型分化程度较低，恶性程度高，是大肠癌最常见的类型。大肠癌较常见的病理类型是腺癌，占大肠癌的大多数。

大肠癌的临床病理分期，目前国际公认的仍为以下所述的 Dukes 分期方法。①A 期：癌浸润深度限于肠壁内，未超出浆肌层，无淋巴结转移。②B 期：癌肿超出浆肌层，亦可侵入浆膜外或周围组织，但尚能整块切除，无淋巴结转移。③C 期：癌肿侵犯肠壁全层，伴有淋巴结转移。④D 型：癌肿伴有远处器官转移，或因局部广泛浸润或淋巴结广泛转移不能根治切除者。淋巴转移是大肠癌主要的转移途径，大肠癌也可直接浸润邻近器官，也可血行转移到肝、肺和脑等，还可有种植转移的发生。

【诊断】

1. 病史及表现　患者常缺乏运动，摄入过多含动物脂肪和动物蛋白的食物，缺少新鲜的蔬菜和纤维食品，缺少适度体力。溃疡性结肠炎、结肠克罗恩病已被列为癌前疾病。大肠癌有一定遗传因素。

大肠癌病人早期多无症状或症状轻微，易被忽视。随着病程的发展与病灶的增大，可产生一系列症状。

（1）结肠癌：

①排便习惯与粪便性状改变：是最早出现的症状，多表现为排便次数增多、腹泻、便秘、粪便带脓血或黏液等。②腹痛：也是早期症状之一，常为定位不准确的持续性隐痛或仅为腹部不适或腹胀感，晚期合并肠梗阻时则表现腹痛加重或出现阵发性绞痛。③肠梗阻：一般属结肠癌晚期症状，多为慢性不全性肠梗阻。左侧结肠癌有时以急性完全性结肠梗阻为首发表现。主要表现是腹胀和便秘，腹部胀痛或阵发性绞痛。④腹部肿块：可为肿瘤本身，质地坚硬，呈结节状，也可为肠腔内积粪。横结肠癌和乙状结肠癌的肿块可有一定的活动度。⑤全身表现：病人可有贫血、消瘦、乏力、低热等，晚期可出现恶病质。⑥转移症状：可见肝大、黄疸、浮肿、腹水、直肠前凹肿块、锁骨上淋巴结肿大等。

需要注意的是，癌肿部位不同，临床表现也有区别，一般右侧结肠癌以全身中毒症状、贫血、腹部肿块为主要表现；左侧结肠癌则以慢性肠梗阻、便秘、腹泻、血便等为显著症状。

（2）直肠癌：早期多无明显症状，随着病情的发展，肿瘤增大，发生感染或溃疡，才出现明显症状。①直肠刺激症状：如便意频繁及排便习惯改变，肛门坠胀、里急后重、排便不尽感，粪便表面带血及黏液，甚至脓血便等。②肠腔狭窄症状：癌肿侵犯肠管致狭窄时，可出现粪便变形、变细。当造成肠腔部分梗阻后，有腹痛、腹胀、肠鸣音亢进等不全性肠梗阻的表现。③其他症状：癌肿侵犯前列腺、膀胱，可出现尿频、尿痛、血尿等；侵犯骶前神经，可出现骶尾部剧烈持续性疼痛；晚期病人出现肝转移时，可有腹水、肝大、黄疸、贫血、消瘦、浮肿、恶病质等表现。

2. 实验室检查及其他检查

（1）粪便隐血检查：可作为大规模普查时或对一定年龄组高危人群作为大肠癌的初筛手段，阳性者再作进一步检查。

（2）内镜检查：是确诊大肠癌最有效、最可靠的方法。检查方法包括直肠镜、乙状结肠镜和纤维结肠镜等，可发现早期病变，并同时钳取活组织进行病理检查。

（3）直肠指诊：是直肠癌首选的、最重要的检查方法。凡遇病人有便血、排便习惯改变、大便变形等情况，均应行直肠指诊。直肠指诊可检查癌肿的部位、距肛缘的距离，癌肿的大小、范围、固定程度及与周围组织的关系等。

（4）影像学检查：

①钡剂灌肠 X 线检查：是结肠癌的重要检查方法，能判断结肠癌的位置，并能了解有无多发性癌及结直肠息肉病等。

②B 超检查：普通 B 超检查能显示腹部肿块、淋巴转移或肝转移等情况，大肠癌病人应常规进行 B 超检查。用腔内超声探头可检测癌肿浸润肠壁的深度及有无侵犯邻近脏器，内镜超声正逐步在临床开展应用，可在手术前对直肠癌的局部浸润程度进行评估。

③CT 检查：可了解直肠癌盆腔内的扩散情况，以及有无侵犯膀胱、子宫及盆壁，是手术前常用的检查方法。腹部 CT 扫描

可帮助判断有无肝转移等。

（5）肿瘤标记物：常用的是癌胚抗原（CEA），但对早期大肠癌的诊断价值不大，目前主要用于判断大肠癌的预后和监测复发。

（6）其他检查：癌肿位于直肠前壁的女性病人应做阴道检查及双合诊检查；男性病人有泌尿系症状时，应行膀胱镜检查；低位直肠癌伴有腹股沟淋巴结肿大时，应行淋巴结活检。

【治疗】

1. 结肠癌　结肠癌的治疗是以手术切除为主的综合治疗。

（1）结肠癌根治性手术：切除范围包括癌肿所在的肠袢及其系膜和区域淋巴结。包括：右半结肠切除术、横结肠切除术、左半结肠切除术、乙状结肠癌的根治切除术。

（2）结肠癌并发急性肠梗阻的手术：约90%的大肠梗阻是由右侧结肠癌引起的。右侧结肠癌梗阻，可做右半结肠切除，一期回肠结肠吻合；如病人情况不佳时，可先做盲肠造口解除梗阻，二期手术行根治性切除，以免引起手术中严重的并发症。分期手术常适用于左半结肠癌致完全性肠梗阻的病人。对癌肿已不能切除者，则行姑息性结肠造口。

（3）化学治疗：化疗可作为大肠癌根治性手术的辅助治疗，以提高5年生存率。一般以5–氟尿嘧啶（5–FU）为基础用药。

2. 直肠癌

（1）直肠癌根治术：根据癌肿的位置、大小、活动度、细胞分化程度以及手术前的排便控制能力等综合因素，选择手术方式有：①局部切除术：适用于早期瘤体小，局限于黏膜或黏膜下层，分化程度高的直肠癌。②腹会阴部联合直肠癌根治术（Miles手术）：主要适用于腹膜返折以下的直肠癌。手术切除清扫范围较彻底，但需于左下腹行永久性乙状结肠单腔造口（人工肛门）。③经腹直肠癌切除术（Dixon手术）：适用于距肛缘5cm以上的直肠癌，切除乙状结肠和大部分直肠，直肠和乙状结肠端端吻合，保留正常肛门。④经腹直肠癌切除、近端造口、远端封闭手术（Hartmann 手术）：适用于全身一般情况很差，不能耐受 Miles 手术，或急性梗阻不宜行 Dixon 手术的直肠癌病人。

（2）直肠癌姑息性手术：晚期直肠癌病人发生排便困难或肠梗阻时，可行乙状结肠双腔造口。

（3）放射治疗：放射治疗可作为直肠癌手术切除的辅助疗法，有提高疗效的作用。手术前放疗可以提高手术切除率，降低病人的手术后复发率；手术后放疗仅适用于直肠癌晚期病人、手术未达到根治或手术后局部复发的病人。

（4）其他治疗：低位直肠癌形成肠腔狭窄且不能手术者，可用电灼、液氮冷冻和激光凝固、烧灼等局部治疗或放置金属支架，以改善症状；中医药治疗可配合化疗、放疗或手术后治疗，以减轻毒副作用。另外，还有基因治疗、导向治疗、免疫治疗等。

3. 大肠癌外科治疗的注意事项

（1）心理护理：护理人员应了解病人的心理状况，根据病人具体情况做好安慰解释工作，对需作结肠造口的病人，让病人了解手术后结肠造口的有关知识，争取在手术前短期内使病人从身体和心理上做好适应准备。

（2）加强营养支持：给予病人高蛋白、高热量、富含维生素及易消化的少渣饮食。必要时可少量多次输血，以纠正贫血和低蛋白血症。肠梗阻的病人有明显脱水时，应及时纠正水、电解质及酸碱平衡紊乱，提高机体对手术的耐受力。

（3）肠道准备：是大肠癌手术前的重点。目的是为了减少手术中的污染，防止手术后腹胀和切口感染，有利于吻合口愈合。一般通过控制饮食、口服肠道抗菌药物及泻剂、多次灌肠等方法，使手术前肠道清洁、结肠排空、肠道内细菌数量减少。全肠道灌洗法：为免除灌肠造成癌细胞扩散的可能，可选用全肠道灌洗法。于手术前 12~14h 开始口服 37℃左右等渗平衡电解质溶液，引起容量性腹泻，以达到彻底清洗肠道的目的。一般灌洗全过程需 3~4h，灌洗液量不少于 6 000ml。对年老体弱，心、肾等重要器官功能障碍和肠梗阻的病人不宜选用。

（4）引流管及局部伤口护理：大肠癌根治术后常放置腹腔引流管，直肠癌根治术后常放置骶前引流管，并予负压吸引。为保持腹腔及骶前引流管畅通，避免受压、扭曲、堵塞，防止渗血、渗液潴留于残腔，一般骶前引流管放置 5~7 日，当引流管引流量少、色清时，方可拔除。密切观察引流管戳口处伤口情况，注意有无红肿、压痛等感染征象。保持敷料干燥、清洁，如敷料湿透时，应及时更换。

（5）结肠造口：结肠造口又称人工肛门，是将结肠近侧断端固定于腹壁外而形成的粪便排出通道。

①造瘘口：局部用凡士林或 0.9% 氯化钠溶液纱布外敷结肠造口，外层敷料浸染后应及时更换，防止感染。同时，注意观察造口肠管有无回缩、出血、坏死。

②饮食指导：注意饮食卫生，避免因食物中毒等引起腹泻；避免进食产气性食物、刺激性食物或易引起便秘的食物，鼓励病人多吃新鲜蔬菜、水果。

③保护腹壁切口：手术后 2~3 日肠功能恢复后，结肠造口排出粪样物增多。一般宜取造口侧的左侧卧位，并用塑料薄膜将腹壁切口与造口隔开，以防流出的稀薄粪液刺激造成皮肤炎症及切口感染。

④指导病人正确使用人工造口袋：选择合适的造口袋，袋口对准造口并与皮肤贴紧，袋囊朝下，用有弹性的腰带固定造口袋。排泄物充满造口袋的1/3 容量时，及时更换。除使用一次性造口袋外，病人也可备 3~4 个造口袋用于更换。保持造口周围皮肤清洁、干燥，及时用中性皂液或 0.5% 氯己定（洗必泰）溶液清洁造口周围皮肤，再涂上氧化锌软膏。同时，应注意观察造口周围皮肤有无红肿、破溃等现象。

⑤造口并发症的观察与预防：a. 造口狭窄：造口处愈合拆线后，每日扩肛 1 次，指套涂液状石蜡，沿肠腔方向逐渐深入，动

作轻柔，避免暴力，以免损伤造口或肠管。b. 肠梗阻：观察病人有无恶心、呕吐、腹痛、腹胀、停止排气排便等症状，发现问题，及时处理。c. 便秘：病人术后 1 周后，应下床活动，锻炼定时排便习惯。若进食后 3～4 天未排便或因粪块堵塞发生便秘，可将粗导尿管插入造口，一般深度不超过 10cm 灌肠，常用液体为石蜡或肥皂水。但注意压力不能过大，以防肠道穿孔。

【小贴士】

1. 做好造口护理的健康宣教，介绍造口护理的方法和护理用品的使用。指导病人出院后定期扩张造口，每 1～2 周一次，持续 2～3 个月。若出现造口狭窄，排便困难，及时就诊。指导病人养成定时排便的习惯。

2. 指导病人出院后维持均衡饮食，定时进餐，避免生、冷、硬及辛辣等刺激性食物；避免进食易引起便秘和腹泻的食物。

3. 鼓励病人参加适量运动和一定的社交活动，保持心情舒畅。

4. 出院后，3～6 个月复查一次。指导病人术后化疗。

七、肝脓肿

常见的肝脓肿有细菌性和阿米巴性两种。二者均有发热、肝区疼痛和肝大，但两者在病因、病程、临床表现及治疗方面均各有特点。

（一）细菌性肝脓肿

全身细菌性感染，尤其是腹腔内感染时，细菌侵入肝脏，如病者抵抗力低，可发生肝脓肿。细菌入侵肝脏的路径依次为胆道、肝动脉、门静脉。此外，开放性肝损伤时，细菌可直接自伤口侵入肝脏。

【诊断】

1. 病史及表现　患者有全身感染或外伤病史。临床表现：急性起病，有寒战、高热、肝区疼痛和肝大，伴有大量出汗、恶心、呕吐、食欲不振和周身乏力等症状。右下胸及肝区有叩击痛，肝大且压痛；右上腹可有肌紧张和触痛。巨大的肝脓肿使右季肋部常饱满，可见局限性隆起，用手指按压皮肤有凹陷性水肿。严重时，全身出现黄疸。

2. 实验室检查及辅助检查 血常规显示白细胞明显增高、核左移，可有贫血；X 线胸腹部透视见右叶肝脓肿致使横膈升高，运动受限，肝阴影增大或局限性隆起，可有右侧胸膜反应性炎症或胸腔积液。左叶脓肿，X 线钡餐检查可见胃小弯有受压、推移现象。B 超检查可测定脓肿大小、部位及距体表的深度。

脓肿如溃破，脓汁可向胸腔、膈下、心包或腹腔流注，视脓肿所在位置而定。如侵蚀血管溃破，可引起大出血，还可与其从胆管排向肠道。

3. 鉴别诊断

（1）阿米巴性肝脓肿：如表 5 - 1 所示。

表 5 - 1 细菌性肝脓肿与阿米巴性肝脓肿的鉴别

鉴别项目	细菌性肝脓肿	阿米巴性肝脓肿
病史	继发于胆管感染或腹腔化脓性疾病	继发于肠阿米巴感染
病程	起病急骤，全身明显脓毒血症表现	起病缓慢，病程长，症状较轻
粪便检查	无特殊发现	病人可找到阿米巴滋养体
血液化验	白细胞计数增加，中性粒细胞比例可达 90%，血细菌培养阴性	有时血细菌培养阳性
脓肿穿刺	多为黄白色脓液，涂片和培养可发现细菌	大多为棕褐色脓液，镜检有时可找到阿米巴滋养体。若无混合感染，涂片和培养无细菌
诊断性治疗	抗阿米巴药物治疗无效	抗阿米巴药物治疗有好转

（2）右膈下脓肿：多继发于化脓性腹膜炎和上腹部大手术后。症状较轻，但右肩部牵涉性痛较重。X线检查右膈下常有液气面。

（3）肝癌：病程较慢而缓起，无急性感染表现。肝进行性肿大，坚硬，呈结节状而无压痛。血清甲胎蛋白（AFP）测定常呈阳性。超声波检查、CT检查等有助于鉴别。

【治疗】

细菌性肝脓肿是一种严重的疾病，应早期诊断，积极治疗。

1. 支持疗法　针对全身中毒症状给予充分营养，纠正水、电解质失衡，必要时多次少量输血或血浆，以增强体质。

2. 抗生素治疗　要选择适当的抗生素，剂量要大。

3. 手术治疗　脓肿切开引流或穿刺置管引流，慢性厚壁则行部分肝叶切除术。

（二）阿米巴性肝脓肿

此病起病较缓慢，病程较长，发热较低。阿米巴原虫是从结肠溃疡侵入门静脉分支而进入肝内的，一般为单发。

阿米巴肝脓肿的治疗以非手术疗法为主。用抗阿米巴药物，如甲硝唑（灭滴灵）、磺胺咪唑、磷酸氯喹或吐根碱、中药白头翁，以及反复穿刺抽脓治疗，可获良好疗效。

外科手术引流指征：①巨大脓肿直径在10厘米以上或表浅位脓肿。②脓肿经多次穿刺抽脓同时行抗阿米巴治疗，而脓腔未缩小或高热不退。③脓肿伴发细菌感染，治疗效果不佳者。④脓肿已穿破入胸腔、腹腔或邻近器官。⑤脓肿位于肝左外叶，有穿破入心包的危险者。阿米巴肝脓肿尚无继发感染者，引流应采用无菌水封瓶的闭式引流，以防继发细菌感染。手术引流与抗阿米巴痢疾治疗宜同时进行。

八、原发性肝癌

原发性肝癌是指发生于肝细胞和肝内胆管上皮细胞的癌变，

是我国常见的恶性肿瘤之一。

原发性肝癌的类型大致可分为以下四种：结节型、块状型、弥漫型和小肝癌型，其中，以结节型多见。按组织病理学，又可分为肝细胞型肝癌、胆管细胞型肝癌和混合型三类。最常见的是肝细胞型肝癌，约占90%。原发性肝癌的预后远较其他癌为差，早期转移是其重要因素之一。

【诊断】

1. 病史及表现　临床注意到肝癌病人常有急慢性肝炎→肝硬化→肝癌（常称之为"三部曲"）的病史。肝癌病人中乙型肝炎表面抗原（HBsAg）阳性率明显高于健康人群，肝癌病人合并肝硬化者达86.7%。研究提示，乙型肝炎（HBV）与肝癌有一定关系。黄曲霉素主要来源于霉变的玉米和花生，诱发动物肝癌已被证实。已有证据表明，肝癌与不洁饮水有关，污水中已发现有数百种致癌或促癌物质。

原发性肝癌早期缺乏典型症状，常见的临床表现有：

（1）症状：

①肝区疼痛：为最常见和最主要的症状，有半数以上病人以此为首发症状，多为持续性钝痛、刺痛或胀痛，以夜间或劳累后加重。疼痛主要是由于肿瘤迅速生长，使肝包膜张力增加所致。肝区疼痛部位与病变部位有密切关系，如病变位于右肝，可表现为右上腹或右季肋部疼痛；位于肝右叶顶部累及横膈，则疼痛可牵涉至右肩背部；位于左肝常表现为剑突下疼痛。当肝癌结节发生坏死、破裂引起腹腔内出血时，可突然出现右上腹剧痛，并有压痛、反跳痛和腹肌紧张等腹膜刺激征表现。

②消化道和全身症状：早期常不易引起重视，主要表现为乏力、消瘦、食欲减退、腹胀等。部分病人可伴有恶心、呕吐、发热、腹泻等症状。晚期则出现贫血、黄疸、腹水、下肢水肿、皮下出血及恶病质等。肝癌破裂出血时，突然发生急性腹膜炎及内出血表现，部分病人可发生上消化道大出血、肝性脑病等。

（2）体征：肝大，为中、晚期肝癌最常见的主要体征，约占95%。肝大呈进行性，质地坚硬，边缘不规则，表现为凹凸不平的大小结节或巨块。癌肿位于肝右叶顶部者可使膈肌抬高，肝浊音界上升。在一些情况下，肝大和肝区肿块是病人自己偶然扪及而成为肝癌的首发症状。肝大显著者可充满整个右上腹或上腹，右季肋部明显隆起。晚期病人可出现黄疸和腹水。

（3）其他：可有癌旁综合征的表现，如低血糖、红细胞增多症、高胆固醇血症及高钙血症。此外，如发生肺、骨、脑等处转移，可产生相应症状。

2. 实验室检查及其他检查　肝癌早期一般无任何症状，一旦出现上述临床表现，病情大多已进入中、晚期。要做到早发现、早治疗，必须借助以下辅助检查。

（1）血清甲胎蛋白（AFP）测定：AFP 是原发性肝癌普查、诊断及治疗后随诊的重要方法，诊断正确率可达90%。若 AFP ≥ 500ng/ml 且持续 4 周或 AFP ≥ 200ng/ml 且持续 8 周，并排除慢性肝炎、肝硬化、睾丸或卵巢胚胎性肿瘤以及怀孕等，应考虑为原发性肝癌。少数原发性肝癌病人的 AFP 不升高，继发性肝癌 AFP 多不升高。

（2）影像学诊断：

①B 超：是目前肝癌定位检查中首选的方法。可显示肿瘤的大小、形态、所在部位以及肝静脉或门静脉内有无癌栓，能发现直径2cm 或更小的病变，其诊断正确率可达90%，并可用作高发人群中的普查工具。它具有操作简便、无痛苦和在短期内可以重复检查等优点。

②CT：具有较高的分辨率，对肝癌的诊断符合率达 90% 以上，可检出直径约 1cm 的早期肝脏占位病变，是目前肝肿瘤诊断的主要方法。应用动态增强扫描，可提高分辨率，有助于鉴别血管瘤。应用 CT 动态扫描与动脉造影相结合的 CT 血管造影（CTA），可提高小肝癌的查出率，有时能显示直径仅 2mm 的微小

肝癌。CT能明确显示肿瘤的位置、数目、大小及与周围脏器和重要血管的关系，对判断能否手术切除很有价值。

③磁共振成像（MRI）：诊断价值与CT相仿。对良、恶性肝内占位性病变，特别是与肝血管瘤的鉴别明显优于CT。且无须增强，即可显示肝静脉和门静脉的分支。

（3）肝穿刺活组织检查：多在B超引导下行细针穿刺活检，具有确诊的意义，但有出血、肿瘤破裂和转移的危险。

其他诊断方法尚有选择性腹腔动脉或肝动脉造影检查、放射性核素肝扫描等。对经过各种检查仍不能确定诊断，但又高度怀疑或定性诊断为肝癌的病人，必要时应作剖腹探查。

【治疗】

以手术为主的综合治疗。从症状出现到获得诊断，如不治疗，常于半年内死亡。早期诊断、早期治疗，根据不同病情进行综合治疗，是提高疗效的关键。

改善营养状况，指导病人采取高蛋白、高热量、高维生素饮食，为病人创造舒适、安静的进餐环境，增加食欲，少食多餐。此外，还可按医嘱给予清蛋白、血浆及全血，纠正营养不良、贫血、低蛋白血症及凝血功能障碍。

手术前3天使用肠道抗生素，抑制肠道细菌，手术前一日晚给予0.9%氯化钠溶液灌肠，以减少血氨来源，避免诱发肝性脑病，同时，可减轻手术后腹胀。

1. 手术治疗　手术是目前治疗肝癌最有效的方法。常用手术方式有：①肝切除术：肝切除手术一般要保留30%的正常肝组织；肝硬化患者肝切除量不能超过50%。②不能切除的肝癌：外科治疗方法有单独或联合应用肝动脉结扎、肝动脉栓塞、液氮冷冻、激光气化、微波热凝等；肿瘤缩小后，部分病人可获得二期手术切除的机会。总体上，肝癌切除后5年生存率为30%～40%，微小肝癌切除术后5年生存率可达90%，小肝癌5年生存率为60%～70%。

2. 非手术治疗　包括放射治疗、化学药物治疗、中医中药治疗、生物和基因治疗等综合疗法。但目前首选肝动脉化疗栓塞治疗（TACE），TACE 是经皮穿刺股动脉，在 X 线透视下将导管插至肝固有动脉或其分支，注射抗肿瘤药物和栓塞剂。常用栓塞剂为碘化油和颗粒明胶海绵，抗肿瘤药物为 5－FU、丝裂霉素、阿霉素、顺铂等。现临床多采用抗肿瘤药和碘化油混合后注入肝动脉，使其发挥持久的抗肿瘤作用。一般 6～8 周重复一次治疗，可使肝癌明显缩小，提高了病人 3 年的生存率。

【小贴士】

1. 宣讲肝癌的可能病因、症状、体征，引起人们的重视，注意防治肝炎，不吃霉变食物。

2. 对乙型肝炎后肝硬化者和高发区的人群应定期体格检查，可行 B 超、AFP 普查，以期早发现、早诊断、早治疗。

3. 指导病人摄取适宜的饮食，多吃含蛋白质的食物和新鲜水果、蔬菜，增强手术耐受力，提高手术后的康复水平。

4. 嘱病人坚持手术后综合治疗，定期复诊，动态观察 AFP、B 超或 CT 结果，注意有无肝癌的复发和转移。

九、胆石症和胆道感染

胆石症指发生在胆囊和胆管的结石，在我国属于常见病、多发病。胆囊结石发病率较胆管结石高。胆道感染是指胆囊壁和（或）胆管壁受到细菌侵袭而发生炎症反应，胆汁中有细菌生长。

1. 胆石的种类和部位

（1）胆石的种类：按胆石的成分，可分为胆固醇结石、胆色素结石和混合性结石 3 种。

（2）胆石的部位：按结石所在部位，可分为胆囊结石、肝外胆管结石和肝内胆管结石。

2. 胆道感染的病理类型　急性胆囊炎的病理类型分为 3 型：

（1）病变局限于黏膜层，仅有充血、水肿和渗出，称为急性单纯性胆囊炎。

（2）病变扩展到胆囊全层，白细胞弥散性浸润，黏膜有散在的坏死和溃疡，胆汁呈脓性，浆膜面有脓性渗出物，称为急性化脓性胆囊炎。

（3）病变进一步加重，胆囊内压力持续增高，压迫囊壁致血运障碍，引起组织坏疽、穿孔和胆汁性腹膜炎，称为急性坏疽性胆囊炎。

急性胆囊炎反复发作，可使胆囊壁纤维化，结缔组织增生，胆囊萎缩，形成慢性胆囊炎。

胆管结石易造成胆管梗阻和狭窄，使胆汁排出不畅，胆汁淤滞，继发感染。胆管组织充血、水肿、渗出，发生急性胆管炎；病变发展，梗阻加重或形成胆管完全性梗阻，胆管壁糜烂、坏死，胆管内充满脓性胆汁，腔内压力升高，常形成胆源性脓毒症或感染性休克，称为急性重症胆管炎或急性梗阻性化脓性胆管炎。急性梗阻性化脓性胆管炎是在胆道梗阻的基础上并发的急性化脓性细菌感染。急性胆管炎和急性梗阻性化脓性胆管炎是同一疾病的不同发展阶段。严重者可导致多器官功能障碍综合征或多器官功能衰竭。胆道结石及胆道感染的长期刺激，有引起癌变的可能。

（一）胆囊结石和胆囊炎

【诊断】

1. 病史

（1）胆囊结石：结石形成的基本因素是胆汁成分和理化性质发生了改变，导致胆汁中胆固醇呈过饱和状态，易于析出结晶，沉淀为胆固醇结石。此外，还可能与胆汁中存在促成核因子、大量黏液糖蛋白、胆囊收缩功能减低及胆囊内胆汁淤滞等有关。

（2）胆囊炎：胆囊炎的病因主要有：①胆道梗阻。胆道的结石、蛔虫、狭窄及壶腹肿瘤均可造成胆道梗阻。②细菌感染。细菌多来源于肠道，可经胆道逆行、直接蔓延或经血循环和淋巴途径入侵。③创伤、化学性刺激。如手术、严重创伤、胰液返流入等。胆汁淤滞、结石和感染，三者之间互为因果关系。

2. 临床表现

（1）胆囊结石：约30%的胆囊结石病人可终身无临床症状，而在其他检查、手术或尸体解剖时被偶然发现，称为静止性胆囊结石。单纯性胆囊结石无梗阻和感染时，常无临床症状或仅有轻微的消化道症状。当结石嵌顿时，则有明显的急性胆囊炎的症状和体征。

（2）急性胆囊炎：急性胆囊炎病人约95%有胆囊结石，主要表现为：①胆绞痛。常发生于饱餐、进油腻食物后，疼痛位于上腹部或右上腹部，呈阵发性，可向右肩胛部和背部放射。②多伴恶心、呕吐。③有发热或中毒症状。④病程早期可出现 Murphy 征阳性，即用左手拇指压于右上腹肋缘下胆囊区，嘱病人腹式呼吸，如出现突然吸气暂停，称为 Murphy 征阳性；有时可触及肿大的胆囊。⑤急性化脓性和坏疽性胆囊炎可致局限性或弥漫性腹膜炎，脓性胆汁进入胆管、胰管，可致急性胆管炎和急性胰腺炎发生。

（3）慢性胆囊炎：常是急性胆囊炎反复发作、迁延不愈的结果。其表现常不典型，多数病人有胆绞痛史，之后有厌油、腹胀、嗳气等消化道症状。体格检查时，右上腹胆囊区有轻压痛和不适感。

3. 实验室检查及其他检查

（1）实验室检查：血白细胞计数升高，中性粒细胞比例明显升高提示感染严重。

（2）影像学检查：B 超是胆囊结石首选的辅助诊断方法，诊断正确率可达96%以上。B 超发现胆囊内有结石光团和声影，并随体位改变而移动。如发现胆囊增大或胆囊壁增厚时，提示有胆囊积液或急性胆囊炎。胆囊壁增厚，胆囊腔缩小或萎缩，排空功能减退或消失，提示慢性胆囊炎。评估时注意 B 超、CT 检查的阳性发现，血常规、血清学各项检查结果有无异常。

【治疗】

1. 胆囊结石　胆囊切除是治疗胆囊结石的首选方法。对于无症状的胆囊结石，一般认为无须立即行胆囊切除，只需观察和随诊。对于老年人，有严重疾病不能耐受手术者，可考虑溶石治疗。

2. 急性胆囊炎

（1）非手术治疗：包括禁食、胃肠减压、补液；解痉、止痛；应用抗生素控制感染。

（2）手术治疗：包括胆囊切除术和胆囊造口术。行胆囊切除时，有时需行胆总管探查术，胆总管探查后需做 T 管引流。

（二）胆管结石和胆管炎

【诊断】

1. 病史　肝内胆管结石多与肝内感染、胆汁淤滞、胆管变异、胆道蛔虫等因素有关，其中以蛔虫残骸或肝吸虫为核心的胆石较多见。肝外胆管结石可原发于胆道，也可由胆囊结石排出坠入胆总管。胆道蛔虫残骸亦可形成肝外胆道结石。

2. 临床表现

（1）肝外胆管结石与急性胆管炎：取决于有无感染及梗阻，一般可无症状。但当结石阻塞胆管并继发感染时，其典型的临床表现为夏柯三联征，即腹痛、寒战高热和黄疸。肝外胆管结石如不及时治疗，可出现胆道出血、肝脓肿等并发症；亦有可能引起胆源性胰腺炎；反复发作，长期广泛性胆管结石阻塞，可导致胆汁性肝硬化。

（2）急性梗阻性化脓性胆管炎：本病发病急骤，病情进展快，除具有一般胆道感染的夏柯三联征外，还可出现休克、中枢神经系统受抑制的表现，即 Reynolds 五联征。

起病初期即出现畏寒发热，严重时寒战明显，体温持续升高达 39℃ ~40℃ 或更高，呈弛张热。病人常表现为突发的剑突下或右上腹持续性疼痛，可持续性加重，并向右肩胛下及腰背部放射。疼痛依梗阻部位而异，肝外梗阻者明显，肝内梗阻者较轻。多数病人伴胃肠道症状，如恶心、呕吐等。绝大多数病人可出现较明显的黄疸。剑突下及右上腹有不同程度和不同范围的压痛和腹膜刺激征，可有肝大和肝区叩痛，有时可扪及肿大的胆囊。同时可有休克表现，如呼吸急促、出冷汗、脉搏快而弱，达120次/分以上，血压降低，呈急性重病容，可出现皮下淤斑或全身发绀。神志改变主要表现为神情淡漠、嗜睡、神志不清，甚至昏迷；合并休克时也可表现为躁动、谵妄等。如未及时有效的治疗，病情继续恶化，将发生急性呼吸衰竭和急性肾功能衰竭等，严重者可在短期内死亡。

（3）肝内胆管结石与胆管炎：肝内胆管结石因存在于肝内的部位不同，其临床表现各异。一般病人的临床表现不如肝外胆管结石典型和严重。

3. 实验室检查及其他检查

（1）实验室检查：急性感染时，血白细胞计数升高，甚至可超过 $20 \times 10^9/L$，中性粒细胞比例明显升高，细胞质内可出现中毒颗粒；肝功能检查见血清转氨酶、谷氨酰转肽酶（r–GT）和胆红素升高；凝血酶原时间延长；高热时血培养阳性，以大肠埃希杆菌和厌氧菌最为常见。

（2）影像学检查：B超可以提示结石存在的部位，有无胆管扩张，有无肝萎缩，同时也可提供是否合并肝硬化、脾大、门静脉高压及肝外胆管结石等信息。必要时可行 CT、ERCP、MRCP、PTC 等检查，以了解梗阻部位、程度、结石大小和数量等。CT、MRI 检查也有重要的临床意义，CT 与 B 超的效果相似。

【治疗】

1. 肝外胆管结石　以手术治疗为主，其原则是：手术中尽可能取尽结石，解除胆道狭窄和梗阻，去除感染病灶，手术后保持胆汁引流通畅，预防结石再发。常用手术方法有：

（1）胆总管切开取石加 T 管引流术：适用于单纯胆管结石，胆管上下端通畅，无狭窄或其他病变者。手术时应将 T 管妥善固定，防止受压、扭曲或脱落。少数病人术后拔除 T 管时有胆漏的可能。

（2）胆肠吻合术：适用于胆总管明显扩张，上端通畅，下端有炎症狭窄等梗阻性病变，且难以用手术方法解除者；或结石呈泥沙样不易取尽，有残留结石或复发者。

（3）其他方法：有 Oddi 括约肌形成术、经内镜下括约肌切开取石术等。

2. 急性梗阻性化脓性胆管炎　本病若不及时治疗，死亡率较高。最有效的治疗方法是紧急手术，迅速解除胆道梗阻并置管引流，达到有效减压、控制感染、抢救生命的目的。通常采用胆总管切开减压、取石、T 形管引流术。

3. 肝内胆管结石　肝内胆管结石的治疗应采用以手术方法为主的综合治疗。合并感染时，应给予足量有效的抗生素，加强支持治疗，维持水、电解质及酸碱平衡。手术方法有：①高位胆管切开及取石；②胆肠内引流；③对反复感染，引起肝局部纤维化、萎缩和丧失功能者，可切除病变的肝叶；④术后有时出现残余结石，可在窦道形成后拔除 T 管，经其窦道插入纤维胆道镜取石。

（三）胆道蛔虫病

【诊断】

1. 病史　蛔虫寄生于小肠中下段，有钻孔的习性，喜碱性环境，当某些因素使寄生环境发生改变，如胃肠道功能紊乱、饥饿、发热、驱虫不当、妊娠、Oddi 括约肌功能失调时，肠道内蛔虫即可上行钻入胆道。

2. 临床表现

（1）发生在剑突下阵发性钻顶样剧烈绞痛，可向右肩背部放射。疼痛发作时病人辗转不安，呻吟不止，大汗淋漓，可伴有恶心、呕吐或呕吐蛔虫。疼痛可突然缓解，又可突然再发，持续时间不一，无一定规律。合并胆道感染时，可出现寒战、高热，也可合并急性胰腺炎的临床表现。

（2）体征较少或轻微。当病人胆绞痛发作时，除剑突下方有深压痛外，并无其他阳性体征，这是本病的特点。体温多不升高。因蛔虫致胆管梗阻多不完全，故黄疸少见或较轻。

3. 实验室检查及其他检查

（1）实验室检查：血常规检查可见白细胞计数和嗜酸粒细胞比例增高。

（2）影像学检查：B 超是本病的首选检查方法，可显示胆管内蛔虫的影像。

【治疗】

大多数病人经非手术治疗可治愈或缓解症状，仅在出现严重并发症（胆管炎）时才考虑手术治疗。

1. 非手术治疗　包括解痉、镇痛，可口服或注射阿托品等，必要时可用哌替啶止痛。利胆驱虫可口服食醋、驱虫药、利胆排虫中药和 33% 硫酸镁等，也可用氧气排虫。控制胆道感染可选择合适的抗生素。有时采用纤维十二指肠镜、取石钳或网篮取出钻入胆道的蛔虫。

2. 手术治疗　手术切开胆总管探查、取虫和引流。术中或术后驱虫治疗，防止胆道蛔虫复发。

【小贴士】

1. 应给予患者低脂、高糖、高维生素、易消化的饮食，肝功能较好者可给予富含蛋白质的饮食。平时宜给予低脂肪的饮食。注意个人饮食卫生，有蛔虫病的病人应及时驱虫。

2. 告知病人结石复发率高，出现腹痛、发热、黄疸时应及早治疗。

3. T 形管留置者，应避免举重物或过度活动，防止 T 形管脱出。尽量穿宽松柔软的衣服，避免盆浴。淋浴时可用塑料薄膜覆盖置管处。敷料一旦湿透应更换。保持置管皮肤及伤口清洁干燥。指导病人及家属每天同一时间倾倒引流液，观察记录引流液量及性状。若有异常，如T形管脱出或突然无液体流出时，应及时就医。

4. 黄疸病人皮肤瘙痒时可外用炉甘石洗剂止痒，温水擦浴；高热病人选用物理和（或）药物降温；疼痛剧烈的病人，在诊断明确后可遵医嘱通过口服、注射等方式给予消炎利胆、解痉或止痛药，减轻腹痛。常用哌替啶50mg、阿托品0.5mg，肌内注射，但勿使用吗啡，以免胆道下端括约肌痉挛，使胆道梗阻加重。重症胆管炎者应加强休克的相关处理。

随着现代影像技术的发展，胆道疾病的诊断有了明显的改善，以下是目前临床常用的辅助检查。

1. B超检查　B超为胆道疾病检查的首选方法，是一种安全、快速、经济而又简单准确的检查方法。术前超声诊断胆囊结石、胆囊息肉样病变、急性或慢性胆囊炎及胆囊癌变等病变，诊断正确率可达90%以上。超声还能探查肝内、外胆管有无扩张，可判定胆道梗阻部位及原因，诊断准确率也高。术中B超可进一步提高肝胆疾病的诊断率。由于进饮食后胆囊排空及肠内积气，影响观察，故检查前应禁食12h，禁水4h。检查中多取仰卧位，左侧卧位有利于显示胆囊颈及肝外胆管病变；坐位或站位可用于胆囊位置较高者。

2. X线胆道造影检查

（1）手术中胆管造影和手术后经T管胆管造影：胆道手术中，包括腹腔镜手术，经胆囊管置管或胆总管穿刺注入造影剂直接造影，可清楚地显示肝内外胆管，了解胆管内病变以便决定是否需探查胆道。手术2周后，胆道T管拔管前应常规行胆道造影，可经T管注入造影剂造影，以判定有无残余结石或胆管狭窄。

（2）经皮肝穿刺胆道造影（PTC）：是在X线或B超引导下，

利用特制穿刺针经皮下穿入肝内胆管，再将造影剂直接注入胆道而使肝内外胆管迅速显影的一种顺行性胆道直接造影方法。有助于胆道疾病，特别是阻塞性黄疸的诊断和鉴别诊断。但本法为有创检查，有可能会出现胆漏、出血、急性胆管炎等并发症，术前应检查凝血功能及注射维生素 K 2~3 天，必要时应用抗生素。常规行碘过敏试验，并做好造影后即刻剖腹探查的各种准备工作，以备及时处理胆汁性腹膜炎、出血等紧急并发症。急性胰腺炎、碘过敏者禁忌。术后应卧床休息 4~6h，定时测血压、脉搏，注意有无内出血及胆漏发生。经皮肝穿刺置管引流（PTCD）是在 PTC 的基础上，借助导丝向扩张的肝内胆管置入导管以行胆道减压并引流胆汁，既可达到诊断的目的，又可术前减轻黄疸，对不能手术的梗阻性黄疸病人还可作为治疗措施。

（3）经内镜逆行性胰胆管造影（ERCP）：是在纤维十二指肠镜直视下通过十二指肠乳头将导管插入进行造影的方法。可观察十二指肠有无占位性病变，显示胆道梗阻的部位和原因，并可进行活检。也可经内镜做括约肌切开，或向胆道内插入支架以便引流胆汁，作为梗阻性黄疸的非手术治疗手段。ERCP 的成功率受操作者技术水平等因素影响较大。少数病人检查后可诱发胆管炎和胰腺炎，术后 3h 内及次日早晨应各检测血清淀粉酶 1 次，注意观察有无发热、腹痛、腹膜刺激征等现象，发现异常及时处理。

（4）电子计算机 X 线体层摄影（CT）：能清楚显示胆道系统不同水平、不同层面的图像，做出较准确的判断，如肝内胆管扩张，胆囊结石及其他病变，胆管梗阻部位和因素等。CT 检查是无损伤性诊断方法，简便、安全、准确。CT 检查前 2 天进食少渣和产气少的食物，检查前禁食 4h。

3. 胆道镜检查　用来协助诊断和治疗胆道结石，了解胆道有无狭窄、畸形、肿瘤和蛔虫等。胆道手术中由胆总管的切口插入胆道镜，可以检查胆总管下端的病变，还可以向上导入肝内，检查Ⅱ、Ⅲ级胆管的病变，如发现结石可通过胆道镜用网套、冲洗等方法取出细胆管内的结石。手术 6 周后可经 T 管瘘管等途径置入胆道镜，在胆管内进行检查、取石、取虫、冲洗、灌药、气囊扩张狭窄等。检查后应注意观察病人有无发热、恶心、呕吐、腹泻和胆道出血以及病人腹部情况，注意有无腹膜炎的症状和体征，发现异常，及时处理。

4. 磁共振成像（MRI）或磁共振胆胰管成像（MRCP）检查 磁共振具有良好的软组织对比，以及多层面、多角度成像的能力，对于胆系的显示优于 CT。更重要的是，MRI 具有独特的水成像技术。进行磁共振胆胰管成像可显示整个胆道系统的影像，在诊断先天性胆管囊性扩张症及梗阻性黄疸等方面具有特别重要的价值，临床应用价值大。MRI 检查前应嘱病人取下义齿及首饰等一切金属物品，手机、磁卡亦不能带入检查室。此外，应告诉病人检查过程中有噪声，使病人做好心理准备。

十、急性胰腺炎

急性胰腺炎是常见的急腹症之一。一般认为该病是由胰腺分泌的胰酶在胰腺内激活，对胰腺组织自身"消化"而引起的急性化学性炎症。按病理分类，可分为单纯性（水肿性）和出血坏死性（重症）胰腺炎。前者多见，预后好；后者病情发展快，并发症多，死亡率高。

【诊断】

1. 病史 急性胰腺炎的病因比较复杂，目前认为与下列因素密切相关。

（1）胆道疾病：是国内胰腺炎最常见的病因，占急性胰腺炎发病原因的 50% 以上。由于主胰管与胆总管下端共同开口于十二指肠乳头，当胆总管下端发生结石嵌顿、胆道蛔虫、Oddi 括约肌水肿和痉挛、壶腹部狭窄时，可使胆汁逆流入胰管，引起胰腺组织不同程度的损害。由胆道疾病所引起的急性胰腺炎称为胆源性胰腺炎。

（2）大量饮酒和暴饮暴食：常促使胰液过度分泌，还可间接刺激胰液分泌，引起十二指肠乳头水肿和 Oddi 括约肌痉挛，阻碍胰液、胆汁反流，若同时伴有胰管部分梗阻，则更容易导致胰腺炎的发生。此外，酒精还能直接损害胰腺腺泡细胞。

（3）十二指肠液反流：当十二指肠内压力增高，十二指肠液可向胰管内逆流，其中的肠激酶等物质可激活胰液中的各种酶，从而导致急性胰腺炎。

（4）手术与创伤：上腹部损伤或手术可直接或间接损伤胰腺组织；特别是经 Vater 壶腹的操作，如内镜逆行胰胆管造影和内镜经 Vater 壶腹胆管取石术等，亦可能导致胰腺损伤，并发急性胰腺炎。

（5）其他：特异性感染性疾病，如腮腺炎病毒、肝炎病毒、伤寒杆菌等感染，可能累及胰腺。其他还有药物因素、高脂血症、与妊娠有关的代谢、内分泌和遗传因素等。有少数病人最终因找不到明确的发病原因，被称为特发性急性胰腺炎。

2. 临床表现

（1）症状：

①腹痛：是主要症状，常于饱餐后和饮酒后突然发作，腹痛剧烈，呈持续性，刀割样，位于上腹正中或偏左，放射至腰背部。有时疼痛呈束带状。疼痛系胰腺包膜肿胀、胰胆管梗阻和痉挛、腹腔内化学性物质刺激所致。胆源性胰腺炎常在饱餐后发病；饮酒诱发的胰腺炎常在酒后 12～48h 发病。

②腹胀、恶心、呕吐：与腹痛同时存在。早期呕吐剧烈而频繁，呕吐物为十二指肠内容物，呕吐后腹痛不缓解。随病情发展，因肠管浸泡在含有大量胰液、坏死组织和毒素的血性腹水中而发生麻痹，甚或梗阻，腹胀更为明显，并可出现持续性呕吐。

（2）体征：

①腹膜炎：急性水肿性胰腺炎，压痛多只限于中、上腹部，常无明显肌紧张。急性出血坏死性胰腺炎，压痛明显，并有肌紧

张和反跳痛，移动性浊音阳性，肠鸣音减弱或消失。

②其他：

a. 皮下出血：在腰部、季肋部和腹部皮肤出现大片青紫色淤斑，称 Grey－Turner 征；脐周围皮肤出现的蓝色改变，称 Cullen征。见于少数严重出血坏死性胰腺炎，主要系外溢的胰液沿组织间隙到达皮下，溶解皮下脂肪使毛细血管破裂出血所致。

b. 水、电解质紊乱：病人可有不同程度的脱水、代谢性酸中毒、代谢性碱中毒及低血钙，多由于呕吐和胰周渗出所致。

c. 发热：水肿型胰腺炎可有中度发热，出血坏死型发热较高，且持续不退，合并胆道感染时常伴寒战。

d. 休克：出血性坏死性胰腺炎病人可出现休克，表现为脉搏细速、血压下降等。早期以低血容量性休克为主，晚期合并感染性休克。

e. 黄疸：胆道结石或胰头肿大压迫胆总管可引起黄疸。

3. 实验室检查及其他检查

（1）实验室检查：

①胰酶测定：血清、尿淀粉酶测定最为常用。血清淀粉酶在发病 3～12h 开始升高，24～48h 达高峰，2～5 天后逐渐降至正常；尿淀粉酶在发病24h 才开始上升，48h 达高峰，下降较缓慢，1～2 周恢复正常。血清淀粉酶升高大于 5 000U/L（正常值400～1 800 U/L，Somogyi 法）或尿淀粉酶超过 3 000 U/L（正常值800～3 000 U/L，Somogyi 法），具有诊断意义。应注意淀粉酶升高的幅度和病变严重程度不一定成正比。因为严重的出血坏死性胰腺炎，胰腺腺泡广泛破坏，胰酶生成减少，血淀粉酶测定值反而不高。诊断性腹腔穿刺抽取血性渗出液，所含淀粉酶值高也有利于诊断。

②血生化检查：血钙下降，与脂肪组织坏死后释放的脂肪酸与钙离子结合形成皂化斑有关；血糖升高，与高血糖素代偿性分泌增多或胰岛细胞破坏、胰岛素分泌不足有关；血气分析指标异

常等。

（2）影像学检查：

①腹部 B 超：首选，可发现胰腺肿胀；还可显示是否合并胆道结石和腹水。

②胸、腹部 X 线平片：可见横结肠、胃及十二指肠充气扩张，左侧膈肌升高，左侧胸腔积液等。

③腹部 CT：对急性胰腺炎有重要诊断价值。可见胰腺弥漫性肿大，密度不均匀，边界模糊，胰周脂肪间隙消失。若在此基础上出现质地不均、液化和蜂窝状低密度区，则提示胰腺出血坏死。

（3）腹腔穿刺检查：穿刺液外观呈血性混浊，可见脂肪小滴，并发感染时呈脓性。穿刺液做淀粉酶测定，若明显高于血清淀粉酶水平，表示胰腺炎严重。

评估时着重了解血、尿淀粉酶值有无异常，有无水、电解质失衡及凝血功能障碍。

【治疗】

急性胰腺炎尚无继发感染者，均首先采用非手术治疗。急性出血性坏死性胰腺炎继发感染者需手术治疗。

1. 非手术治疗 目的是减少胰腺分泌，防止感染及多系统器官衰竭的发生。

（1）禁食与胃肠减压：持续胃肠减压可减少胰酶和胰液的分泌，使胰腺得到休息，还可减轻恶心、呕吐和腹胀。

（2）补液、防治休克：静脉输液，纠正酸中毒，改善微循环，预防和治疗休克。

（3）抑制胰腺分泌及抗胰酶疗法：可应用抑制胰腺分泌或胰酶活性的药物。抑肽酶有抑制胰蛋白酶合成的作用。生长抑素如奥曲肽能有效抑制胰腺的外分泌功能，但价格昂贵，可用于病情比较严重的病人。H_2 受体阻滞剂，如西咪替丁，可间接抑制胰腺分泌。

（4）镇静和解痉：对腹痛较重的病人给予止痛药，如哌替啶等，勿用吗啡，以免引起 Oddi 括约肌痉挛。可同时给予解痉药，如山莨菪碱、阿托品等，以解除 Oddi 括约肌痉挛。

（5）营养支持：视病情和胃肠道功能给予肠内、外营养支持。当血清淀粉酶恢复正常，症状、体征消失后，可恢复饮食。

（6）抗菌药的应用：急性胰腺炎易合并感染，故一经诊断即应立即使用广谱抗菌药预防和控制感染。

（7）中药治疗：呕吐基本控制后，经胃管注入中药，常用复方清胰汤加减。

（8）腹腔灌洗和血液过滤：可清除腹腔渗出液和血液中有害因子，减轻其所造成的局部和全身损害。

2. 手术治疗　主要适用于胰腺坏死继发感染，虽经非手术治疗而临床症状继续恶化及胆源性胰腺炎者。手术方法有清除胰腺和胰周坏死组织或规则性胰腺切除，腹腔灌洗引流。若为胆源性胰腺炎，则应同时解除胆道梗阻，畅通引流。术后胃造瘘可引流胃酸，减少胰腺分泌，空肠造瘘可留待肠道功能恢复时提供肠内营养。

3. 防治休克，维持水、电解质平衡　密切观察病人生命体征、意识状态、皮肤黏膜温度和色泽；准确记录 24h 出入水量和水、电解质失衡状况；必要时留置导尿，记录每小时尿量。留置中心静脉导管，监测中心静脉压的变化。早期应迅速建立两条静脉输液通路，补充水、电解质，并及时补充胶体液。根据脱水程度、年龄和心功能状况，调节输液速度。补液过程中，若病人突然烦躁不安、面色苍白、四肢湿冷、脉搏细弱、血压下降、少尿或无尿时，提示已发生休克，应立即通知医师，同时备好抢救物品，给予休克体位，注意保暖，加盖被子、毛毯等。

4. 有效支持治疗　观察病人营养状况，如皮肤弹性、上臂肌皮皱程度、体重等。禁食期间，根据医嘱给予营养支持。若病情稳定、淀粉酶恢复正常、肠麻痹消除，可通过空肠造瘘管给予肠内营养，多选要素膳或短肽类制剂。不足部分由胃肠外营养补充。肠内、外营养液输注期间需加强护理，避免导管性、代谢性或胃肠道并发症。若无不良反应，可逐步过渡到全肠内营养和经口进食。开始进食少量米汤或藕粉，再逐渐增加营养，但应限制高脂肪膳食。

5. 维持有效引流　急性胰腺炎病人术后多留置多根引流管，包括胃管、腹腔双套管、T形管、空肠造瘘管、胰引流管、导尿管等。应分清每根导管的名称和部位，贴上标签后与相应引流装置正确连接固定。防止引流管扭曲、堵塞和受压。定期更换引流瓶、袋，注意无菌操作，分别观察记录各引流液的颜色、性质和引流量。注意并发症的观察处理。

6. 腹腔双套管灌洗引流　①冲洗液常用生理盐水加抗菌药，现配现用，维持 20～30 滴/分。②保持管道通畅，妥善固定。维持一定的负压，但吸引力不宜过大，以免损伤内脏组织和血管。若有脱落坏死组织、稠厚脓液或血块堵塞管腔，可用 20ml 生理盐水缓慢冲洗，无法疏通时需协助医生在无菌条件下更换内套管。③观察和记录引流液的量、色和性质，若为浑浊、脓性或粪汁样液体，同时伴有发热和腹膜刺激征，应警惕消化道瘘而引起腹腔感染，并及时通知医生。④保护引流管周围皮肤，可用凡士林纱布覆盖或氧化锌软膏涂抹，防止皮肤侵蚀并发感染。⑤动态监测引流液淀粉酶值，了解病情变化。⑥拔管：体温正常并维持 10 天左右，白细胞计数正常，引流液少于 5ml/d，淀粉酶正常后可考虑拔管。

7. 控制感染　遵医嘱给予抗生素；协助并鼓励病人定时翻身，深呼吸、有效咳嗽及排痰；加强口腔和尿道口护理。

【小贴士】

1. 出院后 4～6 周，避免举重物和过度疲劳。避免情绪波动，保持良好的精神状态。

2. 大多数急性胰腺炎由胆道疾病引起，应积极治疗胆道结石和胆道疾病。

3. 戒酒，避免暴饮暴食，养成良好的饮食习惯。

十一、胰腺癌和壶腹部癌

胰腺癌是恶性度很高的消化系统肿瘤。90% 的病人在诊断后 1 年内死亡。胰腺癌中以胰头癌多见，约占 2/3，常浸润累及胰周围器官或组织，早期即可发生淋巴转移。壶腹部癌包括胆总管末端、壶腹部和十二指肠乳头附近的肿瘤，胰头癌与壶腹部癌临床表现相似，统称为壶腹周围癌。

胰腺癌的组织类型以导管细胞癌多见，其次为黏液性囊腺癌和腺泡细胞癌等。胰头癌可经淋巴转移至腹主动脉旁淋巴结；晚期可转移至锁骨上淋巴结。胰头癌亦可直接浸润邻近脏器。部分经血行转移至肝、肺、骨、脑等处。此外，还可经腹腔种植转移。

壶腹部癌的组织类型以腺癌最多见，其次为乳头状癌、黏液癌等。淋巴转移比胰头癌出现晚；远处转移多至肝。

【诊断】

1. 病史 目前认为吸烟是胰腺癌发病的主要危险因素。其他如高脂肪饮食、糖尿病、染色体异常、慢性胰腺疾病可能与其发生也有一定联系。

2. 临床表现 胰腺癌起病隐匿，出现临床症状往往已属晚期。早期无特异症状，仅为上腹部不适、饱胀和消化不良等症状，极易与胃肠、肝胆等疾病相混淆。壶腹部癌症状出现相对较早。

（1）上腹部痛：是最早出现的症状。疼痛可向肩背部或后腰部放射。晚期呈持续性疼痛，日夜不止，影响睡眠和饮食，常取膝肘位以求缓解。

（2）消化道症状：早期上腹部饱胀不适、食欲不振、消化不良，可出现腹泻。后期出现恶心、呕吐、呕血或黑便，系肿瘤压迫或浸润十二指肠所致。

（3）黄疸：是胰腺癌最主要、最突出的症状和体征，尤其是胰头癌，其接近胆总管，浸润或压迫易造成阻塞性黄疸。一般呈进行性加重，并有出血倾向和肝功能损害。壶腹部癌早期即可出现黄疸，由于肿瘤溃烂、坏死、脱落，胆道阻塞部分解除而黄疸减轻；肿瘤在短期内又迅速生长，完全阻塞胆管而致黄疸再出现或加深。黄疸深浅呈波浪式变化是壶腹部癌的特点。

（4）其他：可有消瘦乏力、发热、陶土色粪便、腹部肿块等。少数病人诱发糖尿病，可能与胰管阻塞或胰岛破坏有关。

3. 实验室检查及其他检查

（1）实验室检查：①血清生化学检查。②免疫学检查，包括癌胚抗原（CEA）、胰胚抗原（POA）、胰腺癌特异抗原（PaA）、胰腺癌相关抗原（PCAA）及糖类抗原19-9（CA19-9）。

（2）影像学检查：为胰腺癌定位和定性诊断的主要手段。

①B超：为首选方法，可检查出直径在2cm以上的癌肿。内镜超声检查（EUS）能发现直径在1cm以下的癌肿。

②CT、MRI：是检查胰腺疾病可靠的方法，优于普通B超，可显示直径1cm以上的肿瘤。

③PTC：能够显示胆管梗阻部位及程度，梗阻上方肝内、外胆管扩张情况；同时行PTCD以达到胆道减压、引流、减轻黄疸，改善病人一般情况的作用。

④ERCP：可了解十二指肠乳头部位及胰管和胆管阻塞受压情况。

（3）腹腔镜检查：镜下直接观察胰腺形态，病变部位、大小、侵犯情况，同时可行活检。

评估时应了解各项辅助检查的结果，判断病人各器官功能和对手术的耐受力。

【治疗】

1. 手术治疗　为首选，也是最有效的方法。胰头癌与壶腹部癌的根治性手术均为胰头十二指肠联合切除术。对不能进行根治术的胰腺癌或壶腹部癌，可行姑息性手术，包括胆肠吻合术内引流及经内镜放置支架以减轻、解除黄疸，改善病人全身状况，延长生命。全身情况差，不能耐受手术者，为缓解黄疸程度，可经皮肝穿刺置管引流（PTCD）。

2. 非手术治疗　为辅助治疗，包括放疗、化疗、免疫疗法、中医中药治疗等。

【小贴士】

1. 40 岁以上，近期出现持续性上腹痛、闷胀、食欲减退、消瘦者，应及时去医院就诊。

2. 病人出院后如出现消化功能不良、腹泻等，多是由于胰腺切除后剩余胰腺功能不足所致，可适当应用胰酶类药物减轻症状。

3. 饮食宜少食多餐，鼓励病人吃高蛋白、高糖、低脂及富含脂溶性维生素的饮食。同时，戒烟酒。

4. 嘱病人按期检测血糖、尿糖，出现异常时及时进行药物治疗。

5. 按计划放疗或化疗。

十二、腹外疝

腹外疝是由腹腔内的某一器官或组织连同腹膜壁层，经腹壁薄弱点或孔隙向体表突出所形成的包块，是常见的外科疾病之一，一般常以它突出的部位或成因来命名，如腹股沟疝、股疝、脐疝、切口疝等。腹股沟疝包括腹股沟斜疝和腹股沟直疝两种，其中以腹股沟斜疝最多见，占全部腹外疝的 75% ~ 90%，占腹股沟疝的 90% ~ 95%。

典型的腹外疝由疝囊、疝环、疝内容物和疝外被盖等组成。疝囊是壁腹膜经疝环向外突出的囊状结构，由疝囊底、疝囊颈和疝囊体组成。疝环又称疝门，是疝突向体表的门户，亦是腹壁薄弱区或缺损所在。疝内容物是进入疝囊的腹内器官或组织，以小肠为最多见，大网膜次之，较少见的，如盲肠、阑尾、乙状结肠、膀胱等也可作为疝内容物进入疝囊。疝外被盖指疝囊以外的各层组织。

根据疝的可复程度和血供情况，将腹外疝分为以下几种类型：（1）易复性疝。（2）难复性疝。（3）嵌顿性疝。（4）绞窄性疝。

【诊断】

1. 病史　腹外疝的发病原因主要是腹壁强度降低和腹内压力增高。

（1）腹壁强度降低最常见的因素有：①先天性因素：某些组织穿过腹壁的部位，如精索或子宫圆韧带穿过腹股沟管、股动静脉穿过股管、脐血管穿过脐环等处；腹白线发育不全也可成为腹壁的薄弱点。②后天性因素：手术切口愈合不良、外伤、感染和年老或肥胖所致肌萎缩等。

（2）腹内压力增高的常见原因有便秘、排尿困难（如良性前列腺增生、膀胱结石）、腹水、妊娠、举重、婴儿经常啼哭等。正常人虽时有腹内压增高情况，但若腹壁强度正常，则不致发生腹外疝。

2. 临床表现

（1）腹股沟斜疝：大多数病人几乎没有自觉症状，仅在站立时腹股沟区有突出的肿块，平卧后即可缓解。

①易复性斜疝：除腹股沟区有肿块和偶有坠胀感外，并无其他不适症状。肿块常在站立、行走或劳作时突出，可降至阴囊或大阴唇，多呈带蒂柄的梨形。若病人平卧休息或用手将肿块推向腹腔，肿块可回纳入腹腔而消失。疝内容物如为肠袢，则肿块触之柔软、光滑，叩之呈鼓音；若为大网膜，则肿块触之坚韧，且呈浊音。

②难复性斜疝：其主要特点是疝块不能完全回纳，并伴有较重的胀痛。

③嵌顿性斜疝：发生在重体力劳动等腹内压骤升时，表现为肿块增大，并伴有明显疼痛。平卧或用手推送不能使疝块回纳，

肿块触之紧张发硬，有明显疼痛。嵌顿内容物如为肠祥，有腹部绞痛、恶心、呕吐、停止排便排气、腹胀等机械性肠梗阻的表现。嵌顿性斜疝若不及时处理，将发展为绞窄性斜疝。

④绞窄性斜疝：临床症状多较严重，但在肠祥坏死穿孔时，疼痛可因疝块压力骤降而暂时有所缓解。故疼痛缓解而肿块仍存在者，不可认为是病情好转。绞窄时间较长者，由于疝内容物继发感染，侵及周围组织，从而引起疝外被盖组织的急性炎症；严重者可发生脓毒症。

（2）腹股沟直疝：主要表现为病人直立时，在腹股沟内侧端、耻骨结节外上方出现一半球形肿块，并不伴疼痛或其他症状。由于直疝囊颈宽大，疝内容物又直接由后向前顶出，故平卧后疝块多能自行消失，极少发生嵌顿。

（3）脐疝：病人多无不适，主要表现为脐部可复性肿块，多在婴儿啼哭或成人站立、咳嗽时疝块脱出，安静平卧时消失。婴儿型脐疝极少发生嵌顿和绞窄。成人型脐疝由于疝环狭小，发生嵌顿或绞窄者较多。

（4）股疝：平时无症状，多偶然发现。疝块往往不大，表现为腹股沟下方大腿前内卵圆窝处有一半球形的突起。易复性股疝的症状较轻，常不为病人所注意，尤其是肥胖者更易疏忽。股疝若发生嵌顿，除引起局部明显疼痛外，常伴有较明显的急性机械性肠梗阻症状。

（5）切口疝：主要症状是腹壁切口处出现肿块，通常在站立或用力时更为明显，平卧休息时缩小或消失。多数病人无特殊不适。检查时，在腹壁切口瘢痕处可见肿块，有时疝内容物可达皮下。切口疝的疝环一般比较宽大，故很少发生嵌顿。

应详细评估突出疝块的部位、大小、质地、有无压痛、能否回纳，对于能回纳的疝块，了解疝块突出与体位、用力动作等的关系；了解有无腹部绞痛、恶心、呕吐等肠梗阻症状，有无压痛、反跳痛、腹肌紧张等腹膜刺激征及腹腔内感染的征象。

表5-2 常见腹外疝的临床特点

鉴别点	斜疝	直疝	股疝	脐疝	切口疝
发病年龄	多见于儿童及青壮年	多见于老年	中年妇女	婴儿期	任何年龄（有腹部手术史）
突出途径	经腹股沟管突出，可进阴囊	由直疝三角突出，不进阴囊	股管	脐环	切口瘢痕处
疝块外形	椭圆或梨形，上部呈蒂柄状	半球形，基底较宽	乒乓球大小的半球形	球形或锥形	形态不一
回纳疝块后压住深环	疝块不再突出	疝块仍可突出	—	—	—
嵌顿机会	较多	极少	最多	较少	少见

3. 实验室检查及其他检查

（1）**实验室检查**：疝内容物如继发感染，血常规检查可见白细胞计数及中性粒细胞比例升高；粪便检查可见隐血试验阳性。

（2）**影像学检查**：嵌顿性疝或绞窄性疝时，X线检查可见肠梗阻征象。

（3）**阴囊透光试验**：腹股沟斜疝阴囊透光试验阴性。

【治疗】

1. **腹股沟疝** 一般均应尽早施行手术治疗。

（1）**非手术治疗**：1岁以下婴幼儿腹股沟疝有自行消失的可能，可暂不手术，可采用棉线束带或绷带压住腹股沟管深环，防止疝块突出。年老体弱或伴有其他严重疾病而禁忌手术者，白天可在回纳疝内容物后，将医用疝带一端的软压垫对着疝环顶住，阻止疝块突出。

（2）**手术治疗**：手术治疗是治疗腹股沟疝的最有效方法。基本原则是关闭疝门，加强或修补腹股沟管管壁。

手术主要可归为两大类，即单纯疝囊高位结扎术和疝修补术。①单纯疝囊高位结扎术：为单纯疝囊切除，包括疝囊颈高位结扎，切去疝囊。因婴幼儿的腹肌在发育中可使腹壁逐渐加强，故单纯疝囊高位结扎常能获得满意的疗效，无须施行修补术。②疝修补术：加强或修补薄弱的腹股沟管管壁，是最常见的治疗方法。成年腹股沟疝病人都存在程度不同的腹股沟管前壁或后壁的薄弱或缺损，只有在疝囊高位结扎后再行修补术，治疗才彻底。常用的手术方法有传统的疝修补术、新兴的无张力疝修补术及经腹腔镜疝修补术。

（3）嵌顿性疝和绞窄性疝的处理：嵌顿性疝在下列情况下可先试行手法复位，如手法复位失败，则需紧急手术治疗。

2. 脐疝

（1）非手术治疗：脐疝在小儿 2 岁之前多能自行闭锁，因此，除了嵌顿或穿破等紧急情况外，可采取非手术治疗。可在回纳疝块后，用一大于脐环、外包纱布硬币或小木片抵住脐环，然后用胶布或绷带加以固定。6个月以内的婴儿采用此法，疗效较好。

（2）手术治疗：小儿 2 岁后，若脐环直径还大于 1.5cm，则行手术治疗。成人型脐疝由于发生嵌顿或绞窄者较多，故应采取手术疗法。

3. 股疝　易嵌顿、绞窄，因此，股疝确诊后，应及时手术治疗。对于嵌顿性或绞窄性股疝，则应紧急手术。

4. 切口疝　以手术治疗为主。

【小贴士】

1. 术前准备　术前一日根据手术医嘱剃净毛发，动作轻柔，防止损伤皮肤，手术日晨需再检查有无毛囊炎等炎症表现，必要时应暂停手术。便秘者，术前晚灌肠，清除肠内积粪，防止术后腹胀及排便困难。对年老、腹壁肌薄弱者或切口疝、复发疝的病人，术前应加强腹壁肌锻炼，并练习卧床排便、使用便器等。

2. 术后处理　病人回病室后取平卧位，膝下垫一软枕，髋关节微屈，以减轻腹壁张力，利于切口愈合和减轻切口疼痛。次日取半卧位，术后 1~2 日鼓励床上活动，术后 3~5 日可考虑离床活动。采用无张力疝修补术的病人可以早期离床活动。年老体弱、复发性疝、绞窄性疝、巨大疝等病人 10 日以后方可下床活动。腹内压升高（如咳嗽、便秘、用力排尿等）不利于切口愈合，故术后注意保暖，防止受凉引起病人咳嗽。如有咳嗽，应指导病人在咳嗽时用手掌扶持、保护切口，以免咳嗽时撕脱手术缝线。保持排便通畅，避免用力排便，便秘者给予开塞露等通便药物。因麻醉或手术刺激引起尿潴留者，可诱导排尿或肌内注射卡巴胆碱（氨甲酰胆碱）或针灸，促进膀胱平滑肌的收缩，如仍排尿不畅，予以导尿。

3. 病人出院后适当活动，应循序渐进，逐渐增加活动量，3 个月内应避免重体力劳动或提举重物等。

十三、周围血管疾病

周围血管疾病主要的病变特点是血管扩张、破裂、狭窄、闭塞及静脉瓣膜关闭不全等，其主要的临床表现是疼痛、浮肿、感觉异常、皮肤温度改变、色泽改变、形态改变、肿块和营养性改变。其临床表现各有不同，一些关键主诉和体征常可提示诊断和判断病情。

（一）下肢浅静脉曲张

下肢静脉曲张是指下肢浅静脉因血液回流障碍而引起的扩张、伸长、迂曲，晚期常并发小腿慢性溃疡，是外科的一种常见病。本病占周围血管疾病的 90% 以上，多见于长期从事站立的职业和体力强度较高的劳动者。

【诊断】

1. 病史　下肢静脉曲张按其发病原因可分为原发性和继发性两种。引起原发性下肢静脉曲张的主要原因是静脉壁薄弱、瓣膜功能不全和静脉内压力增高。静脉壁薄弱和静脉瓣膜功能不全与遗传因素有关。长期站立或从事重体力劳动、习惯性便秘、慢性咳嗽等可使腹内压增高而引起下肢静脉血回流受阻。继发性下肢静脉曲张主要继发于深静脉病变，如下肢深静脉因炎症、血栓而引起的阻塞，先天性深静脉瓣膜缺如综合征；也可继发于深静脉以外的病变，如妊娠子宫或盆腔肿瘤等压迫髂静脉均可引起下肢静脉曲张。

2. 临床表现　原发性下肢静脉曲张以大隐静脉曲张为多见，单独的小隐静脉曲张较为少见。主要表现为下肢浅静脉扩张、伸长和迂曲。早期仅在久站或长时间行走后感小腿沉重、酸胀不适，后期深静脉和交通静脉瓣膜破坏后，可出现踝部轻度肿胀和足靴区皮肤营养不良的变化，如皮肤干燥、皮肤萎缩、脱屑、瘙痒、色素沉着、皮肤和皮下组织硬结、湿疹，轻微损伤可造成经久不愈的慢性溃疡。也可继发血栓性静脉炎，如曲张静脉破裂可引起大出血。

3. 实验室检查及其他检查

（1）深静脉通畅试验（perthes 试验）：与能否手术有关，深静脉不通畅，禁忌结扎代偿曲张的浅静脉。

（2）大隐静脉及交通支瓣膜功能试验（trendelenburg 试验）：与手术方式有关。

（3）下肢静脉造影术：能够观察到深静脉是否通畅、静脉的形态改变、瓣膜的位置和形态。

（4）超声多普勒检查：能确定静脉反流的部位、程度，观察瓣膜关闭活动及有无逆向血流。

【治疗】

1. 非手术治疗　适用于病变局限，症状较轻；妊娠期静脉曲张；年老体弱或重要器官功能障碍，不能耐受手术者。主要是活动时缚扎弹力绷带或穿弹力袜，使曲张静脉处于萎瘪状态。同时注意休息，避免久站久坐，间歇抬高患肢。患肢肿胀时，应卧床休息并抬高患肢 20°～30°。保持大、小便通畅，防止腹内压增高。小腿慢性溃疡和湿疹，可用等渗盐水或 1:5000 呋喃西林液湿敷创面，同时全身应用抗生素。若出血，立即加压包扎，必要时手术止血。对于血栓性静脉炎，应进行局部热敷、理疗、抗凝治疗并应用抗生素，禁止局部按摩。

2. 硬化剂注射　将硬化剂注入曲张的浅静脉区造成化学性静脉内皮损伤和炎症反应，导致静脉内血栓形成和纤维性闭塞。适用于病变小而局限者，也可作为手术的辅助疗法，以处理残留的曲张静脉。常用的硬化剂是 5% 鱼肝油酸钠。

3. 手术治疗　是治疗下肢静脉曲张的根本方法。常用的手术方式为：①高位结扎大隐静脉或小隐静脉；②剥脱曲张的大隐静脉或小隐静脉；③结扎功能不全的交通静脉。对合并小腿慢性溃疡者，应在控制局部感染后及时手术。

卧床期间，抬高患肢 30°，指导病人做足背伸屈运动，促进静脉回流。鼓励病人早期下床活动。术后应用弹力绷带加压包扎，松紧度以不妨碍关节活动、能扪及足背动脉和保持足部正常皮肤温度为宜，一般需维持两周。保持伤口敷料清洁、干燥，注意观察伤口有无渗血及红、肿、压痛、感染征象。有小腿溃疡者，应继续换药，遵医嘱使用抗生素。

【小贴士】

1. 避免长时间站立；坐时，双膝尽量不要交叉；休息时，将患肢抬高。

2. 保持大小便通畅，积极治疗慢性咳嗽、习惯性便秘等，避免腹内压增高。

3. 手术后应继续用弹力绷带或穿弹力袜 1～3 个月。

（二）血栓闭塞性脉管炎

血栓闭塞性脉管炎简称脉管炎，又称 Buerger 病，是一种累及周围血管的慢性、节段性、炎症性、进行性和闭塞性疾病，主要发生在下肢血管。在我国北方发病率较高，多见于长期吸烟的男性青壮年。

【诊断】

1. 病史 确切病因尚不清楚，一般认为与以下因素有关：①吸烟。大多数病人有长期吸烟史，烟碱能使血管收缩，戒烟可使病情缓解，再度吸烟常使病情复发。②寒冷与潮湿，使血管收缩。③慢性感染和损伤，机体抵抗力下降及血管内膜损伤。④神经及内分泌功能紊乱和免疫功能异常，造成血管调节功能失调。⑤性激素、前列腺素失调，引起血管舒缩失常。

2. 临床表现 起病隐匿，进展缓慢，呈周期性发作，多次发作后症状逐渐明显和加重。临床表现取决于动脉阻塞的程度、范围和侧支循环失代偿情况，主要表现为不同程度的缺血引起的疼痛、感觉异常和皮肤色泽改变，游走性浅静脉炎，营养缺乏性改变和溃疡。根据病程和缺血程度分为三期：

（1）局部缺血期：此期主要为动脉痉挛和狭窄所致，以功能性变化为主。表现为患肢供血不足，出现肢端发凉、怕冷、足趾有麻木感。行走一段距离后，患肢疼痛，肌肉抽搐，病人常因疼痛而被迫停止行走，休息几分钟后疼痛可缓解，但恢复行走后又可发生疼痛，这种现象称为间歇性跛行，是此期的典型表现。此期患肢足背、胫后动脉搏动明显减弱。

（2）营养障碍期：此期除血管痉挛继续加重外，还有明显的血管壁增厚及血栓形成，此时即使在休息时也不能满足局部组织的血液供应，肢端持续性疼痛，夜间尤甚。为减轻疼痛，病人常喜屈膝抱足而坐或将患肢垂于床旁，以增加血供缓解疼痛，这种现象称为静息痛。此期患肢足及小腿皮肤苍白、干冷，肌萎缩，趾甲生长缓慢、增厚变形，患肢足背、胫后动脉搏动消失。

（3）坏死期：此期患肢动脉完全闭塞，侧支循环不能提供肢体存活所需的血供，肢体自远端逐渐向上发生干性坏疽，坏死组织可自行脱落形成经久不愈的溃疡。当继发感染时，成为湿性坏疽，病人可有高热、烦躁等脓毒症症状，病程长者伴有消瘦、贫血。

3. 实验室检查及其他检查 根据临床表现，常可做出正确诊断，但要明确闭塞部位、性质、程度尚需进一步检查。

（1）一般检查：①测定皮肤温度；②测定跛行距离和跛行时间；③肢体抬高试验（Buerger 试验）；④解张试验。

（2）特殊检查：①肢体血流图；②多普勒超声检查；③动脉造影。

【治疗】

着重防止病变进展，改善和增进下肢血液循环，促进侧支循环建立及防治局部感染，尽可能保全肢体，减少伤残程度。

1. 药物治疗

（1）中医中药：主要有活血化瘀、消炎止痛类药物。

（2）血管扩张剂和抑制血小板聚集的药物：前列腺素 E1、妥拉唑啉、低分子右旋糖酐。

（3）抗生素：溃疡并发感染者，应用广谱抗生素，或根据细菌培养及药物敏感试验，选用有效抗生素。

2. 高压氧疗法 能提高血氧的浓度，对减轻患肢疼痛和促进溃疡的愈合有一定作用。

3. 手术治疗 目的是增加肢体血液供应和重建动脉血流通路，改善缺血引起的后果。手术方法有多种，可根据病情选用，包括腰交感神经节切除术、动脉重建术、游离血管蒂大网膜移植术及分期动、静脉转流术和截肢（趾）术等。

4. 其他处理

（1）绝对戒烟：消除烟碱对血管的收缩作用。

（2）注意肢体保暖：保暖可促使血管扩张，但不能用热水袋、热垫或热水给患肢直接加温，因热疗使组织耗氧量增加，加重肢体病变程度。

（3）保持足部清洁、干燥：每天用温水洗脚，有足癣者要及时治疗。

（4）坏疽部位的处理：应保持干燥，每天用70%乙醇消毒包扎，同时应用抗生素防治感染。已发生感染的创面，可遵医嘱选用有效抗生素湿敷。

（5）体位：病人睡觉或休息时取头高脚低位，避免长时间维持同一姿势不变。坐位时，应避免将一腿搁在另一腿膝盖上，以免腘动、静脉受压。

5. 缓解疼痛　早期病人可遵医嘱应用血管扩张药物及中医中药等治疗。应用低分子右旋糖酐，可减少血液黏稠度和改善微循环。中、晚期病人应遵医嘱应用麻醉性镇痛药物，必要时可用连续硬膜外阻滞止痛。

【小贴士】

1. 绝对戒烟，以消除烟碱对血管的毒性作用。

2. 避免长时间维持同一姿势（久坐或久站）。

3. 指导病人进行 buerger 运动，以促进侧支循环的建立。方法：病人平卧，抬高患肢45°，维持 2～3min，然后双足下垂床边 2～3 min，同时进行足的屈伸、内外旋转运动。其次，将足趾向上翘并尽量伸开，再往下收拢，恢复平卧姿势，双腿平放，并盖被保暖，卧床休息 5 min，完成运动。如此反复运动 5～6 次，每日 3～4 次。

第六节　直肠肛管疾病

除直肠癌外，直肠肛管其他疾病主要有痔、肛裂、直肠肛管周围脓肿、肛瘘、直肠息肉等。

直肠和肛管的交界处有一锯齿状环行线，称齿状线。齿状线以上的血液供应来自直肠上、下动脉和骶中动脉，经直肠上静脉、肠系膜下静脉回流至门静脉；齿状线以下为肛管动脉供应，经直肠下静脉和肛管静脉回流至下腔静脉。齿状线以上的直肠黏膜由自主神经支配，无痛觉；齿状线以下的肛管皮肤则由体神经系统的阴部内神经支配，痛觉敏感。

肛管周围有内、外括约肌环绕，内括约肌受内脏神经支配；外括约肌可分为皮下部、浅部和深部，受脊神经支配，为随意肌。外括约肌浅部、深部和耻骨直肠肌、肛提肌及内括约肌共同组成肛管直肠环，具有收缩肛门的功能，损伤后可引起肛门失禁。

一、痔

痔是直肠下端黏膜下和肛管皮肤下的静脉丛扩张、迂曲所形成的静脉团，可分为内痔、外痔和混合痔。

【诊断】

1. 病史　痔的形成与多种因素有关，目前得到认可的学说主要有：

（1）肛垫下移学说：肛垫是位于肛管黏膜下的组织垫，由平滑肌纤维、弹性组织及静脉丛构成，位于肛管的左侧、右前、右后三个区域，向肛管内突出，可协助肛管闭合，调节排便。正常情况下，肛垫在排便时被推挤下移，排便后可自行回缩至原位；若存在便秘、排尿困难、妊娠、盆腔肿瘤等腹内压增高的因素，则肛垫中的纤维间隔逐渐松弛，逐渐向远侧移位，并伴有静脉丛充血、扩张、融合，从而形成痔。

（2）静脉曲张学说：直肠上静脉丛位于门静脉系的最低位，静脉腔内无静脉瓣，而且静脉周围组织松弛，对静脉丛支持不力，容易造成静脉淤血和管壁扩张。任何引起腹内压增高的因素，如便秘、排尿困难、妊娠、盆腔肿瘤及久坐久立等均可阻滞直肠静脉回流，导致血液淤滞、静脉扩张及痔的形成。此外，痔的形成还可能与食物中的纤维含量过低、嗜酒、营养不良、肛周感染等因素有关。

2. 临床表现　痔所在部位的不同，病情程度不同，身体状况改变亦轻重不同。

（1）内痔：内痔位于齿状线上方，由直肠上静脉丛扩张、迂曲而成，好发于截石位 3、7、11 点处，主要表现是排便时出血和痔核脱落。临床上按病情轻重可分为 3 期。

表 5-3　各期内痔表现特点

内痔分期	身体状况
Ⅰ期	便时出血或便后滴血，无痔核脱出和疼痛
Ⅱ期	便时出血，量大甚至喷射而出；便时痔核脱出，便后自行回纳
Ⅲ期	出血量可能减少，腹内压增高时痔核即可脱出，不能自行回纳；继发感染时可有疼痛，痔核嵌顿于肛门外则疼痛较剧

（2）外痔：外痔位于齿状线下方，由直肠下静脉丛扩张、迂曲而成，表面覆盖肛管皮肤，表现为肛管皮下的局限性隆起，一般无特殊不适。当发生血栓性外痔时，肛门部位出现剧烈疼痛，咳嗽、排便时更重。

（3）混合痔：混合痔则为同一部位的直肠上、下静脉丛扩张、迂曲、融合而形成的痔，兼有内痔和外痔的表现。

3. 肛门检查　内痔直肠指检多无明显发现，肛门镜则可见曲张的静脉团。外痔于体检时可见肛缘皮垂，血栓性外痔则可见局部有暗紫色肿块。

【治疗】　痔的治疗包括非手术治疗和手术治疗。

1. 非手术治疗

（1）注射疗法：适用于Ⅰ～Ⅱ期内痔，注射硬化剂（5%鱼肝油酸钠、5%二盐酸奎宁注射液等）于黏膜下痔血管周围，产生无菌性炎症反应，黏膜下组织、静脉丛纤维化，使痔萎缩而愈，治疗效果较好。

（2）红外线凝固疗法：适用于Ⅰ～Ⅱ期内痔，通过红外线照射，使痔块发生纤维增生，硬化萎缩。但因复发率高，目前临床已很少应用。

（3）胶圈套扎法：适用于Ⅰ、Ⅱ、Ⅲ期内痔，利用橡皮圈的弹性套扎痔核（亦可用粗丝线结扎），使其缺血、坏死、脱落，而达到治疗目的。

2. 手术治疗　①单纯性痔切除术：主要适用于Ⅱ、Ⅲ度内痔和混合痔。②痔环形切除术：适应于严重的环形痔。③痔剥离术：适用于血栓性外痔。

二、肛裂

肛裂是肛管皮肤全层裂开后所形成的小溃疡。好发于肛管的后正中线，可分急性肛裂和慢性肛裂。

由于肛管与直肠成角相延续，排便时粪便冲击肛管后壁，后正中线承受压力最大；而此处的肛尾韧带伸缩性较差，血供亦差，故容易受到损伤。急性肛裂裂口边缘整齐，底红，无瘢痕形成；慢性肛裂因损伤反复发生或由肛窦、肛腺炎症向下蔓延而成，裂口边缘增厚纤维化，底部肉芽组织苍白。溃疡裂隙下端皮肤因炎症、水肿及静脉、淋巴回流受阻，形成袋状的赘生物突出于肛门外，称为"前哨痔"。溃疡裂隙、肛乳头肥大和"前哨痔"，合称为肛裂"三联征"。

【诊断】

1. 病史　常因干硬粪便通过肛管时，引起肛管撕裂继发感染所致，病人常有长期便秘史。

2. 临床表现

（1）疼痛：为主要症状，表现规律性的便时痛和便后痛。排便时由于粪便冲击和扩张肛管产生剧烈的疼痛，如烧灼感或刀割样；便后由于肛门括约肌痉挛性收缩，再度出现一持续时间更长的剧痛；便后痛在 30min 至数小时后缓解，直至下次排便再次出现。

（2）便秘：病人由于惧怕疼痛而不敢排便，排便次数减少导致便秘，而便秘又使肛裂加重，形成恶性循环。

（3）血便：排便使溃疡裂隙加深而有出血，表现为粪块表面带血或手纸染血。

3. 直肠肛门检查　在肛管的后正中线可发现溃疡裂隙和前哨痔，有时呈典型的肛裂"三联征"。肛裂病人禁做直肠指检。

【治疗】

1. 非手术治疗　①保持大便通畅。②便后用温水或 1 : 5000 高锰酸钾溶液坐浴。③扩肛疗法：在局部麻醉下，先用食指缓慢、均衡地扩张肛门括约肌，逐渐伸入中指，持续扩张 5min，可解除括约肌痉挛，促进溃疡愈合。

2. 手术疗法　适用于非手术治疗无效、经久不愈的陈旧性肛裂。手术方式有：①肛裂切除术：术后创口不缝合，经坐浴、换药而愈合。②肛门内括约肌切断术：治愈率高，但有导致肛门失禁的可能。

三、直肠肛管周围脓肿

直肠肛管周围脓肿是指直肠肛管周围软组织间隙的急性化脓性感染及脓肿形成。

肛腺开口于肛窦，因肛窦开口向上，便秘、腹泻时易引发肛窦炎，感染可向上、下、外扩散至直肠肛管周围间隙。向上可形成骨盆直肠窝脓肿；向下导致肛周皮下脓肿，是最常见的脓肿；向外则形成坐骨肛门窝脓肿。直肠肛管周围脓肿破溃或切开后易形成肛瘘，脓肿形成于直肠肛管周围炎症的急性阶段，而肛瘘则是慢性期的表现。

【诊断】

1. 病史　绝大部分直肠肛管周围脓肿由肛窦炎、肛腺感染引起，也可继发于肛周的软组织感染、损伤、内痔、肛裂、药物注射等。

2. 临床表现　直肠肛管周围脓肿所在部位不同，病情程度有异，身体状况改变轻重不同。

（1）肛门周围皮下脓肿：最常见，全身感染症状不明显，以局部表现为主，肛周持续性剧痛和红、肿、热、触痛。

（2）坐骨肛门窝脓肿：较常见，脓肿位于肛提肌以上的坐骨、肛管之间的软组织间隙内，初期表现为局部疼痛，炎症较重时局部红肿热痛明显，炎症波及直肠和膀胱时病人出现直肠刺激症状和膀胱刺激症状。

（3）骨盆直肠窝脓肿：较少见，脓肿位于肛提肌以上的坐骨、直肠间隙内，由于脓肿位置深而高，引起的全身症状较重而局部体征不明显。常表现有直肠刺激症状和膀胱刺激症状，有明显排便痛和排尿困难。急性炎症期可有不同程度的全身表现，如发热、头痛、乏力、食欲不振等；重症（深部脓肿）可有寒战、高热，甚至出现感染性休克。

3. 直肠肛门检查

（1）肛门周围皮下脓肿：肛门视诊可见病变处明显红肿，检查有硬结和压痛，脓肿形成后可有波动感，穿刺可抽出脓液。

（2）坐骨肛门窝脓肿：脓肿形成后直肠指检于侧壁可触及且有波动感。

（3）骨盆直肠窝脓肿：直肠指检可触及痛性包块，穿刺可抽到脓液。

【治疗】

早期非手术治疗，如抗感染、理疗、软化大便等；脓肿形成后及时切开引流。治疗延误或手术后引流不畅，常易致肛瘘。

四、肛瘘

肛瘘是指直肠下部或肛管与肛周皮肤间形成的慢性感染性管道。典型的肛瘘由内口、瘘管、外口三部分组成，其内口多位于齿状线附近，外口位于肛周皮肤。按瘘管位置高低分类，则以肛门外括约肌深部为界，瘘管位于肛门外括约肌深部以下者为低位肛瘘，在肛门外括约肌深部以上并跨越了外括约肌深部则成为高位肛瘘。按瘘管、瘘口数量分类，则以一个内口、一个外口和一条瘘管为单纯性肛瘘，有多个瘘口和瘘管为复杂性肛瘘。

【诊断】

1. 病史　常为直肠肛管周围脓肿的后果，可由脓肿自行溃破或切开引流后形成。

2. 临床表现

（1）症状：主要症状是反复自外口溢出少量脓性、血性、黏液性分泌物。肛周皮肤被分泌物刺激可引起潮湿、瘙痒，严重时形成湿疹。当外口阻塞或假性愈合时，瘘管中脓液积存，可伴有明显疼痛或形成脓肿，自行溃破或切开引流后症状缓解。

（2）体征：视诊可见肛周皮肤有突起或凹陷的外口，挤压时有少许脓液排出；直肠指检有时可触及条索状瘘管。评估时注意了解病人局部不适的情况以及肛周有无分泌物、湿疹和瘘口。

3. 实验室检查及其他检查

（1）肛门镜检查：自外口注入亚甲蓝溶液，肛门镜下可见蓝色液溢入；观察填入肛管及直肠下段白色纱布条蓝染部位，从而可判断内口位置。

（2）X线：经外口注入碘剂后造影，可以明确瘘管走向。

【治疗】

切开或切除瘘管才能治愈。常用的术式有：①瘘管切开术或瘘管切除术，适用于低位肛瘘。②挂线疗法，适用于高位单纯性肛瘘的治疗或高位复杂性肛瘘的辅助治疗。将橡皮筋穿入瘘管内，然后收紧、结扎橡皮筋，使被结扎组织受压逐渐生长修复，可以防止发生肛门失禁。肛瘘挂线疗法每隔 3 ~ 5 日应再次将橡皮筋拉紧、结扎，以免失效，一般 10 ~ 14 日橡皮筋脱落。肛瘘切开术后，48 ~ 72h 内，如未排便可仅更换外面敷料，排便后用 0.02% 高锰酸钾溶液坐浴，坐浴后取出伤口内纱布，检查伤口引流情况。以后每次排便后应彻底清洗并坐浴，坐浴后更换敷料。

【小贴士】

1. 鼓励病人多饮水，多吃蔬菜、水果等含粗纤维食物，避免辛辣、刺激性食物；不宜饮烈性酒；粪便干结时宜口服缓泻剂。

2. 应保持粪便通畅，养成每天定时排便的习惯。

3. 鼓励年老体弱的病人进行适当的活动，长久站立或坐位工作的人要坚持做保健体操，进行肛门括约肌锻炼活动。具体锻炼方法：可取站、卧、坐、躺等任意姿势，做肛门舒缩活动，产生盆底肌上提的感觉。在收缩肛门时，大腿及腹部肌肉放松，每次肛门收缩时，持续缩紧肛门 3s 以上，然后放松，连续 10 ~ 15min，每日锻炼 3 ~ 4 次。

4. 肛门坐浴是肛管疾病常用的辅助治疗，能增进血运以促进炎症吸收，缓解括约肌痉挛以减轻疼痛，并能清除分泌物而起到良好的清洁消炎作用。坐浴时，可用 0.02% 高锰酸钾溶液或 0.1% 苯扎溴铵溶液 3000ml，温度为 43℃ ~ 46℃，每天 2 ~ 3 次，每次 20 ~ 30min。

第七节　泌尿系疾病

一、包茎和包皮嵌顿

包茎是指包皮外口过小，紧箍阴茎头部，不能向外翻，包皮过长可以翻转，但平时不外露。

【诊断】

包茎属先天问题，如不及时解决可能影响阴茎发育，包皮垢会引起感染性炎症、肾功损害，甚至诱发癌变，结婚后可引起性交疼痛。如强行外翻包皮可能使包皮紧紧勒住冠状沟，引起远端包皮和阴茎头血流障碍，进而出现水肿、淤血，此称为包皮嵌顿。

【治疗】

包皮过长应该及时在儿童期手术环切。包皮过长应经常翻转清洗局部，保持卫生。如发生包皮嵌顿应及时手法复位，如严重水肿不能复位，则手术解除嵌顿，同时做包皮切除术。

二、泌尿系统损伤

以男性尿道损伤最多见，肾、膀胱损伤次之，输尿管损伤最少见。肾损伤按暴力方式分为开放性损伤和闭合性损伤。闭合性肾损伤在临床上最为多见，根据损伤程度可分为以下类型：

1. 肾挫伤 包膜及肾盂黏膜完整，只限于肾实质内损伤或包膜下血肿。血尿症状轻，可自愈。

2. 肾部分裂伤 肾实质部分裂伤伴有肾包膜破裂或肾盂黏膜破裂，可形成肾周血肿或明显的血尿。

3. 肾全层裂伤 肾实质深度裂伤，外及肾包膜，内达肾盂肾盏黏膜，可引起广泛的肾周血肿、严重血尿和尿外渗，需积极手术治疗。

4. 肾蒂损伤 为严重的肾损伤。肾蒂或肾段血管的部分或全部撕裂，可引起大出血、休克，常来不及诊治即死亡，应立即施行手术或介入治疗。

【诊断】

1. 病史

（1）开放性损伤：因弹片、刀刃等锐器贯穿致伤，常伴有胸部、腹部损伤，伤情复杂而严重。

（2）闭合性损伤：①直接暴力：因腰腹部受到撞击、跌打、挤压所致肾损伤。②间接暴力：因高处跌下发生对冲伤或突然暴力扭转所致。

2. 临床表现

（1）休克：严重肾裂伤、肾蒂裂伤或合并胸、腹部器官损伤时，多因损伤和失血发生程度不同的休克，可危及生命。

（2）血尿：肾损伤患者大多有血尿，是肾损伤最常见的症状，但血尿与肾损伤的程度不相一致。肾挫伤时，血尿轻微；严重肾裂伤，则呈大量肉眼血尿。血块堵塞输尿管时，血尿可不明显或无血尿。

（3）疼痛或压痛：肾包膜下血肿、肾周围软组织损伤、出血或尿外渗至肾周围均可引起患侧腰、腹部疼痛。血块阻塞输尿管时可发生肾绞痛。

（4）腰腹部肿块：血液、尿液渗入肾周围组织可使局部肿胀，可在上腹部及腰部扪及肿块，伴有明显触痛和肌强直。

（5）发热：血肿、尿外渗继发感染，可出现发热等全身中毒症状。

3. 实验室检查及其他检查

（1）血尿常规检查：尿中含红细胞的量，可监测血尿的轻重。血红蛋白与血细胞比容持续降低提示有活动性出血。血白细胞计数增多提示有感染。

（2）影像学检查：可发现肾损伤的部位、程度，有无血肿或尿外渗、合并伤及肾功能情况等。

①X 线：见肾阴影增大，提示肾被膜下血肿。

②B 超：有助于了解肾损害的程度、尿外渗、血肿范围及对侧肾情况。

③CT：可显示肾皮质裂伤、尿外渗和血肿范围。

④排泄性尿路造影：可评价肾损伤的范围、程度和对侧肾功能。

【治疗】

下胸部、腰腹部外伤后，出现血尿、腰腹部疼痛和肿块可初步诊断肾损伤。疑肾损伤者，根据尿常规、X 线、B 超、CT 检查结果可明确诊断。根据肾损伤的轻重采取不同的治疗。

1. 紧急处理　有大出血、休克等危及患者生命的情况应迅速采取抢救措施，输血、输液同时明确有无合并其他器官损伤，并做好紧急手术的准备。

2. 保守治疗　绝对卧床休息 2~4 周，即使血尿消失，仍需继续卧床休息至预定时间。密切观察生命体征、血尿颜色和腰腹部肿块的变化，及时支持对症治疗。

3. 手术治疗 严重肾裂伤、肾碎裂、肾蒂损伤及肾开放性损伤，应及早施行手术。术后麻醉作用消失后血压平稳者，为利于引流和呼吸，可取半卧位。病肾切除术后卧床休息 2~3 日，肾损伤修补、肾周引流术后病人需卧床休息 2~4 周。术后禁食 2~3 日，待肠蠕动恢复后开始进食。保持手术切口清洁干燥，换药时注意无菌操作。引流管妥善固定，保持引流通畅，翻身活动时避免引流管被拉出、扭曲及引流袋接口脱落。注意观察引流物的量、颜色、性状。

【小贴士】

1. 需长期卧床的严重肾损伤病人，应适时翻身和改变体位，预防压疮；并进行锻炼，防止四肢肌肉萎缩；伤后 2~3 个月内不宜参加体力劳动或剧烈运动。

2. 说明保留各引流管的意义及注意事项。

3. 严重损伤致肾切除后，告知病人保护对侧肾的重要性及方法。

三、膀胱损伤

膀胱解剖位置于骨盆深处，受到周围组织保护。当其处于空虚时，不易受外界暴力损伤；当其充盈时，壁紧张而薄，顶部高于耻骨联合，失去骨盆保护，在外力作用下容易发生膀胱损伤。

【诊断】

1. 病史 根据损伤的病因不同，分为以下两类：

（1）开放性损伤：多由锐器或枪弹贯通所致。

（2）闭合性损伤：过度充盈或有病变（如肿瘤、溃疡、炎症及憩室）的膀胱易受外界损伤而发生破裂；经尿道作膀胱器械检查或治疗、下腹部手术等可导致医源性膀胱损伤。膀胱闭合性损伤有以下两种类型：①膀胱挫伤：仅有膀胱黏膜或肌层损伤，局部出血或形成血肿，可出现血尿。②膀胱破裂：分腹膜内型和腹膜外型。前者膀胱壁与覆盖的腹膜一并破裂，尿液流入腹腔，引起腹膜炎，多见于膀胱顶部和后壁损伤。后者膀胱壁破裂，但腹膜完整，尿液外渗到膀胱周围组织，引起腹膜外盆腔炎或脓肿。

2. 临床表现

（1）休克：膀胱损伤多无休克，骨盆骨折引起剧痛、大出血，膀胱破裂引起尿外渗、腹膜炎或合并其他损伤，常发生休克。

（2）腹痛：膀胱壁轻度挫伤时仅有下腹部疼痛。腹膜外破裂时，尿外渗及血肿引起下腹部疼痛、压痛及肌紧张。腹膜内破裂时，尿液流入腹腔而引起全腹压痛、反跳痛及肌紧张，移动性浊音阳性。

（3）血尿和排尿困难：有尿意，但不能排尿或仅排出少量终末血尿。

（4）尿瘘：开放性膀胱破裂与体表、直肠或阴道相通时，引起伤口漏尿、膀胱直肠瘘或膀胱阴道瘘。

3. 实验室检查及其他检查

（1）导尿试验：经导尿管注入无菌生理盐水 200ml，5min 后抽吸出，若液体进出量差异很大，提示膀胱破裂。

（2）X 线检查：腹部平片可显示是否有骨盆骨折。经导尿管注入造影剂时和排出造影剂后拍摄片，若造影剂有外漏，提示膀胱破裂。根据外伤史、临床表现、导尿试验和膀胱造影等可明确诊断。

【治疗】

1. 紧急处理　有大出血、休克等危及患者生命的情况应迅速采取抢救措施，尽早应用抗生素预防感染。

2. 保守治疗　主要适用于膀胱挫伤患者，可留置导尿管引流尿液 7~10 日，多饮水并保持通畅，并预防感染。

3. 手术治疗　腹膜外型膀胱破裂做膀胱修补加耻骨上膀胱造

瘘术，2周左右待伤口愈合后拔除尿管。腹膜内型膀胱破裂应行剖腹探查，修补膀胱壁及处理其他脏器损伤同时清洗腹腔，并做腹膜外耻骨上膀胱造瘘。

4. 膀胱造瘘管　①定时观察，定时挤压，保持引流管通畅。②瘘口周围定期换药。③每周行尿常规及尿培养检查一次。④10天左右拔管，但拔管前需先夹闭此管，观察病人的排尿情况。若病人排尿正常，即可拔管，拔管后造瘘口适当堵塞纱布并覆盖。

【小贴士】

1. 留置导尿管，防脱落及保持通畅。

2. 多饮水，拔除留置导尿管前进行闭管训练排尿。

四、尿道损伤

尿道损伤多见于男性。男性尿道长，易遭受损伤，尤其是球部和膜部的损伤多见，是泌尿外科常见的急症，可产生尿外渗、感染、尿道狭窄和瘘管等并发症。女性尿道短，很少发生损伤。

【诊断】

1. 病史

（1）根据尿道损伤是否与体表相通分类：

①开放性损伤：因锐器、弹片致伤，常伴有阴茎、阴囊、会阴部贯通伤。

②闭合性损伤：会阴部骑跨伤，可引起尿道球部损伤。骨盆骨折引起尿道膜部撕裂或撕断。经尿道器械操作不当，可引起尿道损伤。

（2）尿道损伤有以下四种病理类型：

①尿道挫伤：尿道内层损伤，仅有出血和水肿，预后不发生尿道狭窄。

②尿道裂伤：尿道壁部分断裂，引起尿道周围血肿和尿外渗，预后可引起瘢痕性尿道狭窄。

③尿道断裂:尿道完全离断,断端退缩、分离,血肿和尿外渗明

显,血肿较大可发生尿潴留。尿道球部损伤时,尿液及血液渗入会阴浅筋膜包绕的会阴袋,使会阴、阴茎阴囊和下腹壁肿胀、淤血。骨盆骨折致尿道膜部断裂时,骨折端及盆腔血管丛的损伤可引起大出血,血液、尿液沿前列腺尖处外渗至耻骨后间隙和膀胱周围,若同时有耻骨前列腺韧带撕裂,则前列腺向后上方移位。

2. 临床表现

(1) 休克:常见于严重的尿道损伤,尤其见于骨盆骨折所致后尿道损伤,可引起休克。

(2) 尿道滴血和血尿:前尿道损伤可见尿道外口滴血。后尿道损伤时,尿道口无流血或仅有少量血液流出。

(3) 疼痛:前尿道损伤时,受伤处疼痛,排尿时加重。后尿道损伤时,下腹部痛,局部肌紧张,并有压痛。

(4) 排尿困难与尿潴留:尿道挫裂伤时,因疼痛而致尿道括约肌痉挛,发生排尿困难。尿道完全断裂时,可发生尿潴留。

(5) 血肿与淤斑:尿道球部损伤,会阴部肿胀,皮下血肿淤斑,严重者尿道周围血肿、阴囊及阴茎肿大明显呈青紫色。

(6) 尿外渗:尿道断裂后,尿液可从裂口处渗入周围组织,形成尿外渗。尿外渗、血肿并发感染,则出现脓毒血症。

3. 实验室检查及其他检查

(1) 导尿:检查尿道是否连续、完整。如导尿管插入顺利,说明尿道连续而完整。插入导尿管后应留置导尿1周,以引流尿液并支撑尿道。

(2) X线:骨盆前后位片显示是否骨盆骨折。必要时从尿道口注入造影剂10~20ml,明确尿道损伤的部位和范围。

【治疗】

根据临床表现、导尿及X线检查可判断尿道损伤的部位及程度。尿道损伤的治疗原则为:纠正休克、引流尿液、恢复尿道连续性、引流外渗尿、防治尿道狭窄。

1. 紧急处理 损伤严重致出血性休克者,予抗休克治疗,同时明确有无合并其他器官损伤。尿潴留不宜导尿或未能立即手术者，行耻骨上膀胱穿刺抽出膀胱内尿液。

2. 保守治疗 尿道挫伤及轻度裂伤，症状轻微且尿道连续性尚未破坏者，无须特殊治疗。

3. 手术治疗 前尿道裂伤或尿道断裂者导尿失败，应立即行经会阴尿道修补或断端吻合术，留置导尿管2～3周。骨盆骨折致后尿道损伤，经抗休克治疗病情稳定后，可行耻骨上高位膀胱造瘘（或穿刺造瘘）。为预防尿道狭窄，待病人拔除导尿管后，需定期作尿道扩张术。

4. 其他处理 密切观察生命体征，防治休克。鼓励多饮水，进食高热量、高蛋白饮食。骨盆骨折病人，应睡硬板床，卧床期间防止压疮发生。

5. 预防感染 观察体温及白细胞变化，及时发现感染。留置尿管者，每日用0.1%苯扎溴铵溶液清洁擦拭尿道口周围2次。尿外渗多处切开引流者，保持手术切口清洁干燥。

6. 尿道扩张

（1）操作前应了解狭窄部位、程度，后尿道自然弯曲，探子前端弯度及年龄较大患者因前列腺增生致尿道曲度的改变。

（2）扩张时不宜用过细或过粗的尿道探子，操作要轻柔，切忌暴力，防止造成假道或大出血。

（3）术后观察有无穿破后尿道导致的尿外渗，严密观察会阴、直肠、耻骨上区疼痛及排尿困难。

（4）术后嘱患者休息以观察有无尿道口出血，若损伤轻微出血不多时，患者仅感尿道疼痛及轻微血尿；若排尿时疼痛加重，患者应多饮水，口服抗生素，留院观察2～3h。大出血时，血凝块可阻塞尿道，造成排尿困难者，应及时给予处理并应用止血剂。

【小贴士】

告诉病人术后卧床、进食、活动等方面的注意事项，以及多饮水、进食易消化食物、留置导尿、膀胱造瘘及后期扩张尿道的意义。

五、前列腺增生

良性前列腺增生症简称前列腺增生，亦称良性前列腺肥大，是由于前列腺细胞增生导致泌尿系统梗阻而出现的一系列病理生理改变和临床表现，是老年男性常见病。

前列腺增生开始于围绕尿道精阜部的腺体，这部分腺体称为移行带外周腺体，受增生的腺体挤压而萎缩，与增生的腺体界限明显。

增生的前列腺可造成膀胱出口梗阻，梗阻程度与前列腺增生体积的大小并不成比例，而与增生腺体的位置和形态有直接的关系。如梗阻长期未能解除，逼尿肌萎缩，逐渐失去失代偿能力，则不能排空膀胱而出现残余尿，严重时膀胱收缩乏力，出现充溢性尿失禁。长期排尿困难使膀胱高度扩张或膀胱内高压，可发生膀胱输尿管反流，最终引起上尿路积水和肾功能损害。由于梗阻后膀胱内尿液潴留，可继发感染和结石。

【诊断】

1. 病史及临床表现　该病病因目前尚不完全清楚，普遍认为年龄增长和睾丸功能改变是发病的基础。随年龄增长，睾酮、双氢睾酮以及雌激素的改变和失去平衡是前列腺增生的重要病因。

（1）尿频：是前列腺增生症病人最常见的早期症状，夜间较明显。

（2）排尿困难：进行性排尿困难是前列腺增生最重要的症状，病情发展缓慢。典型的表现是排尿迟缓、断续、尿流细而无力、射程短、终末滴沥、排尿时间延长。

（3）尿潴留：梗阻严重者可发生尿潴留，并可出现充盈性尿失禁。可因受凉、劳累、饮酒等引起急性尿潴留。

（4）其他：可发生无痛血尿。若合并感染或结石，可有膀胱刺激症状。少数病人晚期可出现肾积水和肾功能不全的表现。

应重点评估患者排尿困难程度及尿频、尿潴留情况，逼尿肌功能，有无泌尿系统感染的表现。了解重要器官功能、营养状况等。

2. 实验室检查及其他检查

（1）B超：不仅可检测前列腺的大小、形态及结构，是否突入膀胱，还可测定膀胱残余尿量，明确膀胱内有无结石、肿瘤及了解上尿路情况。

（2）尿流率学检查：是明确前列腺增生病人排尿的梗阻程度的客观指标，可作为治疗方案决定的参考，手术前后对比可判别治疗效果。应用尿动力仪测定压力－流率等可鉴别神经源性膀胱功能障碍、逼尿肌和尿道括约肌功能失调以及不稳定膀胱逼尿肌引起的排尿困难。

（3）血清前列腺特异抗原（PSA）测定：前列腺体积较大、有结节或较硬时，应测定血清PSA，以排除合并前列腺癌的可能性。

【治疗】

凡50岁以上男性有尿频、排尿困难、尿潴留，排尿后直肠指检触及增大的前列腺，表面光滑、质韧、中央沟变浅或消失，可初步诊断前列腺增生。B超和尿动力学检查可明确前列腺增生程度及膀胱尿道功能。

前列腺增生患者无梗阻症状及膀胱、肾功能障碍等无须特殊治疗。梗阻较轻或难以耐受手术治疗者可采用非手术治疗或姑息性手术。膀胱残余尿超过50ml或曾经出现过急性尿潴留者，应手术治疗。

1. 药物治疗 有α－受体阻滞剂、5α还原酶抑制剂、降低胆固醇药物以及天然植物类药等。

2. 手术治疗 方式有经尿道前列腺切除术、耻骨上经膀胱前列腺切除术、耻骨后前列腺切除术等。术后平卧1日后改半卧位，固定或牵拉气囊尿管，防止病人坐起或肢体活动时，气囊移位而失去压迫膀胱颈口之作用，导致出血。术后禁食、禁水，待肠蠕动恢复后可进流质饮食，逐步过渡到半流质饮食、普食；多饮水以增加尿量。

（1）膀胱冲洗：术后用生理盐水持续冲洗膀胱 3 ~ 7 日。方法：在留置导尿基础上，吊瓶内盛冲洗液挂于输液架上，下端以连接三腔气囊导尿管，同时分别连接导尿管及排尿引流管，贮尿瓶置床旁地面。吊瓶高度距患者骨盆 1m 左右，三腔气囊导尿管接管与膀胱同一水平。冲洗前先引流，排空膀胱，然后夹闭排尿引流管，开放输入管，使冲洗液缓缓流入膀胱，滴速一般 40 ~ 60 滴/分，待流入一定量冲洗液后（一般每次 100 ~ 200ml），夹闭输入管，开放排尿引流管，让尿液经三腔气囊导尿管流入贮尿瓶内，观察尿流速度、色泽及混浊度。每次反复冲洗 3 ~ 4 次，或冲洗至流出液清澈为止。注意事项：①保持冲洗管道通畅，若引流不畅应及时施行高压冲洗抽吸血块，以免造成膀胱充盈或膀胱痉挛而加重出血。②冲洗速度可根据尿色而定，色深则快，色浅则慢。前列腺切除术后随着时间的延长，血尿颜色应该逐渐变浅，反之则说明有活动性出血，应及时处理。③准确记录冲洗量和排出量，尿量 = 排出量－冲洗量。

（2）预防感染：因病人手术后免疫力低下及留置导尿管，易引起尿路感染和精道感染，应注意观察体温及有无附睾肿大及疼痛。早期应用抗生素，每日用消毒棉球擦拭尿道外口 2 次，防止感染。尿袋应低于膀胱水平，以防逆流，及时更换尿袋并严格无菌操作。

（3）预防并发症：手术 1 周后，逐渐离床活动，保持大便通畅，避免腹压增高及便秘，禁止灌肠，以防前列腺窝出血。定时翻身防止压疮形成，加强基础护理，预防并发症。经尿道切除术（TUR），因术中大量的冲洗液被吸收使血容量急剧增加，形成稀释性低钠血症，病人可在几小时内出现烦躁、神志淡漠、胡言乱语，严重者出现肺水肿、脑水肿、心力衰竭等，称为 TURS 综合征。术后注意观察有无 TURS 综合征，如有 TURS 综合征应减慢输液速度，给利尿剂、脱水剂，对症处理。术后 3～5 日尿液颜色变清，即可拔除导尿管。

3. 其他疗法　包括激光治疗、冷冻治疗、经尿道气囊高压扩张术、经尿道高温治疗、体外高强度聚焦超声治疗、前列腺尿道支架网放置等。病人多进食粗纤维、易消化食物，以防便秘；忌饮酒及辛辣食物；多饮水，勤排尿。

【小贴士】

1. 非手术治疗者，也应避免受凉、劳累、饮酒、便秘，以防急性尿潴留的发生。

2. 术后加强营养，进食含纤维多、易消化的食物，保持大便通畅，预防便秘。术后 1～2 个月内为防止继发性出血，避免剧烈活动，如跑步、骑自行车、性生活等。

3. 术后前列腺窝的修复需 3～6 个月，因此术后可能仍会有排尿异常现象，嘱白天多饮水，定期做尿常规、尿流率及残余尿量检查。指导病人有意识地经常锻炼提肛肌，以尽快恢复尿道括约肌功能，防止溢尿。方法是：吸气时缩肛，呼气时放松肛门括约肌。

4. 前列腺切除术后常出现逆行射精，但不影响性生活。少数病人出现阳痿，可予以心理治疗。

六、男性不育症

夫妇婚后同居 3 年以上，未采用避孕措施，由于男方原因造成女方不孕者，称为男性不育症。据统计，男性不育者占已婚夫妇中的 5% 左右。

男子生育的基本条件是正常的性功能和产生足够数量的正常精子。生殖器官解剖异常和生理功能缺陷以及下丘脑－垂体－性腺轴的内分泌调节障碍，将影响上述两个条件，从而导致男性不育。

【诊断】

1. 病史　包括：（1）性生活史、婚姻史。（2）全身性病史，如先天性、炎症性、血管性、内分泌性、营养代谢性及发热性疾病史等。（3）泌尿生殖系统病史，如尿频、尿急、尿痛、尿道流白色黏液、血精等。（4）外伤及手术史。（5）有毒、有害物质接触史。（6）个人生活史。

2. 体格检查　（1）注意全身情况，如体型、血压、发音、胡须、腋毛和阴毛的分布情况及乳房发育等。（2）生殖器官，包括阴茎、阴囊、睾丸、附睾、输精管、前列腺和精囊等均应详查。

3. 精液检查　目的是检查精液的外观和数量、质量。

4. 睾丸活组织检查　可鉴别梗阻性无精和非梗阻性无精，发现睾丸病变类型，评估手术疗效。

5. 精道放射学检查　对射精障碍、无精而睾丸活检证实生精功能正常，适用此项检查。

6. 细胞遗传学实验检查　性染色体及核型鉴定对第二性征发育异常或两性畸形体征，精子密度异常或正常形态精子比率低下及配偶习惯性流产或婴儿畸形等情况适用。

7. 内分泌检查　检测促性腺释放激素（GnRH）、促黄体生成激素（LH）、促卵泡生成激素（FSH）、睾酮等，从而对下丘脑－垂体－性腺轴的功能做出正确评估，对男性不育患者的诊断、治疗有重要意义。

【治疗】

1. 给予性生活指导，注意营养，避免接触放射性物质和阻碍精子发生的药物，预防和积极治疗泌尿系统感染等。

2. 对下丘脑－垂体－性腺轴调节障碍者，可用药物治疗。绒毛膜促性腺激素、氯蔗酚胺、睾酮为可供选择的药物。营养性药物疗效不确切。

3. 对确诊为精道阻塞所致之不育症者，适于手术疏通治疗。输精管重建吻合术、输精管附睾或睾丸吻合术可酌情选用。精索静脉曲张应做手术纠正，隐睾应及时做睾丸松解术。

4. 必要时采用人类辅助生殖技术，包括体外受精胚胎移植术和卵细胞内精子注射术。

七、精索静脉曲张

精索静脉曲张系精索内的静脉因某些原因，使血液回流不畅，致使精索蔓状静脉丛迂曲扩张。本病多见于青壮年，常发生在左侧，与左侧精索静脉解剖有关。对使精索静脉血液回流障碍的机械性压迫，应注意原发病的诊断。

【诊断】

多数病人无自觉不适，常于体检时偶然发现。阴囊坠胀感常在直立体位或增加腹压时加重，阴囊内可扪及蚯蚓软性团块。部分病人有胀痛或水肿表现。立位检查可见患侧阴囊明显下垂。

【治疗】

1. 非手术治疗　适用于症状较轻的病例，嘱病人避免长时间蹲坐，及时治疗可导致腹压增高的疾病，应用阴囊托带缓解症状。

2. 手术治疗　适用于症状较重或合并不育者，大多数病例可做高位精索内静脉结扎。精索内静脉腹壁下静脉吻合术的长期疗效有待观察。精索内注射硬化剂，70% 的病人可愈，但仅适用于无生育要求者。

第八节　运动系统疾病

一、骨折

骨折是指骨的完整性或连续性中断。多由暴力、意外损伤或骨骼自身疾病引起，如车祸、爆炸、跌伤以及骨的炎症和肿瘤等，常会伴随周围软组织的损伤。临床上可根据骨折局部情况和临床意义把骨折分类。

1. 按骨折的程度与形态分类

（1）不完全骨折：骨的完整性或连续性部分中断。按形态可分为：

①裂缝骨折：骨质发生裂隙，无移位。

②青枝骨折：骨质与骨膜部分断裂，可有成角畸形，多见于儿童。

（2）完全骨折：骨的完整性或连续性全部中断，按骨折线的方向及形态可分为：

①横断骨折：骨折线与骨纵轴垂直。

②斜形骨折：骨折线与骨纵轴呈一定角度。

③螺旋形骨折：骨折线围绕骨纵轴呈螺旋状。

④粉碎性骨折：骨质碎裂成 3 块以上。

⑤嵌入性骨折：骨折片相互嵌插，多见于干骺端骨折。

⑥压缩性骨折：骨质因压缩而变形，常见于松质骨，如椎体骨折。

⑦凹陷性骨折：骨折片局部下陷，常见于颅骨。

⑧骨骺分离：经过骨骺的骨折。

完全骨折可按骨折端的移位情况分为：成角、侧方、缩短、分离和旋转五种移位。

2. 按骨折的稳定程度分类

（1）稳定性骨折：骨折端不易移位或复位后不易移位者，如青枝骨折、裂缝骨折。

（2）不稳定性骨折：骨折端易移位或复位后易再移位，如粉碎性骨折、螺旋形骨折。

3. 按受影响组织分类

（1）开放性骨折：骨折处皮肤黏膜破裂，骨折端与外界相通，易发生感染。

（2）闭合性骨折：骨折处有软组织覆盖，与外界不相通。

【诊断】

1. 病史　骨折的病因明确。

（1）直接暴力：暴力作用的部位发生骨折，常伴有较广泛的皮肤和软组织的损害，如车祸或撞伤。

（2）间接暴力：骨折处远离暴力作用的部位，通过力的传导、杠杆或旋转引起的骨折，骨折处软组织损伤轻微。肌肉剧烈收缩时可造成附着部位的骨折，如踢足球时股直肌猛烈收缩引起髌骨骨折。

（3）疲劳性骨折：骨持续受到长期轻度反复创伤，可累积应力导致骨折，如长途行军导致第2、3跖骨骨折。

（4）病理性骨折：骨质本身有病变，受到轻微外力或肌的拉力而发生的骨折，如骨肿瘤、骨感染、骨质疏松等引起的骨折。

2. 临床表现

（1）局部表现：

①一般表现：

a. 疼痛和压痛：骨折处有明显疼痛，疼痛随肢体活动而加剧，固定后疼痛可减轻，触诊骨折部位常出现较显著的压痛。

b. 肿胀、淤斑：骨折发生后局部血肿形成及创伤性炎症反应使患处肿胀，肿胀组织张力较大时还可出现皮肤水疱，血肿浸润到皮下时可见淤斑。

c. 功能障碍：局部肿胀与疼痛使患者肢体出现不同程度的活动受限。

以上3项一般表现也可见于其他创伤，不具有特征性，故不能依此诊断骨折。

②三大特有体征：

a. 畸形：骨折段移位使患肢外形发生改变，有缩短、成角、旋转等畸形。

b. 异常活动：正常情况下肢体不能活动的部位，骨折后有不正常的活动。

c. 骨擦音或骨擦感：骨折端相互摩擦产生的声音或感觉。

以上 3 项体征，只发现其中之一，即可诊断。但未发现此 3 项体征时，也不能完全排除骨折的可能，如裂纹骨折、青枝骨折、嵌插骨折可不出现骨折的专有体征。检查时绝不可故意测试，以免加重局部的损伤和患者的痛苦。

（2）全身表现：

①休克：大量出血可引起失血性休克，剧烈疼痛可引起神经性休克。骨折以后局部出血在所难免，多发骨折、骨盆骨折、股骨骨折造成的失血往往较多。

②发热：骨折后大量出血，血肿的吸收可引起低热，但一般不超过38℃。若开放性骨折病人发热超过38℃，应考虑感染的可能性。

（3）骨折的并发症：

①早期并发症：

a. 休克：严重创伤、骨折后引起的大出血或损伤可发生休克。

b. 感染：开放性骨折发生化脓性感染和厌氧菌感染的可能性较大。

c. 脂肪栓塞：指骨折部位的骨髓组织被破坏，髓腔内血肿张力过大导致脂肪滴进入破裂的静脉内，通过血循环进入组织器官，引起肺、脑、肾等栓塞。肺栓塞表现为呼吸困难、发绀、心率加快和血压下降等；脑栓塞表现为意识障碍，如烦躁、谵妄、昏迷、抽搐等。

d. 血管损伤：是由于骨折的直接伤害或石膏绷带过紧压迫所致，如肱骨髁上骨折可能伤及肱动脉；胫骨平台骨折可伤及腘动脉。

e. 神经损伤：一般由肌肉、骨骼创伤时直接损伤引起或石膏绷带过紧压迫或过度牵拉所致。较多见的有上肢骨折可能损伤桡神经、正中神经和尺神经；腓骨小头和腓骨颈骨折时，可能引起腓总神经受损。

f. 骨筋膜室综合征：骨筋膜室是由骨、骨间膜、肌间隔和深筋膜形成的容量有限的软组织间室。骨筋膜室综合征是由于骨折的血肿和组织水肿使骨筋膜室内内容物体积增大或包扎过紧、局部压迫使骨筋膜室容积缩小，从而使筋膜室内压力增高所致肌肉和神经急性缺血而产生的一系列症候群。最多见于前臂和小腿，典型表现为骨折肢体持续性剧烈疼痛、麻木、肤色苍白，以及肢体活动障碍，被动活动时肢体剧痛。若处理不及时，可发生神经组织的损害、缺血性肌挛缩、坏疽等，甚至可并发休克、感染、急性肾衰竭。

②晚期并发症：

a. 坠积性肺炎：主要发生于骨折后长期卧床的病人，特别是老年、体弱和伴有慢性病的患者。

b. 压疮：严重骨折病人，长期卧床，身体骨隆突处受压，局部血循环障碍可引起压疮。

c. 骨化性肌炎：常见于关节扭伤、脱位或关节附近骨折，骨膜下血肿形成后，骨膜剥离，血肿在关节附近软组织内骨化，致使关节功能障碍。

d. 创伤性关节炎：关节内骨折，关节面遭到破坏，又未能解剖复位，使关节面磨损引起。

e. 关节僵硬：患肢长时间固定，静脉和淋巴回流不畅导致关节周围组织中浆液纤维性渗出和纤维蛋白沉积，发生纤维粘连，并伴有关节囊和关节周围肌肉挛缩，导致关节活动障碍。

f. 急性骨萎缩：是指损伤所致关节附近的痛性骨质疏松，亦称反射性交感神经性骨营养不良。好发于手、足骨折后，典型症状是疼痛和血管舒缩紊乱。

g. 缺血性骨坏死：骨折使某一骨折段的血液供应被破坏致该

处发生缺血性骨坏死，最常见于股骨颈骨折后股骨头缺血性坏死。

h. 缺血性肌挛缩：见于重要动脉损伤或骨筋膜室综合征处理不当，缺血肌群变性、坏死、机化而出现挛缩，造成严重残废，是骨折最严重的并发症之一。典型畸形为爪形手（Wolkmann 挛缩）和爪形足。

3. 实验室检查及其他检查

（1）X 线检查：可显示骨折的部位、形态和有无移位，能明确诊断。X 线摄片应包括正位、侧位或斜位，并包括邻近关节，有时还要加拍特定部位、取特殊姿势，或与健侧相应部位对比。

（2）CT：有些部位的骨折仅有 X 线检查是不够的，应行 CT 检查，可更准确地了解骨折移位情况，如髋臼骨折、脊柱骨折等。

（3）MRI：对于颈椎骨折合并脊髓损伤的患者，用 MRI 检查能更清楚地了解骨折的类型及脊髓损伤的程度。

【治疗】

1. 骨折治疗的原则　骨折治疗的三大原则是复位、固定和功能锻炼。

（1）复位：将移位的骨折段恢复正常或近乎正常的解剖关系，重建骨的支架作用。根据骨折的部位和类型，选用手法复位、牵引复位或手术切开复位，主要用对位（指两骨折端的接触面）和对线（指两骨折端在纵轴上的关系）来衡量复位效果。对位、对线完全恢复到正常解剖学位置称为解剖复位；对位欠佳，但对线基本良好，虽未达到解剖关系的对合，但对功能无明显影响者称为功能复位。

①手法复位：是应用手法使骨折复位。进行手法复位时，需麻醉解除疼痛，使肌肉松弛，然后沿着肢体纵轴牵引骨折远端，并保持骨折近端有效对抗牵引使骨折复位。

②手术复位：即手术切开骨折部位的软组织，暴露骨折端，

在直视下使骨折复位，同时使用对人体组织无不良刺激的金属内固定物固定。适用于手法及牵引复位失败者；合并主要血管神经损伤者；多处或多段骨折；陈旧性骨折或骨折不愈合等。

（2）固定：是将骨折维持在复位后的位置，已复位的骨折必须持续地固定在良好的位置，直至骨折愈合。骨折固定的方法有外固定和内固定两类：

①外固定：外固定是用于身体外部的固定，主要用于骨折经手法复位后的病人，也有些骨折经切开复位内固定手术后，需加用外固定。常用的外固定方法有：

a. 小夹板固定：用有弹性的柳木板、竹板或塑料板制成与四肢各部位相应的不同规格的小夹板，将其置于骨折肢体的四周部位，必要时在其下适当的部位加置固定垫，外缚布带以固定骨折。此法主要适用于四肢长骨的较稳定骨折。优点是固定范围不包括骨折处的上、下关节，有利于早期功能锻炼；缺点是绑扎太松易致骨折移位甚至畸形愈合，绑扎太紧可影响肢体血运甚至造成严重并发症。

b. 石膏绷带固定：用脱水硫酸钙（熟石膏）细粉末撒布于特制的粗孔纱布绷带上即成石膏绷带。使用时将其浸水后包绕在骨折的患肢上，10～20min后即凝固硬化成石膏托或石膏管型等，起到有效固定作用。石膏绷带固定广泛使用于骨折、关节脱位、软组织损伤的治疗及畸形的预防和矫正等。优点是可按肢体形状塑形，固定可靠；缺点是无弹性，石膏管型不能随肢体肿胀增减而调节松紧度；固定范围较大，不利于肢体功能锻炼。

c. 持续牵引固定：牵引固定是骨科很常用的治疗方法，利用牵引力和反牵引力作用于骨折部，可以同时起到复位和固定的目的，同时也用于患肢的制动和挛缩畸形肢体的矫正治疗，可分为皮肤牵引（用贴敷于患肢皮肤上的胶布或牵引带包捆于患肢皮肤上，利用其与皮肤的摩擦力，通过滑轮装置，在肢体远端施加持续引力传递到骨骼上。皮肤牵引的重量一般不超过5kg）、骨牵引

（在骨骼上穿过克氏针或斯氏针，安置好牵引弓后，通过牵引绳及滑轮连接由秤砣组成的牵引装置，使牵引力直接作用于骨骼上，用以对抗肢体肌肉痉挛或收缩的力量，达到骨折复位或固定的目的）和特殊牵引（颌枕带牵引适用于轻度颈椎骨折或脱位、颈椎间盘突出症及根性颈椎病等；骨盆悬吊牵引适用于骨盆骨折有明显分离移位者）。

d. 外固定器：骨折复位后，在远离骨折处经皮肤小切口将钢针穿过骨骼，利用夹头在钢管上的移动和旋转矫正骨折移位，最后用外金属架固定。

②内固定：是用于身体内部的固定，主要用于切开复位后，采用金属内固定物，如接骨板、螺丝钉、髓内钉或带锁髓内钉和加压钢板等，将骨折段固定于解剖复位的位置。

（3）功能锻炼：是在不影响固定的情况下，尽快恢复患肢肌、肌腱、韧带、关节囊等软组织的功能。功能锻炼是骨折治疗的重要阶段，是防止发生并发症和及早恢复功能的重要保证，必须充分发挥病人的主观能动性，指导病人按一定方式循序渐进地进行功能锻炼。

2. 骨折的愈合过程和影响因素

（1）骨折愈合：骨折愈合是一个复杂而连续的过程，如果没有并发症，从组织学和细胞学的变化通常将其分为三个阶段：

①血肿机化期：骨折导致骨髓腔、骨膜下和周围组织血管破裂出血，在骨折端及其周围形成血肿，伤后 6 ~ 8h，内外凝血系统激活，骨折端血肿凝结成血块。骨折端少量的骨质坏死、软组织损伤坏死引起局部发生炎症反应，继而形成肉芽组织转化为纤维组织，使骨折两端连接起来成为纤维连接。这一过程需要 2 ~ 3 周完成。

②原始骨痂形成期：骨内外膜增生、新生血管长入、骨折端附近形成的骨样组织逐渐骨化形成新骨，即膜内成骨，形成内、外骨痂。断端间和髓腔内由血肿机化而成的纤维组织，逐渐转化为软骨

组织，软骨组织增生、钙化，进而骨化，即软骨内成骨，形成环状骨痂和髓腔内骨痂，即为连接骨痂。连接骨痂与内、外骨痂相连形成桥梁骨痂，标志着原始骨痂的形成。这一过程需要 4~8 周。

③骨痂改造塑形期：原始骨痂中新生骨小梁逐渐增粗，排列有序，但不能完全适应生理需要，尚欠牢固。随着肢体的活动和负重，在应力轴线上的骨痂不断得到加强和改造，在应力线以外的骨痂逐渐被清除，使原始骨痂逐渐改为永久骨痂，此为骨性愈合期。此过程需 8~12 周。

（2）影响骨折愈合的因素：

①病人因素：a. 年龄的影响：年龄越小，愈合越快，老年人因骨骼中有机盐的沉积，使骨变得脆弱，愈合较慢。b. 病人的健康状况：健康状况良好的病人骨折愈合较快。病人患有营养不良、低蛋白血症、钙磷代谢紊乱、糖尿病、恶性肿瘤等疾病时，则骨折愈合延迟。

②局部因素：a. 骨折种类：不同种类的骨折断端接触面积不同，接触面积越大，愈合速度越快，如过度牵引使断端分离或有软组织嵌入则影响愈合。b. 固定：骨折部位良好的固定可以促进骨痂的形成，固定不良影响骨折的愈合。c. 血液供应：骨折部位良好的血液供应能促进骨折的愈合。d. 感染：开放性骨折如发生感染可导致化脓性骨髓炎，出现软组织坏死和死骨的形成，严重影响骨折的愈合。

③治疗方法的影响：反复多次的不合理手法复位，过早或不恰当的功能锻炼，都不利于骨折愈合。

（3）骨折临床愈合标准：

①局部无压痛及纵向叩击痛。

②局部无反常活动。

③X 线片显示骨折线模糊，有连续骨痂通过骨折线。

④外固定解除后伤肢能满足以下要求：上肢能向前平举 1kg 重量达 1min，下肢能不扶拐在平地连续步行 3min，且不少于

30 步。

⑤连续观察 2 周骨折处不变形。

3. 其他处理

（1）饮食：给予高蛋白、高热量、高钙、高铁、高维生素饮食，以供给足够营养。长期卧床易发生骨质脱钙，应多饮水，预防泌尿系结石和感染。应多吃水果、蔬菜，以防便秘。

（2）防止畸形：长期卧床或使用外固定的病人，应注意保持肢体功能位。如肩关节应外展 45°、前屈 30°、外旋 20°、前臂中立位；肘关节应屈 70°～90°，前臂中立位；腕关节应背伸 30°左右；掌指及指间关节应拇指对掌，且各指成半握拳状；髋关节应外展 10°～20°，前屈 15°，外旋 5°；膝关节应屈曲 10°～15°；踝关节应在中立位置，即足与小腿呈 90°。尤其是截瘫病人，一般在足部使用石膏托或支架以防垂足畸形。

（3）小夹板固定病人的注意事项：

①松紧适度：调节夹板外捆扎的绷带，使绷带的带结能向远、近端方向各移动 1cm 为宜。如果捆扎过松会致固定作用失效，捆扎太紧可能造成肢体软组织或血管、神经等受压。

②病情观察：小夹板固定前后均应注意观察患肢远端有无感觉、运动及血液循环障碍情况，以防发生骨筋膜室综合征。

③患肢抬高：有利于减轻疼痛与肿胀。

④门诊病人健康宣教：a. 如有患肢远端肿胀、疼痛、青紫、麻木、活动障碍、脉搏减弱或消失等，应随时返回医院复诊。b. 随着肢体肿胀加重或减轻，都可能使夹板松紧变化，应根据当时受伤时间长短及肿胀程度告诉病人复诊日期，以便及时调整。c. 固定后 2 周内，应根据病情需要及时作 X 线检查，以便了解骨折有无移位，避免发生畸形愈合。d. 按骨折部位、骨折类型、愈合情况指导病人做好患肢功能锻炼。

（4）石膏固定病人的注意事项：

①石膏绷带包扎后，应待其自然硬化。在石膏未干前，尽量

少搬动病人，不要用手指按压，以免石膏向内凸起，压迫局部组织。必须搬动时，应用手掌平托，为使石膏尽快干燥，夏天可用电扇吹，冬天用灯烤，灯烤时避免烫伤。

②抬高患肢，使患处高于心脏水平20cm，以利于淋巴和静脉回流，减轻肢体肿胀。

③保持石膏整洁，勿使尿、便、饮料及食物等污染，如有污染可用毛巾蘸肥皂及清水擦洗。擦洗时水不可过多，以免石膏软化变形。严重污染时应及时更换。

④病情观察：早期要留意石膏创面有无出血，是否渗到石膏表面，必要时开窗或拆除检查。48h内注意观察肢体远端感觉、运动和血液循环情况，如有疼痛、麻木、活动障碍等异常表现，应及时通知医师。

⑤指导病人功能锻炼，让患者学会做石膏型内肌肉的舒缩活动。附近未固定关节的运动锻炼适当增强，防止肌萎缩及关节僵硬等。

⑥拆除石膏后，温水清洗皮肤，涂擦皮肤保护剂。

（5）牵引病人的注意事项：

①维持有效牵引：a. 适当抬高病人的床头、床尾或一侧作对抗牵引，以保持体重与牵引力的平衡。b. 每日检查皮牵引绷带或胶布是否松脱，颅骨牵引时，定期拧紧牵引弓的螺母，防止牵引脱落。c. 牵引重锤保持悬空，牵引绳不应脱离滑轮的滑槽。d. 告知病人和家属牵引时不能擅自改变体位，牵引方向与肢体长轴应成直线，以达到有效牵引。

②病情观察：观察患肢有无肿胀、麻木、皮温降低、色泽改变及运动障碍，如发现异常，及时通知医生并做出相应的处理。

③皮肤护理：皮肤牵引时应定时清洗患肢，按摩受压部位。注意观察有无胶布过敏性皮炎，如皮疹、红疹等。若因过敏出现水疱时，应及时处理；若水疱面积较大，应立即去除胶布，暂停牵引或换用其他牵引方法。注意肢体保暖，经常清洗或按摩，防

止皮肤压疮。

④避免过度牵引：每日测量牵引肢体的长度，并和健侧对照，防止过度牵引。牵引重量根据病情决定，应遵从医嘱，不可随意增减。股骨骨折时为体重的 1/10 ~ 1/7，小腿骨折时为体重的 1/15 ~ 1/10，上臂骨折时为体重的 1/20 ~ 1/15。

⑤骨牵引针孔处的护理：为预防牵引针孔处感染发生，每日针孔处滴 70% 乙醇 1 ~ 2 次；避免钢针左右移动；针孔局部血痂不要随意清除。

⑥指导病人功能锻炼：鼓励病人活动固定肢体的各关节以及全身其他关节，有利于肢体血液循环，防止肌肉萎缩、关节僵硬及骨质脱钙等，并防止泌尿系统及呼吸系统各种并发症。

(6) 指导功能锻炼：

向病人宣传锻炼的意义和方法，使病人充分认识功能锻炼的重要性，消除思想顾虑，主动运动锻炼。帮助病人制订锻炼计划，并在治疗的过程中不断修订。功能锻炼要循序渐进，活动范围由小到大，次数由少渐多，时间由短至长，强度由弱增强。

①骨折早期：骨折 1 ~ 2 周，局部有肿胀、疼痛，骨折未愈合，关节活动不稳，而且受外固定的限制，妨碍了患肢和关节的活动。此期功能锻炼据骨折的部位和严重程度而异，主要是使固定肢体中的肌肉做等长舒缩，每次 5 ~ 20min，每日数次。除骨折部上下关节暂不活动外，身体其他各部位关节、肢体均应进行功能锻炼。

②骨折中期：骨折 2 周以后，骨折部位渐趋稳定，局部疼痛减轻。此时应开始骨折上、下关节活动，根据骨折和稳定程度，其活动强度和范围应缓慢增加，并在医护人员的帮助和指导下进行。

③骨折后期：骨折已达临床愈合标准，外固定已去除。此期是康复的关键时期，功能锻炼的主要形式是加强患肢关节的主动活动，消除机体肿胀和关节僵硬，并辅以各种物理和药物治疗，尽快恢复各关节正常活动范围和肌力。

（一）锁骨骨折

【诊断】

1. 病史和表现　锁骨骨折多由间接暴力所致，好发于青少年，常在跌倒时，手掌和肩部着地而发生，骨折部位常为锁骨中外1/3处，此处骨折后近端受胸锁乳突肌的牵拉而向上、向后移位，远端因受上肢重量的影响而向下移位。儿童多为青枝骨折，成人多为斜形骨折。

骨折后局部疼痛、肿胀、淤斑，肩关节活动受限，患侧肩下垂。检查时可扪及骨折端有局限性压痛及骨擦音。

2. 辅助检查　上胸部正位X线检查有助于显示骨折和移位情况。

【治疗】

对无移位的锁骨骨折可采用三角巾悬吊固定3周；对有移位的锁骨骨折，使病人维持双肩后伸的体位，然后采用横"8"字绷带包扎固定；有手术指征时，也可考虑切开复位固定。在诊断治疗时，应注意避免臂丛神经及锁骨下血管的继发损伤。横形"8"字绷带固定者，宜睡硬板床，采取平卧或半卧位，使两肩外展后伸。同时注意观察患侧上肢，如出现皮肤苍白、发紫、温度降低、感觉麻木等异常情况，常提示绷带固定较紧。应嘱患者尽量使双肩后伸外展，并双手叉腰，症状一般能缓解，若不缓解，马上调整绷带。骨折复位2～3天后可开始做掌指关节、腕肘关节的旋转舒缩等主动活动。受伤4周后，解除外固定，此期功能锻炼常选肩关节牵伸活动、肩的内外摆动，手握小杠铃做肩部的前上举、侧后举运动。

（二）肱骨髁上骨折

【诊断】

1. 病史及表现　肱骨髁上骨折是指肱骨远端内外髁上方约2cm内的骨折。多见于儿童。肱骨髁上骨折多由间接暴力所致。根据暴力的来源和骨折移位可分为伸直型和屈曲型骨折。伸直型骨折较常见，易合并肱动静脉、正中神经和桡神经损伤。骨折发生后可见肘关节肿胀明显、疼痛、功能障碍，有时可出现皮下淤血和张力性水疱，但肘后三角关系正常。如果合并有正中神经、尺神经、桡神经损伤则出现前臂和手部相应的神经支配区的感觉减弱或消失，以及相应的功能障碍。

2. 辅助检查　X 线可明确诊断及骨折的类型。

【治疗】

一般采取手法复位及肘关节屈曲位外固定。对局部肿胀明显者，宜先行尺骨鹰嘴骨牵引，待消肿后再行手法整复固定。手法整复不良或合并血管、神经损伤者宜手术治疗。要特别注意患肢桡动脉搏动及末梢血运、感觉、活动情况，晚期注意有无骨化性肌炎、肘内翻畸形，甚至 Volkmann 挛缩等并发症发生。

（三）前臂双骨折

尺骨和桡骨同时骨折，骨折线可以在一平面上，也可不在一平面上，还可合并上下尺桡关节脱位。

【诊断】

1. 病史及表现　局部肿胀、压痛、成角畸形，有骨擦音、功能障碍及反常活动。

2. X 线检查　X 线正、侧位片应包括肘、腕关节，了解有无旋转移位及上下尺桡关节脱位。

【治疗】

1. 闭合复位后，应用分骨垫及小夹板或石膏外固定，固定 8~12 周。

2. 前臂具有旋转功能，骨折后旋转移位是矛盾的主要方面。为了恢复该功能，复位时先在前臂中位牵引克服重叠、旋转、成角及侧方移位畸形。先整复尺骨，恢复其轴线，再整复桡骨，使前臂尺桡两骨远、近骨折端正确对位，保证两骨之间的骨间膜展平。4 种畸形均得到矫正，恢复两骨的等长及固有的生理弧度，才能恢复前臂的旋转功能。若不能克服重叠畸形时，可用折顶手法复位。

3. 手法整复失败，可切开复位内固定，桡骨用钢板螺丝钉或髓内针固定，尺骨用髓内针固定，术后加用长臂管型石膏外固定于功能位。

（四）桡骨远端骨折

发生于桡骨远端距离关节面 3cm 范围内，伸直型骨折（Colles 骨折）多见。

【诊断】

跌倒时，手掌着地，腕关节背伸，前臂旋前所致。骨折远端向背侧以及桡侧移位。多见于中、老年有骨质疏松者。伤后局部疼痛、肿胀，可出现典型的畸形姿势，即侧面看呈餐叉样畸形，正面看呈枪刺样畸形。局部压痛明显，腕关节活动障碍。X 线可见骨折远端向桡、背侧移位，近端向掌侧移位，可同时伴有下尺桡关节脱位。

【治疗】

本类骨折一般采用手法复位，背、桡侧面用石膏托或特制小夹板固定腕关节于旋前、屈腕、尺偏位 2 周，后改为腕功能位固定 2 周，注意做好功能锻炼。

（五）手外伤

手外伤有时合并全身其他部位损伤，检查时首先要注意病人的全身情况，其次才检查手外伤情况。

【诊断】

1. 检查伤口的部位、大小、损伤性质和皮肤缺损情况。

2. 检查深部组织，包括神经、肌腱、骨和关节等损伤情况。X 线摄片可确定骨折情况。

3. 检查手部血循环情况，了解主要血管有无损伤及损伤的性质。根据手指的颜色、温度、血管的搏动等作出判断。

【治疗】

1. 早期急救处理　目的是止血，减少创口污染。局部压迫包扎是简便有效的方法，少数人血管损伤才采用止血带。以充气止血带最好，其次是橡皮止血带，紧急时可用绷带、布带，不宜用绳索、电线等。手外伤应在上臂上 1/3 处用衬垫后加止血带。捆绑不宜过紧，以触诊无动脉搏动为原则。加止血带后应记录时间，紧急送往医院。止血带应每隔 1 小时（冬季半小时）放松 1 次，每次数秒至 1~2min，整个上止血带时间不能超过 5h（冬季可适当延长）。到达医院后，在松解止血带前，要先输液或输血，补充有效血容量，打开伤口，准备好止血用器材，然后再松止血带。

2. 早期彻底清创　清创越早，感染机会就越少。争取在伤后 6~8h 内进行清创缝合。若距受伤时间已较长，可能发生感染者，清创后暂不宜缝合伤口，可敞开用生理盐水纱布覆盖，观察 3~5 日，如无感染行延期缝合或植皮术。

3. 肌腱损伤的处理　争取一期缝合，过去主张切除指浅屈腱，仅缝合指深屈腱，现在主张深浅腱均做一期缝合。缝合时宜采用细针细线，有条件时采用显微外科技术，应用 7-0 或 8-0 号细线缝合，效果较好。肌腱缝接后固定 10~14 日，解除固定后进行主动功能锻炼。如无法一期缝合者，待创口愈合后 1~2 个月内进行二期修复。

4. 对骨和关节损伤处理　目的是恢复全手的完善功能，处理原则是：

（1）早期准确复位，固定在功能位，开放性损伤亦应早期复位和内固定。

（2）早期消灭创面，减少感染，减少瘢痕形成，以免影响功能。

（3）鼓励早期功能锻炼，防止关节僵直。关节脱位固定 3 周，骨折固定 4~6 周，固定解除后进行功能锻炼。

5. 对神经血管损伤的处理　神经损伤大部分为挫伤，约 3 个月后可恢复，如果不恢复，而且症状和体征加重，则应手术吻合。血管损伤后，如对远端血运无大影响，可行结扎，否则应行血管重建吻合术。

6. 甲下积血的处理 甲下积血是挤压伤所致，患者剧痛，指甲下暗黑色，可在指甲与软组织之间分离引流减压。若伴远节指骨骨折无移位者，外固定3周。

（六）股骨颈骨折

股骨颈骨折是指发生在股骨头与基底部之间的骨折。

【诊断】

多发生于中老年人，常与骨质疏松有关。老年人伴骨质疏松者遇扭转暴力易发生股骨颈骨折。青少年股骨颈骨折较少，需要较大暴力才能引起。股骨颈骨折分为头下型骨折、经颈型骨折和基底部骨折。头下型和经颈型为关节囊内骨折，骨折时股骨头的血液供应中断或减少，使骨折不易愈合，易造成股骨头缺血性坏死。基底型由于骨折端血供良好，骨折较易愈合。

受伤后髋部出现疼痛，不能站立或行走，患肢有短缩、内收、外旋畸形。患髋有压痛，足跟部或大粗隆部叩打时髋部疼痛。嵌插骨折时畸形不明显，有时仍可能勉强行走。拍X线片可明确诊断。

【治疗】

对嵌插骨折或无移位的较稳定骨折，穿防旋鞋，行持续皮牵引6~8周，后逐渐扶拐下床，做患肢不负重活动。有移位的骨折或不稳定的骨折应在X线监测下，手法复位后行加压螺钉内固定等处理。并发股骨头坏死或不愈合者，应考虑人工股骨头置换术。病人应穿防旋鞋；卧床期间进行股四头肌等长收缩训练和踝关节、足趾的屈伸活动；不可取侧卧位，不可使患肢内收，避免骨折移位。牵引8周可在床上起坐，3个月后可下地扶拐不负重行走，6个月渐弃拐行走；高龄病人卧床期间密切注意肺部感染等并发症。手术治疗的病人卧床2~3周可起坐，6周后下地扶拐不负重行走；人工股骨头置换术后1周可酌情下地活动。

（七）股骨干骨折

股骨干骨折是指股骨小转子以下、股骨髁以上部位的骨折。

【诊断】

多见于青壮年。股骨干骨折常由强大的直接或间接暴力引起。直接暴力引起股骨干的横形或粉碎形骨折，同时有广泛的软组织损伤。间接暴力引起股骨干的斜形或螺旋形骨折，周围软组织损伤较轻。近 1/3 段骨折时，因髂腰肌、臀中肌、臀小肌、髋外旋肌牵拉使骨折近端呈屈曲、外旋、外展移位；中 1/3 段骨折后的移位多与暴力方向有关；远 1/3 段骨折后，因腓肠肌牵拉使远折端向后移位，易致腘动脉、腘静脉和坐骨神经损伤。伤后患肢剧痛、肿胀、活动障碍，检查时，局部有压痛、异常活动、骨擦音，患肢短缩、外旋畸形。内出血 500～1000ml，出血多者可伴有休克。X 线可明确骨折部位、类型及移位情况。

【治疗】

大多数病人治疗采用持续骨牵引，时间一般为 8～12 周，并根据骨折端移位特点调整肢体体位及牵引力方向，以利于骨折处良好对位、对线，必要时结合手法复位和小夹板辅助固定。3 岁以内小儿可采用双下肢皮肤悬吊牵引，应使臀部悬离床面，时间一般为 2～3 周。当保守治疗不满意或有其他手术适应证时，可考虑切开复位后用接骨钢板或髓内针固定。骨折早期注意预防和处理休克。接诊病人时或在治疗前后均应注意患肢远端动脉搏动及血运、感觉和活动是否正常；牵引期间注意早期（伤后 1～2 周）进行股四头肌功能锻炼；开始进行行走训练时，下肢不要负重，需有专人陪护，防止意外损伤。

（八）髌骨骨折

髌骨骨折可分为横骨折和粉碎骨折。

【诊断】

局部有压痛、肿胀、血肿和皮下淤血，膝关节不能完全伸直，不能负重。横骨折有明显的横行凹陷，X 线检查可明确骨折类型及移位程度。

【治疗】

1. 无移位骨折 若关节有积血，在无菌条件下，抽净血肿，保持膝关节于伸直位，用抱膝圈加压包扎。4～6周后开始屈伸锻炼。

2. 横骨折 若分离超过1cm，可切开修复股四头肌肌腱或髌腱，钢丝环扎，石膏托固定3周，或钢丝内固定。

3. 粉碎骨折 若移位不严重，可做髌骨环扎术或用抓髌器固定。若严重移位，年龄又较大者，可做髌骨切除术并修复股四头肌腱和髌腱，术后用石膏固定3～4周。

（九）膝关节半月板损伤

【诊断】

1. 大多数病人有膝关节屈曲位时扭转受力史。

2. 受伤后，膝关节有剧痛，不能自动伸直，关节肿胀。

3. 膝关节间隙处有明确压痛点，少数病人有关节交锁，活动时听到"咔嗒"声。

4. 回旋挤压试验（Mc Murray征）阳性。

5. 关节空气或碘溶液造影辅助诊断意义不大。X线普通照片主要是排除膝关节的其他损伤和疾病。

6. 关节镜检查是较有价值的检查方法，可见半月板撕裂状况并做修补。

【治疗】

1. 急性期，可采用伸膝位石膏托适当限制膝关节活动，外敷活血化瘀中药，疼痛减轻后，开始做股四头肌舒缩功能锻炼。

2. 经确诊为膝关节半月板破裂，而保守疗法无效时，应及时做半月板撕裂部分摘除术，防止日后发生创伤性关节炎。通过关节镜进行半月板切除或成形术具有创伤小、疗效好的特点。

（十）胫腓骨干骨折

胫腓骨干骨折是指胫骨平台以下到踝以上的部分发生的

骨折。

【诊断】

以青壮年、儿童多见。直接暴力损伤，骨折线在同一平面，呈横断、斜形和粉碎形骨折。间接暴力多由高空坠落、滑倒所致，呈斜形或螺旋形骨折。胫骨上 1/3 骨折易致腘动脉受压而造成小腿缺血；胫骨中 1/3 骨折可导致骨筋膜室综合征；胫骨下 1/3 骨折可出现愈合延迟，甚至不愈合。临床可见局部疼痛、肿胀、反常活动、畸形和活动受限，伴有腓总神经、胫神经损伤时，出现足下垂或仰足的表现；伴有胫前及胫后动脉损伤时，则足背动脉和胫后动脉搏动消失，趾端苍白、冰凉。X 线可确定骨折的部位、类型、移位程度。

【治疗】

横断形或短斜形骨折可以进行手法复位，长腿石膏或小夹板外固定。斜形、螺旋形或轻度粉碎性骨折可行跟骨结节牵引，待纤维愈合后，去掉牵引，用长腿石膏托或小夹板继续外固定。手法复位失败可采用切开复位，用螺丝钉或加压钢板、髓内钉固定。对于开放性或粉碎性严重的可采用外固定架。

小腿骨折易继发有骨筋膜室综合征，应严密观察病情变化，特别是小夹板和石膏绷带固定的病人，如远端肢体出现疼痛、肿胀、麻木、肢体苍白、感觉消失等情况，应及时辨明情况正确处理。

（十一）踝关节扭伤

常在负重或奔跑时由于路滑或不平出现足内或外翻转致伤。

【诊断】

1. 内、外踝前下方有疼痛、肿胀或淤斑。

2. 足内翻或足外翻时，一侧疼痛加重，另一侧则无痛或痛不剧。

3. 部分韧带撕裂时，内翻角度不增加，但有剧痛；完全撕裂时，内翻角度明显增加。

4. 内翻位的 X 线摄片上可见外侧关节间隙增宽，有时还可见到骨片撕脱；外翻位时，内侧间隙增宽。

【治疗】

1. 韧带部分损伤者，可做冷敷，外敷消肿、活血、化瘀中药，10 日后基本痊愈。

2. 韧带损伤较重者，局部可用 1% 普鲁卡因封闭，用胶布固定（使足外翻或内翻）2～3 周。注意贴横形胶布时，小腿前方敞开，以免阻碍血行。

3. 韧带完全断裂或半脱位者，手法复位后，用石膏靴固定伤足于 90°位和外翻位（或内翻位）4～6 周。

（十二）踝部骨折

多由间接暴力所引起，按受伤机制可分为内翻型、外翻型、外旋型和直压型骨折。按伤情可分为单踝（内踝或外踝）骨折、双踝（内外踝）及三踝（即内外踝加前踝或后踝）骨折。

【诊断】

踝部肿胀，有内翻或外翻畸形，严重者可出现开放性骨折脱位，有压痛、肿胀、淤斑和功能障碍。X 线摄片可明确其损伤类型。

【治疗】

手法复位后，按相反受伤机制方向，用石膏固定 8～12 周。手法复位失败或不稳定性骨折则需切开复位加内固定，再加短管形石膏固定 8～12 周，固定期间注意远端血运。

（十三）肋骨骨折

在胸部损伤中，肋骨骨折最为常见。可为单根或多根肋骨骨折，同一肋骨又可在一处或多处折断。第 1～3 肋骨较短，且有锁骨、肩胛骨和肌肉的保护，较少发生骨折。第 4～7 肋骨较长且固定，最易折断。中年人和老年人的肋骨骨质疏松，脆性较大，容易发生骨折。

【诊断】

1. 病史及表现　病人有胸部受伤史。因暴力、跌倒或钝器撞击胸部，直接施压于肋骨，使承受打击处肋骨猛力向内弯曲而折断。胸部前后受挤压的间接暴力则可使肋骨在腋中线附近向外过度弯曲而折断。

（1）单根或数根肋骨单处骨折，若上、下仍有完整的肋骨支撑胸廓，对呼吸功能的影响不大。主要表现为局部疼痛，尤其在深呼吸、咳嗽或转动体位时加剧。

（2）尖锐的肋骨断端向内移位，刺破壁胸膜和肺组织，可产生气胸、血胸、皮下气肿或引起血痰、咯血等；若刺破肋间血管，可引起较多出血；若撕破动脉可引起喷射性出血，伤情往往迅速恶化。

（3）多根多处肋骨骨折后，尤其前侧局部胸壁可因失去完整肋骨的支撑而软化，出现反常呼吸运动，即吸气时，软化区的胸壁内陷，而不随同整体胸廓向外扩展；呼气时，软化区向外鼓出。此类胸廓又称连枷胸。若软化区范围较广泛，在呼吸时两侧胸膜腔内压力不平衡，形成纵隔左右扑动，影响肺通气和静脉血液回流，导致缺氧和二氧化碳潴留，严重者可发生呼吸和循环衰竭。

2. 实验室检查及其他检查

胸部 X 线为首选，可显示肋骨骨折断裂线或断端错位情况，还可显示有无气胸、血胸。

【治疗】

1. 闭合性单处肋骨骨折　因骨折的断端有上、下完整的肋骨和肋间肌支撑，较少错位、重叠，多能自行愈合。治疗的重点是止痛，用宽胶布条固定胸廓和防治并发症。

2. 闭合性多根多处肋骨骨折　因胸壁软化出现反常呼吸运动时，需进行局部处理。①较小范围的胸壁软化，可用厚敷料加压包扎，沙袋压盖于胸壁软化区，再粘贴胶布固定，或用多头胸带包扎胸廓。②对于大片胸壁软化，用无菌巾钳经胸壁夹住中央处游离段肋骨，再用绳带吊起，通过滑轮作重力牵引，使浮动的胸壁复位。固定时间为1~2周。此法不利于病人活动。另一种方法为胸壁外固定法，即在患侧胸壁放置与其胸廓相称的牵引支架，将无菌巾钳固定在支架上。该方法的优点是病人可以下床活动，有利于改善呼吸功能。③对于错位较大、病情严重的病人，可切开胸壁，在肋骨两断端分别钻洞，贯穿不锈钢丝固定。

（十四）脊柱骨折

脊柱骨折又称脊椎骨折，是一种较严重且复杂的创伤性疾病，其发病率占全身骨折的5%~6%。脊柱骨折可分为以下几种类型：

1. 根据暴力作用的方向分类

（1）屈曲型损伤：较常见，多发于胸腰段交界处的椎骨。

（2）伸直型损伤：少见，如椎弓骨折合并椎体向后脱位。

（3）屈曲旋转型损伤：可发生椎间小关节脱位。

（4）垂直压缩型损伤：可引起胸、腰椎粉碎压缩骨折或寰椎骨折。

2. 根据损伤的程度和部位分类

（1）颈椎骨折与脱位：包括颈椎半脱位、颈椎椎体骨折、颈椎脱位及寰枢椎骨折与脱位。

（2）胸腰椎骨折与脱位：包括椎体单纯压缩骨折、椎体粉碎压缩骨折和椎骨骨折脱位。

（3）附件骨折：常与椎体压缩骨折合并发生，如关节突骨折、椎板、椎弓根、横突和棘突骨折等。

3. 根据骨折的稳定性分类

（1）稳定型骨折：指单纯压缩骨折，不超过椎体原高度的1/3，骨折无移位。

（2）不稳定型骨折：损伤较严重，复位后较易移位。

【诊断】

1. 病史及表现 脊柱骨折大多数由间接暴力所致。如自高处坠落，头、肩或足、臀部着地，所产生的垂直分力可导致椎体压缩性骨折；如水平分力较大，则可同时发生脊椎脱位。直接暴力所致的脊柱骨折，多见于战伤、爆炸伤等。

评估时应详细了解病人受伤的时间、原因和部位，受伤时的体位、症状和体征，搬运方式、现场及急诊室急救的情况；有无昏迷史和其他部位的合并伤；受伤局部疼痛、肿胀、畸形、棘突间隙加宽及局部有明显触痛、压痛和叩击痛，脊柱活动受限。胸腰段损伤，可致后突畸形。合并脊髓损伤时，有脊髓损伤的症状和体征，如四肢的感觉、运动、肌张力、腱反射及括约肌功能异常。评估时重点了解受伤局部症状、体征及是否合并脊髓损伤。

2. 实验室检查及其他检查

（1）X线：可显示椎体损伤情况，如压缩、粉碎及移位；椎间孔变小，关节突骨折或交锁；棘突间隙增宽及附件骨折等。有助于进一步明确诊断，确定损伤部位、类型和移位等。

（2）CT、MRI：可显示小关节的骨折及椎管的变化。

【治疗】

伴严重多发伤时，应首先处理威胁患者生命的情况，如窒息、心跳骤停、活动性大出血、张力性气胸等，以挽救生命。

1. 胸腰椎骨折

（1）单纯压缩型骨折：椎体压缩小于1/3或年老体弱不能耐受复位及固定者，可仰卧于硬板床上。骨折部位垫厚枕，使脊柱过伸，3天后开始锻炼腰背肌，第3个月开始可带腰围下地活动，但以卧床休息为主，3个月后开始逐渐增加活动时间。椎体压缩程度较大者，也可考虑行切开复位内固定术。

（2）爆破型骨折：无神经症状且无骨折片进入椎管者，可采用双踝悬吊法复位。有神经症状、骨折片进入椎管者，则不宜复位，需手术去除进入椎管的骨折片及椎间盘组织，再行植骨和内固定术。

2. 颈椎骨折

（1）稳定型颈椎骨折：轻者，用枕颌带悬吊卧位牵引复位；

有明显压缩脱位者，采用持续颅骨牵引复位。牵引重量为3～5kg，牵引2～3周后用头颈胸石膏固定3个月。

（2）爆破型骨折：有神经症状者，应早期手术切除碎骨片、减压、植骨及内固定。但若有严重合并伤，需待病情稳定后再手术。

二、关节脱位

关节面失去正常的对合关系称为关节脱位，俗称脱臼。关节脱位多发生于青壮年、儿童，老人较少发生。

1. 按脱位的时间分类

（1）新鲜脱位：脱位时间短于3周者。

（2）陈旧性脱位：脱位时间超过3周者，一般手法复位困难，而常需切开复位。

2. 按脱位后皮肤是否破损分类

（1）闭合性脱位：是指局部皮肤完好，脱位关节腔与外界不相通。

（2）开放性脱位：是指脱位关节腔与外界相通，易发生感染。

3. 按脱位程度分类

（1）全脱位：关节面对合关系完全失常。

（2）半脱位：关节面对合关系部分失常。

按远侧骨端关节面移位方向，又可分为前脱位、后脱位、侧方脱位等。

【诊断】

1. 病史及表现 临床上以暴力因素所致的创伤性脱位较多见，即间接暴力或直接暴力作用于关节而致脱位，如跌倒时手掌撑地使肘关节脱位等。创伤性脱位使关节囊、关节周围韧带撕裂或撕脱，如处理方法不当易形成关节周围软组织松弛或薄弱，以后每遇较轻外力作用可反复发生脱位，此种情况也称习惯性脱位。骨关节疾病，如关节感染、肿瘤等可使关节结构破坏，逐渐导致关节病理性脱位。先天性因素胚胎发育不良、胎位不正、羊膜早破等因素可造成先天性关节畸形，如先天性髋关节脱位。

（1）一般症状：关节部位疼痛、肿胀、淤斑、局部压痛及关节功能障碍。

（2）特有体征：

①畸形：脱位的关节处有明显的畸形，如关节变粗大、患肢变短或变长等。

②弹性固定：脱位关节周围肌痉挛，关节囊与韧带牵拉，使患肢固定在异常位置，被动运动时感到有弹性阻力。

③关节部位空虚：脱位后可在体表摸到关节所在的部位有空虚感。

（3）并发症：①常可合并关节内、外骨折；②可能有关节附近重要血管损伤；③牵拉和压迫作用可致附近神经麻痹；④晚期可能发生骨化性肌炎或创伤性关节炎等。

2. 实验室检查及其他检查　X线检查为首选，可确定脱位的方向、程度、有无合并骨折等。

【治疗】

1. 复位　包括手法复位和切开复位，以手法复位为主。切开复位指征有：关节内骨折，经手法复位失败者；有软组织嵌入，手法难以复位者；陈旧性脱位，手法复位失败者。

2. 固定　复位后将关节固定于稳定位置2～3周，使损伤的关节囊、韧带等软组织得以恢复。固定时间太长易发生关节僵硬，太短则关节囊未完好修复，容易形成习惯性脱位。

3. 功能锻炼　在固定期间要经常进行关节周围肌的伸缩活动和患肢其他关节的主动活动。固定解除后，逐步进行脱位关节的主动功能锻炼，并辅以理疗、中药熏洗等，促进关节功能早日恢复。

【小贴士】

1. 教育病人尽早就诊，及时复位，避免发展成陈旧性脱位。

2. 教育病人及家属充分认识患肢固定的要求及意义，预防习惯性脱位。

3. 向患者及家属说明功能锻炼的重要性和必要性，科学地指导病人功能锻炼，防止锻炼不当或过早锻炼引起习惯性脱位。固定期间，应进行关节周围肌的舒缩运动和除患肢外其他未固定关节的主动活动。解除固定后，逐渐加大关节的活动范围，防止关节僵直和废用性萎缩。

（一）颞下颌关节脱位

当口张得很大时，如大笑、打呵欠等动作时遭遇来自前方的暴力冲击可造成颞下颌关节脱位。脱位一般为双侧，亦可为单侧。

【诊断】

1. 呈半开口状态，不能闭口，也不能再张大，口涎外流，说话、吞咽均有困难。

2. 单侧脱位时，下颌骨偏向健侧。双侧脱位时，下颌骨向前移位。

3. 脱位时可见下颌骨关节突明显凸起并向前移位，其后方为空虚之颞下颌关节窝。

【治疗】

脱位者可行手法复位。复位前先做关节按摩、热敷或行关节周围和咀嚼肌神经封闭，待患者肌肉松弛后再行手法复位。让病人端坐，头后靠墙，术者站在病人对面。用多层无菌纱布包裹两拇指，然后将两拇指伸入病人口中，分别压于两侧下方最后一个牙齿上，其余指托住下颌骨之两侧，两拇指逐渐向下，向后加压，同时其余手指将颏部向上、向前托起，成一弧形动作，使关节突滑入关节窝。复位成功时，可听到弹响或感到滑动，下颌即可闭合。用绷带或三角巾包扎固定2~3日。一个月内避免张大口。

（二）肩关节脱位

肩关节活动范围大而稳定性差，故肩关节脱位多见，约占全身骨关节脱位的 1/2。

【诊断】

1. 病史及表现　肩关节脱位多由间接暴力引起。由于肩关节前下方组织薄弱，所以前脱位最多见。脱位后局部疼痛，活动受限，由于三角肌塌陷，肩部失去正常轮廓成方肩畸形，关节盂空虚。关节盂外可触及肱骨头，搭肩试验（Dugas 征）阳性（即患侧手掌搭于健侧肩部时，肘部不能紧贴胸壁；或将患侧肘部贴近胸壁，则其手掌不能搭至患肩）。

2. 辅助检查　X 线可明确脱位的类型及有无合并骨折。

【治疗】

常采用手牵足蹬法。单纯肩关节脱位复位后用三角巾悬吊上肢，肘关节屈曲 90°，固定于胸前。保持固定有效，固定时间一般为 3 周左右。注意有无臂丛神经等损伤。固定期间应活动腕部和手指，解除固定后主动锻炼肩关节的活动，应逐渐加大受伤关节的活动范围，促使关节功能的恢复。

（三）肘关节脱位

肘关节脱位多见于青壮年，占全身关节脱位之首。

【诊断】

1. 病史及表现　常因跌倒时手掌着地，间接暴力使肘过伸而发生后脱位。有时可合并尺骨冠状突骨折、肱骨内上髁骨折、正中神经或尺神经损伤等。除脱位一般表现外，脱位后肘部变粗，上肢变短，鹰嘴后突显著。肘关节弹性固定于半伸直位大约 45°。肘后三点失去正常关系。

2. 辅助检查　X 线可了解脱位情况及有无合并骨折。

【治疗】

一般用手法复位多能成功，复位后以长臂石膏托固定肘关节于 90° 功能位约 3 周。肘关节最易引起骨化肌炎，故指导病人进行患肢功能锻炼十分重要，固定期间可做伸指握拳等练习，同时在外固定保护下做肩、腕关节的活动。外固定去除后，锻炼肘关节的屈伸活动及肘关节周围肌力。应注意以主动锻炼为主，被动活动时动作要轻柔，以不引起剧烈疼痛为度，切忌粗暴，以免引起骨化性肌炎而加重肘关节僵硬。

（四）髋关节脱位

【诊断】

1. 病史及表现　多由强大间接暴力引起。后脱位最为常见，当髋关节屈曲或屈曲内收时，暴力从膝部向髋部冲击，使股骨头穿出后关节囊；或弯腰工作时，重物砸于腰骶部，也可使股骨头向后冲破关节囊而形成脱位。患髋关节疼痛，被动活动时疼痛加剧。患侧下肢呈屈曲、内收、内旋和短缩畸形，臀部异常隆起且可触及移位的股骨头。

2. 辅助检查　X线可了解脱位的类型及有无合并髋臼或股骨头骨折。

【治疗】

一般需在腰麻或全麻下以特殊手法进行复位，复位后将患肢在伸直、轻度外展位持续皮牵引固定3~4周。指导病人正确进行功能锻炼，即固定期间活动足、踝关节，并做股四头肌舒缩活动。牵引解除后仍需卧床锻炼数日，再逐渐下床扶杖活动，但3个月内避免患肢负重，防止股骨头缺血性坏死及受压变形等。

三、骨关节化脓感染

骨与关节感染分为化脓性感染和结核性感染。前者由化脓性细菌感染引起，后者由结核杆菌感染引起。

（一）急性血源性骨髓炎

急性血源性骨髓炎是指身体其他部位的化脓性病灶经血流传播引起骨膜、骨皮质和骨髓的急性炎症。好发于15岁以下的儿童和青少年，感染部位多在长骨的干骺端，以股骨及胫骨发病率最高，其次为肱骨、桡骨、尺骨及髂骨等，下肢多于上肢。干骺端血管网丰富，血流缓慢，细菌易于沉积；此处靠近关节易受损伤，使局部抵抗力下降，故易发生感染。

干骺端急性感染后形成脓肿，可由3条途径扩散蔓延：①穿过骨皮质形成骨膜下脓肿。②骨膜下脓肿经骨小管（哈佛管）蔓延至骨干骨髓腔，或干骺端病灶直接扩散至骨髓腔而形成弥漫性骨髓炎。同时，骨膜下脓肿破裂后，即可引起软组织感染或形成窦道。③干骺端脓肿穿入附近关节，继发化脓性关节炎。

【诊断】

1. 病史　急性血源性骨髓炎最常见的致病菌是金黄色葡萄球菌，其次为乙型溶血性链球菌。在发病前，身体其他部位常有感染性病灶，如疖、痈、扁桃体炎、中耳炎等，当处理不当或机体抵抗力下降时，病灶内致病菌经血液循环滞留在骨组织内引起急性感染，免疫功能缺陷会使骨髓炎发病加重。

2. 临床表现

（1）全身症状：本病起病急骤，早期即出现高热、寒战、脉快、口干、食欲不振等全身症状。患肢有持续、进行性加重的疼痛，患肢活动受限。儿童可表现为烦躁不安、呕吐与惊厥，重者可发生昏迷及感染性休克。

（2）体征：局部皮肤温度增高、发红、肿胀。干骺处有局限性深压痛。3～4天后肿胀、疼痛加剧，提示该处形成骨膜下脓肿。当脓肿穿破骨膜、形成软组织深部脓肿时，疼痛反而减轻，但局部红、肿、热、压痛更为明显。当脓肿穿破皮肤时，体温可逐渐下降，但局部可经久不愈而形成窦道。炎症蔓延入骨干骨髓腔后，整个肢体剧痛肿胀，骨质因炎症而变疏松，易并发病理性骨折。

3. 实验室检查及其他检查

（1）实验室检查：血白细胞计数和中性粒细胞比例增高；红细胞沉降率加快；血细菌培养可为阳性。

（2）局部脓肿分层穿刺：做涂片检查、细菌培养及药物敏感试验有助于明确诊断和选择用药。

（3）影像学检查：①早期 X 线摄片无特殊表现，发病 2 周后，可见干骺区散在性虫蛀样骨破坏，并向髓腔扩散，骨密质变薄，并依次出现内层与外层不规则，可有死骨形成。②CT 检查可较早发现骨膜下脓肿。③发病 48h 后，核素骨显像可有病理改变。

【治疗】

早期诊断，控制感染，防止炎症扩散，及时切开引流脓液减压，防止死骨形成和演变为慢性骨髓炎。

1. 非手术治疗

（1）抗生素应用：及时、足量、联合有效应用抗生素。应持续使用至体温正常、症状消退后 3 周左右。必要时，少量多次输新鲜血液。

（2）全身支持疗法：充分休息；维持水、电解质平衡；补充营养，给予易消化的高蛋白质、高维生素的饮食，必要时少量多次输新鲜血液；给予镇痛、降温等对症处理，减轻患者痛苦。高热给予物理降温。

（3）局部制动：患肢用持续性皮牵引或石膏托固定于功能位，有利于防止炎症扩散和缓解肌痉挛，减轻疼痛，防止关节挛缩畸形及病理性骨折或关节脱位。

2. 手术治疗　局部钻孔引流或开窗减压于骨腔内放置两根引流管作持续冲洗引流，近端导管用于滴入抗生素冲洗液，远端导管用于负压吸引引流。术后做好引流管持续冲洗及负压引流，保持引流通畅。应每日全天连续滴入含有抗生素的溶液 1500 ~ 2000ml，注意保持引流通畅，记录引流出入量，持续到体温正常，引出液清亮或连续 3 次细菌培养结果阴性，即可拔管。患肢应适当主动活动，以免粘连。

【小贴士】

1. X 线片证明包壳骨已坚固形成，损坏骨已经修复，正常时开始逐渐负重。

2. 加强患肢功能锻炼，恢复患肢功能。

（二）慢性骨髓炎

【诊断】

1. 病史及表现　急性血源性骨髓炎在急性期如果不能彻底控制或反复发作，会有死骨、死腔、窦道，形成慢性骨髓炎。对于小儿，慢性化脓性骨髓炎多由于急性化脓性骨髓炎演变而来；对于成人，多为继发感染而形成。临床表现：①反复发作的低热，局部红肿、疼痛，窦口流脓，局部皮肤色素沉着；②局部组织厚硬，患肢粗大、增长或缩短，关节屈曲畸形；③病灶附近关节挛缩、僵硬；④常伴有全身衰弱、消瘦、贫血。

2. 辅助检查　X 线可见骨膜下有新生骨形成，骨质硬化，骨髓腔不规则，有大小不等的死骨影，边缘不规则，周围有空隙。

【治疗】

慢性骨髓炎的治疗原则为清除死骨及周围增生的肉芽组织，消灭骨死腔，切除窦道，根治感染源。给予高蛋白、高热量、高维生素的饮食，必要时少量多次输血。抬高患肢于功能位限制活动，以减轻疼痛，防止关节畸形及病理性骨折。手术前后用大量抗生素控制感染。手术后患肢固定，做好伤口处理。

（三）化脓性关节炎

关节的化脓性感染称为化脓性关节炎，常见于儿童，最常发生于髋关节和膝关节。多数为身体其他部位感染灶中的细菌，经血液循环传播至关节，也有关节附近的急性骨髓炎直接蔓延者，或因外伤，病菌经伤口直接进入关节。

【诊断】

1. 病史及表现　患者多有外伤或感染病史。有全身中毒症状，如高热、畏寒、全身不适、食欲缺乏等。局部关节处疼痛、肿胀、皮肤发红，患肢不能持重，活动关节时有剧痛，被动活动尤剧。关节腔有积液，膝关节浮髌试验阳性。

2. 辅助检查　关节穿刺获得的液体有大量白细胞和脓细胞，

涂片革兰染色和细菌培养可找到细菌。白细胞计数及中性粒细胞计数增多。X线摄片可见关节囊膨胀，关节间隙增宽，关节周围软组织阴影扩大，骨质有虫蚀样破坏，后期关节间隙变窄或消失，均有利于明确诊断。

【治疗】

1. 一般治疗　注意全身情况，加强营养，纠正水和电解质代谢的紊乱。早期用足量的有效抗生素。患肢用石膏托或持续皮肤牵引固定，使患肢得到休息。关节内抗生素治疗，即自关节腔置管连续抽吸脓液和抗生素溶液冲洗引流。

2. 手术治疗　关节切开引流术。经上述的治疗无效时，应行关节切开引流。髋关节位置深，患化脓性关节炎时，穿刺灌洗难以收效，只要关节内有渗出液，应及早切开引流。

【小贴士】

急性炎症消退后，注意功能锻炼。严重畸形和明显功能障碍者，须行矫形手术。

四、骨关节结核

骨与关节结核是由结核杆菌引起的一种骨与关节的慢性疾病，好发于儿童和青少年，脊柱结核约占骨与关节结核的50%，其次为膝关节结核、髋关节结核和肘关节结核。

【诊断】

1. 病史　骨与关节结核是一种继发性病变，原发病灶多在肺部，少数在淋巴结或消化道。结核杆菌由原发病灶经血液侵入关节或骨骼。当机体抵抗力较强时，病菌被控制或消灭；当机体抵抗力低下时，可繁殖形成病灶，并出现临床症状。

2. 临床表现

（1）症状：

①全身表现：发病缓慢，多有低热、脉快、食欲减退、盗汗、消瘦、乏力、贫血等全身慢性结核中毒症状。

②疼痛：早期病变部位即有轻度疼痛，随病情发展逐渐加重，活动时疼痛更明显。小儿患病时常出现"夜啼"，因为熟睡后，患病关节周围的保护性肌痉挛解除，在活动肢体或翻身时即发生突然疼痛而哭叫。

（2）体征：

①脊柱结核：脊柱生理弯曲改变，以胸段后突畸形明显，表现为"驼背"，甚至完全性截瘫。局部有压痛和叩击痛。腰椎结核病人，腰椎活动度受限，常挺腰屈膝下蹲状去捡拾地上物品，此征象称拾物试验阳性。

②髋关节结核：早期即有跛行，患肢外旋、外展、屈曲、相对变长，后期由于关节面软骨破坏，患肢出现内旋、内收、屈曲畸形，相对变短。髋关节前后方有压痛，粗隆部可有叩击痛，关节运动障碍，托马斯征阳性，即在平卧时两下肢平置，见腰部生理前屈加大；让病人双手抱紧健侧膝部，骨盆平置，则患侧髋与膝呈屈曲状态。

③膝关节结核：关节弥漫性肿胀是早期单纯滑膜结核的症状，局部疼痛多不明显。晚期因关节肿胀重且附近肌肉失用性萎缩，使病变关节呈梭形肿胀，膝关节可呈"鹤膝"畸形，也可因积液过多而出现浮髌试验阳性。骨骺破坏后，骨生长受到影响，致使患肢发生短缩畸形。

④寒性脓肿和窦道：脊柱结核脓肿可沿肌及筋膜间隙向远处流注。髋关节结核脓肿多在股三角区或臀部。膝关节和肩关节结核脓肿形成后一般局限在病灶附近。寒性脓肿破溃后形成经久不愈的窦道，常易并发混合性感染。

3. 实验室检查及其他检查

（1）实验室检查：红细胞血沉增快，贫血。

（2）X线检查：X线摄片是骨与关节结核诊断的主要手段。

（3）CT检查：对骨与关节结核的诊断不比传统的X线摄片有优势，一般只用于比较隐蔽或难于明确诊断和定位的脊柱结核和髋关节结核。

【治疗】

1. 加强支持疗法，提高机体抵抗力，局部适当休息或限制活动。

2. 合理应用抗结核药物，抗结核治疗满 2 年后，可依据以下标准停药：①全身情况良好，体温正常；②局部症状消失，窦道闭合；③X 线显示脓肿消失或钙化，无死骨，病灶边缘轮廓清楚；④连续 3 次测血沉，结果均为正常；⑤起床活动已 1 年，仍能保持上述 4 项指标者。

3. 非手术治疗不能控制病变发展，死骨明显形成，脓肿较大形成经久不愈的窦道或合并截瘫等，应在积极的术前准备下行结核病灶清除术及关节融合术。

【小贴士】

1. 积极治疗结核原发病灶是治疗骨与关节结核的前提。

2. 介绍骨与关节结核的治疗原则及方法，以使病人配合治疗。

3. 告诉病人遵医嘱坚持用药，注意药物的毒副作用，如出现耳鸣、听力异常应立即停药，同时注意肝、肾功能受损及多发性神经炎的发生。

五、骨肿瘤

骨肿瘤是指骨组织（骨膜、骨和软骨）及骨附属组织（骨的血管、神经、脂肪、纤维组织等）所发生的肿瘤，占所有肿瘤的 2%～3%。骨肿瘤的发病具有年龄特点，如骨肉瘤多见于青少年，骨巨细胞瘤多见于青壮年，骨髓瘤多见于老年。骨肿瘤分为原发性和继发性两大类，原发性骨肿瘤是由骨组织及其附属组织本身所发生的肿瘤，分为良性和恶性，以良性为多见。继发性骨肿瘤是由身体其他器官或组织的肿瘤转移而来，多属恶性。

【诊断】

1. 病史　评估年龄、性别、文化层次等，有无肿瘤病史或手术治疗史，有无其他系统疾病，家族中有无肿瘤患者。

2. 临床表现

（1）疼痛和压痛：是恶性肿瘤的早期症状，随着病情进展可表现为持续性剧痛，局部压痛明显，常影响病人休息、睡眠和工作。夜间痛是骨肿瘤疼痛的一个重要特征。疼痛多由肿瘤破坏骨组织或肿瘤对周围组织刺激引起。良性肿瘤多无疼痛，但骨样肿瘤则可表现为持续性剧烈疼痛。良性肿瘤疼痛加剧，应考虑病理性骨折及恶变的可能。

（2）肿块及肿胀：良性肿瘤多以肿块为首发症状，肿块质硬而无压痛。生长迅速的恶性肿瘤，多表现为长管状骨干骺端一侧肿胀，当肿瘤穿破骨膜时可形成较大范围的弥漫性肿胀，并有压痛，皮肤发热，浅静脉怒张。

（3）压迫症状：良性或恶性骨肿瘤发展巨大时，可压迫血管、神经、肌肉，产生相应症状；脊柱肿瘤可压迫脊髓而并发截瘫。

（4）功能障碍：靠近关节的骨肿瘤由于疼痛、肿胀及压迫，可致病人相关关节功能障碍。

（5）病理性骨折与脱位：骨干肿瘤可破坏骨质，使皮质变薄，骨的坚固性减弱，可发生病理性骨折。骨端肿瘤骨质破坏严重时可导致关节的病理性脱位。

（6）转移和复发：晚期恶性肿瘤多发生远处转移，以血行转移常见，偶见淋巴转移。病人可出现贫血、消瘦、食欲不振、体重下降、发热等。良性肿瘤复发后，有恶变的可能；恶性肿瘤治疗后可复发。

3. 实验室检查及其他检查

（1）影像学检查：X线检查显示肿瘤的位置、大小、形态及骨与软组织的病变。良性肿瘤以界限清楚、密度均匀的膨胀性骨病损为特点。恶性肿瘤则病灶多不规则、密度不均、边界不清楚，骨破坏区可呈虫蚀样或筛孔样，可见骨膜反应阴影，如骨肉瘤呈现"Codman 三角"或"日光射线"现象，尤文肉瘤呈现"葱皮"现象。

（2）实验室检查：除常规血象检查外，恶性肿瘤病人可有血钙增高，提示骨质迅速破坏并持续进行。血清碱性磷酸酶（ALP）升高是骨肉瘤病人肿瘤活动度的重要标记，提示机体新骨形成活跃。

（3）组织病理学检查：是确诊骨肿瘤最可靠的手段。

【治疗】

理解病人的心理变化，给予心理安慰和支持，消除害怕和焦虑，使病人情绪稳定，耐心向病人解释病情。根据病人的心理状态，要注意采取保护性医疗措施。合理进食高蛋白、高热量、高维生素、清淡、易消化的饮食。必要时进行少量多次输血。根据肿瘤的性质、病变部位、浸润范围和有无转移，选择不同的治疗方法。良性骨肿瘤以单纯手术切除为主，恶性骨肿瘤多采用手术、化疗、放疗以及免疫疗法等综合治疗手段。动脉灌注主要用于四肢骨肉瘤的治疗。术前向病人解释动脉灌注的方法，取得病人的配合。术后要密切观察生命体征及切口部位，警惕大出血的发生。抬高患肢，注意患肢端血运情况。注意药物的毒性反应，如有高热，可用物理或药物降温；如恶心、呕吐严重，可采用液体疗法。

（一）骨软骨瘤

骨软骨瘤又称外生骨疣，是一种常见的良性肿瘤。多发于青少年，多见于长骨的干骺端，如股骨下端、胫骨和肱骨的上端。

【诊断】

1. 病史及表现 骨软骨瘤早期无症状，多因无意中发现骨性肿块而就诊。当肿瘤生长到一定程度时，可因压迫周围组织，如肌腱、神经、周围血管等感到隐痛而影响功能。

2. 辅助检查　X线平片显示长管骨的干骺端有蒂状、鹿角状或山丘状骨性突起，其皮质和骨松质与正常骨相连，软骨帽可呈不规则钙化。

【治疗】

一般肿瘤无须治疗。若肿瘤生长较快，出现压迫症状，考虑手术切除。切除范围从基地部周围的正常骨组织开始，包括纤维膜或滑膜、软骨帽以及肿瘤一并彻底切除，以免复发。

（二）骨巨细胞瘤

骨巨细胞瘤为我国常见的骨肿瘤，是起源于松质骨的溶骨性临界性肿瘤，好发于 20～40 岁，好发部位为长管状骨的干骺端。

【诊断】

1. 病史及表现　主要表现为局部疼痛和肿胀，其程度与肿瘤生长的速度有关。若侵及关节软骨可影响关节功能。

2. 辅助检查　X线平片显示骨端病灶呈偏心性溶骨性破坏，骨端呈肥皂泡样膨胀，骨密质变薄。

【治疗】

以手术治疗为主。采用局部手术刮除加灭活处理，冲洗干净后再用松质骨或骨水泥填充。若复发，宜做肿瘤段骨切除，行假体植入术。

（三）骨肉瘤

骨肉瘤是最常见的原发性恶性骨肿瘤，恶性程度高。多见于年轻人。常发生于股骨下端、胫骨或腓骨上端、肱骨上端的干骺端。

【诊断】

1. 病史及表现　主要症状是进行性加重的疼痛，开始时呈间歇性发作的隐痛，逐渐转为持续性剧痛，夜间疼痛加重而影响睡眠。患肢关节有不同程度的功能障碍。病变局部肿胀，迅速发展成肿块；局部皮温增高，静脉怒张，可出现震颤和血管杂音。

2. 辅助检查　X线平片显示病变部位骨质浸润性破坏，边界不清，病变区可有排列不齐、结构紊乱的肿瘤骨。可以使骨膜突起，形成骨膜下三角形新骨，形成的反应骨和肿瘤骨呈日光放射状，即影像学中的"日光射线"现象，周围有软组织肿块阴影。实验室检查可有贫血、血沉加快、碱性磷酸酶增高。

【治疗】

治疗的措施是术前进行化疗3~8周，然后做瘤段切除后假体植入等保肢术或截肢术，术后再继续进行化疗的综合治疗。

六、颈肩痛和腰腿痛

（一）颈椎病

颈椎病是因颈椎间盘退行性变本身及其继发性改变，刺激或压迫邻近组织，如脊髓、神经根、交感神经、椎动脉，并引起各种症状和体征者。高危人群为中年以上男性，好发部位为 C5－6 椎间盘。

【诊断】

1. 病史

（1）颈椎间盘退行性变：是颈椎病发生和发展的最基本原因。随着年龄增长，颈椎间盘退行性变致椎间隙变窄，关节囊、韧带松弛，椎体、椎间关节及其周围韧带发生变性、增生、钙化，导致相邻的脊髓、神经、血管受到刺激或压迫。

（2）急、慢性损伤：急性损伤，如颈椎不协调的活动，因加重已退变的颈椎和椎间盘的损害而诱发本病；如长久伏案工作，对已发生退变的颈椎可加速其退变过程而发病。

（3）先天性或发育性颈椎管狭窄：由于胚胎或在发育过程中椎弓过短，致使椎管的矢状内径偏小（正常成人椎管的矢状内径平均为 l4~16mm），即使颈椎退行性变较轻，也可出现压迫或刺激脊髓、神经、血管的临床症状和体征。

2. 临床表现 根据受压或刺激的组织不同，将颈椎病分为以下几种类型：

（1）神经根型颈椎病：此型最常见，占50%～60%，由于颈椎间盘退行性变刺激或压迫神经根，可出现颈部僵硬及疼痛，短期内加重并向肩部及上肢放射。当咳嗽、打喷嚏及活动时疼痛加剧，上肢有沉重感，皮肤有麻木、过敏等异常感觉，上肢肌力和手握力减退。检查可见颈部肌痉挛，颈肩部压痛，颈部和肩关节活动有不同程度受限。神经系统检查有较明确的定位体征。上肢牵拉试验阳性，压头试验阳性。

（2）脊髓型颈椎病：此型占10%～15%，脊髓受压部位不同可有不同的临床表现，以四肢症状较为明显。上肢症状如手部麻木、活动不灵，尤其是精细活动失调，握力下降；下肢症状如麻木、步态不稳，有踩棉花样感觉。躯干有紧束感。病情加重时，可发生自上而下的上运动神经元性瘫痪。

（3）椎动脉型颈椎病：颈椎横突孔骨性纤维性狭窄，上关节突增生肥大，颈椎失稳都可直接刺激、牵拉或压迫椎动脉。临床表现有眩晕、头痛、视物障碍、猝倒等，当头部活动时可诱发或加重病情。

（4）交感神经型颈椎病：主要表现为交感神经兴奋症状，如头痛或偏头痛、头晕、恶心、视物模糊、声音改变、心跳加快、心律不齐、血压升高，以及耳鸣、听力下降等。也可表现为交感抑制症状，如头昏、眼花、流泪、鼻塞、心动过缓、血压下降，以及胃肠胀气等。

3. 实验室检查及其他检查

（1）X线：可见生理前凸消失、椎间隙变窄、椎体前后缘骨质增生、钩椎关节、关节突关节增生等。

（2）CT和MRI：可见椎间盘突出，椎管、神经根管狭窄及脊髓、脊神经受压情况。评估时注意影像学检查有无异常。

【治疗】

治疗原则是改善受压，减轻症状，促进循环。

1. 非手术治疗　包括颈部牵引，颈托和围领限制颈椎活动，以及按摩、理疗、药物治疗。

2. 手术治疗 非手术治疗无效、反复发作或脊髓型压迫症状进行性加重者，采用手术治疗。

3. 纠正不良的工作体位和睡眠姿势 避免长时间头颈部固定在一种位置状态下工作，应定时活动颈部。睡觉时选用合适的枕头，要求平卧时颈椎不前屈为宜；侧卧时，枕头高度以肩的宽高为宜，以保持颈肌于松弛状态。

4. 颌枕带牵引的护理 取坐位或卧位牵引均可。间断牵引时，每日数次，每次 0.5 ~ 1h，重量 2 ~ 6kg；采取持续牵引时，一般取卧位牵引，每日持续牵引 6 ~ 8h，两周为一疗程。

【小贴士】

1. 教会患者牵引、按摩的方法及注意事项。一旦病情发生变化，及时到医院就诊。

2. 学会自我保健。办公室工作人员，在工作中要定时改变姿势，做颈部及上肢活动；睡眠时，宜睡硬板床，注意避免头颈部过伸或过屈。注意睡眠姿势，枕头高度适当，一般枕头与肩部平高为宜。

（二）肩关节周围炎

肩关节周围炎简称肩周炎，是肩关节周围肌性组织、肌腱、滑囊及关节囊的慢性损伤性炎症。因关节内外粘连和炎症，致肩关节活动时疼痛，功能活动障碍。本病好发于 40 ~ 50 岁以上人群。其特征是肩部疼痛和肩关节活动障碍逐渐加剧，经数月甚至更长时间，疼痛逐渐消退，功能慢慢恢复，最后自愈。本病病因至今不明，一般认为与下列因素有关：

（1）因上肢骨折、颈椎病等使患肢活动障碍，肩周组织继发萎缩、粘连。

（2）肩关节周围软组织的退变，如肩峰下滑囊炎、冈上肌腱炎、肱二头肌长头肌腱炎等。临床表现为慢性发病，多数无明显外伤史，疼痛活动障碍逐渐加剧，以肩前区疼痛为主，可放射至肘、手及肩胛区，但无感觉障碍。夜间疼痛显著，时间长可有肌萎缩。

【诊断】

1. 病史及表现　本病多见于 50 岁左右的中老年人，女性多于男性，左侧多于右侧。早期出现肩部某一部位疼痛，与动作、姿势有明显关系。以后疼痛加重，范围扩大，并涉及上臂，同时伴有肩关节活动受限。体检见三角肌轻度萎缩，斜方肌痉挛；肩关节活动受限，其中以外展、上举、外旋、后伸明显；肩峰下、喙突、肱骨结节沟等处压痛。

2. 辅助检查　X 线检查可见肩部骨质疏松，无骨质破坏，冈上肌腱、肩峰下滑囊有钙化征。

【治疗】

治疗原则：加强功能锻炼，强调综合治疗。

1. 一般治疗　使患者了解肩周炎的过程和转归。本病有其自然病程，一般在 1 年左右能自愈。但若不能配合治疗和功能锻炼，即使自愈也将遗留不同程度的关节功能障碍。无论病程长、短，症状轻、重，均应每日进行肩关节的主动活动，活动时以不引起剧痛为限。肩外因素所致肩周炎除局部治疗外，还需对原发病进行治疗。早期给予理疗、针灸、小针刀、适度按摩，可改善症状。

2. 药物治疗　适用于症状明显的患者主要是消炎和镇痛。双氯芬酸 75mg，每日 1 次，口服；或复方氯唑沙宗 2 片，每日 3 次，口服；也可用曲安奈德 25mg 加 2% 利多卡因 3~4ml，疼痛点局部封闭每周 1 次，共 2~3 次。

【小贴士】

1. 对于经上述治疗后肩关节功能无明显改善的患者可针对具体情况行手术治疗。

2. 应与颈椎病和肩部肿瘤相鉴别，中老年人的长时间进行性加重的肩痛者应考虑为肩部肿瘤。X 线肩部摄片有助于鉴别诊断。

3. 加强对本病的预防，避免肩部受凉、劳累，平时坚持多做肩部放松运动，注意坐卧姿势。

（三）急性腰扭伤

由于腰部肌肉、筋膜、关节囊、滑膜、韧带等软组织损伤而引起疼痛的疾病。

【诊断】

1. 有外伤史或在搬、扛重物时突然有腰部扭转，有时可听到响声，立即腰部疼痛伴活动受限。

2. 在下腰部或两侧腰肌部有疼痛及压痛。

3. X 线摄片上骨骼无异常改变。

【治疗】

1. 卧平硬板床休息 1～2 周。

2. 理疗、推拿、针灸、拔火罐治疗。

3. 贴敷活血化瘀、舒筋活络药物。

4. 口服止痛药物对症治疗。

（四）慢性腰肌劳损

本病是由于腰部肌肉长期处于紧张及超负荷状态，或因反复遭受寒冷与潮湿的刺激，或因长期的姿势不良等所引起。也可由于腰部急性损伤未能治愈遗留下来的宿疾。

【诊断】

1. 既往有过外伤、劳损史，或有姿势不良及寒冷刺激史。

2. 自感腰部酸痛或胀痛，过劳时加重，休息热敷则减轻。

3. 下腰部或两侧腰肌部有轻压痛。

4. X 线检查无特殊情况。

【治疗】

1. 消除致病因素，纠正不良工作体位。

2. 加强腰背肌锻炼，卧硬板床。

3. 疼痛部位可行封闭疗法。

4. 理疗、针灸、中草药外用及按摩有一定疗效。

5. 病程长者，可行石膏腰围固定 8～10 周。

（五）腰腿痛

腰腿痛病因复杂，与运动系统有直接关系者以损伤和退行性变最为多见，其中又以腰椎间盘突出症最具代表性。这里重点介绍腰椎间盘突出症。腰椎间盘突出症是因椎间盘变性，纤维环破裂，髓核突出刺激或压迫神经根、马尾神经所表现的一种综合征，是腰腿痛最常见的原因之一。

【诊断】

1. 病史　腰椎间盘突出症常见于 20～50 岁人群，首次发病常是半弯腰持重或突然做扭腰动作过程中。

2. 临床表现

（1）腰痛：可见下腰部感应痛，有时亦影响到臀部。

（2）坐骨神经痛：典型坐骨神经痛是从下腰部向臀部、大腿后方、小腿外侧直到足部的放射痛。早期为痛觉过敏，病情较重者出现感觉迟钝或麻木。

（3）马尾神经受压：可出现大、小便障碍及鞍区感觉异常。

（4）体征：可见腰部侧凸、腰部活动受限、病变间隙局部压痛及骶棘肌痉挛、神经系统表现，包括感觉异常、肌力下降、反射异常以及直腿抬高试验及加强试验阳性（患者仰卧，伸膝，被动抬高患肢。正常人下肢抬高到 70°～80° 感腘窝牵拉。本症患者神经根受压或粘连使神经动度减少或消失，抬高在 60° 内即可出现坐骨神经痛，称为直腿抬高试验阳性。随后缓慢放低患肢，待疼痛消失，再背屈患肢踝关节，如又出现放射性疼痛称为直腿抬高加强试验阳性。重症患者甚至抬高健侧下肢也可因牵拉硬脊膜而累及患侧诱发患侧坐骨神经产生放射痛）。

3. 辅助检查

（1）X 线平片：单纯 X 线平片不能直接反映是否存在椎间盘突出。片上所见脊柱侧凸、椎体边缘增生及椎间隙变窄等均提示退行性改变。X 线平片可发现有无结核、肿瘤等骨病。

（2）CT 和 MRI：CT 可显示骨性椎管形态，黄韧带是否增厚及椎间盘突出的大小、方向等，对本病有较大的诊断价值。MRI可全面地观察各腰椎间盘是否有病变，也可在矢状面上了解髓核突出的程度和位置，并鉴别是否存在椎管内其他占位性病变。

（3）其他电生理检查（肌电图、神经传导速度及诱发电位）：可协助确定神经损害的范围及程度，观察治疗效果。

（4）鉴别诊断：由于腰椎间盘突出症早期可仅表现为腰痛，后期又有腰腿痛，其鉴别诊断主要通过病史、表现和辅助检查来鉴别。如腰部软组织损伤的病人，其直腿抬高加强试验一般呈阴性，椎管狭窄和椎管肿瘤可通过 CT、MRI 等来鉴别。

【治疗】

1. 非手术治疗 腰椎间盘突出症中多数病人可经非手术疗法缓解或治愈。其目的是使椎间盘突出部分和受到刺激的神经根的炎性水肿加速消退，从而减轻或解除对神经根的刺激或压迫。非手术治疗主要适应于：①年轻、初次发作或病程较短者；②休息后症状可自行缓解者；X 线检查无椎管狭窄者。

（1）绝对卧床休息：当症状初次发作时，立即卧床休息。大、小便均不应下床或坐起，这样才能收到良好效果。卧床 3 周后带腰围起床活动，3 个月内不做弯腰持物动作。

（2）持续牵引：采用骨盆牵引，牵引重量根据个体差异在 7~15kg 之间，抬高床尾作对抗，牵引共 2 周。孕妇、高血压和心脏病患者禁用。电脑控制的牵引床，可控制牵引重量、改变力线、操作简便，使用较为合理。

（3）理疗和按摩：可使痉挛的肌松弛，进一步减轻椎间盘压力。

（4）皮质激素硬膜外注射：皮质激素可减轻神经根周围的炎症反应，减少粘连。常用长效皮质类固醇制剂加 2% 利多卡因行硬膜外注射，每 7~10 天 1 次，3 次为一疗程。

2. 手术治疗 已确诊的腰椎间盘突出症患者，如经严格非手术治疗无效，或马尾神经受压者可考虑行髓核摘除术。近年来，采用微创外科技术使手术损伤减小，取得了良好效果。

【小贴士】

1. 首次发病应严格卧床。

2. 由于腰椎间盘突出症是在退行性变基础上受到积累伤力所致，而积累伤又是加速退变的重要因素，故减少积累伤就显得非常重要。在日常工作和学习时注意避免不良姿势。

第六章　妇产科常见疾病

第一节　概　述

女性外阴由阴阜，大、小阴唇，阴蒂及阴道前庭组成。阴道前庭又包含前庭球、前庭大腺、尿道口、阴道口及处女膜。其中，前庭大腺位于大阴唇后部，左右各一。女性内生殖器是由阴道、子宫、输卵管及卵巢组成，后两者称为子宫附件。子宫受性激素的影响，发生周期性改变，产生月经；妊娠时，为精子到达输卵管的通道，并在此孕育胎儿；分娩时，通过子宫收缩，将胎儿及其附属物娩出。

第二节　妇科常见疾病

一、阴道炎

滴虫性阴道炎、念珠菌阴道炎和老年性阴道炎最为常见。

（一）滴虫性阴道炎

滴虫性阴道炎是最常见的阴道炎，由阴道毛滴虫引起。滴虫不仅可寄生于阴道，尚可侵入尿道、尿道旁腺、膀胱、肾盂及男性生殖器的包皮褶和尿道中。传染方式有直接传染，即由性交传染和间接传染，可通过浴池、浴盆、游泳池、衣物及污染的器械等传播。

【诊断】

1. 病史　有服用大量雌激素或长期应用抗生素的病史。

2. 临床表现 外阴瘙痒伴白带增多，白带呈灰黄色、乳白色或黄色稀薄液体，或为黄绿色脓样分泌物，常呈泡沫状伴腥臭气味。严重时，白带可混有血液，感到外阴灼热及性交疼痛。妇科检查可见宫颈、阴道黏膜红肿，常可见散在红色斑点或草莓状突起，后穹隆积有大量液性或脓性泡沫状白带。

3. 实验室检查 从阴道后穹隆取白带放置于备有生理盐水的小试管中，混匀置于玻片上镜检，找到滴虫即确诊。

【治疗】

1. 一般治疗 做好个人卫生，避免交叉感染，内裤、洗涤用品要经常曝晒。性伴侣应同时进行治疗。

2. 药物治疗 主要是抗滴虫治疗。

（1）局部用药：可用1%乳酸，或0.5%醋酸，或1:5000高锰酸钾溶液冲洗阴道，亦可用1:1000新洁尔灭溶液冲洗阴道。之后用甲硝唑阴道栓剂或甲硝唑泡腾片200mg塞入阴道，每晚1次，连续7日为一疗程。

（2）全身用药：甲硝唑200mg，口服，每日3次，连服7日；或替硝唑2g，顿服。

（二）念珠菌阴道炎

念珠菌阴道炎80%～90%的病原体是白色念珠菌。

【诊断】

1. 病史 有服用大量雌激素或长期应用抗生素的病史。

2. 临床表现 主要为外阴及阴道瘙痒，白带增多，呈豆腐渣样或凝乳状，严重时可伴有外阴阴道灼痛。妇科检查可见小阴唇内侧及阴道黏膜黏附有白色片状薄膜，擦除后，阴道黏膜红肿甚至出血。急性期可见小阴唇内侧糜烂或有表浅溃疡。

3. 实验室检查 取阴道后穹隆白带放置玻片上加10%氢氧化钾进行镜检，如发现假丝酵母菌的芽孢或菌丝即可确诊。此外，还可用革兰染色检查。

【治疗】

1. 一般治疗　消除诱因，及时停用抗生素、雌激素。每日换洗内裤，并煮沸消毒。性伴侣须同时进行治疗。

2. 药物治疗　主要是抗滴虫治疗。

（1）局部用药：制霉菌素栓 25 万 U，或达克宁栓 0.2g，放于阴道深部，1 次／日，7～10 日为一个疗程。或达克宁栓 0.4g，放入阴道，每晚 1 次，连用 3 日。

（2）全身用药（局部用药效果差时选用）：伊曲康唑 200mg，口服，每日 1 次，共 3～5 日；或氟康唑 150mg，顿服；如为复发，则应服用氟康唑 150mg，每周 1 次，共 6 个月。

【小贴士】

用药时注意抗真菌药物的消化道反应和肝损害，孕妇禁用。

（三）老年性阴道炎

老年性阴道炎常见于绝经后的老年妇女，由于雌激素水平低，阴道黏膜萎缩变薄，上皮细胞内糖原减少，局部抵抗力减弱，因而易致细菌感染引起炎症。

【诊断】

1. 临床表现　主要为白带增多，呈黄水状，感染严重时白带可呈脓性，有臭味，分泌物亦可呈血性，有的患者可有点滴出血。患者常伴有外阴瘙痒、灼热感或盆腔坠胀不适。炎症波及尿道口周围黏膜，可引起尿急、尿频、尿痛或尿失禁。妇科检查见阴道黏膜皱襞消失，黏膜充血且易出血，表面常有散在小出血点或片状血斑，严重时可见表浅溃疡。宫颈亦常充血，且可有散在小出血点。老年性阴道炎久治不愈，可导致阴道瘢痕狭窄或阴道闭锁。

2. 实验室检查　白带化验可发现大量脓细胞，并应检查有无滴虫或假丝酵母菌。

【治疗】

治疗原则：提高局部雌激素水平，改善阴道酸性环境。

1. 全身用药　口服尼尔雌醇，首次 4mg，以后每 2～4 周 1 次，每次 2mg，维持 2～3 个月。

2. 局部用药　0.1%～1%乳酸，低压冲洗阴道，后应用抗生素，如甲硝唑阴道栓剂 0.2g 塞入阴道，每晚 1 次，连用 7 日。

【小贴士】

1. 少数患者由于雌激素效力可引起少量阴道出血。

2. 乳腺癌或子宫内膜癌患者禁用雌激素。

二、外阴瘙痒症

外阴瘙痒症是指女性外阴部的瘙痒，是妇科常见症状。瘙痒严重时，患者坐卧不安，影响工作与生活。局部常见原因有感染、过敏、不良刺激等。全身常见原因有糖尿病、黄疸、变态反应和精神因素。

【诊断】

1. 病史　可有糖尿病、肝胆疾患所致黄疸、各种阴道炎及过敏病史。

2. 临床表现　外阴瘙痒常呈阵发性，最常发生瘙痒的部位是阴蒂和小阴唇，以夜间、月经期或食用刺激性食物或饮酒时加重，影响日常生活和工作。妇科检查可见外阴皮肤潮湿、发红，皮肤粗糙、增厚，或呈苔藓状，或皮肤色素减退，常因搔抓而使皮肤破损，继发感染。

3. 实验室检查　糖尿病患者可有尿糖阳性，血糖增高。有时肝胆疾患所致黄疸，可有肝功能受损及黄疸指数升高。白带化验有时发现滴虫或念珠菌。伴有肛周瘙痒者，大便化验可发现蛲虫卵。必要时行外阴活检，以排除其他疾病。

【治疗】

1. 查明可能引起瘙痒的原因，采取相应的治疗措施。如针对糖尿病、黄疸、阴道炎进行治疗。

2. 局部治疗：保持局部清洁，常以温开水洗净外阴，穿透气内裤并勤换洗，保持外阴清洁干燥。皮肤如有破损时，可外涂金霉素或四环素软膏。如外阴鳞状上皮增生，可外涂氟轻松软膏止痒。一般情况可用硼酸氧化锌粉（硼酸10g，氧化锌20g，滑石粉70g，混匀后用）。对某些病因不明而瘙痒严重者，可用加1%丁卡因的氟轻松霜外涂。

【小贴士】

1. 病因治疗是本，必须进行病因治疗，止痒只能减轻症状，不能治愈。

2. 对顽固病例必须请专科医师诊治，随便用药可能会贻误病情。

三、宫颈炎

宫颈炎是指由于各种原因引起的宫颈部炎症，是生育年龄妇女的常见病，有急性与慢性两种，后者多见。多见于产褥感染时或感染性流产后。常见病原体有淋病奈瑟菌、沙眼衣原体、病毒、放线菌、结核分枝杆菌等。

【诊断】

1. 病史 可有产褥感染、流产后感染、手术损伤、阴道异物遗留或各种阴道炎病史。

2. 临床表现 主要为白带增多，可呈脓性或乳白色黏液状，有时为血性白带或性交后出血。轻症者仅感腰部酸痛或下腹不适。妇科检查，急性宫颈炎可见宫颈明显充血、水肿、触痛和接触性出血。慢性宫颈炎则可见宫颈呈不同程度的肥大、糜烂及（或）宫颈息肉、腺体囊肿。

3. 实验室检查 白带检查可见淋病奈瑟菌、沙眼衣原体等，白带呈炎性改变。

【治疗】

1. 多休息，保持外阴清洁，尤其要注意经期、孕产期及产褥期卫生。

2. 急性宫颈炎以全身治疗为主，根据不同病原，给予不同的抗感染药物。

（1）淋病奈瑟菌感染：大剂量、单次给予头孢克肟 400mg，口服；氧氟沙星 400mg，口服。同时大观霉素 2g 或头孢曲松钠 250mg，一次肌注，性伙伴须同时治疗。

（2）衣原体感染：环丙沙星 250mg，2 次/日；或红霉素 500mg，4 次/日；或四环素类及喹诺酮类的药物，连续口服治疗 7 天。

3. 慢性宫颈炎以局部治疗为主。

（1）临床最常用的有效治疗方法有激光、冷冻、红外线凝结及微波等。

（2）局部用药：环丙沙星栓 200mg 塞入阴道内，每晚 1 次，连用 7 日；或重组人干扰素 α2a 栓（奥平）1 粒，塞入阴道深部贴近宫颈部位，隔日 1 次，7 次为一疗程。

（3）全身用药：病毒引起者，用阿昔洛韦，每次 200～600mg，口服，每日 4～6 次，严重病例可静脉滴注，10 日为一疗程。放线菌引起者，氨苄西林 500mg，口服，每日 4 次，连用 10 日；同时甲硝唑 400mg，口服，每日 3 次，连用 10 日。

【小贴士】

1. 本病重在预防，一旦发现，即应治疗。

2. 局部用药时，要将药栓置于阴道后穹隆，经期停止用药，孕妇禁用。用药时还应避免坐浴及性生活。

3. 已婚妇女患慢性宫颈炎应每年做宫颈刮片检查，以除外癌变。

四、盆腔炎

女性内生殖器及其周围的结缔组织、盆腔腹膜发生炎症时，称为盆腔炎，是妇科常见病之一，多发生在性活跃期，有月经的妇女。根据其病理过程及临床表现分为急性和慢性两种。

（一）急性盆腔炎

【诊断】

1. 病史　可有导致盆腔感染的病史，如产后、流产后或妇产科手术后等。

2. 临床表现

（1）症状：①白带增多、下腹疼痛伴发热，重则寒战、高热、头痛。②经期发病可出现经量增多、经期延长。③若有脓肿形成或腹膜炎，则出现消化系统及局部刺激症状，如恶心、呕吐、里急后重、尿频等。

（2）体征：①急性痛苦病容、体温升高、心率增快，下腹压痛、反跳痛或肌紧张。②阴道充血，宫颈管内流出大量脓性分泌物，后穹窿饱满，宫颈举痛，宫体及双侧附件区压痛、增厚。

3. 辅助检查　血 WBC $> 10 \times 10^9$/L；B 超可见盆腔脓肿或炎性包块。

【治疗】

1. 半卧位休息，利于炎症局限于盆腔。给予易消化、高热量、高蛋白、高维生素的饮食，增强机体抵抗力。

2. 首先选用广谱抗生素治疗，常用药物为青霉素、氨苄西林、林可霉素或庆大霉素、甲硝唑等。其他药物可用 α-糜蛋白酶 5mg 或透明质酸酶 1500U，肌内注射，隔日 1 次，7~10 日为一个疗程，以利粘连和炎症的吸收。

3. 可用银翘解毒汤剂、紫血丹等凉血化瘀、清热解毒的中药治疗。

4. 经药物治疗无效，可考虑手术治疗。

（二）慢性盆腔炎

【诊断】

1. 病史　以往可有急性盆腔炎病史。

2. 临床表现

（1）症状：①全身不适、低热、易疲乏。②腰骶部疼痛、下腹坠胀，并在劳累、性交后及月经前后加重。③月经量增多，如卵巢受损、输卵管粘连、梗阻可导致不孕。

（2）体征：子宫后位压痛、活动受限，双侧附件区增厚，压痛或触及条状腊肠样囊性块物。

3. 辅助检查　B 超可见输卵管增粗，或输卵管积水，或有肿块。

【治疗】

1. 注意个人卫生，加强营养，增强体质。

2. 药物治疗　急性发作时，常用抗生素配伍方案治疗，如青霉素或红霉素与氨基糖苷类药物及甲硝唑连用，同时应用利于粘连吸收的药物。①地塞米松 0.75mg，3 次/日，口服；α-糜蛋白酶 5mg 或透明质酸酶 1500U，隔日一次，肌注，7～10 次为一疗程。②丹参 18g、赤芍 15g、木香 12g、桃仁 9g、金银花 30g、蒲公英 30g、茯苓 12g、丹皮 9g、生地 9g，痛重时加延胡索 9g。煎汤，口服或保留灌肠，每日 1 次。

3. 其他治疗　中药及微波、短波、离子透入、蜡疗等物理治疗。

五、子宫肌瘤

子宫肌瘤是指发生在子宫平滑肌组织的良性肿瘤，多见于 30～50 岁之间的妇女。子宫肌瘤是女性生殖器官中最常见的良性肿瘤，也是妇女全身器官中最常见的良性肿瘤。其发病的真正原因尚不清楚。根据肌瘤在子宫壁各层之间的位置，可分为浆膜下肌瘤、壁间肌瘤、黏膜下肌瘤和子宫颈肌瘤。

【诊断】

1. 临床表现　有月经周期缩短、经期延长、经量增多、不规则阴道流血等表现。肌瘤增大时，可有压迫症状，如尿频、尿潴留、便秘等。近半数病人有下腹坠胀、腰酸背痛等症状，经期加重。有的患者因肌瘤引起不育或多次自然流产。妇科检查可触及增大的子宫，子宫或均匀增大，或有不规则隆起；大型宫颈肌瘤可引起宫颈变形；当带蒂黏膜下肌瘤突出于宫颈口外，可在阴道看到并触及带蒂肿物。

2. 辅助检查 B超为首选，能帮助明确诊断，并能提供肌瘤的大小、多少及部位。血常规可见缺铁性贫血。

【治疗】

1. 因为肌瘤可随体内性激素减少或消失，很少恶变，故肌瘤不大，无临床症状，每3～6个月随访1次。若肌瘤有继续增大，或出现明显症状，应考虑进一步治疗。

2. 药物治疗适用于肌瘤小于2个月妊娠子宫，症状轻，近绝经年龄或全身情况不宜手术治疗者。经期肌注丙酸睾酮，每日25mg，共3次，以后每5日1次，每月总量不超过300mg；米非司酮10mg，口服，每日1次，连服3个月。

【小贴士】

1. 保守治疗的患者应注意复查，每3～6个月行B超检查，定期观察病情变化，一旦出现流血过多或恶变的趋势，应及时进行手术治疗。

2. 使用性激素治疗要慎重，应由专科医生指导，丙酸睾酮每月总量应小于300mg，否则会引起男性化。

3. 服用米非司酮期间会引起闭经。

六、闭经

闭经分为生理性闭经和病理性闭经两种。妊娠期、哺乳期、绝经后的闭经以及少女初潮后1年以内有闭经者，称生理性闭经。病理性闭经又分为原发性闭经和继发性闭经。凡年龄超过16周岁，尚无月经来潮者，称原发性闭经；既往曾有过正常月经，现停经超过6个月，或月经稀发而停经3个周期以上者，称继发性闭经。

【诊断】

1. 病史及症状 了解其家族史、生长发育史及有无因某种严重疾病影响其发育等，可区分原发性闭经与继发性闭经。对继发性闭经者应了解过去月经情况、闭经期限、闭经前有无诱因、诊治情况，是否用过内分泌治疗，各种治疗的反应、健康状况及生育、生活和工作情况等。

2. 体征　注意发育、营养、胖瘦、精神状态、智力与第二性征发育以及毛发多少与分布、乳房有无乳汁分泌等。

3. 辅助检查　可选用基础体温测定，阴道细胞涂片及宫颈黏液结晶检查，诊刮或子宫内膜活组织检查，促性腺激素和卵巢激素的测定，B 超腹腔镜检查、宫腔镜检查，蝶鞍 CT 或磁共振显像及染色体检查等方法，查明闭经原因。

4. 功能试验（药物撤退试验）

（1）孕激素试验：每日肌注黄体酮 10～20mg，连续 5 日；或每晚口服安宫黄体酮 10mg，连用 5 日。停药后 3～7 日内出现撤药性出血者为阳性，表明具有功能性子宫内膜，反应良好，且受到卵巢分泌雌激素的影响，下丘脑－垂体－卵巢轴功能已基本建立，但不完善。如停药后无撤退性出血，应进一步行雌、孕激素序贯试验。

（2）雌、孕激素序贯试验：己烯雌酚，1mg/d，连服 22 日，于服药第 16 日，肌注黄体酮，10mg/d，连用 5 日。停药后，若有月经来潮即为试验阳性，说明患者子宫内膜正常，闭经原因是内源雌激素不足。如停药后仍无月经来潮，即为试验阴性，说明闭经原因是子宫内膜无反应，可诊断为子宫性闭经。

【治疗】

生理性闭经者无须治疗，病理性闭经须经医院确诊闭经类型，并制订内分泌治疗方案。

1. 泌乳素过高而引起的闭经，可用：溴隐亭 2.5～5.0mg，内服，每日 1 次，连服 3 个月。

2. 月经调节机制障碍者引起的闭经，可用：①黄体酮 20mg，肌内注射，每日 1 次，连续 3 日。②补佳乐 1mg（倍美力

0.625mg），每日 1 次，连服 22 日（在停止注射黄体酮引起撤退性出血后 5 日开始）。③甲羟孕酮（安宫黄体酮）4mg，每日 1 次，连服 10 日（在服用雌激素第 12 日后开始）。

3. 单用孕激素适用于体内有一定内源性雌激素水平的患者。①甲羟孕酮（安宫黄体酮）4mg，每日 2 次，连服 10 日。②黄体酮20mg，肌内注射，每 3～4 日一次，可连用 5 次。

【小贴士】

闭经在治疗前一定要到医院明确诊断才可用药。

七、功能失调性子宫出血

功能失调性子宫出血是在内外生殖器无明显器质性病变，全身又无出血性疾病的前提下，由于调节生殖的神经内分泌机制失常引起的异常子宫出血，为妇科常见病之一。一般可分为无排卵型功血与有排卵型功血。前者多见于青春期及更年期，后者则多见于育龄期。

【诊断】

1. 病史　应除外全身性疾病和生殖器的器质性病变以及有无性激素使用不当的情况。

2. 临床表现　月经周期紊乱，经期长短不一，经量过多，有的经期延长或淋漓不尽，甚至不规则阴道流血。

3. 辅助检查

（1）诊断性刮宫，可明确子宫内膜病理诊断，还可止血，起到一定的治疗作用。

（2）宫腔镜直视下选择病变区进行活检。

（3）基础体温测定、宫颈黏液结晶检查、阴道脱落细胞涂片与性激素测定，以测定卵巢功能。

【治疗】

治疗原则：对青春期和生育年龄的本病患者以止血、调节周期、促排卵为主；更年期患者以止血，促其绝经为主；对排卵性的则应针对不同病因进行治疗。

1. 止血 （1）雌激素止血：对出血量不太多的青春期功血，可于月经第一天即口服复方低剂量避孕药（短效避孕药，如妈富隆，避孕Ⅰ、Ⅱ号等），共21日，连续3~6个周期。急性大量出血时，宜用大剂量雌激素止血法，常用己烯雌酚1~2mg，每6~8小时1次，一般24~48h内，出血基本停止。止血后，每3日递减1/3量，维持量每日1mg，最后7~10日加用甲羟孕酮，每日10mg。（2）孕激素止血：适用于体内有一定雌激素水平的功血患者。炔诺酮（妇康片）治疗出血较多的功血，首剂5mg，每8小时1次，2~3日血止后，每隔3日递减1/3量，直至维持量每日2.5~5mg，持续用到止血后20日停药，停药后3~7日发生撤药性出血。

2. 调整月经周期（人工周期） 己烯雌酚1mg，每晚1次，于出血第5日起，连服22日，于服药第18日起，每日加用黄体酮10~20mg，肌注，共5日。常用于青春期功血，一般使用2~3个周期后，患者即可自行排卵。

3. 促排卵 用于青春期和育龄期有生育要求的无排卵不孕患者。氯米芬50mg，每日1次，于月经的第5日起连服5日。

4. 对于药物治疗效果不理想的患者，应及时手术治疗。手术治疗以刮宫术最常用，既能明确诊断，又能迅速止血。

【小贴士】

1. 对所有不规则阴道出血，首先必须排除生殖道病变以及全身出血性疾病。

2. 服用雌激素、孕激素止血时，血止后每3日递减量不超过1/3，直减至维持量，防止减量过大，出现突破性出血。

八、痛经

月经前、后及行经期间，可有轻度下腹疼痛、坠胀、腰酸、乳房胀痛及乏力等感觉，属生理现象。如下腹及腰部疼痛较剧烈，严重时伴有恶心、呕吐、四肢湿冷，影响正常工作及休息时，称痛经。痛经分原发性和继发性两种。原发性痛经是指生殖器官无明显器质性病变的痛经，常发生在月经初潮或初潮后不久，多见于未婚或未孕妇女，无明显体征。继发性痛经是指生殖器官有器质性病变引起的痛经。

【诊断】

1. 原发性痛经　①初潮 6～12 个月发病。②自月经来潮后疼痛，以行经第一日为著，持续 2～3 天缓解，可放射至腰骶部及大腿内侧。③可伴有恶心、呕吐、腹泻、头晕等症状。④多能在生育后缓解。

2. 继发性痛经　多见于生育后及中年妇女，因子宫内膜异位症、子宫肌腺病或盆腔炎症等引起。有月经过多、不孕病史，妇科及超声检查可发现器质性病变。

【治疗】

1. 消除焦虑、紧张和恐惧，解除精神负担。鼓励其加强体育锻炼，增强体质，但在经期避免剧烈运动和过度劳累。

2. 经前 3～8 天用吲哚美辛（消炎痛）25mg，1～2 次/日，口服；或布洛芬 400mg，4 次/日，口服，可能有显效。避孕药 I 或 II 号，自月经周期第 5 日开始，每日晚上服 1 片，口服，连服 22 日。酌情给予可待因或颠茄合剂，必要时注射阿托品 0.5mg。

3. 原因不明或久治不愈者，建议患者去医院诊治。

九、不孕症

凡婚后有正常性生活，未避孕，同居 2 年未能受孕者，称为不孕症。原发不孕指婚后从未受孕，继发不孕为曾经怀孕而后又不孕者。病因如下：

（1）女方不孕因素占 60%，常见有：①输卵管因素：输卵管阻塞、输卵管发育不全。②卵巢因素：多囊卵巢综合征、卵巢功能早衰、无排卵功能。③子宫因素：子宫先天性畸形、子宫黏膜下肌瘤、子宫骨膜结核、宫腔粘连、幼稚子宫。④宫颈阴道因素：宫颈黏液量和性状异常、先天性无阴道。

（2）男性致不孕因素占30%，常见有：①精液异常。②精子运送受阻。

（3）男女双方因素占10%：①男女双方盼子心切造成的精神过度紧张。②免疫因素。

【诊断】

1. 精液常规检查

正常精液量平均为3～4ml，异常为不足1.5ml；pH值为7.2～7.5，在室温中30min内完全液化；精子正常总数＞80×10^6/ml，异常为＜20×10^6/ml；精子正常活动数＞50%，异常为35%以下。

2. 女性不孕特殊检查

（1）卵巢功能检查：基础体温测定、B超监测排卵、宫颈黏液结晶检查、阴道脱落细胞涂片检查、经前子宫内膜活组织检查、雌激素测定。

（2）输卵管通畅试验：输卵管通液术、子宫输卵管碘油照影。

（3）性交后精子穿透力试验。

（4）宫颈黏液、精液相合试验。

（5）子宫镜检查。

（6）腹腔镜检查。

【治疗】

1. 病因处理　增强体质，积极治疗造成不孕的器质性疾病。

2. 诱发排卵　无排卵性不孕者采用药物治疗。常用氯米芬（克罗米芬），自月经周期第5日起，每日服50mg，连续5日。无效者，剂量可增加到每日100mg，共3个疗程。用药后黄体功能不健全者，可于月经第15～17日，每日肌注绒毛膜促性腺激素1000～2000U，连用5日。

3. 促进或补充黄体分泌功能　于月经周期第 20 日开始，每日肌注黄体酮，10~20mg，共 5 日。

4. 改善宫颈黏液　于月经周期第 5~15 日，每日口服己烯雌酚 0.1~0.2mg，使宫颈黏液稀释，有利于精子穿过。

5. 做针对输卵管阻塞的治疗。

6. 采用辅助生殖技术治疗。

第三节　产科常见疾病

一、流产

妊娠于 28 周前终止，胎儿体重不足 1000g 者为流产。流产分为自然流产及人工流产。自然流产发生于妊娠 12 周以内者，称早期流产，12~28 周者称晚期流产。自然流产连续 3 次以上者，称为习惯性流产。临床上分先兆流产、难免流产、不全流产、稽留流产、反复性自然流产及感染性流产。

【诊断】

1. 病史　有停经史、反复流产史、早孕反应史等。

2. 临床表现　主要是停经后阴道流血和腹痛。常见流产的鉴别诊断如下：

表 6-3-1　常见流产鉴别诊断

类型	出血量	下腹痛	组织排出	宫颈口	妇科检查
先兆流产	少	无或轻	无	闭	与妊娠时间相符
难免流产	中、多	加剧	无	扩张	相符或略小
不全流产	少、多	减轻	部分排出	闭或扩张或堵塞	小于妊娠周数
完全流产	少、无	无	全排出	闭	正常或略大

3. 辅助检查　B 超检查为首选，能帮助明确诊断。

【治疗】

1. 先兆流产者保胎。应卧床休息，禁止性生活。药物选用：①维生素 E 20mg，口服，3 次/日，连服 3～5 天。②地西泮（安定）2.5mg，口服，1 次/日，连服 3～5 天。黄体功能不全者，选用：黄体酮每日 20mg，肌注，服 5～7 日。

2. 难免流产、不全流产及稽留流产等，可先用催产素促宫腔内的胚胎组织排出，必要时行刮宫术。

【小贴士】

1. 先兆流产经治疗 2 周，症状不见缓解或反而加重者，应转到上级医院进一步诊治。

2. 稽留流产者可发生弥散性血管内凝血，应及时进行凝血功能检查。

3. 大量出血伴休克者，应及时补液输血，纠正休克。

二、异位妊娠

异位妊娠是指受精卵在子宫腔以外的任何部位着床，习惯上称为宫外孕。异位妊娠是妇产科常见的急腹症之一，发生率约为 1%，是孕产妇的主要死亡原因之一。95% 以上异位妊娠为输卵管妊娠。输卵管妊娠多见于输卵管炎症、发育不良或功能异常、宫内节育器放置、输卵管手术等。

【诊断】

1. 病史 大多有 6～8 周停经史。

2. 临床表现 （1）一侧下腹部突然发作的隐痛或酸胀感，伴肛门坠胀。（2）不规则阴道流血。（3）晕厥、休克。（4）下腹明显压痛及反跳痛，或出现软包块，有时可叩出移动性浊音。宫颈举痛，子宫大而软，后穹隆饱满且有触痛。

3. 辅助检查

（1）血绒毛膜促性腺激素（HCG）测定：异位妊娠的阳性率可达 80%～100%。

（2）B 超检查：子宫内无妊娠声像特征。

（3）后穹隆穿刺或腹腔穿刺：如可抽出暗红不凝固血液，提示孕囊破裂。

【治疗】

1. 一般治疗　一旦确诊，即应备血，内出血较多者，应立即输血、输液。

2. 手术治疗　异位妊娠以手术治疗为主，目前腹腔镜治疗为首选。

3. 药物治疗　主要适用于早期输卵管妊娠未破裂型，要求保存生育能力者。药物选用：甲氨蝶呤 20mg，肌内注射，每日 1次，共 5 日；或米非司酮 50mg，口服，每日 2 次，共 3 日；或甲氨蝶呤 50mg，在 B 超引导下穿刺，一次性注入输卵管妊娠包块中。

【小贴士】

1. 一旦确诊，即应做好急救准备，特别是失血性休克的抢救准备。

2. 未破裂的异位妊娠在使用药物治疗时，应在有抢救和手术条件的医院进行。

三、妊娠高血压综合征

妊娠高血压综合征，简称妊高征。妊娠期高血压疾病为妊娠期特有疾病，多发生在妊娠 20 周以后，表现为高血压、水肿、蛋白尿，严重时出现抽搐、昏迷，乃至危及母婴生命。

【诊断】

1. 病史　以往无高血压、蛋白尿、水肿及抽搐等病史，一般在妊娠 20 周后发病。

2. 临床表现

（1）轻度妊高征：①血压轻度升高至 140/90mmHg，或较基础血压升高 30/15mmHg，伴轻微蛋白尿和（或）水肿。②蛋白尿较血压升高出现略晚，或不出现。③每周体重增加超过0.5kg。

（2）中度妊高征：血压≥150/100mmHg，但<160/110mmHg，24小时尿蛋白定量≥0.5g，或伴有水肿和轻度头晕、头痛等自觉症状。

（3）重度妊高征：在中度妊高征的基础上出现严重的头痛、恶心、视力模糊、头昏等自觉症状或抽搐；血压≥160/110mmHg；24小时尿蛋白定量≥5g；可有不同程度的水肿。有抽搐者称为子痫，按程度分为先兆子痫和子痫。

①先兆子痫：在高血压及蛋白尿等症状的基础上，出现头痛、眼花、恶心、呕吐及胃区疼痛等，预示将要发生抽搐，因此称先兆子痫。

②子痫：在先兆子痫的基础上发生抽搐及昏迷。其典型发作为神志丧失，眼球固定，瞳孔散大，牙关紧闭，双臂屈曲，双手紧握，面部及全身肌肉强直，发生强烈的抽动，伴有呼吸暂停及面色青紫，持续1min左右缓解。持续时间较长或抽搐频繁者，易发生深昏迷。

3. 辅助检查　①血液检查：了解有无血液浓缩、凝血功能障碍，肝、肾功能及电解质血气分析等情况。②尿液检查：尿常规及24小时尿蛋白定量，如超过5g为重度妊高征。③眼底检查：是反应妊高征严重程度的一项重要指标。④根据病情可做心电图、B超、胎盘功能等检查。

【治疗】

1. 积极推行孕期健康教育，加强产前检查，保证充足睡眠，休息时取左侧卧位，改善子宫胎盘循环，注意营养，避免摄入过多的脂肪和盐，增加蛋白质、维生素、铁、钙等微量元素的摄入。

2. 中、重度妊高征的治疗原则为解痉、镇静、降压、合理扩容、利尿并适时终止妊娠。本病硫酸镁为首选药物，用25%硫酸镁15~20ml/d，缓慢静脉注射，时间不少于10min。降压可选用下列药物中的 1 ~ 2 种：

(1) 肼屈嗪 10mg，口服，每日 2 ~ 3 次。

(2) 卡托普利 12.5 ~ 25mg，口服，每日 3 次。

(3) 硝苯地平 10mg，口服，每日 4 次。

(4) 甲基多巴 250 ~ 500mg，口服，每日 3 次。

3. 对子痫患者，要避免一切外来刺激，给予地西泮 10mg，肌注；并在上下磨牙之间放置一缠纱布的压舌板，以防止唇舌咬伤。

4. 必要时，适时终止妊娠，是唯一可以治愈妊高征的措施。

【小贴士】

1. 用硫酸镁时注意观察膝反射、尿量、呼吸等，预防硫酸镁过量中毒，准备钙剂作为解毒剂。

2. 妊高征易造成胎儿宫内窘迫、胎儿宫内发育迟缓、死胎，应密切监视病情变化，发现问题，及时处理。

3. 在使用降压药的过程中，要密切观察血压的变化，降压不宜过快。

四、产后出血

产后出血是指胎儿娩出后 24h 内阴道流血量大于 500ml 者。产后出血的发病率占分娩总数的 2% ~ 3%，是分娩期严重的并发症，居产妇四大死亡原因之首。产后出血的主要原因有：①宫缩乏力；②胎盘剥离不全及胎盘残留；③软产道损伤。其中，以产后宫缩乏力最为常见。

【诊断】

1. 病史 有子宫收缩无力及产道损伤、子宫内翻、胎盘因素及凝血机制障碍等病史。

2. 临床表现

(1) 宫缩乏力所致产后出血，表现为胎盘娩出后子宫收缩无力而出血不止，出血多为阵发性，与子宫松软同时出现。按摩子宫及用缩宫素后，子宫变硬，阴道流血减少或停止。

（2）胎盘未排出而出血过多者，首先应考虑胎盘滞留。

（3）软产道损伤，表现为胎儿娩出后立即出血，子宫收缩良好。

（4）孕前有血液病，或有可能引起凝血功能障碍的并发症，产后流出的血经久不凝，且不易止血，应疑有凝血功能障碍，须做血小板计数及凝血功能检查。

【治疗】

1. 一般治疗　吸入氧气，输液、输血。

2. 子宫收缩不良　可用：缩宫素 10U，肌内注射或宫体直接注射；或 5% 葡萄糖溶液 500ml 加缩宫素 10～20U，静脉滴注。

3. 胎盘滞留　经用宫缩剂处理，半小时胎盘尚未娩出；或未到半小时胎盘未完全剥离而阴道大量流血，应行人工剥离胎盘术。

4. 软产道损伤　如宫颈裂伤超过 1cm，应用两把卵圆钳夹住宫颈，从宫颈裂伤最深部开始用羊肠线间断缝合，不穿过黏膜层。阴道及会阴裂伤，则按解剖部位分层缝合，先缝合内端，缝线切不可穿透直肠黏膜。

【小贴士】

1. 凡有血液病不宜妊娠者，应劝其避孕，早孕期则行人工流产。高危孕妇应提前入住有抢救条件的医院，预防产后出血的发生。

2. 分娩后应留产房观察 2 小时，注意子宫收缩及阴道出血情况。

3. 如出现宫缩不好引起的出血，如经多种处理无效，可用长纱条填塞宫腔后，迅速转院。

五、产后感染

产后感染是指分娩期与产褥期生殖道受病原体侵袭，引起局部或全身的感染，是常见的产褥期并发症，其发病率为产妇的 6% 左右。

【诊断】

1. 病史　有妊娠末期性交、盆浴、产程延长、胎膜残留、产科手术、产后出血等病史。

2. 临床表现

（1）急性外阴、阴道、宫颈炎：①外阴部伤口局部红肿、发硬、灼热、疼痛及有下坠感，或有脓液流出。②阴道损伤，则黏膜充血、溃疡、内有大量脓性分泌物。③宫颈裂伤向深部蔓延，可达宫旁组织，引起盆腔结缔组织炎。

（2）急性子宫内膜炎、子宫肌炎：患者发热，恶露（产后经阴道排出的血液及坏死子宫蜕膜组织等）增多且有臭味，下腹疼痛及压痛。

（3）急性盆腔结缔组织炎、急性输卵管炎：寒战、高热、下腹痛。

（4）急性盆腔腹膜炎及弥漫性腹膜炎：炎症继续发展，可形成盆腔结缔组织炎，甚至是弥漫性腹膜炎，出现高热、呕吐、腹胀等全身中毒症状，检查时可见下腹压痛、反跳痛；如有脓肿刺激，则有腹泻、里急后重与排尿困难等症状，严重者导致不孕。

（5）血栓静脉炎：多在产后 1～2 周出现反复发作的寒战、高热，有下肢痛，局部静脉压痛或呈硬索状，血液回流受阻，下肢水肿，皮肤发白，故称"股白肿"。

3. 辅助检查　①血、尿常规及其他检查。②确定病原体。③彩色超声多普勒可确定病变部位。

【治疗】

1. 加强孕期卫生宣传，孕 8 个月后禁性生活及盆浴；在产褥期注意外阴清洁，产后 10 天内不坐浴。正确处理分娩产程，严格无菌操作。有胎膜早破，产程延长及手术产，应给予抗生素预防感染。

2. 产褥感染多为厌氧菌与需氧菌引起的混合感染，常需联合用药才能控制感染。病情较轻者，口服头孢氨苄或罗红霉素；病情较重者，需静脉给药，可以酌情选用克林霉素、头孢西丁、头孢替坦、头孢曲松等。

第七章　儿科常见疾病

第一节　新生儿常见疾病

一、新生儿黄疸

新生儿黄疸是由于胆红素（大部分为未结合胆红素）在体内积聚引起血胆红素水平升高，使皮肤、黏膜、巩膜黄染。大多数是生理性的，但也有少数为病理性黄疸，易引起神经系统损害，即"核黄疸"，可导致儿童智力障碍，甚至死亡。

【诊断】

1. 生理性黄疸

（1）生后 2～3 日开始出现黄疸，在 4～6 日时最重，足月新生儿黄疸一般在生后 2 周消退，早产儿一般在生后 3 周消退。

（2）一般情况良好，体温正常、食欲好、大小便的颜色正常、生长发育正常。

2. 病理性黄疸

（1）黄疸在生后 24h 内出现。

（2）黄疸程度重：足月儿血清胆红素 > 205.2μmol/L（12mg/dl），早产儿血清胆红素 > 256.5μmol/L（15mg/dl），或每日上升超过 85μmol/L（5mg/dl）。

（3）黄疸持续时间长：足月儿 > 2 周，早产儿 > 4 周。

（4）黄疸退而再现。

（5）血清结合胆红素：26μmol/L（1.5mg/dl）。

3. 胆红素脑病　随着黄疸加重，逐渐出现神经系统症状。早期表现为嗜睡、吸吮无力、肌张力减低及各种反射减弱；多在24h 内出现凝视、尖叫、肌张力增高、惊厥及角弓反张，常有发热，如不及时治疗，患儿多死亡。幸存者 1～2 天后病情开始好转，2～3 个月后进入后遗症期，表现为手足徐动、脑瘫、听力障碍、智能低下等。

4. 辅助检查　根据患儿病情可选择性地做血清胆红素、血常规、网织红细胞、母婴血型测定及肝功能等检查。

【治疗】

生理性黄疸不需要治疗，病理性黄疸，尤其发病早者，要积极治疗。

1. 一般治疗　去除病因；注意纠正低温，尽早喂养，注意补充热量，及时纠正缺氧、酸中毒；避免使用损害肝脏的药物。

2. 光照疗法　为首选，适用于未结合胆红素增高症，以蓝光为理想光源，光疗时间视病情而定。

3. 换血疗法　新生儿溶血症的患儿可根据病情进行换血治疗。

4. 药物治疗　苯巴比妥 5mg/（kg·d），分 2 次口服，共 4～5 天；清蛋白 1g/（kg·d），静滴；5% 碳酸氢钠 3～5ml/kg，静滴。

【小贴士】

1. 对新生儿黄疸，应早期查明其发病原因，及时治疗，防止核黄疸的发生。

2. 早产儿、低体重儿或有缺氧、感染、酸中毒、脱水者应放宽光照疗法指征。

3. 如产前已知胎儿为母婴不合溶血，出生后黄疸出现即开始光疗。

二、新生儿硬肿症

新生儿硬肿症主要由受寒引起，临床上以体温不升、皮肤发凉、多器官功能损伤、皮下脂肪变硬兼有水肿为特征。本病多发于寒冷季节，未成熟儿发病率较高。

【诊断】

1. 病史　多见于早产儿，尤其是有严重窒息史或严重感染的新生儿；多在生后 1 周内发病，寒冷季节多见。

2. 症状及体征

（1）低体温：体核温度（肛门内 5cm 处温度）常低于 35℃，重者低于 30℃。

（2）皮肤硬肿：最初出现在小腿外侧，继续蔓延可至臀部、臂部、躯干、面颊。皮肤紧贴皮下组织，重者按之如硬橡皮，伴水肿者压之可有凹陷。

（3）多器官功能损害：早期常有心音低钝、心率慢、微循环障碍表现，严重者可出现休克、DIC、肺出血、急性肾衰竭等。

3. 辅助检查　可根据病情需要做动脉血气分析、血生化、血小板、凝血酶原时间等测定，必要时作胸部 X 线检查。

【治疗】

1. 复温　体温 >30℃，腋温高于肛温者，可置于已预热至适中温度（能保持新生儿正常体温，机体耗氧量最少、新陈代谢率最低、蒸发散热量亦少的一种适宜的环境温度）的暖箱中，一般经 6~12h 可恢复正常体温。体温 <30℃者应置于高于肛温 1℃~2℃暖箱内，待肛温恢复至 35℃时，维持暖箱的温度于适中温度。无暖箱时可用预热的衣被包裹，加用热水袋、热炕、电热毯或置婴儿于怀抱中紧贴人体复温。

2. 能量及水分的供给　能量可从每日 210kJ/kg（50kcal/kg）开始，渐增至每日 419~502kJ/kg（100~120kcal/kg）。能吃奶者应尽早喂哺，不易进食者，应予以部分或完全静脉营养。

3. 抗生素　常伴有感染者，可根据病情选用适当的抗生素，注意避免使用对听力和肾功能有损害的药物。

4. 糖皮质激素　一般用氢化可的松或地塞米松，静滴。

5. 维生素 E　可肌注 5~10 毫克/次，每日 1 次，连用 3~5 日。

【小贴士】

1. 切忌复温过快，否则易患肺出血。如体表温度上升过速，血管扩张，外周血管床增加，可引起中枢神经缺血而抽搐。

2. 病情重或经治疗无好转者应转上级医院诊疗。转诊途中注意保暖。

三、新生儿败血症

新生儿败血症是指新生儿期致病菌侵入血循环，并在其中生长繁殖且产生毒素而造成的全身感染性疾病。

【诊断】

1. 病史　有胎膜早破、羊水混浊、脐炎、皮肤破损等感染史。

2. 临床表现　可见食欲减退或拒奶，哭声无力或不哭，烦躁不安，面色苍白，口周发绀，皮肤有淤点、淤斑，黄疸加重，发热或体温不升。重症患婴甚至会出现休克症状、惊厥、昏迷。如发生弥散性血管内凝血，可出现呕血、便血和肺出血而死亡。

3. 辅助检查　（1）血白细胞计数增加，中性粒细胞比例升高，可出现中毒性颗粒和核左移。（2）血培养阳性即可确诊。

【治疗】

1. 一般治疗　保暖；供给足够的热能和合理的液体，重症者可考虑少量多次输血或血浆；有呼吸困难、发绀时吸氧；对症处理原发病灶。

2. 药物治疗　病原菌未明前一般主张联合应用氨苄西林（氨苄青霉素，每次 50mg/kg，2 次/日，静注）和青霉素（20 万 U/（kg·d），分 2 次静滴）；严重感染或用上述药物无效者，常用头孢噻肟钠，每次 50mg/kg，2 次/日，静滴；病原菌明确后可根据药敏试验结果选用抗生素，一般用 7~10 天。

【小贴士】

早期病例往往只表现为全身症状而局部病灶不明显，故新生儿期凡局部症状不重而全身中毒症状严重者，即应考虑本病。

四、新生儿缺氧缺血性脑病

新生儿缺氧缺血性脑病是由于各种围生期因素引起的缺氧和脑血流减少或停止而导致胎儿和新生儿的损伤性脑病。

【诊断】

1. 病史 具有明确的围生期缺氧史，如严重的宫内窘迫（胎心 < 120 次/分）、初生时窒息（Apgar 评分：1 分钟≤3 分，5 分钟 <5 分）。

2. 临床表现 多在出生后 12h 内出现症状。①意识障碍：过度兴奋（易激惹、自发动作增多、凝视等）、嗜睡（弹足底 3 次哭 1 声）、反应迟钝（弹足底 5 次哭 1 声），甚至昏睡、昏迷等。②肌张力改变：增强、减弱甚至肌肉松弛。③原始反射异常：拥抱反射过分活跃、减弱甚至消失，吸吮反射减弱或消失。④病情较重时因脑水肿出现囟门张力增高，可有惊厥。⑤严重者可出现脑干受损症状，如呼吸不规则或暂停、瞳孔缩小或扩大、对光反射迟钝甚至消失等。

3. 辅助检查 头颅超声、CT、MRI 等检查，可确定脑损伤的类型、程度及病灶部位。

【治疗】

1. 支持疗法 选择适当的给氧方法，维持血气和 pH 值在正常范围，维持心率、血压在正常范围。

2. 控制惊厥 首选苯巴比妥，负荷量为 20mg/kg。首次用量 10mg/kg，2~3min 内静注或肌注，20min 后再给予 10mg/kg，12h 后给维持量 5mg/（kg·d），一般用 4~5 天。

3. 减轻脑水肿 每日液量控制在 60~80ml/kg，呋塞米（速尿）1mg/kg，静脉注射，每 6~8h 一次；或 20% 甘露醇 0.25~0.5g/kg，静脉注射，每 4~6h 一次。

4. 重症患儿出现中枢性呼吸衰竭者可用纳洛酮。

【小贴士】

1. 转诊途中注意保暖，保持呼吸道通畅，必要时吸氧。

2. 本病宜及早干预和治疗，以减少脑细胞不可逆损害。

五、新生儿臂丛神经损伤

新生儿臂丛神经损伤是新生儿最常见的周围神经损伤，常由分娩时不合理的助产、过度牵拉造成。

【诊断】

1. 病史　有因为娩出困难使臂丛神经过度牵拉受损史，足月儿、大于胎龄儿多见。

2. 临床表现　在引出拥抱反射时，患侧肢体不出现任何运动，有时可伴锁骨骨折。

3. 辅助检查　磁共振成像可确定损伤部位及其性质。

【治疗】

1. 一般治疗　保护上臂 4～5 天，待水肿消退后，让患儿肢体处于肩外展外旋位、肘关节屈曲位，使肌肉处于松弛状态。

2. 功能锻炼　水肿消退后，每天对肢体进行几次被动运动，以维持其屈曲功能。数周后可行针灸、按摩、被动运动，防止肌肉萎缩，促进肌肉运动。

3. 药物治疗　大量 B 族维生素和神经生长因子有利于恢复。

【小贴士】

1. 早期治疗为保守治疗，大部分 2～3 个月恢复，如 6 个月不恢复则提示预后不良，应考虑手术。

2. 早期干预和合理的功能锻炼非常必要。

第二节　小儿各系统常见疾病

一、小儿上呼吸道感染

上呼吸道感染简称上感，是指鼻、咽、喉等部位的黏膜急性炎症，其发病率占儿科疾病的首位，90% 由病毒所引起。

【诊断】

1. 病史　病前 1~3 天常有受凉史。

2. 临床表现

（1）一般类型的上感：年长儿主要表现为流涕、鼻塞、打喷嚏、轻咳、咽部不适或咽痛，可有不同程度的发热、头痛、食欲不振、乏力等。婴幼儿多表现为骤起高热、精神不振、烦躁，可伴腹痛、呕吐、腹泻，甚至发生高热、惊厥。还有咽部充血、扁桃体肿大、颌下淋巴结肿大、触痛等，病程 3~5 天。

（2）特殊类型的上感：①疱疹性咽峡炎：好发于夏秋季，起病急，发热程度高低不等，咽痛；咽部充血，咽腭弓、悬雍垂、软腭等处有疱疹，周围有红晕，破溃后形成小溃疡，病程 1 周左右。②咽-结合膜热：常见于春夏季，以发热、咽炎、结合膜炎为特征，可有颈部、耳后淋巴结肿大，病程 1~2 周。

3. 辅助检查　病毒感染者，白细胞计数正常或偏低；细菌感染者，白细胞计数可增高，且中性粒细胞比例升高。

【治疗】

1. 一般治疗　充分休息，多饮水，给予清淡、易消化、富含维生素的饮食，注意呼吸道隔离。

2. 病原治疗　抗病毒药物常用利巴韦林，如利巴韦林（病毒唑）颗粒 10~15mg/kg，口服，每日 2~3 次，疗程 3~5 天；如病情重、继发细菌感染者可应用抗生素，如阿莫西林干糖浆 50~100mg/kg，口服，每日 3 次，疗程 3~5 天。也可用小柴胡冲剂 1 包，口服，每日 2 次。

3. 对症治疗　高热可用物理降温，如头部冷敷或 25% 酒精浴，也可口服对乙酰氨基酚（扑热息痛）10~15mg/kg，口服，4~6h 后可重复 1 次；鼻塞严重时，用 0.5% 麻黄碱液滴鼻，1~2 滴/次，1~2 次/日，连续使用不应超过 1 周。高热伴惊厥可给予镇静药，如苯巴比妥钠每次 3~5mg/kg，肌注；或 10% 水合氯醛，每次 0.4~0.6ml/kg，稀释成 5% 后，保留灌肠。

【小贴士】

1. 上呼吸道感染多系病毒感染所致，只有合并有细菌感染或发生并发症，如中耳炎等时，才可酌情选用抗生素。切忌滥用抗生素。

2. 急性喉炎患儿出现声音嘶哑、犬吠样咳嗽、喉鸣以及吸气性呼吸困难时，应考虑喉梗阻，严重时可危及生命，宜及时做气管切开。

二、小儿腹泻

小儿腹泻又称腹泻病，是多种病原、多种因素引起的以排便次数增多、大便性状改变、脱水及酸中毒为主要表现的胃肠道功能紊乱综合征。一般根据病因分为感染性（包括病毒、细菌、真菌、寄生虫等感染）和非感染性（包括食饵性、症状性、过敏性和其他原因）两大类。

【诊断】

1. 病史　仔细了解患儿的年龄、体重、发育、喂养情况及有无感染等。

2. 临床表现

（1）轮状病毒性肠炎：多见于6个月至2岁的婴幼儿，常发生于秋末冬初，潜伏期1～3日。起病急，常伴有发热及上呼吸道感染症状，多有呕吐，大便水样或蛋花汤样，无臭味；重型者可出现轻或中度等渗性脱水。病程约1周。

（2）细菌性肠炎：多发于夏秋季，婴幼儿多见，非侵袭性者大便呈蛋花汤样，带少量黏液，全身中毒症状较轻，易致水、电解质紊乱。侵袭性者大便腥臭，有黏液及脓血，全身中毒症状较重，常有发热、腹痛、呕吐等。

3. 辅助检查

（1）大便镜检：病毒性肠炎、非侵袭性细菌所致肠炎，以脂肪球为主，或有少量白细胞。侵袭性细菌所致肠炎则可见白细胞、脓细胞、红细胞等。

（2）血清电解质及血气分析：有利于了解有无脱水、酸中毒及电解质紊乱。

【治疗】

治疗原则为调整饮食，控制感染，纠正水、电解质、酸碱平衡紊乱。

1. 饮食疗法　轻型只需注意喂养方法，如减少脂肪和不易消化的食物。母乳喂养者，可继续哺乳，暂停添加辅食，必要时可缩短每次喂奶时间。人工喂养者，可由米汤或稀释牛奶开始，逐渐增加量与浓度。严重呕吐者应禁食 4～6h，但不必禁饮，以后逐渐恢复原有饮食。

2. 合理补液

（1）轻、中度脱水可用口服补液盐（ORS）口服补液。轻度脱水者，ORS 50～80ml/（kg·d）；中度脱水者，ORS 80～100ml/（kg·d），分 3 次口服。

（2）重度脱水者需静脉补液。

3. 控制感染

（1）病毒性肠炎、非侵袭性细菌性肠炎，多属自限性疾病，以支持疗法为主。可用：①蒙脱石散（必奇）1/3～1 包，口服，每日 3 次。②双歧三联活菌制剂（培菲康）1/2～1 粒，口服，每日 3 次。③利巴韦林（病毒唑）颗粒 10～15mg/kg，口服，每日 3 次。

（2）侵袭性细菌性肠炎可用氨苄西林、新霉素、头孢噻肟钠等，如：头孢噻肟钠 100mg/kg 加葡萄糖，静滴。

【小贴士】

1. 鼓励母乳喂养，注意饮食卫生，帮助家长掌握添加辅食的原则。

2. 一般病患应少用或不用抗菌药，特别要避免长期滥用广谱抗生素，以免导致肠道菌群失调。

3. 补液时遵从补液原则。

三、小儿肺炎

肺炎是指由不同病原体或其他因素所致的肺部炎症，小儿肺炎是小儿期常见的疾病，也是小儿死亡的重要原因之一。根据病理改变，分为：支气管肺炎、大叶性肺炎、间质性肺炎和毛细支气管炎。根据病因，分为：病毒性肺炎、细菌性肺炎、支原体肺炎等。根据病情，分为：轻症肺炎和重症肺炎。小儿肺炎以支气管肺炎最多见，在此重点讨论。

【诊断】

1. 病史　多见于3岁以下的婴幼儿，一般在上呼吸道感染症状如发热、咳嗽、流涕等数日后发病。

2. 临床表现

（1）轻症肺炎：①发热：多为不规则发热，新生儿、重度营养不良患儿可不发热或体温不升，甚至可低于正常体温。②咳嗽：较频，初为刺激性干咳，以后咳嗽有痰；新生儿、早产儿则表现为呛奶、口吐白沫。③气促：多发生于发热、咳嗽之后。呼吸加快，可达40～80次/分，严重者呼气时有呻吟声、鼻翼扇动、三凹征、口周发绀。④肺部体征：早期不明显或仅有呼吸音粗糙，以后可闻及固定的中、细湿啰音。病灶融合扩大时，可听到管状呼吸音，叩诊浊音。

（2）重症肺炎：除上述表现外，常有全身中毒症状及其他系统受累的临床表现。

①循环系统：常见心肌炎和心力衰竭。前者表现为心动过速，心音低钝，心律不齐等。心力衰竭时，表现为：a. 心率突然增快，婴儿>180次/分，幼儿>160次/分。b. 呼吸突然加快，超过60次/分。c. 极度烦躁，皮肤苍白，四肢冰冷。d. 心音低钝，呈奔马律，颈静脉怒张。e. 肝脏迅速增大。f. 尿少或无尿，颜面、眼睑或双下肢水肿。

②神经系统：轻度缺氧表现为烦躁、嗜睡；脑水肿时出现意

识障碍、惊厥、呼吸不规则、前囟隆起、瞳孔对光反应迟钝或消失。

③消化系统：轻者常有食欲不振、呕吐、腹泻、腹胀等，重者可引起中毒性肠麻痹和消化道出血。

3. 辅助检查

（1）血常规：细菌性肺炎时，白细胞总数增多及中性粒细胞比例上升，并有核左移及中毒颗粒。病毒性肺炎时，白细胞总数正常或降低，分类有时可见异型淋巴细胞，患儿常有不同程度的贫血。

（2）病原学检查：取鼻咽拭子、气管分泌物、胸水、血液等做病原体分离、培养；利用免疫学方法作病原体特异性抗原、抗体检测。

（3）胸部 X 线检查：早期肺纹理增粗，以后两肺中、下野有小斑片状阴影。

【治疗】

1. 一般处理　保持室内空气流通，室温以 18℃ ~20℃、湿度以 60% 为宜，注意保持呼吸道通畅，给予高热量、高蛋白、富含维生素且清淡易消化的饮食，宜少量多餐，耐心喂养，防止呛咳窒息。

2. 病原治疗

（1）细菌性肺炎：世界卫生组织（WHO）推荐 4 种第一线药物：复方磺胺甲恶唑、青霉素、氨苄西林和阿莫西林，其中青霉素为首选，可每次 20 万 ~80 万单位，每日 2 次，肌注。复方磺胺甲恶唑不能用于新生儿。我国卫生部对轻症肺炎推荐用头孢氨苄（先锋霉素Ⅳ），使用原则为早期、联合、足量、足疗程、静脉给药。

（2）支原体、衣原体肺炎：首选大环内酯类抗生素，常口服罗红霉素，每日 2.5 ~5mg/kg，或红霉素每日 30 ~50mg/kg，口服。用药持续到体温正常后 5 ~7 天，临床症状基本消失后 3 天。

支原体肺炎至少用药 2~3 周，葡萄球菌肺炎一般于体温正常后，继续用药 2 周，总疗程 6 周。

（3）病毒性肺炎：临床常用利巴韦林、干扰素、聚肌胞及中药等治疗。

3. 对症治疗　对病情较重、呼吸困难明显者给予吸氧，一般采取鼻前庭给氧，氧流量每分钟 0.5~1L，氧浓度不超过 40%；高热应用物理降温或药物降温（见上呼吸道感染）；烦躁不安者可用苯巴比妥、水合氯醛等（见上呼吸道感染）；有痰时用 10% 氯化铵等，必要时可用维生素 K_1 10mg、α-糜蛋白酶 5mg，溶于生理盐水 50~100ml，雾化吸入；喘憋严重时，酌情给支气管解痉剂，可选用氨茶碱。发生心力衰竭时，除镇静、吸氧外，应给予强心药，可选西地兰，2 岁以下饱和量为 0.03~0.04mg/kg；2 岁以上为 0.02~0.03mg/kg，首次给予饱和量的 1/2，剩余部分分两次给药，每隔 4~6h 一次，加入葡萄糖溶液中，缓慢静注。

4. 肾上腺皮质激素的应用　对中毒症状明显、喘憋严重并伴有脑水肿、中毒性脑病或感染性休克等，常用地塞米松，每次 2~5mg，2~3 次/日，疗程 3~5 天。

【小贴士】

1. 青霉素类和氨基糖甙类药物对衣原体和支原体肺炎无效。

2. 小儿肺炎病情进展快，并发症多，治疗时应特别留意心衰和中毒性脑病。

3. 重症肺炎或有并发症者，转诊途中注意保持患儿呼吸道通畅，必要时给氧，保持安静，避免受凉等。

四、小儿贫血

贫血是指末梢血中单位容积内红细胞数或血红蛋白量低于正常（血红蛋白值的低限为：新生儿期为 145g/L，1~4 个月为 90g/L，4~6 个月为 100g/L，6 个月~6 岁者为 110g/L，6~14 岁者为 120g/L）。根据病因，贫血可以分为营养性缺铁性贫血和营养性巨幼红细胞性贫血，下面分别论述。

（一）营养性缺铁性贫血

营养性缺铁性贫血是由于体内铁缺乏，致使血红蛋白合成减少而引起的一种小细胞低色素性贫血。

【诊断】

1. 病史　单纯乳类喂养或有慢性腹泻、钩虫病史等。多在 6 个月～2 岁缓慢起病。

2. 症状及体征

（1）皮肤、黏膜逐渐苍白，以口唇、口腔黏膜及甲床处最明显。

（2）易感疲乏无力，不爱活动；年长儿可诉头晕、眼花、耳鸣、眼前发黑等。

（3）肝、脾、淋巴结增大，年龄越小，病程越久，贫血越重，增大越明显。

（4）贫血严重时，心率增快，心脏扩大，可听到心脏杂音。

3. 辅助检查　血常规可见血红蛋白量的减少比红细胞数的减少更为显著，呈小细胞低色素性贫血；血涂片可见红细胞大小不等，以小细胞为主，中央淡染区扩大。

【治疗】

1. 一般治疗　祛除或纠正引起贫血的原因，给予富含铁、蛋白质的食物，如肝、蛋黄、瘦肉等，防治感染。

2. 铁剂治疗

（1）硫酸亚铁：1 岁以下，60mg，口服，每日 3 次；1～5 岁，120mg，口服，每日 3 次；6～12 岁，300mg，口服，每日 2 次。

（2）富马酸亚铁：1 岁以下，5mg，口服，每日 3 次；1～5 岁，70mg，口服，每日 3 次；6～12 岁，140mg，口服，每日 3 次。

【小贴士】

服用铁剂最好在两餐之间服用，并同时应用维生素 C 50～100mg，口服，每日 2 次。铁剂应用至血红蛋白正常后两个月左右再停药。不能口服铁剂时，可选用右旋糖酐铁、山梨醇枸橼酸铁复合物等肌注。

（二）营养性巨幼红细胞性贫血

营养性巨幼红细胞性贫血是由于缺乏维生素 B_{12} 和（或）叶酸所引起的一种大细胞性贫血。

【诊断】

1. 病史　多有单纯母乳、羊乳或淀粉类食物喂养史。

2. 症状及体征　①面色蜡黄，头发黄细，颜面虚胖。②常有厌食、恶心、呕吐、腹泻等症状。③精神淡漠、反应迟钝、少哭不笑，智力发育和动作发育落后甚至倒退，部分患儿肢体、躯干和头部震颤，肌张力增强、腱反射亢进等。④肝、脾轻度增大，重症病例可有心脏扩大，甚至心力衰竭。

3. 辅助检查　血常规可见红细胞数的减少比血红蛋白量的减少更明显，白细胞总数减少，中性粒细胞变大并有分叶过多现象；血涂片可见红细胞大小不等，以大细胞为主，中央淡染区不明显。

【治疗】

1. 一般治疗　合理喂养，改善饮食质量和搭配，防止感染。

2. 药物治疗　维生素 B_{12} 100μg，肌内注射，每周 2～3 次，连续 2～4 周；或（和）叶酸 5μg，口服，每日 3 次，连用 2 周后可改为每日 1 次，连用数周至临床症状明显好转、血常规恢复正常后停药。

【小贴士】

1. 必须查明患儿贫血的性质，才能用药。

2. 治疗原发病、合理喂养是治疗贫血的关键。

3. 单纯缺乏维生素 B_{12}（有精神神经症状者）不宜加用叶酸，以免加重精神神经症状。

五、营养不良（蛋白质－能量营养不良）

蛋白质－能量营养不良是由于蛋白质和（或）热能长期摄入

不足或消耗增高引起的一种营养缺乏症，主要见于 3 岁以下婴幼儿，常伴有维生素 A、维生素 B、维生素 C、维生素 D 及钙、铁、锌与其他微量元素缺乏。

【诊断】

1. 病史　常有喂养不当和慢性疾病史。

2. 临床表现　消瘦，体重减轻或不增，面色苍白、乏力、厌食、头发干枯，皮下脂肪减少甚至消失，常有因血浆白蛋白不足而引起的凹陷性水肿。体重低下、生长迟缓、消瘦是判断营养不良的三项指标。

【治疗】

1. 一般治疗

（1）合理喂养：提倡母乳喂养，不能母乳喂养时可选牛乳或羊乳，喂养时注意合理配比。及时添加辅食，纠正不良饮食习惯，保证优质蛋白质的摄入量。

（2）去除病因：如治疗消化道畸形，控制感染性疾病。

2. 给予各种消化酶

（1）多酶片，5 岁以上小儿 1 片，饭前口服，每日 3 次。

（2）复合维生素 B 1 片，口服，每日 3 次。

（3）对饮食差者，可用：普通胰岛素 2～3U 皮下注射，每日 1 次。注射前先服 20～30g 葡萄糖，1～3 周为一个疗程。

3. 补充需要的维生素　如维生素 A、D、B_1、C 等。必要时加用维生素 B_{12}、铁剂、钙剂及锌剂等。

4. 中药　可酌情选用四味汤、人参健脾丸或归脾丸等。

六、肥胖症

本病系指皮下脂肪积聚过多，一般以体重超过同年龄同身高的正常体重 20% 以上者，称为肥胖症。

【诊断】

1. 病史　本病多见于婴儿期、学龄前期及青春期，患儿在肥胖开始前常有食欲亢进、喜食甘肥、懒于活动的情况。

2. 临床表现　外表呈肥胖高大，不仅体重超过同龄儿，而且身高、骨龄皆在同龄儿的上限，甚至超过上限。皮下脂肪分布均匀，以面颊、肩部、胸乳部及腹壁脂肪积累为显著。四肢以大腿、上臂粗壮，而肢端较细。患儿性发育大多正常，智能良好。

【治疗】

1. 饮食管理　患儿摄入的总热能必须减少，以高蛋白、低糖类、低（或正常）脂肪、富含维生素的饮食为宜，选择热能少而体积大的食物，如竹笋、芹菜、萝卜等解决患儿旺盛的食欲，以减少其因饥饿所引起的痛苦。先控制体重速增，以后再使其逐渐下降，直至超过同龄组体重范围的 10% 左右，便不需严格限制食物。

2. 增加体育运动　应提高患儿对运动的兴趣，运动要多样化，包括慢跑步、柔软操、太极拳、乒乓球及轻度游泳等。肥胖的家属成员最好同时参加，易见疗效。每日运动量约 1 小时，应逐渐增加。注意避免剧烈运动，以免食欲增加。

3. 解除精神负担　有些家长对患儿进食习惯多有指责、过分干预，这样可引起患儿精神紧张或产生对抗心理，应注意避免。对情绪创伤或心理异常者应多次劝导、积极援助，帮助患儿解除顾虑和忧郁，增强信心，改变过食少动的习惯。

【小贴士】

对青少年肥胖一般不鼓励用药，有时可用苯丙胺以减低食欲，于就餐前半小时口服苯丙胺 2.5 ~ 5mg，每日 2 次，仅给 6 ~ 8 周的短期疗程。本药对神经系统副作用大，宜慎用。

七、佝偻病

维生素 D 缺乏性佝偻病是由于体内维生素 D 不足，使钙、磷代谢紊乱，以骨样组织钙化不良、骨骼生长发育障碍为主要特征的全身慢性营养性疾病。6 个月至 2 岁的小儿多见。

【诊断】

1. 病史 有阳光照射不足、未补充维生素 D 及腹泻病史。

2. 临床表现

（1）初期：多自 3 个月左右开始发病，主要表现为神经兴奋性增高，如易激惹、夜间啼哭、睡眠不安、汗多刺激头皮而摇头致枕后脱发形成"枕秃"等。

（2）激期：除有上述症状外，同时出现：①骨骼改变：如颅骨软化、方颅、前囟过大或闭合过晚、出牙延迟等，肋骨串珠、肋膈沟、鸡胸或漏斗胸，佝偻病性"手镯"或"足镯"征、"O"形腿或"X"形腿，脊柱畸形及扁平骨盆等。②肌肉、韧带松弛：患儿腹部膨隆如蛙腹，坐、立、走的时间延迟。

（3）恢复期：临床症状和体征逐渐减轻及消失。

（4）后遗症期：多见于 2 岁以后的小儿，无任何临床症状，仅留有不同程度的骨骼畸形。

3. 辅助检查 测定血钙、磷、碱性磷酸酶，血清 25 - (OH) D_3（正常 10 ~ 80g/L）和 1, 25 - (OH)$_2$$D_3$（正常0.03 ~ 0.06g/L）在佝偻病活动早期就明显降低，为可靠的早期诊断指标，血浆中碱性磷酸酶升高。

【治疗】

1. 一般处理 提倡母乳喂养，及时合理添加辅食，给予富含维生素 D、钙、磷和蛋白质的食物，常晒太阳；避免久坐、久站或多走，以防骨骼畸形。

2. 药物治疗

一般可用维生素 D 50 ~ 100ug（2000 ~ 4000U），口服，每日 1 次，1 个月后改服维生素 D 预防量 400u/d。

不能口服者：维生素 D 20 万 ~ 30 万单位肌内注射即刻。

大剂量应用维生素 D 时如缺钙，应口服钙剂：10% 氯化钙 5 ~ 10ml，每日 3 次，服用 2 ~ 3 日。

【小贴士】

1. 强调户外活动、多晒太阳的重要性。

2. 严格掌握维生素 D 预防量或治疗量，严禁过量，大剂量维生素 D 并不能缩短疗程。

3. 大剂量肌肉注射维生素 D 时，宜先口服 10% 氯化钙 3 日，以防发生注射后惊厥。

八、遗尿症

遗尿症是指睡眠时不自觉的排尿现象，多于夜间熟睡时发生。国内标准规定，3 岁以上尿床可认为是遗尿，国外标准则放宽到 5 岁以上。小儿遗尿多能自愈。

【诊断】

遗尿次数因人而异，轻者一周 1 次，重者每夜可以有 1 次或数次不等，多发生在夜间睡眠时，亦可发生在白天睡眠时。

【治疗】

1. 一般治疗　加强心理引导，消除患儿怕羞与紧张心理，不能打骂批评，适当调节饮食习惯，睡前不喝水，睡前排尿，夜间规律性唤醒排尿。

2. 针灸治疗　常取足三里（双）、三阴交（双）于睡前 1 小时针刺，7 日为一疗程。

3. 药物治疗　麻黄碱 0.5mg/kg，口服，每晚睡前服 1 次；或丙米嗪起始 10mg/次，睡前 1 小时服 1 次；无效可逐周增加剂量（不超过 75mg/d），若 2 周无效不再服用，若有效，2 个月后可改日至隔 2 日服，继续服用 2~3 个月。经上述治疗效果不佳的患者，可用去氨加压素（精氨酸加压素）10ug 睡前经鼻吸入或 0.2mg 睡前口服 1 次。上述两方均无效时，可用氯化羟丁宁 0.3mg/（kg·d），分 2 次口服。

【小贴士】

1. 麻黄碱为首选药物，但高血压患者禁用。

2. 丙米嗪不良反应大，可增加心率，并可能引起睡眠障碍、轻微胃肠功能紊乱，长期服药突然停药可致戒断综合征。

3. 氯化羟丁宁可能引起口干、面红、性情改变和瞳孔扩大等不良反应。

第八章　五官科常见疾病

第一节　眼科常见疾病

一、眼睑疾病

（一）接触性皮炎

接触性皮炎是由于皮肤接触某种化学性、植物性或动物性物质，引起眼睑皮肤的炎症反应。其反应可由直接理化性刺激，亦可因机体免疫反应而引起。其他，如化妆品、油漆、某些食物或昆虫叮咬等，亦可引起眼睑皮肤过敏。眼科常用药物有青霉素、磺胺类药物、阿托品、汞剂、碘剂、丁卡因等。

【诊断】

1. 病史　有致病原接触史。

2. 临床表现　突然发病，自觉眼睑部奇痒、皮肤潮红、水肿，或呈红斑、丘疹、水疱和结痂。有的如湿疹样改变，如继发感染可出现脓疱。慢性患者皮肤粗糙、增厚。

【治疗】

1. 寻找致病原，消除致病因素。

2. 局部用 3% 硼酸溶液冷湿敷，每日 2～4 次。

3. 局部涂糖皮质激素油膏或霜剂，炉甘石洗剂，氧化锌糊剂等。

4. 口服开瑞坦，10mg，1 次/日；或苯海拉明 25～50mg，3 次/日；或扑尔敏 4mg，3 次/日；或息斯敏 10mg，1 次/日；或维生素 C 0.2g，3 次/日；或葡萄糖酸钙 1g，3 次/日。重症者，口服或注射糖皮质激素。

（二）麦粒肿

麦粒肿又名睑腺炎，俗称"偷针"，系因眼睑腺体急性化脓性感染所致。如系眼睑毛囊皮脂腺感染，称外麦粒肿；如系睑板腺感染，称内麦粒肿。

【诊断】

1. 自觉眼睑部疼痛，局部红、肿并伴有压痛。如炎症靠近内外眦部，常伴有球结膜水肿。

2. 3～5日后脓肿成熟，皮肤面或睑板结膜面可见黄色脓头，继而穿破。

3. 重症者可伴有耳前淋巴结肿大和疼痛，亦可发展为眼睑蜂窝织炎，合并全身发热反应。

【治疗】

1. 局部用抗生素眼药水或药膏，每日4次。例如，0.25%氯霉素眼药水、0.1%利福平眼药水、0.5%四环素眼膏、0.5%红霉素眼膏、磺胺类眼药水、15%磺胺醋酰钠眼药水、氟喹诺酮类眼药水、诺氟沙星滴眼液、环丙沙星眼药水等。

2. 局部湿热敷，每日3～4次，亦可理疗，如超短波和红外线照射。

3. 重症者可全身用抗生素、磺胺类或喹诺酮类药物。

4. 如脓肿形成，可行切开排脓。外麦粒肿者，皮肤切口与睑缘平行，以免眼轮匝肌受损，放入引流条。内麦粒肿者，切口在结膜面，与睑缘垂直，以免损伤过多的睑板腺。切忌用手挤压，以免感染扩散。

【小贴士】

1. 体质虚弱者，应锻炼身体，增强机体的抵抗力。

2. 告知病人禁止挤压或自行针挑排脓，以免感染扩散。

（三）霰粒肿

本病又称睑板腺囊肿，系由睑板腺阻塞而引起的慢性肉芽肿性炎症。

【诊断】

1. 发病缓慢，早期无任何不适感。待囊肿扩大，则有眼睑沉重感、眼球压迫感或异物感。

2. 可扪到眼睑皮下有一黄豆样大小不等的肿物，与睑板相连。

3. 在肿块相应睑结膜处，局部充血，呈紫红色，中部略隆起。继发感染时有疼痛和压痛。

4. 老年患者，如肿块质硬而脆，多次手术复发，应将切除的肿物送病理检查，以排除睑板腺癌。

【治疗】

1. 局部涂抗生素眼膏或1%黄降汞眼药膏，4次/日。

2. 局部热敷或理疗。

3. 稍大者可穿刺抽出内容物，同时腔内注入泼尼松龙（强的松龙）约0.2ml，如效果不明显，1周后可重做。

4. 较大者可行囊肿切刮术。

【小贴士】

睑板腺分泌旺盛者，要注意眼部清洁卫生。

（四）睑缘炎

本病系发生在睑缘的一种亚急性或慢性炎症。其症状因病因不同而各异，可分为三种：①鳞屑性睑缘炎。系因眼睑皮脂腺或睑板腺的脂溢过多，合并轻度感染所致。②溃疡性睑缘炎。系化脓性细菌感染所致。③眦性睑缘炎。系摩-阿氏双杆菌感染所致。

【诊断】

1. 鳞屑性睑缘炎患者自觉局部痒，睑缘充血，睫毛根部有鳞屑或皮脂凝集，睫毛易脱落但能再生。

2. 溃疡性睑缘炎患者睑缘皮肤有水疱、黄痂，去痂后可露出溃疡面，睫毛脱落后不能再生。

3. 眦性睑缘炎患者外眦部湿润，皮肤充血及糜烂。

【治疗】

1. 用生理盐水或3%硼酸水清洗睑缘，每日1~2次。溃疡患者可用棉签蘸2%硝酸银轻搽睑缘，去掉干痂，再用生理盐水冲洗。

2. 局部用抗生素眼药水或眼膏，眦性睑缘炎患者，可用0.25%~0.5%硫酸锌滴眼，每日4次。

3. 改善全身健康状况，增强体质，可口服复合维生素B片。鳞屑性睑缘炎者，可服维生素B_6，还可挤压与按摩睑缘和睑板腺，排出皮脂性分泌物。

（五）睑内翻和倒睫

因炎症或外伤导致瘢痕挛缩，或眼轮匝肌痉挛，使眼睑内卷，称为睑内翻。严重的睑内翻或睑缘炎所致的睫毛乱生，可导致睫毛内倒接触眼球，特别是角膜，而产生眼部刺激的症状，称为倒睫。

【诊断】

1. 瘢痕性睑内翻　严重沙眼患者睑板肥厚和瘢痕收缩，或因眼睑烧伤和外伤等形成瘢痕，使眼睑弯曲内卷。

2. 痉挛性睑内翻　多发生于下眼睑，主要系因年老，眶脂肪萎缩，眶筋膜松弛，加上皮肤与眼轮匝肌联系不紧密，导致眼轮匝肌收缩时眼睑内卷。

3. 先天性睑内翻　多见于婴幼儿，好发于下眼睑。由于眼轮匝肌过度发育，或因与下直肌纤维有牵连，导致眼睑收缩时发生内卷。

4. 睑内翻或睫毛乱生　可使睫毛倒向眼球，刺激角膜，患者有畏光、流泪、疼痛、眼睑痉挛等症状。角膜擦伤继发感染，可形成角膜溃疡。长期刺激可导致角膜血管新生和角膜混浊。

【治疗】

1. 睑内翻通常需要手术矫治，因病因不同，术式各异。如睑板切断术和霍氏手术，适宜瘢痕性睑内翻；眼睑皮肤切除术，适宜痉挛性内翻；眼睑缝线术，适宜先天性睑内翻。

2. 少量倒睫可用镊子拔除，或施行电解和电烙术。

3. 结膜及角膜有炎症者，要用抗生素眼药水或眼膏治疗。

【小贴士】

告知病人长期的睑内翻与倒睫可致角膜混浊、溃疡，应早治疗，减少并发症发生。

（六）睑外翻

由于某种原因，睑缘向外翻转，离开眼球面，称为睑外翻。因睑结膜不同程度地暴露在外，或睑裂闭合不全，角膜失去有效保护，故易继发结膜炎或角膜炎。

【诊断】

1. 瘢痕性睑外翻　由于外伤或炎症，引起眼睑瘢痕收缩所致。

2. 老年性睑外翻　由于年老皮肤松弛，眼轮匝肌乏力，导致睑缘不能紧贴眼球。

3. 麻痹性睑外翻　由于面神经麻痹，眼轮匝肌失去张力。

4. 痉挛性睑外翻　多见于幼儿或青年人，因眼睑皮肤紧张，眶内容充盈，当眼轮匝肌痉挛时，会引起睑外翻。

5. 其他睑外翻　患者睑结膜暴露而充血，干燥，肥厚。泪小点外翻会出现溢泪现象。角膜暴露会引起角膜溃疡。

【治疗】

1. 手术治疗　可根据不同病因，采用不同术式，如瘢痕性外翻采用植皮术；面神经麻痹者，做睑裂缝合术等。

2. 如有睑裂闭合不全者，在睡时涂眼膏或用眼罩保护角膜。

3. 在治疗睑外翻时，应对结膜炎或角膜溃疡进行治疗。

（七）上睑下垂

提上睑肌功能不全或丧失，使上睑下垂，遮挡瞳孔的一部分或全部者，称为上睑下垂。

【诊断】

1. 先天性上睑下垂 因提上睑肌或其支配神经发育不良所致。

2. 麻痹性上睑下垂 由于动眼神经麻痹所致。

3. 交感性上睑下垂 由于颈交感神经受损麻痹，苗勒肌功能障碍所致，如霍尔纳综合征。

4. 肌源性上睑下垂 见于重症肌无力患者，好发于儿童，晨起症状轻，午后或劳累时加重，注射新斯的明后，症状可暂时改善。

5. 重力性上睑下垂 由于结膜或眼睑有严重炎症，或有较大的新生物，使眼睑重量增加，而造成上睑下垂。

6. 外伤性上睑下垂 由于外伤或手术损伤，提上睑肌或动眼神经所致。

【治疗】

1. 根据病因进行处理，如神经麻痹者，应治疗有关神经疾病；重沙眼者，应治疗沙眼。

2. 重症肌无力者，可口服新斯的明 15～30mg，3 次/日。儿童减量，合并用麻黄素 0.02g，可减轻其不良反应。

3. 手术治疗适用于先天性上睑下垂（尤其是单侧性、完全性患者，因可引起废用性弱视，应及早考虑），或后天性者经长期药物治疗无效的病人。根据情况选用提上睑肌缩短术或额肌悬吊术。有新生物者可摘除肿物。

二、结膜疾病

（一）急性结膜炎

本病俗称红眼病或火眼，系由于细菌或病毒感染结膜而引起的急性卡他性炎症。多见于春夏季节，可在家庭、学校或托儿所、幼儿园发生流行。旅馆浴池、游泳池不洁的水亦是传染媒介。

【诊断】

1. 有接触史，潜伏期 1～2 日，急起，双眼同时或先后发病，自觉有异物或烧灼感。一般不影响视力，除非已波及角膜。

2. 结膜充血或水肿，重者有眼睑水肿。有时可发生结膜下出血。

3. 有黏液性或脓性分泌物，淋病性者分泌物如米汤样，称之为脓漏眼。幼儿的病毒感染或链球菌感染会出现假膜，白喉杆菌感染者为真膜性。

4. 重症者可有耳前淋巴结肿大及疼痛。

5. 炎症严重或病期长者，可波及角膜，出现疼痛、畏光及视力下降等症状，应使用裂隙灯做荧光素着色检查，以明确角膜病情。

【治疗】

1. 用生理盐水或 3% 硼酸水冲洗结膜囊，亦可先用 2% 硝酸银涂睑结膜后再冲洗。

2. 局部滴抗生素眼药水，如 0.25% 氯霉素眼药水、0.1% 利福平眼药水、0.5% 庆大霉素眼药水等；磺胺类眼药水，如 15% 磺胺醋酰钠眼药水；氟喹诺酮类眼药水，如 0.3% 诺氟沙星滴眼液，0.3% 依诺沙星滴眼液，4～6 次／日。重者应适当增加滴眼次数，可每小时 1 次，并全身用药。

3. 睡前涂抗生素眼膏，可延长抗菌作用并防止眼睑被分泌物封闭。

4. 如系病毒感染，可选用抗病毒眼药水，如 0.1% 利巴韦林（病毒唑）眼药水、0.1% 利福平眼药水等。

【小贴士】

1. 注意个人卫生，勤洗手，不用脏手或不洁手帕揉眼。

2. 当发现"红眼"病人时，应及时进行隔离。

3. 加强卫生宣传教育，利用各种信息载体宣传本病防治知识。加强理发店、游泳池等集体场所的卫生管理，公用毛巾要做到每用一次消毒一次。

（二）沙眼

沙眼是由沙眼衣原体感染结膜上皮引起的慢性传染性结膜角膜炎，因其睑结膜粗糙不平形似沙粒，故名沙眼。可发生于任何人群，是致盲性眼病之一。

【诊断】

1. 病史

（1）病原体：沙眼由沙眼衣原体感染引起。沙眼衣原体耐寒怕热，70°以上的温度、75%酒精、0.1%甲醛溶液均可将其杀死，紫外线和肥皂水对其无杀灭作用。

（2）传播方式：含有沙眼衣原体的分泌物，通过手、洗脸用水、毛巾、玩具及公共场所用具等媒介传播给健康人。

（3）环境因素：不良的卫生习惯及卫生条件差的地区，沙眼发病率高。

2. 临床表现

（1）症状：眼部有异物感、眼痒、干涩不适等，常反复发作，并发角膜病变时有不同程度的视力下降。

（2）体征：上睑结膜血管模糊、充血，滤泡形成及乳头增生；反复发作后，睑结膜出现白色线状或网状瘢痕；角膜浅层出现垂帘状新生血管称角膜血管翳。

（3）并发症与后遗症：重症沙眼或反复发作后可出现睑内翻与倒睫、实质性结膜角膜干燥症、上睑下垂、睑球粘连、慢性泪囊炎、角膜混浊。

（4）分期：按沙眼的发病过程，我国制定了沙眼分期的方法：①I期（活动期）：上睑结膜滤泡、乳头并存，有角膜血管翳；②Ⅱ期（退行期）：上睑结膜瘢痕形成及少部分活动性病变；③Ⅲ期（完全瘢痕期）：上睑结膜全部是瘢痕，此期没有传染性。

【治疗】

局部点0.1%利福平、0.1%酞丁胺、0.3%氧氟沙星等抗生素滴眼液，晚上涂抗生素眼药膏。重症沙眼病人口服四环素或红霉素，4周为一个疗程。儿童及孕妇禁止使用四环素。

【小贴士】

1. 告知病人沙眼的危害性，早治疗、坚持治疗，减少并发症的发生。

2. 培养良好的卫生习惯，提倡流水洗脸，不与他人共用毛巾、脸盆，定期对病人使用的脸盆、毛巾用开水烫或煮沸消毒。

3. 加强卫生宣传教育，加强对旅店业和理发业等服务行业的卫生管理，改善生活环境。

（三）翼状胬肉

翼状胬肉是睑裂部的球结膜及结膜下组织慢性炎症性病变，因其形状似昆虫翅膀而得名，俗称"攀睛"。好发于鼻侧睑裂部，常双眼发病。

【诊断】

1. 病史　具体病因不清楚，因渔民、农民等户外工作的人群发病率较高，推测可能与紫外线照射、烟尘、风沙等刺激有关。

2. 临床表现

（1）症状：小的胬肉多无症状。胬内充血时有异物感。翼状胬肉侵入瞳孔区或牵引角膜引起散光，均可导致视力下降。肥厚痉挛的胬肉可限制眼球的运动。

（2）体征：内眦睑裂部肥厚的球结膜及结膜下组织呈三角形向角膜侵入，尖端朝向角膜。翼状胬肉分三部分：三角形尖端称头部，角膜缘称颈部，球结膜部称体部。静止性胬肉头部平坦，颈、体部薄，不充血。进行性胬肉头部隆起，前端角膜呈灰色浸润，体肥厚充血。当有炎症刺激时，胬肉生长迅速。

【治疗】

1. 局部滴0.5%硫酸锌眼药水，或抗生素眼药水，4次/日。

2. 冷冻、烧灼可使血管及胬肉萎缩。

3. 如侵犯角膜靠近瞳孔区，可行手术治疗，如切除术、胬肉转向术等，但易复发。复发者可在切除后用结膜或唇黏膜修补，亦可用板层角膜移植术治疗；还可以在手术后早期辅以 β 射线治疗，以减少复发率。

【小贴士】

1. 尽量避免风沙、烟尘等不良刺激。

2. 户外活动、作业时应戴防护眼镜。

3. 定期复查，观察有无复发。

（四）免疫性结膜炎

免疫性结膜炎又称变态反应性结膜炎，是结膜对外界过敏原的免疫反应。常见的有春季结膜炎和泡性角结膜炎。

【诊断】

1. 病史

（1）春季结膜炎：病因不清楚，可能与病人对花粉、微生物、动物羽毛等过敏有关。在春夏两季，双眼反复发病，秋冬自行缓解。多见于男性青少年。

（2）泡性角结膜炎：是结膜、角膜对微生物蛋白质发生迟发性免疫反应，相关微生物有结核杆菌、金黄色葡萄球菌等。多见于女性、青少年及儿童。

2. 临床表现

（1）春季结膜炎：

①症状：发作期眼部奇痒、畏光、流泪，少量黏丝状分泌物。

②体征：a. 睑结膜型：上睑结膜粉红色充血，有硬而扁平肥大乳头，呈铺路石样排列。b. 角结膜缘型：角膜缘呈黄褐色或污红色胶样增生。c. 混合型：同时出现上述两型病变。各型均有可能发生角膜上皮炎。

（2）泡性角结膜炎：

①症状：有异物感。角膜发生病变时，眼痛、畏光、流泪及眼睑痉挛。

②体征：球结膜局限性充血。依病变所在的位置分为：a. 泡性结膜炎：结膜单个或多个灰红色疱疹结节，结节破溃形成浅层溃疡。b. 泡性角膜炎：角膜上皮单发或多发灰白色结节。c. 泡性角结膜炎：上述病变位于角膜缘。

3. 辅助检查　结膜刮片可见嗜酸性粒细胞增多。

【治疗】

1. 局部滴抗过敏眼药水，如 0.5% 可的松眼药水、0.025% 地塞米松眼药水、2% 色甘酸钠滴眼液等，4~6 次/日。

2. 0.5% 硫酸锌眼药水 10ml，加肾上腺素 1ml 滴眼，可改善症状。

3. 口服开瑞坦 10mg，1 次/日；或扑尔敏 4mg，3 次/日；或息斯敏 10mg，1 次/日；或葡萄糖酸钙 1g，3 次/日；或维生素 C 0.1g，3 次/日。

4. 可用多种致敏原做皮肤试验，寻找出致敏原因，并做脱敏治疗。

【小贴士】

1. 减少与过敏原的接触。

2. 病人外出配戴有色眼镜，减少与光线、花粉的接触。

3. 春季结膜炎是自限性疾病，长期使用糖皮质激素应警惕并发症发生。

4. 告知病人冷敷、空调房内工作或在相对寒冷的环境中生活可减少疾病的发作。

（五）干眼症

干眼症又称角结膜干燥症，是泪液质和量或动力学异常而导致泪膜功能的异常和眼表组织病变。

【诊断】

1. 病史

（1）泪液分泌不足：免疫性疾病、雄性激素下降及药物（如镇静药）使用等致泪腺分泌功能下降。

（2）泪液蒸发过强：睑板腺功能障碍、睑闭合不全、长时间驾驶车辆等。

（3）其他：维生素 A 缺乏、沙眼、眼烧伤、长期配戴角膜接触镜、角膜激光手术后、长时间接触终端视屏、过度使用空调等。

2. 临床表现

（1）症状：眼部有干涩感、异物感，畏光、刺痛、疲劳、眼红、有丝状分泌物等。

（2）体征：①泪液分泌不足；②泪膜不稳定；③眼表上皮细胞损害；④泪液渗透压增加。

3. 辅助检查　泪液分泌试验、泪膜破裂时间可测定泪液的分泌量和泪膜质量。

【治疗】

1. 病因治疗　积极寻找并针对病因治疗，如治疗睑缘炎、改善工作环境等。

2. 对症治疗　①使用泪液替代眼药：如人工泪液。②增加泪液分泌：溴己新（必嗽平）每次 16mg 口服，每天 3 次。补充雄性激素。③保留泪液：泪点封闭。④手术治疗：腺体移植等。

3. 眼睑湿热敷和按摩有利于泪膜脂层的形成。每天早、晚各一次进行眼睑湿热敷，每次 10～90min。按摩手法是用手指在眼睑表而近睑缘处做旋转性按摩。

【小贴士】

1. 向病人详细解释疾病原因，介绍治疗方法，鼓励其坚持治疗。

2. 告知配戴角膜接触镜的病人，注意镜片和护理液的质量，并多做眨眼活动。增加阅读环境的湿度，不用高温照明光源。

3. 尽量避免长时间使用电脑、空调或接触烟尘环境，连续工作 1～2h，休息 10～15min。

三、泪道疾病

（一）泪道狭窄或阻塞

泪道包括泪点、泪小管、泪囊和鼻泪管4部分。由于炎症、外伤、先天畸形和鼻部疾病，可造成泪道狭窄或阻塞，从而出现溢泪现象。

【诊断】

1. 有泪溢症状。

2. 泪道冲洗可了解阻塞状况。如泪点阻塞，则不能进针；泪小管阻塞，则进针后冲洗，水从原泪点流出；鼻泪管阻塞，则从下泪点进针时，水从上泪点流出，水不能流入鼻腔。

3. 泪道X线碘油造影，可帮助了解泪囊和阻塞部位。

【治疗】

1. 探通或扩张术　适合于先天性泪道阻塞或轻度和病程短者。

2. 泪道探通穿线术　在局麻下，先探通泪道，用探针、激光和高频电针探通，然后置入尼龙丝。亦可用硅橡胶管或塑料管、玻璃泪管或黄金泪管留置术。

3. 其他　根据病情选择泪湖泪囊吻合术、结膜鼻腔吻合术、泪总管鼻腔吻合术、泪囊鼻腔吻合术等。

（二）慢性泪囊炎

鼻泪管可因炎症、外伤或鼻部疾病引起阻塞，继而泪囊发生细菌感染，但非急性炎症者，称为慢性泪囊炎。

【诊断】

1. 有溢泪病史，结膜囊处常有脓性分泌物。常诱发睑缘炎、结膜炎或角膜溃疡。

2. 用手指压迫泪囊区，可见脓液自泪点流出。

3. 冲洗泪道时，水不能流入鼻腔，并可见脓液自泪点流出。

4. 必要时做X线碘油造影，以明确泪囊大小和阻塞情况。

【治疗】

1. 每日冲洗泪道，亦可同时注入抗生素溶液，并滴抗生素眼药水，但只能减轻症状。

2. 手术治疗首选泪囊鼻腔吻合术。其他，如鼻泪管环钻术、鼻泪管插管术等，可酌情选用。泪囊摘除术只适合不宜做上述手术的患者。手术前要检查鼻腔情况，如有炎症或息肉等，应在治愈后，再行手术。月经期切忌手术。

3. 先天性泪道阻塞合并慢性泪囊炎者，先采用泪囊区按摩，挤压泪囊或冲洗泪道，如无效可试行泪道探通术，只做 1～2 次，防止造成新的损伤或假道。

（三）急性泪囊炎

由于鼻泪管阻塞而继发泪囊的急性化脓性炎症，亦可为慢性泪囊炎急性发作。

【诊断】

1. 有泪道阻塞或慢性泪囊炎病史。

2. 泪囊区有红、肿、痛、热症状，重者耳前或颌下淋巴结肿大、压痛及全身发热。

3. 脓肿形成后，可向泪囊区皮肤面扩散和穿破。经久不愈者能形成瘘管。

【治疗】

1. 早期全身及局部使用抗生素，如磺胺类和喹诺酮类药物，以控制炎症。

2. 局部热敷或理疗。

3. 脓肿形成时，行切开引流。

4. 炎症静止后，可做泪囊摘除术或鼻腔泪囊吻合术。

四、角膜疾病

（一）匐行性角膜溃疡

本病系细菌感染所致的角膜急性化脓性炎症，致病菌多为肺炎双球菌、金黄色葡萄球菌或溶血性链球菌。角膜外伤常为其诱因，因其溃疡面向四周和深部扩展，有一潜行边缘，故称之为匐行性角膜溃疡。

【诊断】

1. 角膜外伤24～48h内突觉眼痛、畏光、流泪、视力下降。

2. 角膜周围球结膜明显充血即睫状充血，伴有结膜水肿。

3. 角膜上有灰黄色病灶，周围混浊水肿，溃疡面有坏死组织覆盖，有一潜行边缘。

4. 常伴有虹膜睫状体炎和前房积脓。

5. 严重时可发生角膜穿孔，也可发展成化脓性眼内炎。

6. 角膜溃疡刮片或涂片可找到致病菌。结膜囊细菌培养可分离出致病菌株，药物敏感试验对选择有效药物有帮助。

7. 检查有否倒睫或慢性泪囊炎，并应及时治疗。

【治疗】

1. 冲洗结膜囊，保持外眼清洁。常用3%硼酸水或1:5000氧氧化汞溶液冲洗，1～2次/日。也可在睑结膜上涂2%硝酸银后用生理盐水冲洗。亦可用0.3%诺氟沙星溶液冲洗。

2. 局部用抗生素眼药水，如0.25%氯霉素眼药水、0.5%庆大霉素眼药水、0.1%利福平眼药水、0.5%卡那霉素眼药水。磺胺类眼药水，如15%磺胺醋酰钠眼药水。氟喹诺酮类眼药水，如0.3%诺氟沙星滴眼液、0.3%依诺沙星滴眼液等。重症者配合全身用药。局部滴眼药水次数可适当增加，晚上涂眼膏。

3. 结膜下注射庆大霉素2万U，每日1次。

4. 1%阿托品眼药水滴眼，可减轻虹膜睫状体炎的反应。

5. 后期可用2%硫酸软骨素眼药水（角膜宁眼药水），以促进角膜上皮生长和病灶愈合。

6. 局部热敷与理疗。

7. 全身支持疗法，可口服维生素C、鱼肝油丸、维生素B_2等。

8. 久治不愈或角膜穿孔者，可做治疗性角膜移植术。

（二）细菌性角膜炎

细菌性角膜炎多因角膜上皮损伤后继发细菌感染。发病急，进展快。临床上常见的是匐行性角膜溃疡和铜绿假单孢菌（绿脓杆菌性）角膜溃疡。

【诊断】

1. 病史

（1）角膜外伤继发细菌感染为本病的主要原因。常见的致病菌有表皮葡萄球菌、金黄色葡萄球菌、肺炎链球菌、铜绿假单孢菌等。

（2）干眼症、慢性泪囊炎、倒睫、配戴角膜接触镜、免疫缺陷等是引起本病的诱因。

2. 临床表现

（1）症状：眼痛、畏光、流泪、眼睑痉挛、视力下降，伴有脓性分泌物。

（2）体征：眼睑肿胀；睫状充血或混合性充血，结膜水肿；角膜水肿、浸润，溃疡形成；角膜后沉着物（KP）、房水混浊或前房积脓，瞳孔缩小，虹膜后粘连。如角膜炎症得不到及时控制，可发生角膜溃疡穿孔，虹膜脱出，形成粘连性角膜白斑或化脓性眼内炎，甚至眼球丧失。不同的致病菌，角膜溃疡表现不同。

①革兰阳性球菌感染（匐行性角膜溃疡）：角膜溃疡呈灰白色或黄白色，匐行性边缘，深达角膜基质层，常伴有前房积脓。

②革兰阴性细菌感染（绿脓杆菌性角膜溃疡）：发病凶猛、症状重。绿脓杆菌产生蛋白分解酶，使角膜急速地液化坏死；溃疡及分泌物呈黄绿色；前房有大量黄白色积脓。

3. 辅助检查

（1）角膜溃疡刮片染色，镜检可发现致病菌。

（2）细菌培养及药物敏感试验，可确诊病因及指导临床用药。

【治疗】

1. 提供安静、舒适的环境，保证病人休息，包盖患眼，避免强光刺激。

2. 补充足够的蛋白质和多种维生素，以促进溃疡面的愈合。

3. 食易消化的食物，保持大便通畅，避免便秘及用力过猛，如咳嗽、打喷嚏等，以防止角膜穿孔。

4. 抗生素控制感染，减轻炎症反应，促进溃疡愈合，减少并发症发生。在炎症急性期，每 10 ~ 15min 滴眼 1 次，炎症控制后减少滴药次数。必要时进行结膜下注射。①革兰阳性球菌感染者，使用 0.3% 氧氟沙星眼药水及其他广谱抗生素；②铜绿假单孢菌性角膜溃疡者，多用 0.25% 多粘菌素 B 眼药水、0.3% 妥布霉素眼药水；③1% 阿托品眼药散瞳，以减轻炎症反应；④多种维生素有助于溃疡的愈合，胶原酶抑制剂如半胱氨酸，可抑制溃疡继续发展。

5. 角膜移植术。

【小贴士】

1. 工作时应戴防护眼罩，以避免角膜外伤。一旦发生眼外伤，应立即就诊。

2. 配戴角膜接触镜者要做好镜片的清洁、消毒。如出现眼痛症状，应立即停止戴镜并及时就诊。

（三）病毒性角膜炎

单纯疱疹病毒性角膜炎是由单纯疱疹病毒引起的感染性角膜病。可反复发作，其致盲率居角膜病首位。

【诊断】

1. 病史　单纯疱疹病毒初次感染后，病毒潜伏在三叉神经节内。当机体抵抗力下降时，如感冒、疲劳或情绪不佳，潜伏的病毒活化，使角膜感染复发。糖皮质激素、免疫抑制剂使用也可诱发此病。

2. 临床表现

（1）症状：眼痛、畏光、流泪，视力下降。

（2）体征：根据病变的形态分为：①树枝状和地图状角膜炎：为最常见类型。起初角膜上皮呈点状浸润，继而形成树枝状表浅溃疡，边缘呈羽毛状，末端球状膨大。病变区角膜知觉减退。随着疾病的进展，炎症沿树枝状病灶向周边及深层扩展形成地图状溃疡。②角膜基质炎：分非坏死性和坏死性两种类型。非坏死性（盘状角膜炎），角膜中央基质盘状水肿，后弹力层皱褶，无炎症细胞浸润和新生血管；坏死性，角膜基质有黄白色坏死浸润灶、新生血管形成，角膜可出现溃疡或穿孔。如炎症伴发葡萄膜炎时，可出现角膜后沉着物。

3. 辅助检查　分子生物学方法如 PCR 技术可检测角膜中的病毒 DNA。

【治疗】

局部使用抗病毒眼药水，如 0.05% 安西他滨（环胞苷）、0.1% 阿昔洛韦（无环鸟苷）等，抑制病毒在角膜内复制，减少角膜损害。角膜盘状基质炎病人在应用抗病毒眼药水基础上，可适量应用糖皮质激素，但有角膜上皮损害时禁止使用。必要时可手术治疗。

【小贴士】

1. 锻炼身体，增强体质，避免疲劳，提高机体抵抗力，减少疾病复发。

2. 告知病人严格遵医嘱应用糖皮质激素，不可增加点眼的次数，停药时要逐渐减量，并注意激素的并发症。

3. 注意饮食，少吃辛辣等刺激性食物，不宜抽烟、饮酒。

（四）真菌性角膜炎

真菌性角膜炎是由致病真菌引起的角膜感染。本病发病慢，病程长，发病率逐年增高，致盲率高。

【诊断】

1. 病史　常见的致病菌有镰刀菌、曲霉菌、念珠菌属等。眼部植物性外伤（如树枝、稻草、麦芒刺伤等）和长期应用广谱抗生素、糖皮质激素为本病诱因。

2. 临床表现

（1）症状：有异物感，眼痛症状较轻，视力下降明显。

（2）体征：眼部充血；角膜浸润致密，溃疡形态不规则，表面干燥、隆起，呈灰白色牙膏样外观。溃疡周围可见伪足和卫星灶。角膜后可有斑块状沉着物。前房积脓呈灰白色，瞳孔缩小，虹膜后粘连。常发生角膜穿孔。

3. 辅助检查　角膜刮片可发现真菌菌丝；角膜共焦显微镜检查，可直接发现病灶内的病原体。

【治疗】

1. 局部用抗真菌眼药水或眼膏，如1%克霉唑眼药水、0.5%氟康唑眼药水、0.1%咪康唑眼药水或1%咪康唑眼膏。如买不到上药，可用达克宁静脉注射液（即1%咪康唑），用生理盐水稀释10倍滴眼，6~8次/日。抗真菌药物与0.1%利福平眼药水联合使用，可增强疗效。

2. 口服克霉唑1~2g，3次/日；或酮康唑0.2g，1次/日。

3. 滴1%碘化钾溶液，可减轻角膜水肿，并使瘢痕变薄。

4. 用1%阿托品眼药水散瞳。

5. 经药物治疗无效，发生角膜穿孔时，可在控制真菌感染时，做穿透性角膜移植手术。

【小贴士】

1. 搞好卫生宣教，预防眼外伤。如有植物性角膜外伤发生，应立即就诊。

2. 合理应用广谱抗生素和糖皮质激素，避免发生真菌感染。

五、白内障

（一）年龄相关性白内障

年龄相关性白内障又称老年性白内障，指随着年龄的增长，中老年所发生的晶状体混浊是晶状体老化后的退行性变，常发生在50岁以上的人群，发生率随年龄增加而升高，分皮质性、核性和囊下性三类。

【诊断】

1. 病史　可能与代谢、过多的紫外线辐射、全身性疾病、外伤、营养和遗传等多种因素长期作用有关。

2. 临床表现

（1）症状：视力呈渐进性无痛性下降，下降的程度与晶状体混浊的程度和部位有关。病人常有眼前固定不动的黑点、单眼复视、屈光改变等。

（2）体征：以皮质性白内障最常见，依病程分为四期：

①初发期：晶状体周边部皮质呈楔形混浊，尖端指向瞳孔中央，瞳孔区透明，无视力障碍。

②膨胀期或未成熟期：晶状体混浊逐渐由周边向中央发展，呈不均匀的灰白色混浊，视力明显下降。此期由于皮质吸收水分肿胀，晶状体体积增大，前房变浅，可诱发闭角型青光眼急性发作。以斜照法检查，光线投照侧瞳孔区可见新月形虹膜投影。

③成熟期：皮质肿胀消退，前房深度恢复正常。此期晶状体呈乳白色混浊，视力下降至手动或光感。

④过熟期：如成熟期持续时间过长，晶状体体积缩小，囊膜皱缩，前房变深，虹膜震颤；晶状体皮质溶解液化，核下沉，病人视力有所提高。液化的皮质渗漏入房水，可引起晶状体过敏性葡萄膜炎；皮质沉积在前房角可引起晶状体溶解性青光眼；过熟期白内障因晶状体悬韧带发生退行性变，可引起晶状体脱位。

【治疗】

目前尚无疗效肯定的药物，当视力下降影响工作和生活时，可考虑手术治疗。通常行白内障囊外摘除术（包括白内障超声乳化术）联合人工晶体植入术。

【小贴士】

1. 宣传防盲治盲知识，介绍年龄相关性白内障的病因及特点，外出时可戴太阳镜以减少紫外线的辐射。

2. 教会病人正确点眼药水，避免用力揉眼、低头弯腰、突然用力而导致伤口裂开。

3. 术后定期复诊，观察屈光变化，根据需要配戴合适的眼镜。

（二）先天性白内障

先天性白内障指出生时或出生后 1 年内发生的晶状体混浊。

【诊断】

1. 病史

（1）遗传性先天性白内障：病人中约 1/3 具有遗传性，以常染色体显性遗传多见。

（2）病毒感染：母亲孕期尤其是前 3 个月受到病毒感染，如风麻、麻疹、单纯疱疹、腮腺炎、水痘等。

（3）其他：①糖皮质激素、一些抗菌药特别是磺胺类药物的影响；②接触放射线；③母亲孕期患有糖尿病、甲状腺功能减退、代谢性疾病等，或营养与维生素缺乏。

2. 临床表现

（1）症状：视力障碍或正常，与晶状体混浊的部位及程度有关。可单眼或双眼发病，多为静止性，少数出生后继续进展。因病人年龄幼小，不能自诉，常为父母观察所发现。

（2）体征：

①根据晶状体混浊的形态、部位，分为：前极、后极、冠状、点状、绕核、核性、全白内障等。

②病人常伴有眼部或全身其他先天异常，如斜视、弱视、眼球震颤、先天性小眼球等。

3. 辅助检查　染色体检查，有助于筛查遗传性疾病。

【治疗】

对视力影响不大的静止性白内障，一般不需治疗，定期观察；明显影响视力者，一般宜于 3~6 个月，最迟不超过 2 岁，应尽早选择晶状体吸出术或白内障囊外摘除术。但风疹病毒引起者不宜过早手术，以免潜伏在晶状体内的病毒因手术而释放，引起虹膜睫状体炎、眼球萎缩。

【小贴士】

1. 宣传优生优育，防止先天性疾病的发生。

2. 重视孕期卫生保健，均衡营养膳食；避免胎儿受到病毒、药物、放射线的影响。

3. 如术后视力极差、手术效果不佳或已发生弱视者，应尽早进行低视力康复训练，如遮盖疗法、精细动作训练等。定期随访，适时调整康复训练计划。

（三）外伤性白内障

眼球的机械伤（穿孔伤、挫伤）、化学伤、电击伤和辐射损伤均可引起晶状体混浊，以机械伤多见。

【诊断】

1. 有眼外伤史及相应的临床表现。

2. 穿孔性白内障　晶状体囊膜有破口。破口小或浅者，可自行封闭，呈局限性混浊。破口大或深者，晶状体皮质混浊肿胀，晶状体皮质沿囊的裂口流入前房，引起葡萄膜炎或继发青光眼。

3. 挫伤性白内障　严重挫伤可致晶状体囊膜破裂，房水进入，致晶状体混浊。破口小者，仅为局限性混浊，且有时混浊可部分吸收或静止。

【治疗】

1. 局限性混浊，视力影响不大者，可试用药物治疗，继续观察。

2. 晶状体皮质散入前房，继发青光眼或葡萄膜炎者，应立即手术摘除，同时应用糖皮质激素类药物、吲哚美辛（消炎痛）和降压药物等。

3. 任何原因所致外伤性白内障，如已完全混浊，瞳孔区角膜透明，视力好，均可行白内障摘除术。

4. 凡因外伤单眼摘除晶状体，又适合人工晶状体植入者，应做人工晶状体植入术。

六、青光眼

青光眼是多种原因引起的一组以视神经凹陷性萎缩和视野缺损、视功能丧失为特征的眼病，其中病理性高眼压是最危险的因素。青光眼是主要的致盲性眼病之一。

眼压是眼球内容物作用于眼球壁的压力。正常眼压范围是 10 ~ 21mmHg，双眼的眼压差值 ≤ 5mmHg，24h 眼压波动范围 ≤ 8mmHg。正常眼压对维持视功能起着重要作用，眼压稳定性依靠房水的生成和排出之间的动态平衡来维持，青光眼多数因房水排出阻力增加而引起。

临床上根据眼压升高时前房角是否开放，将青光眼分为闭角型青光眼和开角型青光眼；依据病因机制是否明确和发病年龄，将青光眼分为原发性、继发性和先天性青光眼三大类。原发性青光眼包括急性闭角型青光眼、慢性闭角型青光眼和开角型青光眼。

（一）急性闭角型青光眼

急性闭角型青光眼是一种以眼压急剧升高并伴有相应症状和眼前段组织改变为特征的眼病，俗称"气蒙眼"。多见于 50 岁以上中老年女性，可双眼先后或同时发病。

【诊断】

1. 病史

（1）解剖因素：具有遗传倾向的解剖结构包括小眼球、浅前房、房角窄、晶状体较厚且位置靠前等。由于周边部虹膜堵塞房角，使房水排出阻力增加，引起眼压升高。

（2）诱因：情绪激动、疲劳、长时间阅读、瞳孔散大（暗光及药物性）、气候突变是本病发作的常见诱因。

2. 临床表现

急性闭角型青光眼按发病经过及疾病转归可分为六期：

（1）临床前期：有前房浅、房角窄等闭角型青光眼发作的解剖因素，但眼压正常，无自觉症状，在一定诱因下发生急性闭角型青光眼；或一眼已发生急性闭角型青光眼，另一眼虽无症状也称为闭角型青光眼临床前期。

（2）先兆期：在急性发作之前间歇性的小发作。表现为一过性头痛、眼胀、恶心、视蒙、虹视，睡眠或休息后可自行缓解。

（3）急性发作期：

①症状：发病急，表现为剧烈的眼球胀痛及同侧头痛，伴恶心、呕吐、发热等；视力急剧下降，有虹视。

②体征：眼压急剧升高，多在50mmHg以上；眼睑水肿；混合性充血；角膜雾状混浊水肿；前房甚浅，前房角闭塞；瞳孔呈竖椭圆形散大，对光反应消失；虹膜节段性萎缩；晶体前囊下有灰白色斑点状或片状混浊，称为青光眼斑。

（4）间歇期：急性发作的病人，经过治疗或未经治疗，眼压下降，视力恢复，房角重新开放。这种病情缓解是暂时的，随时有再次发作的可能。

（5）慢性期：急性大发作或反复小发作之后，房角广泛粘连，眼压中度升高，瞳孔散大，眼底视神经萎缩，视野缺损。

（6）绝对期：高眼压持续过久，视神经萎缩，视功能丧失称绝对期青光眼。

3. 辅助检查　临床前期与先兆期的病人可进行暗室试验，以便早期确诊。试验前停用各种抗青光眼药物48h。测量眼压后，被检者在清醒状态下，于暗室内静坐1~2h后，暗光下再测量眼压，静坐前后眼压差值大于8mmHg为阳性。

【治疗】

1.1%~2%毛果芸香碱液滴眼，每5min滴1次，共3次，以后每4~8h滴1次。

2.0.5%噻吗心安滴眼液滴眼1次。有心脏传导阻滞、心衰、心率过缓、支气管哮喘或其他呼吸道阻塞的患者禁用。

3. 醋氮酰胺500mg，1次口服，以后用250mg，每6~8h一次。也可用二氯苯磺胺 100mg，一次口服，以后 50mg，每 6~8h 一次。有磺胺类药物过敏者，或有尿道绞痛史者禁用。还可用贝他根、贝特舒、美开朗、阿法根等。

4. 上述药物不能将眼压降至正常者，可用高渗剂甘油 1~1.5g/kg 与等量生理盐水混合，口服。恶心、呕吐者，用 20% 甘露醇溶液，按 1~2g/kg 静注，或半小时内完成静滴。有心血管及脑部疾患者须与内科会诊后再用。

5. 在不宜或不能用上述方法降低眼压者，用氯丙嗪 50mg 溶于 5% 葡萄糖 500ml 中，静滴，每半小时观察血压、脉搏一次，在血压低于 12.0/8.0kPa（90/60mmHg）、脉搏少于 60 次/分时停用。

6. 手术治疗应在眼压降至正常后，用糖皮质激素减轻充血。如眼压在不用药或仅用缩瞳药能保持正常，房角有一半以上开放，可考虑做周边虹膜切除术（最好做激光虹膜切除术）。否则，做滤过手术。如上述各项措施均不能将眼压降至正常，则做后巩膜切开，玻璃体腔内抽液后，做抗青光眼手术。慢性期在药物降压后，可根据眼压及房角功能情况采用周边虹膜切除术或滤过手术。前驱期及临床前期行周边虹膜切除术。绝对期青光眼，如疼痛明显或有大疱性角膜炎者，可行睫状体冷凝术。滤过手术有引起交感性眼炎或脉络膜上腔暴发性出血的可能，应慎重考虑。手术无效者，为消除疼痛，可考虑摘除眼球。

【小贴士】

1. 指导病人学会自我监测，如出现眼胀、头痛、虹视，应立即就诊。有闭角型青光眼家族史者，应警惕青光眼的发生。

2. 告知病人应保持平和的心态，近距离工作不要时间过长，不宜配戴有色眼镜，以防眼压升高。

3. 嘱手术后病人定期复查眼压、视力及视野。

4. 对于绝对期青光眼的病人应指导其多用听觉、触觉和残余视力；训练病人判断方向、距离及防止受伤的方法；告知家属给病人提供安全的生活环境。

（二）原发性开角型青光眼

原发性开角型青光眼是指由于病理性高眼压引起视神经乳头损害和视野缺损，且高眼压状态时前房角是开放的一种青光眼。常为双眼发病。

【诊断】

1. 病史　病因迄今尚未完全明了。一般认为眼压升高的主要原因是由于小梁网、Sch1emm 管或房水静脉变性或硬化，导致房水排出系统阻力增加。青光眼家族史、近视、糖尿病、高血压等是原发性开角型青光眼发病的危险因素。

2. 临床表现

（1）症状：起病隐匿，进展缓慢，多无明显自觉症状。少数病人高眼压时，有眼胀、雾视、虹视。随着眼压逐渐升高，晚期视力、视野均有显著损害，可有行动不便及夜盲。

（2）体征：

①眼压：早期眼压不稳定，昼夜波动范围大。晚期眼压持续性升高。

②眼底：主要表现为视乳头盘沿面积减少和凹陷扩大，即杯/盘（C/D）比值增大。常见的表现形式有盘沿变窄或形成切迹、视杯加深、垂直性扩大、双眼杯/盘（C/D）比差值≥0.2。视网膜血管向鼻侧移位，呈屈膝爬行状。视网膜神经纤维层缺损。

③视野：视野缺损呈旁中心暗点、鼻侧阶梯状暗点、弓形暗点、环形暗点及晚期管状视野。

3. 辅助检查　24h 眼压测量：在 24h 内，每 2~4h 测量眼压一次并记录。最高值与最低值差值≥8mmHg 为阳性。

【治疗】

原发性开角型青光眼的治疗原则是控制眼压，保护视功能。主要的治疗方法包括药物治疗、激光治疗和手术治疗。药物治疗的原则一般是从低剂量的药物局部治疗开始，如不能控制眼压，再增加药物浓度或联合用药。激光治疗多采用氩激光小梁成形术。小梁切除术是原发性开角型青光眼最常用的手术方法。由于药物治疗存在副作用大及依从性差，目前认为早期手术比长期药物治疗失败后再手术的效果更好。

【小贴士】

1. 告知病人坚持遵医嘱治疗，以防止视功能丧失。

2. 应用药物或手术治疗的病人，应 1~3 个月复查眼压、眼底及视野。

3. 对于青光眼致盲病人，指导其提高生活自理能力。

（三）先天性青光眼

先天性青光眼是由于胚胎期前房角发育异常，房水排出受阻引起眼压升高的一类青光眼。根据发病年龄的早晚，分为婴幼儿型青光眼和青少年型青光眼。

【诊断】

1. 病史　房角发育异常：虹膜根部附着靠前致小梁网通透性下降、Sch1emm 管闭塞等。具有遗传性，双眼多见，好发于男性。

2. 临床表现

（1）婴幼儿型青光眼：①常在 3 岁以前发病；②患儿有较严重的畏光、流泪及眼睑痉挛；③三角膜呈雾状混浊，角膜横径常超过 12mm，后弹力层有条状混浊及裂纹；④眼球扩大，前房深，轴性近视；⑤眼底视乳头萎缩和视杯凹陷扩大；⑥眼压升高。

（2）青少年型青光眼：其发病、临床表现和治疗与原发性开角型青光眼类似。

【治疗】

一旦确诊应尽早手术治疗，挽救视功能。常用的手术方式有小梁切开术、房角切开术及小梁切除术。手术后进行视功能恢复治疗，如矫正屈光不正、治疗弱视等。

【小贴士】

1. 婴幼儿出现畏光、流泪时，应尽早就诊。

2. 眼球明显增大的患儿，应注意保护眼部，避免外伤致眼球破裂。

3. 提倡优生优育，避免近亲结婚。

七、眼底疾病

眼底疾病包括视网膜和视神经疾病，其临床症状特点为视力减退和视野改变。眼底检查有相应的眼底病变而外眼则正常，常见病因有感染性、血管性疾病，营养不良及变性等。本病往往与全身性疾病，如结核、梅毒、高血压、肾炎、糖尿病、血液病、妊娠高血压综合征、鼻窦炎和神经科疾病等有关。

【诊断】

1. 视力减退　排除屈光间质不透明和屈光不正等原因而远近视力皆减退者，应考虑有眼底疾病的可能。

2. 视野改变　根据眼底损害的部位，在相应的视野内出现缺损或暗点，如视神经乳头水肿时，生理盲点扩大。视神经病变时，在相应的区域内出现与生理盲点相连的扇形缺损或暗点。视网膜病变则在相应视野内有暗点。

3. 眼底改变　用检眼镜检查，可发现视神经或视网膜病变。如视神经疾病时，可见视神经乳头水肿、充血、边缘不清，甚至有出血和渗出物。视神经萎缩时，则呈苍白色。如视网膜病变时，可见动脉变细，反光增强，静脉充盈或新生血管等。炎症或代谢障碍时，视网膜可见水肿、渗出和出血，晚期出现色素紊乱和萎缩斑。常见的眼底疾病，如中央性浆液性视网膜病，可见黄斑区水肿和渗出物。视网膜周围炎或视网膜静脉栓塞，在病变区内有大片的视网膜出血。高血压、肾炎和妊娠高血压综合征患者，早期视网膜动脉变细，中晚期视网膜出现水肿、渗出和出血。若有颅内压增高时，可见视神经乳头水肿。

【治疗】

1. 寻找病因，特别是寻找全身性病因。

2. 针对不同病因进行治疗，如感染者用抗生素或抗病毒药物；血管性者，除全身心血管疾病治疗外，对眼内出血，可用复方丹参片和维脑路通片治疗。晚期可口服烟酸片或地巴唑，以改善眼底血液循环，促进出血或渗出物的吸收。

3. 支持疗法，如维生素 C、维生素 B_1、维生素 B_{12}、芦丁、肌苷和三磷酸腺苷等。

4. 糖皮质激素要慎用，感染者在控制感染后使用。有全身性疾病者，由内科医师指导使用。中央性视网膜病者禁用。

【小贴士】

1. 耐心解释病情，消除紧张、恐惧心理。

2. 详细告知病人控制血糖的意义，指导监督病人合理饮食。

3. 嘱病人定期做眼底检查，以便早期发现视网膜缺血或新生血管。

4. 告知病人，目前本病没有特殊有效的治疗药物，激光光凝是目前治疗本病的有效措施。

5. 对因糖尿病性视网膜病变致盲的病人，指导其生活自理的方法，防止意外发生。

八、眼外伤

（一）眼睑损伤

【诊断】

1. 多见于由石块、拳击、碰撞等致伤。

2. 单纯挫伤常见眼睑肿胀，皮下出血引起血肿，色发绀，2～3周完全吸收。

3. 眼睑裂伤、挫伤或锐器致伤，可伴内外眦韧带断裂及泪小管断裂。

4. 有时合并眶内或球内异物，有穿通伤口者，要特别注意有无眼球穿通伤。

【治疗】

1. 仅有眼睑水肿、出血者，一般可自行吸收。

2. 有伤口者，应及早清创缝合，注意清除异物，保留存活组织，分层对位缝合。

3. 肌注破伤风抗毒素（TAT）1500～3000U。抗生素预防感染。

（二）结膜、角膜异物

【诊断】

1. 常有进入灰尘、煤屑、昆虫、花粉、金属碎屑、谷壳、麦穗末、炸药等受伤史。

2. 有异物感、疼痛、流泪、畏光、睑痉挛等症状。

3. 结膜异物常位于上下穹隆及上睑板下沟内，或半月皱襞处。

4. 角膜异物刺激症状重，角膜缘常见充血，角膜上有缺损，荧光素着色。铁屑异物周围常有锈斑及角膜浸润。爆炸伤常为双眼角膜、结膜密集的小异物，且常有穿孔伤。

【治疗】

1. 结膜异物　可用棉签蘸生理盐水后拭去。必要时可用1%丁卡因表面麻醉后进行揩拭。

2. 角膜异物　浅表者处理同上。眼有充血，异物周围角膜有浸润时，应先进行局部和全身抗感染治疗，再行异物挑除术。嵌入角膜的异物应在表面麻醉后，用1:5000氰氧化汞或生理盐水冲洗，然后用异物针或注射针头，在放大镜或裂隙灯下将异物剔除。有铁锈圈者，可用小牙钻刮除。有浸润者，可用碘酊烧灼。有深层磁性异物，可切开异物前方的角膜，用磁铁吸出。多发性异物可分次挑除。剔除角膜异物用的眼药水、器械、敷料，必须严格消毒，以免感染。

3. 异物挑除后，用广谱抗菌眼药水或眼膏，包盖2～3日，待角膜上皮愈合、荧光不着色为止。

【小贴士】

禁止揉眼，以免异物嵌入组织深层。

（三）眼球穿透伤

眼球被锐器或飞溅异物击穿，如刀、剪、针等刺伤，锤击金属碎屑溅伤。

【诊断】

1. 有锐器外伤史，伤后有怕光、流泪、疼痛及不同程度视力减退。

2. 角膜或巩膜有伤口，小的巩膜伤口不易被发现。大的伤口常有眼内容物脱出，以致眼压降低。

3. 前房变浅或消失，可伴积血。巩膜穿孔时，前房可变深。

4. 晶状体受损，可有部分或全部混浊。

5. 虹膜受损，有穿孔或瞳孔变形、偏位。有外伤性虹膜睫状体炎时，角膜缘充血，角膜后有沉淀物，房水闪辉，玻璃体轻度混浊。

6. 眼内感染一般发生在伤后 1~7 日，如伤后 2~3 日疼痛加剧，结膜充血显著，角膜水肿、混浊，前房混浊或积脓，虹膜后粘连，晶状体表面有絮状黄白色渗出物，玻璃体呈黄色反光，视力急剧下降至仅有光感，说明已有眼内炎。如感染向眼外发展且引起全眼球炎，则出现眼睑及结膜充血水肿，眼球突出，运动障碍。

7. 如为异物溅伤，应考虑异物存留，需做 X 线照片、B 超或 CT 进一步确诊。

【治疗】

1. 急救处理

（1）用无菌生理盐水棉签或棉球轻轻擦洗，清除结膜囊内血迹、泥沙，对嵌在组织深层的异物和脱出的眼内容物，切勿擦除或送回眼内。

（2）结膜下注射庆大霉素 2 万~4 万 U，注意避开眼球，以防眼内容物脱出。

（3）滴用抗菌眼药后包盖双眼或单眼，大的眦开伤口不用眼膏。

（4）肌注 TAT1500～3000 国际单位。

（5）口服或肌注抗生素，以防感染。

2. 手术治疗

（1）角膜伤口小而整齐，前房存在，无眼内容物嵌顿，无晶状体皮质脱入前房，可不缝合，双眼包扎 7～10 日。大于 3mm 伤口且不整齐，或有虹膜脱出，虹膜完整者，3～5 日内皆可送回前房。感染或破碎虹膜应予以切除，刮净色素，做角膜层间缝合。

（2）外伤性白内障，处理见前。

（3）巩膜伤口应与结膜伤口分层缝合，脱出的睫状体用抗生素冲沸后送回眼内。巩膜伤口较长者，宜边缝合边暴露，有脉络膜脱出者亦应送回，如必须切除，应先烧灼止血，超过锯齿缘的伤口缝合后，加电凝或冷凝，以防视网膜脱离。

（4）同时伴有晶状体破裂、玻璃体大量积血者，伤后 10～14 天可行玻璃体切割术。

（5）术后结膜下注射庆大霉素 2 万～4 万 U，地塞米松 1～2mg，阿托品 0.1mg（0.05% 注射液，0.2ml），双眼包盖，全身和局部应用消炎药物，每日用阿托品散瞳。

（6）有眼内炎者，应在 36h 内行玻璃体切割术，玻璃体内注入庆大霉素 2 万～4 万 U 和地塞米松 0.1～0.2mg。如为真菌感染，应注入两性霉素 B 5μg。术后每 1～2 日结膜下注射庆大霉素和地塞米松，亦可按术中取出的玻璃体细菌培养及药敏试验结果用药。

（7）对伤口大、眼内容物脱出多、眼球塌陷或眼内感染治疗无效、确无光感者，应及早做眼球摘除术。

（8）眼内金属异物，应争取早期手术取出。细小非磁性异物，如玻璃、石子，可给予保守治疗，随访观察。亦可用玻璃体切割术摘除异物。

（四）眼球挫伤

为钝器打击所致的眼伤，其常见病因有拳击、石块、木棍、铁块、球类、弹弓及摔跤致伤或碰伤等。

【诊断】

1. 问明致伤方式、受力大小及部位，有脑外伤者注意有无昏迷及鼻、耳出血史。

2. 眼睑及结膜可有水肿、出血或破裂。

3. 角膜挫伤常有视力减退、疼痛、流泪。轻者角膜上皮擦伤，重者角膜水肿昏雾，后弹力层出现皱褶，甚至破裂，内容物脱出。

4. 巩膜挫伤可有巩膜破裂，多在角膜缘或眼球赤道部。内容物脱出，甚至眼球塌陷，眼压极低，常因出血遮蔽而漏诊。

5. 虹膜睫状体损伤常见外伤性瞳孔散大及前房积血，出血多者可致眼压升高，出现青光眼症状，久后角膜血染变黄。虹膜根部可断裂，致瞳孔变为 D 形。前房角可后退，致小梁变性，继发青光眼。亦可致虹膜睫状体炎，出现睫状体充血、前房混浊、瞳孔缩小等。

6. 晶状体可脱位或半脱位，脱至前房者，可继发青光眼。挫伤亦可致晶状体混浊。

7. 视网膜脉络膜挫伤时，常有出血、水肿，甚至玻璃体内大量积血。脉络膜破裂患者眼底检查可见灰白色月牙形斑。

8. 视神经管骨折出血可致视力严重下降，视神经萎缩。内侧壁骨折常有眶内及睑皮下血肿，触诊时有捻发音。眶上裂骨折有眼的感觉及运动障碍。眶内出血多者可致眼球突出。X 线及 CT 检查有助诊断。

【治疗】

1. 少量出血无须处理。睑皮下及眶内出血或伴血肿，可加压包扎。

2. 前房积血的治疗如下：

（1）半卧位，单眼或双眼包盖，防止过多活动继发出血。

（2）伴外伤性虹膜睫状体炎者，加用地塞米松眼药水及散瞳剂滴眼。

（3）口服泼尼松（强的松）30~50mg，1次／日，连服5~7日；或氨基己酸2~4g，4次／日，连服5日。

（4）眼压高者，用不影响瞳孔的降眼压滴眼剂，并口服醋氮酰胺或静滴甘露醇。

（5）上述处理无效者，均应及时行前房穿刺冲洗术。

3. 玻璃体积血者，可结膜下注射尿激酶1000~5000U，1~2日1次。大量积血两个月以上不吸收者，可行玻璃体切割术。

4. 视神经、视网膜、脉络膜出血水肿者，除用高渗剂外，可口服泼尼松（强的松）、神经营养药、能量合剂、血管扩张剂。

5. 凡有眼组织破裂，应按眼穿通伤处理。

6. 凡有脑震荡、颅骨骨折或身体其他部位严重损伤者，应由有关专科医师处理。

（五）化学性眼外伤

各种化学物质的溶液或粉尘溅入眼内，或接触强烈的化学性气体，均可致眼的化学性烧伤。常见的是酸性和碱性烧伤。损伤的程度与化学物质的性质、浓度、渗透性和接触的时间有密切关系。

碱性物烧伤的病因常见有石灰、氨水、氢氧化钠、氢氧化钾等。由于它们能溶解软化蛋白质，故能迅速向周围及深层组织扩散，伤势常较严重。酸性物烧伤的病因有硝酸、硫酸、盐酸等。它们能使组织蛋白凝固坏死，在一定程度上阻止酸性物质向深部组织渗透扩散。

【诊断】

1. 常有明确的化学药物外伤史。

2. 轻者有轻微刺痛、畏光、流泪等刺激症状。

3. 重者，上述症状加重，视力明显减退。眼睑肿胀，皮肤起疱、糜烂。结膜水肿、苍白、坏死。角膜上皮大部分或全部脱落，基质水肿混浊，甚至坏死脱落、穿孔。虹膜炎明显，可有前房积脓，继发青光眼、白内障，亦可合并细菌感染。后期常有大量新生血管长入角膜，瘢痕形成，睑球粘连。

【治疗】

1. 最重要、最关键的是现场急救，必须分秒必争，就地取材，进行彻底清洗，用自来水或其他清洁水均可。也可将整个面部浸入水中，强行做连续开眼闭眼动作，使化学物质充分稀释直至清除。在急诊室内可用无菌生理盐水持续冲洗 10～15min，要充分暴露穹隆部，若有石灰颗粒等固体物质，用棉签拭去。

2. 结膜水肿严重者，做放射状结膜切开后做结膜下冲洗。有严重坏死或局部烧伤，可施行早期黏膜移植术。

3. 球结膜下注射中和剂。酸烧伤用 5% 磺胺嘧啶钠 1～2ml。碱烧伤用维生素 C 1ml。

4. 结膜苍白者，球结膜下注射妥拉苏林 12.5 毫克/次，或自血 1 毫升/次，肝素 375 单位/次，每隔 1～2 日注射 1 次。

5. 严重碱性物烧伤者，宜立即行前房切开放液术，如房水仍为黑色，次日可再次放出房水。石灰烧伤可用 0.37% 依地酸二钠频频滴眼，持续 3～5 日。

6. 为预防虹膜炎和继发感染，每日滴用 1% 阿托品和其他抗菌眼药水和眼膏。伤后 1 周内，每日口服泼尼松（强的松）30mg。

7. 对迁延不愈的角膜溃疡，可用胶原抑制剂，如 3% 半胱氨酸、3% 青霉胺、0.37% 依地酸二钠、0.3% 硫酸锌、10% 枸橼酸钠等。

8. 有眼球粘连或可能发生粘连者，每日换药时用玻璃棒分离上下穹隆部，去除黏糊状分泌物或衬入亲水性软性接触镜，以防粘连。

9. 睑球粘连、角膜白斑，可在伤后 10～12 个月矫治或行角膜移植术。

（六）辐射性眼外伤（电光性眼炎）

电焊光、电弧光、紫外线消毒灯光及高原雪地的光反射，含有大量紫外线，对眼组织有光化学作用，能引起角膜、结膜上皮细胞死亡脱落，临床上表现为急性浅层结膜及角膜炎。

【诊断】

1. 有明显接触史，一般在接触后 4～8h 发病，大剂量照射后 30min 即可发病。

2. 睑部及眼部有烧灼感、异物感、疼痛、流泪、畏光。

3. 有睑痉挛，结膜混合充血、水肿，睑裂暴露处角膜上皮脱落，荧光素染，瞳孔缩小，1～2 日自愈。

【防治】

1. 止痛，滴 1% 丁卡因 1～2 次。涂抗生素眼膏，用 0.1% 肾上腺素和 0.5% 可的松眼药水，滴眼。

2. 冷敷，避免光刺激。

3. 再次接触紫外线时，戴黄绿色或灰绿色防护眼镜或防护面罩。

九、眼的屈光不正

眼在调节静止时，5m 以外平行光线经眼的屈光系统后，聚焦在视网膜黄斑中心凹处，这种屈光状态称为正视。若不能聚焦在视网膜黄斑中心凹处，称为非正视或屈光不正。屈光不正包括近视、远视、散光。屈光度用"D"表示。

（一）近视

近视指眼在调节静止时，外界平行光线经眼的屈光系统后，聚焦在视网膜之前的一种屈光状态。根据近视程度，分为：轻度近视（小于 -3.00D）、中度近视（-3.00D 至 -6.00D）、高度近视（大于 -6.00D）。根据是否调节作用参与，分为：假性近视、真性近视、混合性近视。根据病因，分为：轴性近视、屈光性近视。

【诊断】

1. 病史

（1）近视的确切病因尚未清楚，一般认为与遗传和环境因素有关。长期近距离工作，近视的发病率高。

（2）由于眼轴偏长而角膜和晶状体曲率正常，可导致轴性近视；眼轴正常而角膜和晶状体曲率偏大，屈光力过强，可导致屈光性近视。

（3）正视眼持续用眼可引起调节痉挛，产生假性近视。

2. 临床表现

（1）视力：远视力下降，近视力正常。

（2）视疲劳：病人常有眼胀痛、头痛及视物重影等视疲劳症状，适当休息后可缓解。

（3）外斜视：斜视眼为近视度数较高的眼，表现为外隐斜或外斜视。

（4）眼球高度近视：眼球前后径变长，眼球向前突出。

（5）眼底高度近视：一般为病理性近视，常有玻璃体异常（液化、混浊、后脱离）、豹纹状眼底，可发生黄斑出血、视网膜脱离。

【治疗】

1. 应均衡营养膳食，多食富含蛋白质和维生素的食物，如动物肝脏、鱼、蛋、水果、蔬菜等；保持良好的生活规律，锻炼身体，增强体质。

2. 假性近视可使用睫状肌麻痹剂等松弛睫状肌，如1%阿托品眼液或眼膏、0.5%～1%托吡卡胺眼液等。点眼后，指压泪囊区3～5min，以免引起不良反应。

3. 准确验光确定屈光度，选择合适的凹透镜矫正或进行屈光性手术。

【小贴士】

1. 注意用眼卫生。读写时，距离应保持在 30cm 左右，光亮度、反衬度要适宜，不要在动荡的汽车上或行走时看书，用眼 1h 后应休息 10min 并看远处。

2. 常做眼保健操，定期检查视力。

3. 高度近视要避免剧烈运动、外伤，以免引起眼底出血、视网膜脱离。

4. 屈光手术后要遵医嘱使用眼药，避免污水溅眼，不要揉眼和游泳，外出时可戴太阳镜以减少强光刺激，定期随访。

（二）远视

远视指眼在调节静止时，外界平行光线经眼的屈光系统后，聚焦在视网膜之后的一种屈光状态。远视根据屈光成分，分为：轴性远视、屈光性远视；根据远视程度，分为：轻度远视（小于 +3.00D）、中度远视（+3.00D ~ +6.00D）、高度远视（大于 +6.00D）。

【诊断】

1. 病史

（1）轴性远视：婴幼儿眼球小，眼轴短，存在生理性远视。随着眼球的不断发育，眼轴延长，至学龄前生理性远视逐渐变为正视。如因眼球发育不良，眼轴较短则成为轴性远视。

（2）屈光性远视：由于先天或后天原因使角膜扁平、晶状体全脱位或无晶状体眼等，导致眼的屈光力较弱而表现为屈光性远视。

2. 临床表现

（1）视力：青少年眼的调节作用强，轻度远视眼远、近视力均正常；中、高度远视眼近视力下降或远、近视力不同程度下降。

（2）视疲劳：病人常有眼胀痛、头痛及视物重影等明显视疲劳症状，近距离工作不能持久。

（3）内斜视：远视程度较重的儿童易诱发内斜视。

（4）眼底呈假性视乳头炎表现：视乳头较正常小而红、边缘不清，类似视乳头炎，但视力可矫正，视野正常。

（5）并发症：中、高度远视易发生屈光性弱视；远视眼常伴有小眼球、前房浅、房角窄，易引起闭角型青光眼。

【治疗】

选择合适度数凸透镜矫正。配镜原则视病人年龄、症状、眼位、职业等情况而定。学龄前儿童轻度远视多为生理性，不需配镜；轻度远视如视力正常，无视疲劳或斜视表现，也不需配镜。否则，应予以矫正。

【小贴士】

1. 定期检查视力，注意用眼卫生，避免用眼过度导致视疲劳。

2. 戴镜矫正者，应坚持戴镜，定期验光，及时调整镜片度数。原则上，青少年远视应坚持每半年一次验光，避免戴过度矫正的眼镜。

（三）散光

散光指由于眼球的屈光系统各径线（子午线）的屈光力不同，外界平行光线进入眼内不能形成焦点的一种屈光状态。散光分为规则散光和不规则散光两种类型。

【诊断】

1. 病史

（1）散光可为先天性，也可为后天获得。散光对视力的影响取决于散光度数和轴位。

（2）规则散光主要是因为角膜和晶状体先天发育异常，使各径线的曲率半径大小不一致。最大屈光力和最小屈光力主径线互相垂直。

（3）不规则散光常由于后天角膜疾病如角膜溃疡、角膜瘢痕、翼状胬肉等，导致角膜屈光面凹凸不平，各条径线或同一条径线各部分的屈光力不同。两条主径线不互相垂直，无规律可循。

2. 临床表现

（1）视力：远、近视力下降，视物似有重影。

（2）视疲劳：散光病人常通过不断改变调节或眯眼等方式，进行自我矫正以提高视力。由于持续的调节紧张和努力，易引起眼胀、眼痛、头痛等视疲劳表现。

（3）眼底偶见视乳头呈垂直椭圆形，边缘清晰度不等，整个眼底不能以同一屈光度观察清楚。

【治疗】

1. 规则散光有症状，配戴合适度数柱镜矫正，以框架眼镜最常用。

2. 不规则散光，由于角膜表面凹凸不平或弯曲度高度不规则，选择角膜接触镜矫正。

3. 屈光手术治疗。

（四）老视

老视是一种生理现象。随着年龄的增长，眼的晶状体逐渐硬化，弹性下降，睫状肌的功能也随之减弱，从而引起眼的调节功能逐渐下降。一般自 40～45 岁开始，出现近距离工作或阅读困难，这种由于年龄所致的生理性调节减弱称为老视。

【诊断】

老视因近距离用眼困难而过度调节，易发生眼胀痛、单眼复视、视力不稳定、看书错行、头痛等视疲劳症状。

【治疗】

老视宜配戴合适度数的凸透镜。如原有屈光不正需同时配戴矫正镜片时，可选择两副眼镜分别供视远、视近用，或共用一副双焦或渐进多焦眼镜。正视眼近用镜的年龄与度数关系一般规律为：45 岁 +1.50D，50 岁 +2.00D，以后每增加 5 岁，度数递增 +0.50D；屈光不正近用镜的度数为原屈光不正度数与年龄所需屈光度的代数和。

（五）斜视

斜视指双眼视轴不能同时注视同一目标，一眼视轴注视目标，而另一眼视轴偏离目标的现象。斜视根据病因分为共同性斜视和麻痹性斜视两大类；根据眼球偏斜方向分为内斜视、外斜视及垂直性斜视。

【诊断】

1. 病史

（1）共同性斜视：眼位偏斜而眼外肌及其神经支配无器质性病变。主要是调节与集合不协调（如远视、近视）、双眼属光参差致融合功能障碍、眼外肌力量不平衡、遗传和解剖等因素所致。

（2）麻痹性斜视：由于炎症、肿瘤、外伤、感染等因素，使眼外肌或支配眼外肌运动的神经核或神经发生病变，引起眼外肌麻痹而发生的眼位偏斜。

2. 临床表现

（1）共同性斜视：①单眼或双眼交替性眼位偏斜，常伴有屈光不正或弱视而有视力下降；②眼球运动正常，无复视及代偿头位；③第一斜视角（健眼固视时斜视眼偏斜的角度）等于第二斜视角（斜视眼固视时健眼的偏斜角度）。

（2）麻痹性斜视：①多为单眼眼位偏斜，可伴有头痛、眩晕、恶心、呕吐、步态不稳等症状。遮盖一眼，症状可消失。②眼球运动障碍，眼位向麻痹肌作用相反方向偏斜，有复视及代偿头位。③第二斜视角大于第一斜视角。

3. 辅助检查　血常规及头部 CT 检查，了解是否有感染或颅内占位性病变。

【治疗】

1. 共同性斜视　针对不同病因采取矫正屈光不正、弱视治疗或手术矫正等措施。

2. 麻痹性斜视　病因及辅助治疗、对症处理等。病因去除后，经药物保守治疗 6 个月以上无效时，可行手术矫正。

【小贴士】

1. 婴儿床上方应避免安装照明光源及挂固定的玩具，以防婴儿长时间注视。

2. 要重视儿童的眼保健，定期检查视力，及时发现和矫正屈光不正。

3. 斜视戴镜治疗的疗程长，应坚持持续戴镜，不可时戴时脱。

4. 积极治疗脑炎、高血压、糖尿病、肿瘤、外伤等疾病，消除可能导致麻痹性斜视的病因。

（六）弱视

弱视的定义尚未完全一致，指眼在视觉发育期间，由于各种因素导致视觉细胞的有效刺激不足，使矫正视力低于同龄正常儿童，一般眼科检查黄斑中心凹未见异常。弱视通常为单眼，也有双眼发生。在青少年人群中的发生率为 2% ~ 4% 。

【诊断】

1. 病史

（1）斜视性弱视：由于双眼不能同时注视同一目标，视中枢主动抑制斜视眼传入的模糊图像视觉冲动，使斜视眼黄斑功能长期被抑制而形成弱视。多见于儿童共同性斜视，是最常见的类型。

（2）屈光参差性弱视：当双眼屈光差别在 2.50D 以上时，视网膜成像大小不等，融合困难。屈光不正度数高的一眼，因成像模糊受到抑制而形成弱视。

（3）属光不正性弱视：未能及时矫正的较高度数屈光不正，因外界物像不能在黄斑中心凹聚焦，视觉细胞得不到充分刺激而引起弱视，多双眼发生。

（4）形觉剥夺性弱视：由于眼的屈光间质混浊或不透明，或眼被遮盖过久，致视觉功能发育不良而发生弱视。多由于婴幼儿期白内障、角膜混浊、上睑下垂等。

2. 临床表现

（1）视力低下。

（2）对排列成行的视标分辨力较单个视标差。

（3）眼位偏斜或眼球震颤。

（4）对比敏感度下降。

【治疗】

目前主要而有效的治疗方法是：及时矫正屈光不正，治疗斜视，消除形觉剥夺性因素和遮盖疗法；还可综合采用压抑疗法、视觉刺激疗法（光栅疗法）、红色滤光片疗法等。弱视治疗的关键及疗效取决于年龄、弱视程度和对治疗的依从性等。年龄越小，疗效越好。一般6岁以前疗效佳、易巩固。遮盖疗法的具体方法是：遮盖优势眼（视力较好眼），强迫弱视眼注视，鼓励病人用弱视眼进行精细工作，并警惕遮盖性弱视的发生。

【小贴士】

1. 宣传眼保健知识，定期检查视力，及早发现弱视。

2. 告知病人家属弱视的疗效与年龄相关，早治疗，效果好。

3. 婴幼儿存在视觉发育过程，2~4岁的儿童，视力可能达不到1.0，如在0.5以上，双眼视力均等，视力呈逐渐上升趋势，视力的生长发育仍正常。

第二节　耳鼻咽喉科常见疾病

一、耳外伤

（一）耳郭外伤

耳郭外伤以挫伤及撕裂伤多见，可伴发于邻近组织外伤。常因利器及咬伤引起。

【诊断】

1. 直接或间接外伤史。

2. 局部可发现撕裂、割伤、咬伤、出血、皮下淤血及红肿等。

【治疗】

1. 严格消毒。在尽可能保留皮肤和软骨的情况下，清创缝合，加压包扎。

2. 耳郭离断时，如不超过 6 ~ 12h，用生理盐水冲洗及抗生素浸泡后，仔细缝合，加压包扎。

3. 注射破伤风抗毒素及抗生素治疗。

（二）鼓膜外伤

鼓膜外伤多因间接或直接的外力损伤所致。

1. 器械伤：如用火柴梗、牙签等挖耳刺伤鼓膜，矿渣、火花等烧伤鼓膜。

2. 医源性损伤：如取耵聍、外耳道异物等损伤鼓膜。

3. 压力伤：如掌击耳部、爆破、炮震、高台跳水及潜水等损伤鼓膜。

4. 其他：颞骨纵行性骨折等损伤鼓膜。

【诊断】

1. 病史　评估患者是否有耳外伤史，是否有突然耳痛、听力下降、耳鸣等表现。

2. 临床表现　鼓膜外伤后突感耳痛，听力突然减退伴耳鸣和耳内闷塞感。单纯的鼓膜破裂，听力损失较轻。压力伤除引起鼓膜破裂外，还可由于镫骨强烈运动而致内耳受损，出现眩晕、恶心及混合性耳聋。检查可见穿孔边缘有少量血迹，耳聋属传导性或混合性。

【治疗】

1. 清除外耳道内存留的异物、泥土等，用 75% 酒精消毒外耳道及耳郭，外耳道口用消毒干棉球堵塞。

2. 指导患者外伤后保持外耳道清洁、干燥，禁止滴药、进水、用力擤鼻，及时更换外耳道口棉球，以免发生中耳感染。

3. 防感冒，必要时遵医嘱使用抗生素预防感染。

4. 外伤性穿孔可经 3~4 周自愈，穿孔较大不能自愈者可行鼓膜修补术。

5. 需手术者做好术前准备，术后指导患者保持外耳道清洁、干燥，避免用力擤鼻、咳嗽等，以免修补穿孔鼓膜的筋膜脱落，导致手术失败。

6. 指导患者进营养丰富、易消化的饮食，避免辛辣、硬等刺激性食物。

【小贴士】

1. 禁用锐器挖耳。

2. 预防感冒，增强机体抵抗力，促进穿孔鼓膜自愈。

3. 行鼓膜修补术者，术后应避免上呼吸道感染，以免感染中耳影响手术效果。

二、外耳疾病

（一）耳郭假性囊肿

耳郭外侧面上半部，发生一个局限性、浆液性半球形隆起的囊性包块。多发生于青壮年，男性多于女性。

【诊断】

1. 偶然发现，可能与耳郭轻微挤压有关。

2. 隆起部有胀感，不痛，皮肤色泽正常。

3. 隆起包块多位于耳郭舟状窝，略硬或有弹性，大者有波动感。穿刺可抽出草黄色液体。

【治疗】

1. 理疗或磁疗。

2. 严格消毒，反复抽液并加压包扎。必要时，在局麻下囊壁切开一小窗后，让积液排出并加压包扎。

（二）外耳道耵聍栓塞

因耵聍腺分泌过旺，积成团块，不易排出外耳道所致。

【诊断】

1. 有轻度或重度耳聋，偶有刺激性咳嗽、耳痛及眩晕。

2. 检查可发现外耳道内有褐色团块堵塞外耳道。

【治疗】

1. 小耵聍可用耳镊子钳出。大耵聍则需用3%苏打液滴入外耳道内，3次/日，3~4日后待耵聍软化，再行钳出或外耳道冲洗。

2. 特大耵聍或不合作的小儿，有时需在局麻或全麻下行耵聍挖出术。

（三）外耳道湿疹

多因耳郭、外耳道、耳周围皮肤受药物或脓液刺激所致。其他过敏因素亦可引起本病。

【诊断】

1. 急性外耳道湿疹多见于婴幼儿。耳郭红肿，出现小水疱，破溃后流出黄水样分泌物。分泌物流经之处，病变蔓延扩大。如有继发性感染，则有小表浅溃疡、奇痒、皮肤增厚或皲裂，并伴有轻度耳鸣及耳聋。

2. 慢性者主要为奇痒、皮肤皲裂。

【治疗】

1. 治疗中耳炎，减少或制止中耳流脓。

2. 局部用3%双氧水洗净后拭干，涂以5%氧化锌油膏或0.0375%地塞米松乳膏剂。

3. 适量应用抗过敏药物。

（四）外耳道炎及疖

因细菌感染引起的外耳道弥漫性非特异性炎症。炎症局限于毛囊，可形成疖肿，多因挖耳或皮肤因水浸渍（如游泳）等引起。

【诊断】

1. 外耳道红肿热痛，耳屏压痛，耳郭牵扯痛。破溃流脓后，耳痛减轻。耳周淋巴结肿大。

2. 儿童外耳道后壁疖肿，乳突部皮肤常红肿，耳后沟消失，耳郭耸立。应与急性乳突炎鉴别。

【治疗】

1. 选用磺胺类或抗生素类药物治疗。

2. 局部用 4% 硼酸甘油或 0.25% 氯霉素滴耳，3 次/日。

3. 如系外耳道疖，则用 5% 鱼石脂甘油纱条敷于疖肿上，1 次/日。疖肿成熟后予以切开排脓。

（五）外耳道真菌病（耳癣）

多见于气候潮湿及温暖地区，挖耳及游泳易使外耳道被真菌感染。

【诊断】

1. 外耳道内可发现水样分泌物。

2. 耳内奇痒，如感染累及鼓膜，则有耳鸣及听觉障碍。

3. 检查发现，外耳道或鼓膜表面覆盖有白色、灰色及褐色霉苔，除去后见患处略充血或潮湿。

【治疗】

1. 除去外耳道痂皮并擦拭干净。

2. 外耳道内涂 2% 水杨酸酒精、1%～2% 麝香草酚酒精或 1:1000 新洁尔灭酒精等。还可用制霉菌素（100000U）加入 1g 硼酸粉，喷入外耳道内。

（六）外耳道异物

多见于儿童，异物种类有：①动物性，如昆虫等。②植物性，如种子、豆类、果核等。③非生物性，如煤渣、石块、铁屑、玻璃珠等。

【诊断】

1. 有异物史。

2. 根据异物种类、形状及大小有不同程度的耳痛、耳鸣、出血及听力障碍。

3. 如继发外耳道炎及中耳炎，会发生相应的症状及体征。

【治疗】

1. 用异物钩或耳镊钳出。

2. 如系活昆虫，需用酒精、石蜡油及乙醚滴入外耳道内，使昆虫停止活动后取出。

3. 对于不合作的儿童，需在短暂麻醉下取出异物。

4. 太大或嵌入外耳道之异物不易取出，则需在局麻或全麻下，做耳内切口，取出异物。

【小贴士】

1. 保管好儿童易于放入外耳道的物体，或将其穿在一起。

2. 发现外耳道异物时，应求助于专业人员，切勿自行强取。

三、中耳、内耳疾病

（一）分泌性中耳炎

分泌性中耳炎是以鼓室积液和听力下降为主要特征的中耳非化脓性炎性疾病。多发于冬春季，成人、儿童均可发病，本病可分为急性和慢性两种。急性分泌性中耳炎病程延续 6～8 周未愈者，可称为慢性分泌性中耳炎。如鼓室积液呈胶冻状，则称为胶耳。儿童腺样体肥大、肥厚性鼻炎、鼻咽部淋巴组织增生、长期后鼻孔填塞等导致咽鼓管功能障碍，使外界空气不能进入中耳，腔内形成负压，引起鼓膜内陷，中耳黏膜血管扩张，通透性增强，鼓室内出现漏出液。鼓室积液多为漏出液、渗出液和分泌液的混合液。

【诊断】

1. 病史　询问患者发病前有无感冒史，是否过度劳累，有无腺样体肥大、鼻炎、鼻窦炎等病史。

2. 临床表现

（1）听力减退：听力下降伴自听增强。头偏向健侧或前倾位时，因积液离开蜗窗，听力可暂时改善。积液黏稠时，听力可不因头位变动而改变。

（2）耳痛：急性者可有隐隐耳痛，慢性者耳痛不明显。

（3）耳鸣：多为低调间歇性，如"嗡嗡"声。当头部运动或打呵欠、擤鼻鼓气时，耳内可出现气过水声。

（4）耳闷：耳内闭塞或有闷胀感，按压耳屏后可暂时减轻。

3. 检查　鼓膜内陷，失去正常光泽，呈琥珀或淡黄色，透过鼓膜有时可见到气泡，纯音听阈测试及音叉试验示传导性耳聋。

【治疗】

1. 保持鼻腔及咽鼓管通畅，可用1%麻黄碱液和含有激素的抗生素滴鼻剂交替滴鼻，每日3~4次。

2. 遵医嘱用药，选用合适的抗生素控制感染，稀化黏素类药物有利于纤毛的排泄功能，适当应用糖皮质激素类药物，可减轻炎性渗出。

3. 配合医生行鼓膜穿刺抽液，若积液黏稠，可根据病情行鼓膜切开或鼓膜置管术。

4. 需手术者做好术前准备，术后预防感冒，防止术耳进水，以免引起中耳感染。

5. 积极治疗咽部或鼻腔疾病，如扁桃体炎、腺样体肥大、鼻中隔偏曲、鼻息肉等。

6. 指导患者进软食，忌辛辣刺激性食物。

【小贴士】

1. 加强锻炼，防止感冒，学会正确的擤鼻涕方法（压住一侧鼻翼，将对侧鼻涕轻轻擤出；或吸入咽部经口吐出）。

2. 本病儿童易被忽视。应加强宣传，提高家长及老师们的认识，及早发现。

3. 积极治疗鼻、咽部疾病，预防本病的发生及其带来的危害。

（二）急性化脓性中耳炎

急性化脓性中耳炎是中耳黏膜的急性化脓性炎症，好发于儿童，冬春季多见，常继发于上呼吸道感染。主要致病菌为肺炎球菌、溶血性链球菌、葡萄球菌等。常见的感染途径有：

（1）咽鼓管途径：急性上呼吸道感染、急性传染病、在污水中游泳、不适当的捏鼻鼓气、咽鼓管吹张或擤鼻等，细菌可经咽鼓管进入中耳。婴幼儿咽鼓管管腔短、内径宽，鼓室内、外口几乎位于同一水平，卧位哺乳时乳汁可经咽鼓管流入中耳。

（2）外耳道鼓膜途径：鼓膜外伤、鼓膜置管、不遵守无菌操作的鼓膜穿刺等，致病菌可直接由外耳道进入中耳。

（3）血行感染极少见。

【诊断】

1. 病史　评估患者是否有上呼吸道感染、传染病等病史；近期是否进行过鼓膜穿刺、鼓膜置管、咽鼓管吹张等治疗；擤鼻方法、哺乳姿势是否正确。

2. 临床表现

（1）耳痛：多数患者鼓膜穿孔前疼痛剧烈，表现为搏动性跳痛，鼓膜穿孔流脓后症状减轻。少数患者无明显耳痛症状。

（2）听力减退、耳鸣及耳流脓：初期患者常感明显耳闷、低调耳鸣和听力减退。当鼓膜穿孔后，影响鼓膜及听骨链活动的脓液流出，此时，耳聋反而减轻，听力检查多为传导性聋，少数患者可因耳蜗受累出现感音神经性聋或混合性聋。

（3）全身症状：可有畏寒、发热、食欲缺乏。小儿症状较重，常伴呕吐、腹泻等症状。一旦鼓膜穿孔，全身症状明显减轻，体温恢复正常。

【治疗】

1. 及早应用足量抗生素，一般可用青霉素、头孢菌素类药物，抗生素需使用两周左右。

2. 全身症状重者给予补液等支持疗法。

3. 鼓膜穿孔前，可用2%酚甘油滴耳，杀菌止痛。1%麻黄素滴鼻，以利于咽鼓管引流。

4. 鼓膜穿孔时，先用3%过氧化氢清洗脓液，再用抗生素滴耳液滴耳，如 0.3% 氧氟沙星，禁止应用粉剂，以免脓液结块，阻碍引流。

5. 感染控制后，部分患者鼓膜可以愈合，长期不愈合者可行鼓膜修补术。

【小贴士】

1. 宣传正确擤鼻的方法及正确哺乳的方法，避免中耳炎的发生。

2. 指导患者正确滴耳，及时、彻底治疗，防止发生慢性化脓性中耳炎。

3. 加强锻炼，增强体质，避免上呼吸道感染。

（三）慢性化脓性中耳炎

本病系耳科中最常见的疾病，以长期或间歇性流脓、鼓膜穿孔及耳聋为特点。有时可发生严重并发症，危及生命，不容忽视。

【诊断】

慢性化脓性中耳炎的临床表现分为良性（单纯型）及非良性（骨疡、胆脂瘤型）中耳炎。

【治疗】

1. 良性中耳炎　可用抗生素配制的滴耳剂治疗，炎症控制后，行鼓膜修补术以提高听力。

2. 非良性中耳炎　应尽早行乳突根治术，防止并发症。在清除病灶的基础上，可行鼓室成形术，以提高听力。

（四）耳源性颅内、外并发病

急慢性化脓性中耳炎、乳突炎能引起严重的，甚至致命的并发症。由于脓液引流不畅、骨质破坏严重、致病菌毒力强、炎症急性发作等原因，感染可经中耳骨壁破坏区、颅骨骨缝、蜗窗、前庭窗及血管等途径，扩散至邻近组织，引起耳后骨膜下脓肿、耳下颈深部脓肿、耳源性面神经麻痹、迷路炎、岩部炎等颅外并发症；还可引起硬脑膜外脓肿、硬脑膜下脓肿、脑脓肿、脑膜炎、乙状窦血栓性静脉炎、耳源性脑积水等颅内并发症。

【诊断】

1. 患耳曾有过急性发作史，流脓突然减少或停止。

2. 剧烈耳痛、头痛、畏寒、发热、眩晕、恶心、呕吐、神志改变等，均说明有并发症存在的可能。

3. 颈有抵抗感或强直，克氏及巴彬斯基征阳性（脑膜炎），嗜睡、失语症、共济失调等。其他颅内、外并发症都有相应的体征。

4. CT 及乳突 X 线照片，有助诊断。

【治疗】

1. 使用足量的抗生素。

2. 颅外脓肿行切开引流术，颅内脑脓肿则需与脑外科协作行钻颅术，或经乳突做脑脓肿穿刺抽脓并注入氯霉素，无效者需做脓肿切除。

3. 彻底消除病灶，行乳突根治术。

4. 面瘫患者则需行面神经减压术。常规应用维生素 B_1、B_{12}，烟酸等药。面瘫局部可做理疗。

（五）梅尼埃病（膜迷路积水）

本病系内耳膜迷路发生积水，致出现发作性眩晕、耳鸣、耳聋及耳闭、头胀等症状。其原因可能与病毒感染、变态反应、内分泌紊乱、自主神经紊乱、疲劳及情绪波动等有关。

【诊断】

1. 眩晕呈突发短暂旋转性，视物旋转，失去身在空间的真实位置感，耳内闷胀，但神志清楚，常伴有眼震、恶心、呕吐，数小时或数天后消失。反复发作，间歇期则症状消失。

2. 耳鸣常以低频为主，可呈持续性。

3. 耳聋可呈波动性，多次反复发作后，听力可呈感觉神经性聋，响度重振试验呈阳性。

4. 眼震发作高峰期，可发现眼球震颤，前庭功能早期呈兴奋状态，多次发作后则呈抑制状态。

5. 前庭功能早期反应正常或敏感，反复发作后反应降低，可出现双侧优势偏向。

【治疗】

1. 发作期间绝对卧床休息，保持安静环境。

2. 用安定 2.5～5mg，3 次／日，口服；乘晕宁 50mg，3 次／日，口服。

3. 脱水疗法：用 50% 葡萄糖溶液 50ml，1～2 次／日，静脉注射。氯噻酮 100mg，隔日一次，不宜久用。

4. 低分子右旋糖酐 500ml，1 次／日，静脉滴注，可改善耳蜗微循环。血管扩张药，如烟酸 100mg，3 次／日，口服。

5. 激素或其他抗过敏药物。

6. 诊断明确者，可做内淋巴分流手术。

（六）聋哑症

由于先天或后天的多种原因，患儿的听觉功能严重或完全丧失，不能学习语言而成为聋哑人。常见的原因有：①先天听觉器官没有发育或发育不全。②妊娠期母亲患风疹或其他传染病。③产伤。④遗传因素。⑤使用耳毒性药物，如链霉素、庆大霉素等。⑥急性传染病，如脑膜炎、脑炎、腮腺炎、麻疹等。

【诊断】

1. 根据病史可进行诊断。

2. 利用击掌声、铃声、音叉、纯音电测听及诱发电位测听等检查。

【治疗】

1. 语言康复训练为一种综合性的疗法，利用唇读及强力助听器可训练患者的语言能力。

2. 进聋哑学校学习。

3. 针刺疗法对兴奋神经有一定好处。

4. 药物治疗，如维生素 B_{12}、B_1 等辅助治疗。

四、鼻部疾病

（一）鼻前庭炎及鼻疖

鼻前庭炎多由于鼻腔分泌物的刺激引起，常见于急、慢性鼻炎，鼻窦炎及鼻腔异物；长期在粉尘（如水泥、石棉、皮毛、烟草等）环境中工作的患者。鼻前庭疖多为金黄色葡萄球菌侵入毛囊引起局限性炎症，常见于有挖鼻孔、拔鼻毛习惯的患者。

【诊断】

1. 鼻前庭炎　双侧鼻前庭皮肤充血、糜烂、结痂。

2. 鼻前庭疖　鼻前庭内或鼻前孔周围红肿热痛，局部有一隆起的疖肿。

【治疗】

1. 鼻前庭炎

（1）局部用3%过氧化氢清洗，然后涂以1%～2%黄降汞软膏或抗生素软膏。

（2）全身抗生素治疗。

（3）局部红外线理疗。

2. 鼻前庭疖

（1）局部热敷或超短波理疗。

（2）用5%～10%鱼石脂甘油棉栓，促其成熟穿破。

（3）全身用适量抗生素治疗。

（4）切忌挤压或切开排脓，以防发生并发症。

（5）如疖肿已穿破，则将局部清洗干净，并涂以抗生素软膏。

（6）如并发海绵窦血栓性静脉炎，则需住院治疗，并应用大量抗生素。

（二）急性鼻膜炎

本病为常见的鼻黏膜急性传染病，俗称"伤风"或"感冒"，致病原多为病毒感染。如并发流行性感冒杆菌感染，则称流行性感冒。为减轻鼻塞、流涕等症状，可用1%麻黄素及1%链霉素滴鼻。

（三）慢性鼻炎

慢性鼻炎是鼻腔黏膜和黏膜下层的慢性炎症性疾病。临床表现以鼻腔黏膜肿胀、分泌物增多、无明确致病微生物感染、病程持续数月以上或反复发作为特点。可分为慢性单纯性鼻炎和慢性肥厚性鼻炎两类，后者多由前者发展、转化而来。常见的致病因素有：

（1）局部因素：急性鼻炎反复发作或未彻底治愈，迁延而成；鼻腔及鼻窦慢性疾病，如慢性鼻窦炎、鼻中隔偏曲等；邻近感染性病灶，如慢性扁桃体炎、腺样体肥大等；鼻腔用药不当，如滥用滴鼻净或麻黄碱滴鼻液使用时间过长，可导致药物性鼻炎。

（2）全身因素：慢性疾病如贫血、糖尿病、风湿病等；营养不良，维生素 A、C 缺乏，内分泌失调等。

（3）职业及环境因素：长期或反复吸入粉尘，如石灰、煤尘等；吸入有害气体，如二氧化硫、甲醛等；生活或工作环境中温度和湿度的变化急剧，如炼钢、冷冻作业等均可导致本病。

（4）其他因素：嗜好烟酒，长期过度疲劳等。

【诊断】

1. 病史　有无烟酒嗜好，有无导致本病的全身、局部因素，询问患者的职业及其工作、生活环境。

2. 临床表现及检查

（1）慢性单纯性鼻炎：

①鼻塞：表现为间歇性，白天、活动后或夏季减轻。夜间、静坐或寒冷时加重。

②多涕：一般为黏液涕，继发感染时可有脓涕。还有头痛、头昏、咽干、咽痛等症状。

③检查：鼻腔黏膜充血，下鼻甲肿胀。但黏膜表面光滑、柔

软、富有弹性，对减充血剂敏感。

（2）慢性肥厚性鼻炎：

①鼻塞：表现为持续性鼻塞。鼻涕不多，呈黏液性或黏脓性，不易擤出。常有闭塞性鼻音、耳鸣和耳闭塞感以及头昏、头痛、咽干、咽痛等症状。少数患者可有嗅觉减退。

②检查：下鼻甲黏膜肥厚，鼻甲骨肥大，黏膜表面不平，呈结节状或桑葚样，对减充血剂不敏感。

【治疗】

1. 用生理盐水清洗鼻腔，以清除鼻内分泌物，改善通气。

2. 鼻内使用糖皮质激素，可起到抗炎、减轻充血的作用。

3. 鼻内使用减充血剂如 1% 麻黄素或 1% 链霉素交替滴鼻，1～2 滴／次，3 次／日，连用 1 周。儿童禁用滴鼻净。

4. 慢性肥厚性鼻炎黏膜肥厚或对减充血剂不敏感者，可根据情况选择手术治疗，如下鼻甲黏－骨膜下切除术、下鼻甲骨折外移术等，需手术者做好围术期的护理。

5. 积极治疗导致慢性鼻炎的全身和局部疾病。

【小贴士】

1. 改善工作和生活环境，锻炼身体，提高机体抵抗力，戒除烟酒等不良嗜好。

2. 指导正确擤鼻、使用滴鼻剂，防止滥用减充血剂，以免引起药物性鼻炎。

（四）萎缩性鼻炎

此病原因尚不清楚。发展缓慢，女性患者较多。该病特征为鼻黏膜萎缩，重者鼻甲骨膜及骨质萎缩，并可向下发展至鼻咽、口咽、喉腔等处。

【诊断】

1. 病变轻者，则有鼻干、易出血、不同程度的嗅觉减退。

2. 病变重者，鼻腔结恶臭鼻痂，嗅觉丧失，头痛，头昏。

3. 检查可发现鼻腔宽大，黏膜干燥，鼻甲萎缩，黏膜表面有黄绿色痂皮。

【治疗】

1. 口服维生素 B_1 或维生素 B_2，以及维生素 A、D。

2. 鼻腔可滴石蜡油、复方薄荷油、1%链霉素等。

3. 手术疗法可做鼻腔外侧壁内移术、鼻腔黏膜下骨埋植术、前鼻孔关闭术。一年半后，再行前鼻孔成形术。

（五）过敏性鼻炎

过敏性鼻炎又称变态反应性鼻炎。近年来发病率有增加趋势，临床上有常年性和季节性发作两类。可发生于任何年龄，但多见于青少年。常见的过敏源有花粉、虫螨、动物毛发、粉尘、牛奶、鸡蛋、海鲜等。冷、热等物理因素亦可引起本病发作。

【诊断】

1. 病史　是否长期处于空气污染较重的环境中，是否为特应性体质。

2. 临床表现及检查

（1）以鼻痒、阵发性喷嚏、大量水样鼻涕和鼻塞为主要症状，部分患者尚有嗅觉减退。

（2）常年性者鼻黏膜为苍白、充血或浅蓝色，可做特异性皮肤试验、鼻黏膜激发试验和体外特异性 IgE 检测。

【治疗】

1. 避免接触过敏源　经常开窗通风，勤晒被褥，勿养宠物。花粉症者，在花粉播散季节不宜外出郊游。

2. 用抗组胺药　如扑尔敏、氯雷他定，以缓解鼻痒、喷嚏和鼻分泌亢进。

3. 糖皮质激素　局部使用，起效快，安全性好。如丙酸倍氯米松鼻喷雾剂（伯克钠）、曲安奈德鼻喷雾剂（珍德）等，指导患者正确使用。

4. 减充血剂　给予1%麻黄素滴鼻，用于缓解鼻塞症状，一般使用不超过 7 天。长期使用可引起药物性鼻炎。

5. 变应原特异性免疫治疗　免疫治疗推荐使用标准化变应原制剂，疗程一般2~3年。给药途径目前有皮下注射、舌下含服。治疗过程中要严密观察，备好抢救药品和器械，警惕不良反应的发生。

【小贴士】

1. 创造良好的生活环境，避免长期处于环境污染的空气中。

2. 讲解抗组胺药物有中枢抑制、口干、视物模糊等副作用，指导正确使用鼻喷雾剂和滴鼻剂。

3. 告知免疫治疗有引起严重不良反应的可能，应在正规机构接受规范化治疗，切忌自行用药。

4. 免疫治疗一般需2~3年，指导患者应遵医嘱坚持治疗，才能取得较好的效果。

（六）鼻窦炎

急性鼻窦炎基于副鼻窦的解剖特点，鼻窦口小，引流不畅，窦内黏膜与鼻黏膜连续等。鼻腔感染易引起窦腔感染。常见原因有鼻腔炎症、鼻腔肿瘤、外伤、上颌齿源感染、鼻腔异物、气压改变等。

【诊断】

1. 发热、头痛、鼻塞、流涕及全身不适。

2. 头面部局部疼痛见于：①额窦炎。有前额眉弓或眶顶痛，有时有压痛，早晨轻，中午重。②上颌窦炎。有鼻背两侧肿痛、上颌牙床痛及犬齿窝压痛。③前筛窦炎。有鼻根及内眦部压痛。④后筛窦及蝶窦炎。有颅骨深部、头顶及颞部痛。

3. 鼻腔检查发现，中鼻道或嗅沟有脓液，前者脓液来自额窦、筛窦及上颌窦，后者脓液来自后筛窦或蝶窦。

4. 副鼻窦 X 线片检查有相应的改变。

【治疗】

1. 休息，大量饮水。

2. 用 1% 麻黄素及 1% 链霉素滴鼻，3 次/日。

3. 用磺胺或抗生素类药物控制感染。

4. 上颌窦穿刺，宜在急性炎症控制后进行。

5. 疼痛部位热敷及理疗。

慢性鼻窦炎，临床多见，常继发于急性鼻窦炎。如各鼻窦都发生炎症，称全鼻窦炎。

【诊断】

1. 病史　有无急性鼻窦炎反复发作史，是否为特应性体质。

2. 临床表现

（1）局部症状：流脓涕，呈黏脓性或脓性，牙源性上颌窦炎的鼻涕常有腐臭味；鼻塞，多为鼻甲黏膜肿胀或脓涕阻塞；头痛，常表现为钝痛和闷痛，多为白天重，夜间轻。前组鼻窦炎者多在前额部痛，后组鼻窦炎者多在枕部痛；嗅觉减退或消失；视功能障碍。

（2）全身症状：常表现为精神不振、易倦、头昏头痛、记忆力减退、注意力不集中等。

3. 检查　鼻黏膜充血、肿胀或肥厚，开口处有脓性分泌物。X 线和 CT 显示窦内黏膜增厚，窦腔密度增高，可见液平面。

【治疗】

1. 用 1% 麻黄素及 1% 链霉素滴鼻，3～4 次/日。

2. 上颌窦穿刺冲洗并注入氯霉素 250mg，还可用小硅胶管由穿刺针送入窦内，并留置 1～10 日。每日冲洗并注入抗生素，效果较好。

3. 取代疗法是利用负压把药物引入窦内，此法适用于全鼻窦炎。

4. 齿源性上颌窦炎须治疗牙病。

5. 对于保守疗法无效的病人，可考虑行鼻窦引流手术。

【小贴士】

1. 生活有规律，避免过度劳累，戒除烟酒嗜好。

2. 指导患者正确使用滴鼻剂及鼻腔冲洗方法。

3. 术后遵医嘱定期复查。

（七）鼻息肉

鼻息肉是成年人常见病，原因不明，但多数学者认为是由于鼻腔慢性炎症或变态反应所致。

【诊断】

1. 小的鼻息肉可无症状，随着息肉的增长，可出现鼻塞、鼻塞性鼻音、打鼾、头痛等。如息肉继续增大，可使外鼻变形成蛙鼻。

2. 鼻息肉易并发副鼻窦炎，其症状见鼻窦炎症状。

3. 检查可发现鼻腔内鼻息肉呈单个或多个，表面光滑、柔软且不出血，呈灰白或微红色，半透明，酷似新鲜荔枝肉。

【治疗】

1. 鼻息肉可采取手术治疗或激光治疗。

2. 积极治疗鼻膜炎及鼻窦炎。

（八）鼻出血

鼻出血是临床常见症状之一，可单纯由鼻腔、鼻窦疾病引起，也可由某些全身性疾病所致，但前者多见。可单侧出血，也可双侧出血。儿童、青少年出血部位多在鼻中隔前下方的易出血区（即利特尔区），中老年鼻出血多来自鼻－鼻咽静脉丛出血或鼻中隔后部的动脉出血。常见病因有：

（1）局部病因：挖鼻、用力擤鼻、鼻骨骨折等损伤黏膜或血管引起出血；鼻腔异物；各种鼻腔、鼻窦的感染均可因黏膜病变损伤血管而出血；鼻腔、鼻窦及鼻咽恶性肿瘤溃烂出血；理化因素，高温、化学物质刺激。

（2）全身病因：凡可引起动脉压或静脉压增高、凝血功能障碍或血管张力改变的全身性疾病均可致鼻出血。如急性发热性传染病、心血管疾病、血液病、营养障碍、肝肾功能障碍、重金属中毒或维生素缺乏等。

【诊断】

1. 病史　有无引起鼻出血的局部或全身性疾病，有无接触风沙或干燥气候生活史；是否有鼻出血病史及发病后的诊治情况；评估患者及家属的情绪和心理状态，了解其对疾病的认知和期望。

2. 临床表现　表现为间歇性反复出血，亦可呈持续性出血。轻者仅涕中带血或倒吸血涕，重者可达数百毫升以上或一次大量出血引起休克。反复多次少量出血，可导致贫血。

3. 检查　实验室检查包括全血细胞计数、出凝血时间、凝血酶原时间、凝血因子等。待病情稳定、出血停止后，可行鼻咽镜检查，以了解鼻咽部有无病变。

【治疗】

1. 局部处理：儿童及青少年鼻出血多在鼻中隔前下部，一般出血量较少，可采用简易止血法，即压迫出血侧鼻翼，头向前倾，坚持10min。对于出血较剧、渗血面较大或出血部位不明者，可进行鼻腔填塞。经前鼻孔纱条填塞未能奏效者，可行后鼻孔填塞。填塞时间一般不超过两天，以免发生鼻窦、中耳继发感染。

2. 使用抗生素及止血剂，必要时使用镇静剂，补液，输血。

3. 卧床休息，保持环境安静：监测生命体征，观察鼻腔、口腔渗血情况及填塞纱条和后鼻孔纱球有无松动、脱落，若有特殊情况及时处理，并做好记录。嘱患者勿将血液咽下，以免刺激胃部引起恶心、呕吐。

4. 抽出鼻腔填塞物后，2h内宜卧床休息；指导正确使用滴鼻剂；嘱患者仍须注意饮食、休息，不宜过度活动，以防再次出血。

【小贴士】

1. 教会患者或家属正确的简易止血法，严禁采用民间所谓的止血法。若出院后再次出血，应保持镇静，可先自行处理，再到医院就诊。

2. 高血压者应坚持按时服用降压药。

（九）鼻部肿瘤

鼻部常见的良性肿瘤有乳突状瘤、血管瘤、纤维血管瘤及骨瘤等。常见的恶性肿瘤有外鼻基底细胞癌、鼻窦癌肿、肉瘤及恶性肉芽肿。

【诊断】

1. 良性肿瘤常见的症状为渐进性鼻塞、鼻出血，如纤维血管瘤可引起大量出血，较大的肿瘤能引起邻近组织变形。

2. 鼻腔恶性肿瘤早期可能有少量鼻出血、头痛、面部麻木等表现。随着肿瘤迅速发展，肿瘤侵犯邻近组织或转移，引起头痛，眼眶、颅底及硬骨骨质破坏等。

3. X线片或CT扫描有助于了解肿瘤的范围及良性、恶性肿瘤的鉴别。

4. 恶性肿瘤转移，可在颈部、下颌部发现质硬而固定的淋巴结，甚至可远处转移至肺或骨骼。

5. 活体组织病理检查可以明确诊断。

【治疗】

1. 良、恶性肿瘤都需早期诊断及治疗。

2. 良性肿瘤以手术切除为主。

3. 恶性肿瘤则视情况采取手术、放射及化疗等综合疗法。

五、咽部疾病

（一）急性咽炎

急性咽炎为咽黏膜下组织及淋巴组织急性炎症。溶血性链球菌、葡萄球菌及肺炎双球菌为主要致病菌，其次为病毒感染。飞沫或直接接触为主要传染途径。有时为急性鼻腔炎向下感染或某些疾病的前驱症状，如猩红热、麻疹等。

【诊断】

1. 咽痛、发热及全身不适。

2. 检查发现咽部黏膜弥漫性充血，严重者每个淋巴滤泡上有脓点，炎症有时波及扁桃体及咽侧壁，炎症向下蔓延引起会厌及杓会厌襞水肿。

3. 病毒性感染多发生于口咽，如软腭咽峡等。表现为多个小疱疹，破裂后形成表浅溃疡或黏膜糜烂，婴幼儿多见。

【治疗】

1. 复方硼酸溶液含漱，3～4 次/日。

2. 抗菌和抗病毒治疗。抗菌药常用的有青霉素及磺胺类等药物。抗病毒药常用的有吗啉胍、金刚胺、干扰素及板蓝根注射液等。

3. 杜灭芬喉片或华素片（西地碘片）含服可减轻症状。

（二）慢性咽炎

急性咽炎反复发作，鼻炎分泌物流向咽部及烟酒、粉尘、有害气体长期刺激均为本病的致病原因或诱因。

【诊断】

1. 常见的症状为咽异物感，发痒、干燥等。

2. 检查发现咽黏膜呈慢性充血，黏膜肥厚，滤泡增生，或黏膜萎缩干燥，薄而发亮，其上附有黏稠分泌物或干痂皮等。

【治疗】

1. 经常保持口腔卫生。用 2% 硼酸液、1∶2000 呋喃西林液或 3% 盐水，含漱。

2. 黏膜肥厚者可用 20% 硝酸银或电凝法烧灼增生的滤泡，但烧灼范围不宜过大。

3. 激光或冷冻疗法，有一定疗效。

4. 对黏膜萎缩者，可涂 3% 碘甘油及经常服用维生素 A、B、C、E。

（三）扁桃体炎

扁桃体炎是指腭扁桃体的非特异性炎症，常伴有不同程度的咽黏膜和淋巴组织炎症，多发生于儿童及青少年，在春秋两季气温变化时最易患病。临床上分为急性扁桃体炎和慢性扁桃体炎两种。主要致病菌为乙型溶血性链球菌。

【诊断】

1. 病史　询问患者发病前是否有受凉、劳累、过度烟酒、有害气体刺激以及上呼吸道慢性病等情况。

2. 临床表现

（1）急性扁桃体炎：可分为两种类型。急性卡他性扁桃体炎患者有咽痛、低热及轻度全身症状；扁桃体表面黏膜充血、扁桃体无显著肿大，一般无脓性渗出物。急性化脓性扁桃体炎患者扁桃体明显肿大，重者可出现多发性小脓肿，隐窝口有黄白色脓点，咽痛剧烈，吞咽困难，有颌下淋巴结肿大。全身症状有高热、寒战、全身不适，可发生扁桃体周围脓肿、急性中耳炎、急性鼻炎及鼻窦炎、急性喉炎、急性淋巴结炎、咽旁脓肿、急性风湿热、急性肾炎、急性关节炎、急性心肌炎、急性心内膜炎等局部及全身并发症。

（2）慢性扁桃体炎：扁桃体急性炎症反复发作，表现有咽干、发痒、异物感等。如扁桃体过度肥大，可出现呼吸、吞咽或语言共鸣障碍。扁桃体表面瘢痕粘连、凹凸不平，常与周围组织有粘连。开下颌角淋巴结肿大，可发生风湿热、风湿性关节炎、风湿性心脏病、肾炎等并发症。

【治疗】

1. 急性扁桃体炎，应采取以下措施：

（1）注意休息，多饮水，保持大便通畅，进易消化、富含营养的半流质饮食。

（2）遵医嘱给予抗菌消炎及解热止痛等对症治疗措施。

（3）3～4周如反复发生急性扁桃体炎者，特别是有并发症史的患者，应待急性炎症消退2～3周后施行扁桃体切除术。

2. 慢性扁桃体炎具备手术适应证者，行扁桃体切除术。

【小贴士】

1. 戒烟、酒等不良刺激，加强身体锻炼，增强体质。

2. 改善工作环境及防护条件，控制有害物质在空气中的浓度。

3. 季节更换时注意防寒。

4. 积极治疗鼻疔及鼻咽部慢性炎症性疾病。

5. 严格掌握适应证，正确认识扁桃体的免疫作用，特别是儿童期咽部淋巴结组织具有比成人更为重要的防御功能。任意切除这些组织将削弱局部免疫作用，降低呼吸道抵抗感染的免疫力。

（四）鼻咽癌

鼻咽癌是我国常见恶性肿瘤之一，好发于我国南方的广东。真正病因尚不明确，目前认为可能与以下因素有关：①遗传因素。有种族易患性和家族聚集倾向。②病毒因素。主要是 EB 病毒。③环境因素。可能与多种化学致癌物质有关。鼻咽癌高发区的大米和水中微量元素镍含量高于低发区，动物实验证实镍可以促进亚硝胺诱发鼻咽癌。

【诊断】

1. 病史　询问患者发病前的健康状况，有无 EB 病毒感染史，是否经常食用腌制、腊味食品，是否经常接触污染空气及饮用水情况，有无家族史等。

2. 临床表现　鼻咽癌多发生于鼻咽顶前壁和咽隐窝，位置隐蔽，所以早期症状不典型。鼻咽癌98%属低分化鳞癌，高分化鳞癌、腺癌、泡状核细胞癌等少见。

（1）鼻部症状：本病早期有易出血倾向，常出现晨起涕中带血，但量少且会自行停止，故容易被忽视。晚期则出血量较多。肿瘤阻塞后鼻孔，出现单侧鼻塞，当瘤体增大时，则出现双侧鼻塞。

（2）耳部症状：肿瘤阻塞或压迫咽鼓管咽口，可引起该侧耳鸣、耳闷塞感及听力减退或伴有鼓室积液，临床上易被误诊为分泌性中耳炎。

（3）颈部出现无痛性肿块：鼻咽癌早期即可向颈淋巴结转移，这是本病的重要临床特征之一。颈部出现转移性肿块为其首发症状者占60%，常发生在颈内静脉淋巴结上群，位于乳突尖部的下方。肿大淋巴结质硬，界限不清，表面不平，活动度差，无压痛且进行性增大，始为单侧，继之发展为双侧。

（4）头痛及脑神经症状：肿瘤经咽隐窝的破裂孔侵入颅内，侵犯脑神经而产生头痛、面部麻木、眼球外展受限、上睑下垂、复视、软腭麻痹、反呛、声嘶、伸舌偏斜等脑神经症状。

（5）鼻咽癌早期可出现颈淋巴结转移。晚期可出现远处转移，常见部位为骨、肺、肝等，出现相应症状和体征。间接鼻咽镜、纤维鼻咽镜检查可见肿瘤呈菜花状、结节状或溃疡状，常位于鼻咽顶前壁或咽隐窝，易出血。颈部触诊可在颈上深部触及质硬、活动度差或不活动、无痛性肿大淋巴结。

3. 检查　X线、CT有助于了解骨质有无破坏。

【治疗】

1. 小量出血只需使用药物保守治疗。大量出血者应按医嘱给予止血剂或施行鼻腔填塞、血管结扎或血管栓塞等措施。失血严重者进行血型鉴定，做好输血准备。

2. 头痛严重者遵医嘱及时给予镇静药或止痛药，以减轻患者痛苦，帮助患者尽可能完成放疗及化疗的正规疗程。多数患者经治疗后头痛能够明显减轻或消失。

3. 以放射治疗为主，早期病例放疗后5年存活率可达60%～80%。

【小贴士】

1. 如出现颈部肿块、剧烈头痛、回吸血涕、耳鸣耳聋等症状之一者，应及早到耳鼻咽喉科就诊，以免误诊误治。一经确诊，向患者说明鼻咽癌对放射治疗较为敏感，应及时接受治疗。

2. 对有家族遗传史者，应定期进行有关鼻咽癌的筛查，如免疫学检查、鼻咽部检查等。

（五）咽后脓肿

咽后脓肿是口咽后壁黏膜下淋巴结感染而形成的脓肿。急性咽喉脓肿多见于3岁以下儿童；慢性咽喉脓肿多由于颈椎结核或淋巴结核所致。此外，咽后壁外伤（如鱼刺）后细菌感染，可引起咽喉脓肿。

【诊断】

1. 急性咽后壁脓肿起病急，高热、咽痛、拒食。吃奶时常反流至鼻腔。患儿常头向患侧偏，以减轻咽壁张力，并有程度不同的呼吸困难，患儿啼哭及说话失去共鸣而含糊不清。

2. 慢性咽喉脓肿或冷脓肿，病程长，发展缓慢，低热，伴有吞咽障碍，语言含糊不清。

3. 检查可发现咽后壁有一隆起的脓肿。

4. X 线颈侧位照片，可发现咽后壁组织增厚及液平面。结核性冷脓肿可有颈椎病变。

【治疗】

1. 急性咽后壁脓肿需尽早行脓肿切开引流术，为了安全，可先用粗针头行脓腔穿刺减压，而后再切开脓肿。术前、术后要用足量抗生素，以控制感染。

2. 慢性咽后壁脓肿如系冷脓肿，则不宜由咽部切开排脓，先穿刺抽脓并注入链霉素。如发现颈椎结核，则要会同骨科处理，从颈外切开排脓。术前、术后要进行抗结核治疗。

六、喉部疾病

（一）急性会厌炎

急性会厌炎为会厌的急性炎症，成人较小儿多见。细菌感染为主要原因，其次为外伤（异物损伤）后引起继发感染。

【诊断】

1. 起病急，咽喉剧烈疼痛，吞咽困难，发热，有时畏寒。

2. 间接喉镜下可见会厌红肿或脓肿。

3. 严重者有声音嘶哑及吸气性呼吸困难。

【治疗】

1. 肌注或静脉滴注抗生素（青霉素、红霉素）等，口服或静脉滴注糖皮质激素（氢化可的松、地塞米松）等。

2. 对严重呼吸困难者，应及时行气管切开术，以防窒息。

（二）急性喉炎

急性喉炎为喉黏膜的急性炎症。好发于冬、春季节，是一种常见的急性呼吸道感染性疾病。多继发于上呼吸道感染或某些急性传染病，如流行性感冒。用声过度、吸入有害气体和粉尘、烟酒过度等均可诱发此病。

【诊断】

1. 病史　详细询问有无上呼吸道感染，有无急性鼻炎、咽炎反复发作史；有无烟酒嗜好，患者从事的职业及爱好；有无粉尘及有害物质长期接触史；了解咽喉痛、声音嘶哑、呼吸困难的程度及表现。

2. 临床表现

（1）成人急性喉炎：声音嘶哑是主要症状。开始时，声音粗糙低沉，逐渐加重，严重者完全失音。因喉黏膜发生卡他性炎症，故可有咳嗽、咳痰，但一般并不严重，可有喉部不适或疼痛。喉镜检查可见喉黏膜弥漫性充血，声带由白色变为粉红色或红色，两侧声带运动正常。

（2）小儿急性喉炎：好发于6个月至3岁的儿童，因小儿喉部黏膜下组织较疏松，炎症时易发生肿胀。又因小儿喉腔狭小，咳嗽反射不健全，下呼吸道和喉部的分泌物不易咳出。因此，小儿急性喉炎时病情危重，如诊断治疗不及时，则会危及生命。其主要症状为声嘶、犬吠样咳，吸气性喉喘鸣和吸气性呼吸困难。如炎症向声门下发展，可出现"空空"样咳嗽。患儿鼻翼翕动，出现三凹征，若治疗不及时，可出现发绀等喉阻塞症状，最终因呼吸循环衰竭死亡。如行间接喉镜检查，可见喉黏膜充血、肿胀，但由于患儿不合作，且有一定的危险，故一般不做喉镜检查。

【治疗】

1. 卧床休息，尽量减少讲话，使声带有效休息，噤声时间以一周为宜。患儿应保持安静，避免哭闹，以减少体力消耗，减轻呼吸困难。

2. 雾化吸入，常用药物为庆大霉素和地塞米松。

3. 及时准确遵医嘱给予足量抗生素和糖皮质激素。

4. 如有重度喉阻塞，药物治疗无好转者，应及时行气管切开术，术后病情平稳后转上级医院行进一步治疗。

【小贴士】

1. 患有上呼吸道感染时，应积极治疗，尽量噤声或少语，使声带充分休息。

2. 儿童急性喉炎应转诊上级医院治疗。

3. 注意保护嗓音，避免长时间过度用声。职业用嗓者，应特别注意发音方法及程度，以免声带黏膜充血肿胀。

4. 戒烟酒，避免进食刺激性食物。

5. 改善工作环境，在粉尘环境中作业者应加强职业防护。

(三) 慢性喉炎

慢性喉炎为常见的喉部疾病，临床主要表现为喉室黏膜和声带的慢性炎症。发病原因见急性喉炎。反复发作的急性喉炎可导致慢性喉炎。

【诊断】

1. 长期不同程度的声音嘶哑。

2. 间接喉镜下可发现三种情况：①声带单纯性炎症，声带黏膜慢性充血。②声带肥厚性炎症，声带黏膜增生肥厚，可形成息肉或声带前、中三分之一交界处对称性小结。声带多闭合不良。③声带黏膜萎缩、干燥，失去正常光泽，多继发于萎缩性鼻炎、咽炎。

3. 嗜烟酒的患者，要注意排除喉癌的可能性。

【治疗】

1. 减少发声，避免大声说话。

2. 采用雾化吸入疗法、茶叶蒸汽吸入疗法、理疗等。

3. 声带息肉或较大的声带小结，可行声带息肉或小结摘除术。

（四）喉外伤

喉外伤包括喉切割伤、刺伤、火器伤及烧灼伤等。颈部外伤常累及喉部。

【诊断】

喉部外伤根据损伤的部位，损伤组织的深浅、范围等，其临床表现有出血、嘶哑、呼吸困难、皮下气肿及休克等。喉部烧灼伤常与口咽烧灼伤同时存在。

【治疗】

1. 止血，必须先止住动脉性出血。

2. 呼吸不畅者，应先做气管切开术。

3. 清创缝合应尽可能保存组织，特别是喉部软骨应仔细复位，然后分层缝合。

4. 输血、补液。

5. 应用抗生素、精制破伤风抗毒素（TAT），烧灼伤患者及早使用激素。

6. 鼻饲饮食。

（五）喉癌

近年来，喉癌发病率逐年增高，绝大多数为男性。病因不明，但绝大多数患者嗜烟，可能是诱因之一。喉白斑病及喉厚皮病，被认为是癌前病变。喉癌分为声门上、声门及声门下型，声门型极少转移，声门上型极易转移。

【诊断】

1. 进行性声嘶，痰中带血，喉梗阻感，呼吸不畅，吞咽不畅（环后癌）及颈部淋巴结转移等。

2. 间接喉镜或纤维喉镜检查可看到肿块。癌的形态多样，如菜花状、结节状、溃疡或糜烂及表面光滑的包块状等。

3. 喉部 X 线侧位片、断层片和 CT 检查，可了解肿瘤大小和范围，对声门下喉癌诊断帮助较大。

4. 晚期病人可发现呼吸困难及颈部淋巴结转移。

5. 活检可确诊。

【治疗】

1. 早期声带癌，可行声带切除术或单纯放疗。据统计，两种疗法无差异。

2. 手术治疗包括喉部分切除术（水平或垂直半喉切除）、全喉切除及颈淋巴清扫术。全喉切除后，发音功能丧失，需进行食管发音训练或人工喉，以辅助患者发音。

3. 放疗或化疗作为手术后的辅助治疗。

（六）喉阻塞

喉阻塞非单独疾病而是一种症状。凡喉内外疾病引起声门狭窄甚至梗阻统称喉阻塞。常见原因有：①先天喉畸形，如喉闭锁、喉蹼、喉软骨畸形等。②急性炎症，如急性喉炎、急性喉气管支气管炎、白喉等。③喉异物，如鱼刺、布片、蚕豆、小气球等异物。④喉外伤。⑤变态反应性喉水肿。⑥营养不良，如佝偻病喉软骨软化、血钙过低、腺样体肥大等，可引起喉痉挛等。⑦双侧外展性声带麻痹。⑧喉部良性、恶性肿瘤。

【诊断】

1. 吸气时呼吸困难。

2. 吸气期喉鸣。

3. 吸气期胸骨上窝、锁骨上窝、肋间肌、剑突下等处软组织随喉阻塞的严重程度，出现不同程度的软组织凹陷。

临床上将喉阻塞分成以下四度：

一度：患者平静时无症状。活动或啼哭时，有轻度呼吸困难、轻度喉鸣及软组织凹陷。

二度：平静时有轻度呼吸困难及软组织凹陷，但无明显缺氧现象。

三度：患者呼吸明显困难，喉鸣音强，软组织吸气时明显凹陷。缺氧发绀、烦躁不安及脉搏加快，血压升高。

四度：患者严重呼吸困难，坐卧不安，脸色发绀、苍白，脉搏细弱，血压下降。此时生命垂危，不及时抢救可导致心衰、窒息而死亡。

【治疗】

1. 一、二度呼吸困难，应积极进行病因治疗。如系炎症，应使用足量抗生素及激素；异物应做异物取出术；肿瘤则视情况，必要时先行气管切开术。

2. 三度呼吸困难，立即行气管切开术，然后做病因治疗。

3. 四度呼吸困难，应争分夺秒，行紧急气管切开术，而后做病因治疗。成人在紧急情况下可行环甲膜切开术。

（七）气道异物

气道异物临床一般是指喉、气管及支气管外入性异物。5岁以下小儿多见，成人少见。异物种类有植物性，如花生、瓜子及豆类等；动物性，如小骨片、鱼刺及肉团等；金属性，如弹球、图钉及铁丝等；非金属性，如塑料笔套、假牙等。

常见的原因有：①小儿无磨牙咀嚼功能及喉保护功能不全。②口含食物，大哭大笑时将食物呛入气道。③口含铁钉、图钉、塑料笔套或小哨子等，戏耍时不慎吸入气道。④昏迷患者，将呕吐物或假牙吸入气道。

【诊断】

气道异物因异物大小、形状、性质、表面光滑或粗糙程度，以及异物进入气道后吸收水分膨胀程度等，可引起不同的临床反应。一个光滑的金属异物可在气道内数十年而无症状，但植物性异物，如蚕豆刺激性大，吸收水分后膨胀引起的气道阻塞、肺不张、肺脓肿及气胸等严重并发症，可使病人死亡。因此，气道异物绝大多数是急诊，尤其是小儿，但有少数患者不一定很急迫，这完全决定于异物种类和机体反应。

1. 异物呛入史对诊断十分重要。要仔细询问患者的父母、亲属及亲友等。

2. 当异物最初进入气道后，患者马上会有呛咳、憋气、恶心及发绀等现象。当异物落入支气管后，患者可能无症状，如异物再度活动时，又会出现阵咳。

3. 活动性异物，当咳嗽时异物冲击声带，会听到拍击声。吸气时异物落下冲击隆凸时，又可听到拍击声。因此，一个呼吸周期可听到两个拍击声。

4. 绝大多数异物落入右侧支气管，如异物固定于支气管内，则会有肺气肿、肺不张或气胸，这时会有相应的体征。

5. X 线透视或摄片，可发现不透 X 线物。对于透 X 线异物，亦可发现肺不张、肺气肿或气胸，同时还可发现纵隔摆动等。

【治疗】

1. 治疗气道异物唯一的办法是行支气管镜检及异物取出术。有时可先做气管切开术，而后由气管切口处插入支气管镜取出异物，比较安全。

2. 术前、术后用足量抗生素，以预防感染。

（八）食管异物

食管异物发生原因有：食物因睡眠、昏迷或醉酒发生误咽；小儿嬉戏，将小玩具放口中咽下；企图自杀而吞异物。异物常停留在食管四个"生理狭窄"处，最多见的是食管入口处（第一狭窄处），其次为主动脉弓压迫食管处（第二狭窄处），左支气管压迫食管处（第三狭窄处）。食管过膈肌处（第四狭窄处）较少见。常见的异物有：①金属性，如铁钉、图钉、缝针、金链、金属小玩具、帽徽、硬币及纪念章等。②植物性，如竹纤、枣核及菜团等。③动物性，如鱼刺、骨片及软骨的肉团块等。④非金属性，如假牙及塑料制品等。食管异物常可引起严重或致命的并发症，如食管穿孔，纵隔脓肿，气管、食管瘘及主动脉穿孔出血等。

【诊断】

1. 误吞异物史很重要，询问异物性质及误吞时间。

2. 吞咽困难及疼痛程度，决定于异物大小、形状、性质及有无继发感染等。疼痛常反射至肩或背部。

3. 呼吸困难多由于较大异物压迫气管所致，尤其小儿多见。

4. 吐血，哪怕是少量，都要警惕主动脉穿孔的可能。

5. X 线食管正侧位照片，对不透 X 线异物，可确诊及定位。对透 X 线异物可吞少量钡剂透视或摄片，以确诊及定位。但对疑有食管穿孔者，不宜做此项检查。

6. 少数病人 X 线照片不能确诊，而症状明显又有肯定异物史者，可做食管镜检查，发现异物及时取出。

【治疗】

1. 绝大多数食管异物行食管镜检术，在直视下选用适当的异物钳，即可取出异物。但对有严重并发症的患者，则必须与胸外科协作处理。

2. 治疗时使用足量抗生素。

3. 术后应注意口腔卫生，禁食数天后，才能进软食，严重者则需插鼻饲管，鼻饲流质食物，恢复后才能经口进食。

第三节　口腔科常见疾病

一、牙齿疾病

（一）龋病

龋病是一种以细菌为主多种因素作用下所导致的牙齿硬组织进行性破坏性疾病，病理表现为无机质的脱矿和有机质的分解，临床上以色、形、质的改变为特征。该病发病率高，分布广。平均龋患率约在 50%，世界卫生组织已将其与癌肿和心血管疾病并列为人类三大重点防治疾病。一般认为，致龋菌有两种类型，一种是产酸菌属，其中主要为变形链球菌、放线菌属和乳杆菌，可使碳水化合物分解产酸，导致牙齿无机质脱矿；另一种是革兰氏阳性球菌，可破坏有机质。

【诊断】

1. 病史　了解病人口腔卫生习惯和饮食习惯，如进食后是否漱口和刷牙，刷牙的方法是否正确，是否喜欢吃甜食等。了解病人对冷热酸甜等刺激有无反应，有无牙齿排列不齐或食物嵌塞等。

2. 临床表现　龋病的病变是由浅入深，由表面牙釉质或牙骨质开始，呈逐渐破坏过程，按龋坏的程度可分为浅龋、中龋和深龋。浅龋龋坏仅限于牙釉质或牙骨质，无明显洞形或呈浅洞，牙齿外观呈白垩色或黑褐色，用探针检查有粗糙感或可探及浅洞，病人一般无自觉症状。中龋龋坏侵入牙本质浅层，形成明显龋洞，遇冷、热、酸、甜等刺激进入洞中可产生敏感或酸痛感，去除这些刺激时症状即消失，探诊呈酸痛感。深龋龋坏已达牙本质深层，近髓但未至牙髓，有很深的龋洞形成，遇各种刺激疼痛比中龋更明显，食物嵌入洞中压迫薄的髓壁使髓腔压力增高可产生疼痛。

3. 辅助检查　X线可用于检查邻面龋或颈部龋；牙髓活力测试可以了解深龋的牙髓活力状况，以确定是否合并牙髓炎。

【治疗】

龋病的治疗目的是终止龋病发展，恢复牙齿的外形、功能、美观。治疗方法包括药物治疗、充填术、嵌体修复。药物治疗是用化学药物达到终止龋病发展的目的，适用于无明显洞形的浅龋或乳前牙的浅、中龋。常用药物包括硝酸银、氟化物、再矿化液等。充填术是目前治疗龋病应用最广泛且成效较好的方法。具体操作方法：先去除龋坏组织，并按一定要求制成合理的洞形，然后以合适的充填材料填充缺损部位。嵌体修复美观性更好，但需去除更多牙体组织。

【小贴士】

1. 开展卫生宣教，保持口腔卫生，养成饭后漱口、早晚刷牙的习惯。培养用牙线清洁的习惯。

2. 合理饮食，限制蔗糖的摄入等。

3. 增强牙齿抗龋能力：氟化物牙膏防龋、窝沟封闭、注意胎儿及婴幼儿的合理营养。

4. 定期口腔检查，早发现，早治疗。

（二）牙髓病

牙髓病是牙髓组织的疾病，包括牙髓充血、牙髓炎、牙髓变性、牙髓坏死等，其中以牙髓炎最为常见。下面以牙髓炎为例阐述。

【诊断】

1. 病史 有无龋病、牙周病史，有无外伤史，有无牙齿遇冷、热、酸、甜疼痛史，牙齿有无受理化因素的刺激史，了解疼痛发作的方式、性质、持续时间、缓解方式等情况。

2. 临床表现

（1）急性牙髓炎：临床特征是发病急，疼痛剧烈，具有以下特点：

①自发性阵发性剧痛：即使没有外界因素的刺激，牙齿也会产生剧烈疼痛。疼痛常呈间歇性发作，在牙髓炎早期，发作时间短，间歇时间长；而到晚期，发作时间长，间歇时间短。

②夜间痛：夜间比白天重，尤其在平卧时更明显，经常有病人于夜间就诊。

③温度刺激呈激发痛：即温度刺激可使疼痛加重，一般牙髓炎无论在发作时或间歇期，遇冷、热刺激可引起疼痛加剧。而晚期至化脓性牙髓炎时对热刺激较为敏感，冷刺激反而使疼痛减轻，即"热痛冷缓解"。因此，病人就诊时常一手拿矿泉水瓶来就诊，以此减轻疼痛。

④疼痛不能自行定位：牙髓炎疼痛发作时，病人常不能准确指出患牙的位置。疼痛常可沿三叉神经放射至同侧头、面部。检查时可发现牙体、牙周组织有病变，如龋病、楔状缺损、深牙周袋等。患牙可有叩击痛，冷、热试验时诱发牙痛，刺激去除后持

续一段时间。

（2）慢性牙髓炎：疼痛较轻，为隐痛、钝痛或胀痛。有长期冷热刺激疼痛病史，易反复急性发作。叩痛呈阳性，温度诊可呈迟缓性痛，刺激去除后不能立即消失。慢性牙髓炎可分为慢性闭锁性牙髓炎（牙髓与外界不相通，探诊无穿髓孔）、慢性开放性牙髓炎（牙髓与外界相通，探诊有穿髓孔）和慢性增生性牙髓炎（在大的龋洞内可见牙髓增生形成牙髓息肉，探诊极易出血）三型。

3. 辅助检查　X线可用于检查邻面龋或颈部龋，牙髓活力测试可了解深龋的牙髓活力状况，以确定是否合并牙髓炎。

【治疗】

应急处理包括局麻下开髓减压、药物止痛以及针灸止痛等。开髓减压是止痛最有效的方法。保存牙髓治疗包括直接盖髓术和活髓切断术。保存牙体治疗包括干髓术、塑化治疗术和根管治疗术。

【小贴士】

1. 向病人及家属介绍急性牙髓炎止痛方法、防治方法等相关知识。

2. 让病人了解急性牙髓炎若不及时治疗，可发展为根尖周炎，可致牙齿松动脱落。如果及时发现并给予正确处理，则可保留牙体或活髓。

3. 养成早晚刷牙的良好习惯，以保持口腔卫生，预防为主，做到早发现、早治疗。

4. 给予干髓术、塑化治疗术或根管治疗术的牙齿会变脆易折，后牙建议作冠修复。

（三）根尖周炎

根尖周炎是局限于牙齿根尖周围组织的炎症。引起根尖周炎的原因主要是来自牙髓的感染，其次是外伤和化学刺激。

【诊断】

1. 病史　病人有无龋病、牙周病、牙髓病等病史，有无外伤史，牙齿有无受理化因素的刺激史。如有牙痛，了解疼痛的性质、发作方式、持续时间、缓解方式等。

2. 临床表现

（1）急性根尖周炎：

①自发性牙痛：早期仅为轻度疼痛，且不易定位，随病变进展呈剧烈跳痛，且范围局限患者能明确定位。

②伸长浮出感渐加重。

③咬合痛：病变开始时牙周膜充血，咬紧患牙可使疼痛暂缓，但随渗出增多咬合痛渐加重。

④患牙可出现不同程度叩痛和牙齿松动。

⑤当脓肿扩散至骨膜下时，根尖部牙龈红肿，颌下淋巴结肿大，伴有乏力、发热、白细胞计数增加等全身症状。

（2）慢性根尖周炎：一般无明显疼痛，仅有轻度的不适感，咬合无力，常有反复疼痛、肿胀的病史。患牙大多龋坏明显，叩诊有轻微疼痛，对冷、热刺激无反应，根尖区牙龈上可出现脓疱（瘘管）。

3. 辅助检查　急性根尖周炎时，X线检查显示根尖部无明显病变或仅有牙周膜腔隙增宽；慢性根尖周炎时，则可见根尖周骨质破坏。

【治疗】

1. 急性期的治疗

（1）全身用抗生素、磺胺类药物或中药清热解毒、消炎。

（2）理疗促进炎症消散。

（3）疼痛剧烈时，可使用镇痛剂。

（4）可开放患牙牙髓腔进行引流。

（5）骨膜下或黏膜下脓肿时，应及时切开引流。

2. 慢性期的治疗

（1）对患牙进行根管治疗。

（2）拔除无保留价值的牙齿。

【小贴士】

1. 让患者了解根尖周炎的发病原因和危害性，解释具体的治疗方法。

2. 让患者明白开髓减压、脓肿切开引流只是应急处理措施，如要彻底治愈，还需进行根管治疗。

3. 给予塑化治疗术或根管治疗术的牙齿会变脆、易折，后牙建议作冠修复。

（四）牙周病

牙周病是发生在牙齿周围组织的慢性进行性破坏性疾病。致病局部因素有口腔卫生不良，牙石，食物嵌塞，不良修复体伤，特别是菌斑、细菌及其毒素在牙周病的发生发展中起重要作用。

【诊断】

1. 临床表现　①牙龈肿胀，刷牙、咬硬物、咀嚼时易出血。②牙周袋形成。③牙周溢脓或形成牙周脓肿。④牙齿松动、移位。⑤牙龈退缩、牙根暴露。

2. X 线片可见牙周间隙加宽、牙槽骨吸收。

【治疗】

1. 消除局部刺激因素，清除牙石、软垢菌斑，调整咬合关系。

2. 手术或刮治处理牙周袋。

3. 用牙周夹板或细钢丝固定松动牙。

4. 牙槽骨吸收达根长 2/3 以上，Ⅲ度松动的牙齿可予以拔除。

5. 治疗全身疾病，改善机体健康状况。

6. 急性炎症期用磺胺类药物或抗生素治疗。

【小贴士】

1. 加强口腔保健的卫生宣教，使病人认识到口腔卫生状况与牙龈炎关系密切。指导病人正确合理的刷牙和漱口方法，以及牙线及牙签的正确使用。宣传早、晚刷牙和饭后漱口的重要性，养成良好的卫生习惯。

2. 让病人了解牙龈炎是可以预防的，关键是要彻底清洁牙菌斑。牙龈炎要及时合理治疗，如不重视可发展为牙周炎。

3. 告知病人经过合理的治疗、护理，牙龈炎症和出血可渐消退，口臭症状可得到改善。

二、口腔黏膜病

（一）复发性口疮

复发性口疮又称复发性阿弗他溃疡，因具有明显的灼痛感，故以希腊文"阿弗他"（即灼痛）命名。又因其具有周期性反复发作的特性，有自限性，故又称为复发性阿弗他溃疡，是最常见的口腔黏膜病，患病率可高达20%左右。多见于青壮年，尤以20~30岁女性较多。复发性口疮的发病原因目前尚不清楚，可能与免疫异常、遗传因素、感染因素、内分泌紊乱、营养不良、消化系统疾病、精神紧张、睡眠不足、过度劳累或口腔黏膜受创伤刺激等因素有关。体内超氧自由基的生成和清除率不平衡、吸烟等也与本病有关。

【诊断】

1. 病史　询问病人有无上呼吸道感染；近期有无其他自身免疫性疾病；有无内分泌紊乱、营养不良、消化系统疾病等全身性疾病。了解病人有无精神紧张、情绪波动或过度劳累；有无家族史等。

2. 临床表现　可分为轻型、重型和疱疹样溃疡三种类型：

（1）轻型阿弗他溃疡：最常见，约占80%。好发于唇、舌、颊、口腔前庭沟等处黏膜，常呈圆形或椭圆形，直径2~4mm，中央凹陷，表面有浅黄色假膜覆盖，周围有充血红晕，溃疡孤立散在，病人常有明显灼痛感。一般不伴全身症状，4~5天后溃疡可自行愈合，一般不留瘢痕，整个病程持续1~2周。病程常反复发作，间歇期长短不一。

（2）重型阿弗他溃疡：溃疡深而大，似"弹坑"，直径可达10~30mm，深及黏膜下层甚至肌层，累及黏液腺，周边有红肿隆起，基底较硬，病人感疼痛较重。发作期有自限性，但持续时间较长，达一个多月甚至数月，愈后可留有瘢痕。此型也具有复发性。

（3）疱疹样阿弗他溃疡：溃疡小而多，直径一般小于2mm，散在分布于口腔黏膜任何部位，邻近的溃疡也可相互融合成片。口腔黏膜充血水肿，疼痛较重。愈后不留瘢痕，常反复发作。可伴有唾液分泌增多，或伴全身不适、低热、头痛、局部淋巴结肿大等。

【治疗】

1. 局部治疗

（1）中药散剂撒敷，常用西瓜霜、锡类散、冰硼散等。

（2）口腔溃疡药膜贴敷，一天数次。

（3）孤立溃疡可用10%硝酸银烧灼，注意药物不要接触正常黏膜。继以生理盐水中和，有止痛并促进愈合的作用。

（4）大溃疡可用确炎舒松混悬液，按溃疡大小，酌情浸润注射0.5~1.0ml于溃疡基底部，每周1~2次。为减轻疼痛，可于药液中加等量2%利多卡因。

2. 全身治疗

（1）中医辨证论治：可根据实火、虚火、虚寒等采用中医中药治疗。

（2）激素治疗：病情严重者，可一次用泼尼松（强的松）5mg或地塞米松0.75mg，口服，3~4次/日，两周为一个疗程，以后减量停药。

（3）免疫调节剂：

①左旋咪唑：50mg，3次/日，连服3日，停药11日，反复6次为一个疗程。

②转移因子：2ml，上臂内侧皮下注射，2次/周，20次为一

个疗程。还可用胸腺素、胎盘脂多糖等。

（4）维生素治疗：补充维生素 C、维生素 E、叶酸等。

（5）微量元素：缺锌者可补充葡萄糖酸锌、硫酸锌（饭后服）、甘草锌等，特别是儿童。

【小贴士】

1. 寻找复发诱因，避免和减少诱发因素的刺激。

2. 注意调节生活、工作节律，调整情绪，均衡饮食，少吃刺激性食物。

（二）扁平苔藓

扁平苔藓是发生在皮肤和黏膜的一种慢性炎症性病变。口腔中最多见的损害类型为口腔黏膜上的白色条纹。病因不明，可能与细菌或病毒感染、神经精神因素、内分泌失调、消化功能紊乱、免疫学因素等有关。

【诊断】

1. 临床表现　①口腔黏膜上出现白色小丘疹连成的线条，组成网状、树枝状、条索状、环状和斑块状等。②有时病变区黏膜上皮层破坏而形成糜烂，或发生水疱。③好发的部位为颊黏膜和舌。④一般无自觉症状，但是病变糜烂后，有灼痛的感觉，特别在进食辛辣或粗糙食物时，更为明显。

2. 检查　活检可见扁平苔藓组织病理改变。长期糜烂者应观察有无癌变。

【治疗】

1. 口腔黏膜扁平苔藓出现黏膜糜烂伴有疼痛时，可用确炎舒松混悬液 $0.5ml/cm^2$ 注射于糜烂基底部，为减轻疼痛可加等量的 2% 普鲁卡因。

2. 糜烂面大，疼痛明显时，可口服泼尼松（强的松）5～10mg，3 次／日，病程为 3～4 周。

3. 非糜烂者可选用磷酸氯喹 250～500mg，每日分两次，口服，疗程 2～4 周。加服维生素 B_6 可减轻消化道反应。局部涂

0.1%维甲酸软膏。

4. 离子导入法选用 10% 维生素 B_1 或 0.5% 氢化可的松等，1 次/日，10 次为一个疗程。

5. 按中医辨证施治，正确选用中药方剂，常用六味地黄丸、龙胆泻肝汤等。

（三）口腔白色念珠菌病

口腔白色念珠菌病亦名雪口病或鹅口疮。因在充血的口腔黏膜上，形成软、白而稍突起的凝乳状斑片而得名。常通过阴道、哺乳器或母亲乳头感染。好发于营养不良及消化不良的婴幼儿及长期应用广谱抗生素和免疫抑制剂的儿童和成人。

【诊断】

1. 病史 婴儿雪口病，常在分娩过程中因阴道白色念珠菌感染所致；或接触被白色念珠菌污染的哺乳器，或因吮吸不洁乳头而产生。

2. 临床表现 多见于唇、颊、舌、腭等部位。在黏膜表面出现散在微突的软、白色小点，或相互融合成斑片，不易被擦去，如强行擦去，可遗留潮红粗糙面。婴幼儿常烦躁不安，啼哭拒食，有时有低热。全身症状不明显。

3. 实验室检查 刮取斑片做涂片检查，在显微镜下可见菌丝和孢子。

【治疗】

1. 用 2%~4% 碳酸氢钠溶液，洗涤擦拭患儿口腔，使口腔呈碱性环境，抑制白色念珠菌的生长繁殖，随后用 0.05% 龙胆紫液涂擦患部。

2. 停用抗生素或抗癌药物。

3. 制霉菌素口服，小儿 5 万~10 万 U，成人 50 万~100 万 U，3~4 次/日。

4. 为防止重复感染，哺乳用具要经常清洗消毒，母亲乳头要保持清洁。

（四）口腔黏膜白斑

发生在口腔黏膜上，不能被擦去的白色角化斑块称口腔黏膜白斑。白斑病因尚不清楚，多种局部因素，如烟、酒，牙齿残根和不良修复体等刺激，可能诱发白斑。全身因素，如维生素 A 缺乏、真菌感染也有一定关系。

【诊断】

1. 临床表现　白斑好发于中年以上吸烟者，男性较多。它可发生在口腔黏膜的任何部位，颊黏膜口角区、舌背及舌边缘为好发区，呈乳白色斑块状，界限清楚、较厚、有粗涩感。可有多种形态，比较均匀的称单纯型或均质型，其他为皱纹纸型、疣状型、颗粒型和溃疡型。

2. 病理检查　可见白斑的组织病理相。如组织有不典型增生，又有刺激痛者，应考虑有癌变的可能。

【治疗】

1. 去除局部刺激因素，如戒烟、酒及拔除残缺牙体和去除不良修复体。避免进食辛辣食物。

2. 口服维生素 A 胶丸和复合维生素 B 片，局部可擦拭 0.5% 维甲酸软膏。

3. 及早手术切除疣状型和颗粒型白斑，并送病理检查排除癌变。

三、口腔颌面部炎症

（一）智齿冠周炎

智齿冠周炎指智齿在萌出过程中，常发生阻生或萌出不全，牙冠周围软组织发生的炎症，又称智齿冠周炎。多发生在下颌第三磨牙，可引起颌面部间隙感染。本病常发生于 18～25 岁的青年人，是口腔科的常见病和多发病。

【诊断】

1. 病史　了解病人口腔卫生情况及饮食习惯，有无牙痛、咀嚼困难或张口受限。

2. 临床表现　早期全身表现不明显，仅感磨牙后区肿胀不适，咀嚼时会有疼痛。病情加重后，局部呈自发性跳痛，并可反射到耳颞区。严重时，炎症侵及咀嚼肌，出现牙关紧闭、张口受限，伴有明显的全身表现，如发热、头痛、乏力、食欲下降等。

3. 检查　口腔检查可见下颌第三磨牙萌出不全，冠周牙龈红肿、触痛明显，伴有口臭。可有盲袋溢脓，颌下淋巴结肿大、压痛，重者有面部软组织肿胀。血常规显示白细胞总数增多、核左移。X线牙片可见智齿形态及位置。

【治疗】

1. 注意休息，进流质饮食，勤漱口，应用抗生素控制感染。

2. 局部可行冠周盲袋冲洗。

【小贴士】

1. 教育儿童要多吃粗粮，促进颌骨发育。

2. 指导病人增加营养，注意劳逸结合，增强机体抵抗力。

3. 平时要注意口腔保健，如发现有牙齿生长异常，应及时就诊，及早去除病因。

4. 向病人说明为防止冠周炎复发，需行拔牙手术或龈瓣切除术治疗。

（二）颌面部间隙感染

颌面部间隙感染是颌面和口咽区潜在间隙化脓性炎症的总称，炎症呈弥散者称蜂窝组织炎，局限性者称脓肿。正常人体颌面部存在多个潜在的筋膜间隙，因筋膜间隙相互连通，炎症既可局限于一个间隙，亦可扩散至相邻间隙，形成多间隙炎症。

【诊断】

1. 病史　最常见为牙源性感染，如下颌第三磨牙冠周炎、根类周炎等；其次是腺源性感染，如扁桃体炎，多见于幼儿。外伤及血源性感染少见。病原菌以葡萄球菌和溶血性链球菌为主，多为混合感染，厌氧菌所致少见。仔细询问病史，了解病人是否存在未经彻底治疗的牙病史。

2. 临床表现　依据感染的性质、途径、部位不同而症状表现及体征不同。一般局部表现为红、肿、热、痛、功能障碍。重者可伴有高热、寒战。

（1）眶下间隙感染：多来源于牙源性感染，其特点为面部肿胀及疼痛。

（2）颞下间隙感染：多由相邻间隙扩散而来。因其位置深，外观常不明显，仔细检查可见颧弓上下及下颌支后方微肿，有深压痛，伴有不同程度的张口受限。

（3）咬肌间隙感染：多来源于智齿冠周炎，及下颌磨牙尖周炎。典型症状是以下颌支及下颌角为中心的咬肌区肿胀、充血、压痛，伴明显张口受限。

（4）翼下颌间隙感染：多来源于智齿冠周炎，及下颌磨牙尖周炎。常先有牙痛史，继之出现张口受限，咀嚼、吞咽疼痛。检查翼下颌皱襞处黏膜水肿，下颌支后缘稍内侧有轻度肿胀、深压痛。

（5）颌下间隙感染：颌下三角区肿胀，下颌骨下缘轮廓消失，皮肤紧张、压痛，按压有凹陷性水肿。

（6）口底多间隙感染：病变初，肿胀多在一侧颌下间隙或舌下间隙，如进一步发展扩散至颌周整个口底。

3. 辅助检查　实验室检查可见白细胞计数明显升高或出现中毒颗粒。

【治疗】

应用抗生素控制感染，常用青霉素，剂量应大。局部形成脓肿应切开引流，炎症消退后应及时拔除病灶牙，避免复发。

【小贴士】

1. 向病人介绍口腔保健常识，定期到医院进行口腔检查。

2. 一旦发生颌面部间隙感染，应及时就医，彻底治愈。

3. 加强口腔卫生意识，餐后用生理盐水或漱口液漱口。

（三）化脓性颌骨骨髓炎

颌骨骨髓炎是由细菌感染以及物理或化学因素，使颌骨包括骨膜、骨皮质、骨髓及其中的血管、神经等整个骨组织产生的炎性病变。炎症如从骨髓向四周发展，破坏颌骨，称之为中央性颌骨骨髓炎；由骨膜下脓肿损害骨皮质，称为边缘性颌骨骨髓炎。颌骨骨髓炎的病因有感染因素、物理因素、化学因素，其中以化脓性颌骨骨髓炎最常见。化脓性颌骨骨髓炎多发生于青壮年，主要的感染途径是牙源性感染。急性根尖周炎或智齿冠周炎为常见牙病，主要的病原菌为金黄色葡萄球菌，常见为混合性感染。

【诊断】

1. 病史　了解有无牙病史，有无颌面部放疗史，有无其他物理或化学物质接触史等。

2. 临床表现

（1）中央性颌骨骨髓炎：

①急性期：起病急剧，患牙持续性剧痛，且向三叉神经分布区放射，牙齿松动，叩痛，前庭沟变浅，面部肿胀，全身中毒症状重，局部淋巴结肿大，白细胞增高。如病变位于上颌骨，易穿破骨壁引流，炎症渐消退。病变位于下颌骨时，脓液不易穿破骨膜，则形成弥漫性骨髓炎，波及下牙槽神经时下唇麻木。约3周后，X线光片显示骨质广泛破坏。

②慢性期：常为急性期的延续，如急性期未得到及时、合理、彻底的治疗即进入慢性期。口内或面部皮肤形成多个瘘管，有时混杂有小块死骨。如有大块死骨形成可发生病理性骨折，死骨不清除，病变可持续数月至数年，一旦瘘管阻塞，炎症又可急性发作。X线片可见病变区骨质疏松，骨小梁排列紊乱，骨膜反应性增生。

（2）边缘性颌骨骨髓炎：多见于青年人，好发于下颌支，其感染来源与中央性一样，多为牙源性感染，其中又与下颌智齿冠周炎最为多见。急性期临床特点与颌周间隙感染相似。慢性期全身症状较轻，可有长期排脓的瘘管，探诊骨面粗糙。瘘管阻塞炎症可急性发作，咬肌区出现硬块，轻微压痛，凹陷性水肿，张口受限。下颌支后前位 X 线片，可见骨皮质不光滑，或有小片死骨形成。

【治疗】

急性期全身应用抗生素控制感染。局部形成脓肿应切开引流，炎症消退后应及时拔除病灶牙，避免复发。

【小贴士】

1. 结扎丝及夹板去除后，告诉病人逐渐练习张闭口运动，直至功能恢复。练习时要有耐心和毅力。

2. 勿吃坚硬食物，保证营养摄入，以利身体恢复。

3. 牙齿病变要早发现、早治疗，从而避免颌面部感染的发生。

（四）小儿化脓性颌下淋巴结炎

颌面部淋巴循环丰富，而婴幼儿淋巴组织发育尚不完善，屏障功能差，牙齿、牙周组织的炎症及上呼吸道感染等，均易引起化脓性颌下淋巴结炎，并极易发展成颌周蜂窝织炎。病原菌多为金黄色葡萄球菌。

【诊断】

1. 病史　发病前常有上呼吸道感染史。

2. 临床表现　发病急骤，有明显的寒战、高热、倦怠、哭闹、白细胞总数增高等全身症状，局部表现为颌下区红肿及压痛，并可触到肿大的淋巴结，触痛明显。

【治疗】

1. 炎症早期局部可热敷或外敷鱼石脂油膏等。

2. 应用有效抗生素控制感染。

3. 加强全身支持疗法，增加营养，必要时输液及少量输血。

4. 如已形成脓肿，应及时切开引流。

5. 及时治疗上呼吸道感染、扁桃体炎与口腔疾患，可预防化脓性颌下淋巴结炎的发生。

（五）颌面部疖和痈

颌面部毛囊较多，富有皮脂腺，是疖和痈的好发部位，特别是鼻唇部危险三角区的疖、痈如受挤压，可引起细菌血行扩散，引起严重败血症、海绵窦血栓静脉炎。常见病原菌为耐药性金黄色葡萄球菌。

【诊断】

1. 疖　疖初起多为微红突起小硬结，有疼痛或烧灼感，无全身症状，局限者呈现小脓头，破溃排出脓液后自愈。

2. 痈　多见于上唇，患唇红肿，变厚外翻，疼痛剧烈，有多个脓头，周围皮肤坏死，呈蜂窝状。全身中毒症状明显，畏寒、高热、乏力、食欲不振等。严重时可引起颅内感染。

【治疗】

1. 局部治疗　早期疖肿可行理疗，局部涂2%碘酊。唇痈可应用高渗盐水或1∶5000呋喃西林液局部湿敷，切忌搔抓、挤压。如局部已有坏死，脓头形成，可仔细钳出脓头以达引流。

2. 全身治疗　应用大剂量有效抗生素，如可用红霉素与氯霉素联合静滴。

3. 全身支持疗法　卧床休息，镇静止痛，纠正水、电解质和酸碱失衡。

四、口腔颌面部损伤

（一）软组织损伤

【诊断】

1. 病史　颌面部有擦伤、挫伤、刺伤、割伤或撕咬伤、火器伤史等。

2. 临床表现　颌面局部皮肤、口腔黏膜、舌表面有裂口、淤斑或组织缺损、出血、肿胀、疼痛。颞下颌关节挫伤时，有关节痛，张口受限，咬合错乱。

【治疗】

伤后应尽快行清创缝合术。

1. 尽快止血。措施如下：①指压颌外动脉、颞浅动脉等有关血管。②加压包扎。③冷敷。④用止血粉、云南白药等止血。

2. 用生理盐水和3％过氧化氢溶液彻底冲洗伤口，去除污物。

3. 要尽量保存组织，特别是皮肤和黏膜。

4. 颌面部的缝合要用细针细线，准确地将组织分层对位缝合，以减少术后畸形。

5. 预防破伤风。口腔颌面伤污染严重者应预防破伤风感染。伤后尽早肌内注射 1500～3000 国际单位破伤风抗毒素，同时用另一注射器在另一部位皮下注射破伤风类毒素 0.5～1ml，然后每隔 48h 注射破伤风类毒素 0.5～1ml。

（二）牙和牙槽骨损伤

【诊断】

1. 病史　多见于前牙，常因碰撞、跌伤、咀嚼硬物等引起。

2. 临床表现　轻者牙齿松动，重者可使牙脱位或牙折断，甚至伴发牙槽骨骨折，出现咬合错乱。外伤部位软组织常有裂伤、出血、淤斑和疼痛。

【治疗】

1. 牙齿轻度损伤后，近期内要减轻和避免咀嚼压力。

2. 移位和脱位的牙齿与牙槽骨骨折，手法整复后，用金属丝做牙间结扎固定，或使用弓杠、夹板等做单颌固定。

3. 牙部分折断时，应做根管治疗或拔除。

（三）颌骨骨折

【诊断】

1. 病史　颌面部有遭受较强暴力史。

2. 临床表现　损伤区出现出血、肿胀、疼痛和局部压痛。骨折错位时可引起咬合错乱和张口、闭口困难等功能障碍。上颌骨骨折可伴眶周水肿、出血、眼结膜下淤斑、眼球运动障碍、脸形变长、复视和颅脑损伤等。

【治疗】

颌骨骨折的治疗原则是将骨折片复位并固定，恢复正常咀嚼功能。在全身情况允许下，应尽早使骨折片复位，有利于止血、止痛、预防感染和促使骨折愈合。常用手法复位、牵引复位、手术复位。固定有"∞"字栓丝、牙弓钢丝夹板、切开复位固定3种方法。

五、口腔颌面部常见肿瘤

（一）牙龈瘤

并非真性肿瘤，是牙周膜、牙槽嵴、骨膜受刺激形成的炎症增生物。与内分泌有关，妇女妊娠期时有发生，分娩后停止生长或消失。

【诊断】

临床多见于青年及中年妇女，发生于牙龈乳头部，肿物有蒂，呈息肉状，有的基底较宽，缓慢无痛性生长，易被咬伤发生溃烂，可压迫牙槽骨吸收，使牙齿松动、移位。

【治疗】

牙龈瘤应手术彻底切除，并拔除波及的牙齿，以免复发。

（二）涎腺混合瘤

涎腺混合瘤是涎腺组织，包括腮腺、颌下腺、舌下腺和小唾腺中最常见的肿瘤。

【诊断】

临床混合瘤多发于腮腺，其次是腭部与颌下腺，呈无痛性缓慢生长的多结节形包块，质较硬，与周围组织无粘连。如增长速度加快，粘连、疼痛或出现面瘫，硬度增加，固定，面神经麻痹，皮肤溃疡等，多为恶变的征象。

【治疗】

涎腺混合瘤的治疗以手术切除为主。腮腺区肿瘤在切除肿瘤的同时应做腮腺深、浅叶切除。注意保护面神经。颌下腺肿瘤要将腺体一并摘除。颌下腺混合瘤需做颌下三角清扫术。腭部混合瘤应同时切除肿瘤区的黏膜和骨膜。

（三）口腔癌

口腔颌面部恶性肿瘤，以癌最多见，其中鳞状细胞癌约占80%，其次是腺癌及未分化癌。多发于牙龈、舌、颊、腭、上颌窦等部位。

【诊断】

早期表现为黏膜息肉，慢性溃疡或白斑等癌前病变。以后基底浸润变硬、固定、边缘隆起、中心凹陷，或是增生突起，呈菜花状，易出血，伴明显疼痛与口臭。肿瘤侵犯牙槽骨可致牙齿松动、疼痛。侵犯到咀嚼肌时，还可导致张口受限。当癌转移时，颏下、颌下和颈部等区域淋巴结可肿大、坚硬、固定。癌还可循血液转移至肺、肝等重要脏器。

【治疗】

口腔癌均应采取以手术为主的综合治疗。切除原发灶，同时辅以化学药物治疗、放射治疗、冷冻和免疫治疗。有颈淋巴结转移时，应进行颈淋巴结清扫术。

（四）舌癌

舌癌是最常见的口腔癌，舌前2/3癌98%以上为鳞癌，男性略多于女性，近年来有女性增多及发病年龄年轻化的趋势。舌癌的病因可能与下列因素有关：长期吸烟、口腔内长期慢性的炎症刺激、锐利牙嵴和残根对黏膜的损伤、癌前期变如白斑和病毒的侵袭、维生素及微量元素的缺乏、内分泌因素等。

【诊断】

1. 病史　护士应了解病人全身健康状况、家族史、日常生活习惯、有无烟酒嗜好；同时了解口腔内有无锐利牙嵴、残根对口腔黏膜的损伤，有无口腔白斑等危险因素。

2. 临床表现　舌癌好发于舌侧缘中1/3，其次为舌腹、舌背，外生型和溃疡型易被发现，浸润型早期不易被发现。舌癌早期无症状或仅为轻微疼痛，个别病例疼痛明显。当舌癌广泛侵袭舌肌，疼痛剧烈，舌体运动受限。舌癌晚期可蔓延至口底及下颌骨舌侧骨膜、骨板或骨质，使舌活动严重受限、固定，影响说话、进食，出现吞咽困难。如有继发感染或侵犯舌根常发生剧烈疼痛，并反射至半侧的头部。因舌体组织具有丰富的淋巴管和血液循环，且舌体活动频繁，促使舌癌淋巴结转移较早。

3. 检查　组织活检可确诊。

【治疗】

舌癌以综合治疗为主，晚期病人首选手术治疗。

【小贴士】

1. 及早发现癌前病变，必要时行活检检查。

2. 避免进食辛辣、硬的食物。

（五）牙龈癌

牙龈癌多为鳞状细胞癌，好发于双尖牙区及磨牙区，下牙龈癌较上牙龈癌多见，近年来呈逐年下降的趋势。牙龈癌的发生可能与口腔卫生不良、不良牙体或义齿修复体、饮食习惯有一定关系。在综合性医院口腔科中，其发病率居首位。

【诊断】

1. 病史　询问病人有无不良牙体或义齿修复体，了解其饮食习惯、口腔卫生习惯等。

2. 临床表现　牙龈癌多为分化度较高的鳞状细胞癌，生长缓慢，表现为溃疡型或外生型。早期病变向牙槽突及颌骨浸润，使骨质破坏，病人多因牙齿松动、移位、疼痛等症状就诊。上牙龈癌可侵入上颌窦及腭部；下牙龈癌侵袭到磨牙后区、咽部及咀嚼肌群时，病人出现张口困难。颌骨破坏严重者可造成病理性骨折。下牙龈癌淋巴结转移早，多转移到患侧颌下及颏下淋巴结；上颌牙龈癌则转移到患侧颌下及颈深淋巴结。

【治疗】

积极采取对症治疗、手术切除和化疗等治疗方法。

【小贴士】

1. 积极发现并治疗牙龈良性病变，防止恶变。

2. 良性病变治疗无效，应及时进行活检。

六、先天性唇腭裂

先天性唇腭裂是颌面部最常见的先天性发育畸形。新生儿唇腭裂的发生率平均为 1/1000。唇腭裂不仅影响容貌，还可导致吮吸、语言等功能障碍。

【诊断】

婴儿出生时，可见上唇一侧或双侧，完全或不完全裂开。腭裂裂开程度也有所不同。唇腭裂畸形可单独发生，也可同时存在。唇腭裂畸形，可影响吸奶。腭裂患儿发音时带浓重的鼻音，且吐字不清。

【治疗】

患儿应行唇腭裂修复手术。手术最佳时机：唇裂为出生后 3~6 个月，腭裂以 2~5 岁为宜。

第九章　皮肤科疾病和性传播疾病

第一节　真菌性皮肤病

真菌性皮肤病一般称为癣，是真菌所引起的一种传染性皮肤病。常见有以下几种：

一、头癣

头癣是浅部真菌感染头皮和头发而发生的癣病，可分为黄癣、白癣和黑点癣三型。

【诊断】

1. 黄癣

（1）病原菌：由许兰毛癣菌引起。

（2）临床表现：始发于儿童，但可延续到成人时期。初发为毛囊性丘疹或脓疱，继以形成蝶形黄痂，有鼠尿臭味，去痂后局部露出糜烂面或浅溃疡，愈后形成萎缩性瘢痕。患处头发干枯，长短不齐，易折断或脱落。

（3）实验室检查：滤过紫外线灯检查，病变处呈现暗绿色荧光。直接镜检病发，可见发内菌丝、关节孢子、气沟、气泡。黄色痂内充满孢子及菌丝。

2. 白癣

（1）病原菌：由小孢子菌属引起，在我国大多数是铁锈色小孢子菌。

（2）临床表现：多见于儿童，到青春期能自然痊愈。初起为红色小丘疹，以后向周围蔓延而形成圆形、边缘清楚的白色鳞屑性斑片。病发无光泽，有的外围有白色鳞屑鞘，易折断，病发残端亦被以白色鳞屑鞘。病程较长，初发病时发展快，3～4个月后进入静止期。

（3）实验室检查：滤过紫外线灯检查，患处呈亮绿色荧光；直接镜检，病发处可见成堆的小孢子及菌丝，可培养出铁锈色小孢子或其他小孢子菌。

3. 黑点癣

（1）病原菌：由紫色毛癣菌引起，少数由断发毛癣菌引起。

（2）临床表现：儿童及成人都可发生。初起时为小丘疹，以后变为鳞屑性小斑片，患处的头发往往刚出头皮即折断，呈黑点状。发展较慢，愈后部分病人头部有散在的小片脱发区。

（3）实验室检查：滤过紫外线灯检查患处无荧光。直接镜检，病发内充满呈链状排列的圆形大孢子，有时可见菌丝。

【治疗】

1. 服药 口服灰黄霉素，小儿每日 10～15mg/kg，成人每日 0.6g，分 3 次饭后服用。黄癣连服 10～14 日，白癣及黑点癣连服 14～21 日。或酮康唑 200mg，每日 1 次，儿童酌减。用药期间应注意不良反应，定期检查肝功能和血象。亦可选用伊曲唑 100mg/d，疗程 6 周，用餐时服用，儿童剂量每日 5mg/kg，同时辅以外用药物；或用特比萘芬，用量为体重小于20kg 者，62.5mg/d;20～40kg 者,125mg/d;40kg 以上者,给予250mg/d,疗程 4～8 周。

2. 搽药 外搽复方苯甲酸软膏或 10% 硫黄软膏，或 2% 碘酊，每日搽 2 次，以上药物可交替使用；也可用克霉唑软膏、咪康唑软膏。

3. 洗头 每日用热水肥皂洗头一次。

4. 剪发 每周剪发 1 次，连续 8 次。

5. 煮沸消毒 病人用过的衣物等要煮沸消毒。

【小贴士】

1. 早发现、早隔离、早治疗。

2. 加强对理发店的管理，患者用过的衣帽、枕头、梳子和毛巾要严格消毒，剪下的病发及痂皮用纸包好烧毁。

3. 不接触患癣病的家畜，对病畜要及时治疗。

二、体癣和股癣

【诊断】

1. 病史　病原菌由毛癣菌属、小孢子菌属及表皮癣菌属引起。在我国主要由红色毛癣菌所致，次为絮状表皮癣菌及石膏样毛癣菌引起。

2. 临床表现　皮损初为红色丘疹或小水疱，损害从中心渐向外扩大，形成环形或多环形，表面有细屑，边界清楚，边缘炎症明显且稍隆起于皮面，中央有自愈倾向，或留下暂时性色素沉着。体癣好发于面、颈及躯干等处；股癣则侵及股内上侧，有时累及臀部，甚至蔓延至阴囊、阴茎。有痒感，夏季多见。

3. 实验室检查　刮取损害边缘鳞屑直接镜检，可见细长菌丝。

【治疗】

1. 局部治疗可外搽 5%～10% 水杨酸醑或复方软肥皂液、复方苯甲酸软膏；或 4% 克霉唑霜、3% 咪康唑霜、1% 益康唑霜、复方酮康唑霜，每日搽 2 次。为防止复发，巩固疗效，在皮损消退后，还应继续搽药 1～2 周。

2. 如局部治疗效果差或皮损面积广泛者，则可口服灰黄霉素或酮康唑，或伊曲康唑、氟康唑、特比萘芬等。

【小贴士】

患者浴巾、内衣、内裤要经常煮沸消毒。

三、手癣和足癣

【诊断】

1. 病原菌　主要病原菌为红色毛癣菌、石膏样毛癣菌、絮状表皮癣菌及白色念珠菌。一般通过拖鞋、洗脚盆、浴盆及浴巾等传染。

2. 临床表现　手癣常为一侧，足癣常累及两侧，皮损多发生于手掌及足底，尤好发于第三、四指间及第四、五趾间，表现为界限清楚的表皮浸渍糜烂者称浸渍型。以水疱为主，伴剧痒者称水疱型。以肥厚皲裂、脱屑干燥为主者称鳞屑角化型。病程长，夏季重，冬季轻，常多年不愈，并可累及指（趾）甲。

3. 实验室检查　真菌检查常为阳性。

【防治】

1. 注意个人及集体卫生，不用公共拖鞋及毛巾、洗脚盆等。

2. 以外用药为主，浸渍型可先外扑足癣粉，糜烂好转后，外搽 4% 克霉唑霜或 3% 咪康唑霜；水疱型可外搽 5%～10% 水杨酸醑，或复方软肥皂液、复方苯甲酸软膏、血竭搽剂，或复方土槿皮酊；鳞屑角化型，可搽复方苯甲酸软膏、克霉唑或咪康唑软膏等。对顽固性手、足癣，也可选用抗真菌药物口服。

【小贴士】

治疗过程中要注意鞋袜的消毒。有继发细菌感染者，应先控制感染后，再用抗真菌药物治疗。

四、花斑癣

【诊断】

1. 病史　本病由马拉色糠秕孢子菌引起。

2. 临床表现　多发于成年人，男性多于女性。好发于颈、胸部、背部、腋窝、肩及上臂等处皮肤。皮损为圆形或不规则形的黄褐色或黑褐色斑，表面有薄的糠秕样细屑，与正常皮肤相间，呈花斑状，日久可引起色素减退，呈浅白色。病程发展慢，夏季重，冬季轻，几乎无自觉症状。

3. 实验室检查　滤过紫外线灯显黄色或黄褐色荧光。鳞屑镜检可见多数短而弯曲的分支状花斑癣菌丝和群集的厚壁芽孢。

【防治】

1. 局部先搽硫代硫酸钠溶液，待干后再搽 3% 盐酸液，每日

2次。亦可搽其他体癣外用药物，如1%益康唑霜、2%咪康唑霜等。待皮疹消退后仍需继续搽药，至少两周。

2. 当局部治疗无效或皮损广泛时，可口服酮康唑片剂或选用伊曲康唑或氟康唑等治疗。但肝病患者不宜服用。

【小贴士】

患者穿过的内衣及用过的被单、枕巾等要煮沸消毒。

第二节　病毒性皮肤病

一、疣

疣是由病毒感染所引起的表皮良性赘生物。临床常见有四型，即寻常疣、跖疣、扁平疣、尖锐湿疣等。疣由人类乳头瘤病毒（HPV）感染引起。HPV的类型很多，不同类型的HPV与疣的临床表现有一定关系。

【诊断】

1. 病史　有接触传染史，免疫功能低下及外伤者易患此病。

2. 临床表现

（1）寻常疣俗称"刺瘊"。皮疹为黄豆大或更大的半圆形或多角形的角质隆起，表面干燥粗糙，呈灰白色、灰褐色或正常肤色，顶端呈花蕊或刺状。好发于手背、指背、甲周、甲缘及甲下。发生于颈部、眼睑者，可为柔软细长的丝状突起，顶端呈角质状，称丝状疣。发生于头皮颜面者，疣体表面呈参差不齐的指状突起，称为指状疣。

（2）扁平疣好发于面部、手背和前臂，多骤然发生，皮损为帽针头至绿豆大小正常肤色或淡褐色的圆形、椭圆形或多角形扁平丘疹，表面光滑或稍硬，散在或密集分布。如搔抓可引起自身接种，出现数个丘疹沿抓痕呈串球状排列。

（3）跖疣是发生于足跖部的寻常疣。初起为角质小丘疹，逐渐增至黄豆大小，因在足底受压而形成角化性淡黄色或褐黄色胼胝样斑块或扁平丘疹，表面粗糙不平，中央稍凹，边缘绕以稍高的角质环，触痛明显。削去角质层，其下方有疏松的角质软芯，可见毛细血管破裂出血而形成小黑点。多为单侧发，数目不定。

【治疗】

主要采用外用药物治疗和物理治疗，对数目较多的或久治不愈者，可选用全身治疗方法，采用抗病毒药物。

二、传染性软疣

【诊断】

1. 本病由传染性软疣病毒所致。

2. 多见于儿童及青少年。

3. 皮损为半球形丘疹，针头至黄豆大，表面有蜡样光泽，顶部呈脐窝状，可挤出豆渣样物质。好发于躯干、四肢、肩胛及阴囊等处，散在分布，病程慢，自觉微痒。

【治疗】

1. 避免搔抓，以防扩散。

2. 主要为局部治疗。将疣表面消毒后，用小镊子或小刀尖将软疣夹破，挤出其内容物，然后以细竹签蘸5%碘酊或纯液体苯酚涂搽腔内。

3. 0.1%维甲酸溶液、5%新洁尔灭液外用，亦可用液氮冷冻或二氧化碳激光等治疗；或联合用聚肌胞、甲氰咪胍、干扰素等治疗。

三、单纯疱疹

单纯疱疹是由人类单纯疱疹病毒所引起，有自限性，但易复发。中医称"热疮"。本病系 DNA 病毒中的单纯疱疹病毒（HSV）所致，根据其抗原性质不同，人类单纯疱疹病毒可分为 I、II 型。HSV - I 型主要引起腰部以上口、眼皮肤黏膜感染。HSV

－Ⅱ型,主要引起腰部以下部位,如外生殖器及新生儿的感染。人是人类单纯疱疹病毒唯一的自然宿主,病毒经皮肤黏膜破损处进入体内,潜伏在感染的神经节中, 可分为原发型和复发型。

【诊断】

1. 病史　了解有无发热、过度劳累、胃肠功能紊乱、月经期等诱发因素存在。

2. 临床表现

(1) 原发型单纯疱疹中最常见者为疱疹性口龈炎,多见于1～5岁婴幼儿, 口腔、牙龈上出现成群小水疱, 破溃后形成浅表性疼痛性溃疡, 伴有高热、局部淋巴结肿大压痛, 病程大约2周。

(2) 复发型单纯疱疹为临床最多见一型, 皮损主要发生于口角、唇红、鼻孔附近皮肤黏膜交界处。初期局部先有灼痒及轻度紧张感, 随之在红斑的基础上发生簇集性米粒大小水疱, 很快破裂、干燥结痂, 预后遗留暂时性色素沉着。病程自限性1～2周可消退, 常易在同一部位复发。同时伴有局部淋巴结肿大或低热等, 如果累及眼, 可引起树杈状角膜炎、角膜溃疡。

【治疗】

治疗原则为缩短病程, 预防继发感染, 抗病毒, 以减少复发。

四、带状疱疹

带状疱疹是由水痘带状病毒感染引起的, 以某一神经痛及该神经支配区域皮肤上群集疱疹为特征的病毒性皮肤病。中医称"缠腰火丹"。带状疱疹好发于春秋两季, 成人多见, 发病前常有发热及上呼吸道感染症状。本病的病原体是水痘带状疱疹病毒, 有亲神经和亲皮肤的特性。该病毒在免疫功能低下或无免疫力的人群被感染后, 经呼吸道黏膜侵入体内, 经血行传播, 首先发生水痘或隐性感染。病毒沿神经纤维向中心移动, 长期潜伏于脊髓神经后根或神经节的神经元内。当机体抵抗力降低时，病毒被激活，受累的神经节发炎或坏死，产生神经痛，同时在该神经支配区域内发生特有的节段性疱疹。

【诊断】

1. 病史　发病前有无发热及上呼吸道感染症状；有无受凉、潮湿、过度疲劳等诱发因素。

2. 临床表现　本病好发于肋间神经或三叉神经第一分支区域，亦可见于耳部、四肢、腰部等。发疹前多数先有患部皮肤感觉过敏和剧烈神经痛，也可突然发病，数日后，患部皮肤发生红斑，继而在红斑基础上出现簇集性且不融合的粟粒至绿豆大小红色丘疹，迅速变为水疱，疱液澄清，壁紧张发亮如珍珠状，周围有红晕，严重者可有血疱，皮疹陆续出现，常沿神经支配区域单例分布呈带状排列，常不超过体表正中线，各簇水疱群之间皮肤正常。数日后，水疱干涸、结痂，预后遗留暂时性淡红色斑或色素沉着。全病程2~3周，老年人需3~4周，治愈后可获终身免疫。

【治疗】

一般无并发症者，以抗病毒、止痛、消炎、缩短病程、促进神经复原、保护局部、预防继发性感染为主。采用左旋咪唑、乌洛托品、阿昔洛韦、病毒灵、氧化镁口服，亦可采用聚肌胞、转移因子、胸腺肽、丙种球蛋白等肌注，干扰素皮下注射。

【小贴士】

1. 病毒感染具有自愈性，防止操之过急。

2. 内衣不要过紧，最好为棉织物。

第三节　细菌性皮肤病

一、脓疱疮

脓疱疮俗称"黄水疮"，是一种常见的急性化脓性皮肤病，好发于儿童，传染性强，夏秋季多见，面部、四肢等暴露部位易受累，其特点为水疱、脓疱，易破溃形成脓痂。由金黄色葡萄球菌和（或）乙型溶血性链球菌感染引起。病原菌通过黏附素、细胞壁丝状突起上的抗原不可逆地黏附于宿主细胞特异性受体上而在皮肤上繁殖。

【诊断】

1. 病史　了解是否存在机体抵抗力降低、潮湿环境等诱发因素，是否存在局部流行。

2. 临床表现　根据临床的不同表现，可分为寻常型、大疱型、新生儿型。

（1）寻常型脓疱疮：易在学龄前和学龄期儿童中流行，传染性很强。皮损初期为红斑或丘疹，迅速发展成水疱或脓疱。脓疱为帽针头至黄豆大小，疱壁薄而易破，故不易看到初发脓疱，破后露出红色糜烂，脓汁干涸结成灰黄色厚痂，可因擦洗、搔抓自我传播，向周围和其他处蔓延与附近脓疱互相融合成片，发生新的皮疹。一般 5～10 天自然脱痂而愈，不留疤痕。皮损好发于暴露部位，以面部、头皮、四肢为多，严重者可泛发全身，伴有高热达 39℃～40℃，以及淋巴结炎、败血症、急性肾炎。

（2）大疱型脓疱疮：主要由金黄色葡萄球菌引起，多见于儿童，以夏季多见，好发于面部、躯干、四肢，偶见掌跖部。皮损初为帽针头至黄豆大小水疱或脓疱，迅速增大到指头大小，周围红晕不明显，疱内容物为黄色，迅速变混浊，疱壁薄而松弛，不易破，疱液沉积于疱底呈半月形。脓疱破溃后流出稀薄脓液，所经之处发生新的脓疱，称环状脓疱疮，自觉瘙痒，一般无全身症状。

（3）新生儿型脓疱疮：又称新生儿天疱疮。由凝固酶阳性金黄色葡萄球菌引起，是大疱型脓疱疮的一种异型。发病与细菌的毒力强、多汗或保暖过度有关，发病急，传染性强，易在新生儿中流行，多见于生后 4～10 天体质较差的新生儿。皮损为黄豆至桃核大的水疱或脓疱，周围有红晕，疱壁薄易破溃，形成红色大面积咬烂面。全身症状显著，体温39℃以上，患儿精神不振，呕吐腹泻，不及时治疗可因败血症、脓毒血症而死亡。

3. 实验室检查及其他检查 白细胞总数及中性粒细胞可增高。脓液中可分离培养出金黄色葡萄球菌或淋球菌链球菌，必要时可作菌型鉴定。

【治疗】

局部以杀菌、消炎、收敛、干燥为治疗原则。全身加强支持疗法，根据药敏试验选择相应的抗生素，同时注意预防继发感染。

【小贴士】

1. 指导病人及时治疗瘙痒和感染性病灶。

2. 指导病人瘙痒时的自我保护，勿用指甲抓患处。

3. 指导病人及家属做好消毒及隔离工作，以免交叉感染。

4. 指导病人正确用药。

二、麻风病

麻风病是由麻风杆菌引起的一种慢性传染病。主要侵犯皮肤、黏膜和周围神经，也可侵犯深部组织和器官。一般通过与传染型麻风患者的长期密切接触而感染，麻风杆菌经皮肤或黏膜破损处侵入人体。潜伏期长短不一，一般为2~5年。根据麻风病免疫力由大到小，麻风菌素试验由强阳性渐减弱为阴性，麻风杆菌由少而多，组织病理学由上皮样细胞肉芽肿到泡沫细胞肉芽肿等特点，将麻风病分为：结核样型麻风（TT）、界线类偏结核样型麻风（BT）、中间界线类麻风（BB）、界线类偏瘤型麻风（BL）、瘤型麻风（LL），以上又称五级分类法。未定类麻风（IL）是各期麻风的早期表现，可向其他类型演变。

【诊断】

1. 结核样型麻风

（1）主要累及皮肤和周围神经，不侵犯黏膜、淋巴结、眼球及其他内脏。

(2) 皮损可有斑和斑块，数目常为 2 ~ 3 片，边缘整齐、清楚。常有明显的感觉障碍，温觉、痛觉及触觉顺次丧失，有闭汗。表面多干燥有鳞屑，损害处毳毛脱落，斑常呈浅色和淡红色，斑块为暗红或紫红色，边缘高起，好发于四肢、面部、肩部、臀部。

(3) 浅神经，如耳大神经、尺神经、腓总神经等变粗大，呈梭状、结节状或串珠状，质硬有触痛，多为单侧性。受累严重时，神经营养、运动等功能发生障碍，形成"鸟爪手"（尺神经受累）、"猿手"（正中神经受累）、"垂腕"（桡神经受累）、"足下垂"（腓总神经受累）、"兔眼"（面神经受累，眼睑闭合不全），及有指（趾）骨吸收、溃疡等表现。

(4) 麻风菌素试验为强阳性。

(5) 实验室细菌检查一般为阴性。细胞免疫功能正常或接近正常，血清中体液抗体较正常人略高。

(6) 病理检查为结核样肉芽肿，表皮下看不到"无浸润带"，查不到抗酸杆菌。

2. 界线类偏结核样型麻风

(1) 皮损为斑或斑块，色淡红、紫红或褐黄，边界整齐或部分外缘不清楚，有时形成内外边缘都清楚的环状损害。皮损多发，分布多不对称，以躯干、四肢、面部为多。感觉障碍较 TT 轻而且稍迟。

(2) 浅神经受累数目较 TT 多而不对称。

(3) 麻风菌素试验弱阳性、可疑或阴性。

(4) 实验室麻风菌检查一般为阳性（ + ~ + + + ）。细胞免疫功能较正常人低，血清中体液抗体较 TT 型高。

(5) 病理检查与 TT 相似，但表皮下有一狭窄的"无浸润带"，抗酸杆菌无或弱阳性。

3. 中间界线类麻风

(1) 皮损为多形性和多色性。可有斑、斑块、浸润等，呈葡萄酒色、橘黄色、棕黄色、红色或棕褐色，有时一块皮损呈现两种颜色，或呈红白相间的环状，还可出现"卫星状"损害。皮损内缘清楚，外缘不清楚或部分清楚，损害多且分布广，多不对称，眉毛可不对称脱落。

（2）浅神经受累，轻度麻木，比 TT 轻。

（3）可发生黏膜、淋巴结、眼、睾丸及内脏损害。

（4）麻风菌素试验阴性。

（5）实验室麻风菌检查为阳性（＋＋～＋＋＋＋）。细胞免疫功能介于两极型之间，血清中体液抗体比 BT 型高。

（6）病理检查表皮下有"无浸润带"，可见 TT 和 LL 两者的组织相。

4. 界线类偏瘤型麻风

（1）皮损大多似瘤型，有斑疹、丘疹、结节、斑块和浸润等。数目较多，形态较小，边界不清，分布较广泛。有的损害内缘清楚而外缘模糊。眉毛可不对称脱落。

（2）浅神经较粗大，触之较软，感觉障碍较轻，出现较迟，畸形出现较晚。黏膜损害出现较早，并可发生内脏损害，淋巴结和睾丸肿大有触痛。

（3）麻风菌素试验阴性。

（4）实验室麻风菌检查强阳性（＋＋＋＋～＋＋＋＋＋）。细胞免疫功能显示有缺陷，体液抗体较 BB 型高。

（5）病理检查，一种主要是由组织细胞组成的肉芽肿，另一种是带菌的泡沫细胞。其间有成群的淋巴细胞，表皮下"无浸润带"明显，抗酸染色阳性。

5. 瘤型麻风

（1）皮损数目多，分布广而对称，边缘不清，表面有油样光泽。颜色大多由红色向红黄及棕黄色发展。好发于面部、四肢和臀部，耳垂可肥大，面部结节可融合形成"狮面"样。眉毛由外侧开始对称脱落，头发亦可脱落。

（2）浅神经轻度粗大，对称而软，感觉障碍较轻，出现较晚。

（3）黏膜损害发生早而明显，可有鼻中隔穿孔，鼻梁塌陷，形成鞍鼻，并可发生眼、睾丸及内脏损害。

（4）麻风菌素试验阴性。

（5）实验室麻风菌检查强阳性（＋＋＋＋～＋＋＋＋＋）。细胞免疫功能试验显示有明显缺陷。体液抗体明显增高。

（6）病理检查为泡沫细胞肉芽肿结构，巨噬细胞内含有大量的麻风杆菌，表皮下有"无浸润带"。

6. 未定类麻风

（1）有各型麻风的早期表现，皮损单纯，多为淡红斑或浅色斑。边缘清楚或部分不清，其分布不对称，数目多少不一。

（2）浅神经轻度粗大，皮损处可有轻度感觉障碍，产生运动障碍和畸形者少。

（3）麻风菌素试验多为阳性。

（4）实验室麻风菌检查多为阴性。细胞免疫功能有的正常或接近正常，有的明显缺陷。

（5）病理检查为非特异性炎性细胞浸润。抗酸染色多为阴性。

【治疗】

要早期、及时、足量、足程、规则治疗。为了减少耐药性的产生，主张数种有效的抗麻风化学药物联合治疗，不论应用何种疗法，当达到临床治愈标准后，均应给予巩固治疗，以免复发。

1. 氨苯砜　开始每日服25mg，每2～4周增加25mg，渐增至每日100mg，服6日停1日，连服3个月，停药2周，为一个疗程。

2. 苯丙砜　开始每日服0.25g，每2～4周增加0.5g，直增至每日3g为维持量，服药的间歇时间同氨苯砜。

3. 氨硫脲　开始每日口服25mg，渐增至每日100mg为维持量，服药的间歇时间同氨苯砜。

4. 氯苯吩嗪　用于治疗麻风及麻风反应都有疗效，尤适用于耐氨苯砜病例。治麻风时，每日服 100mg，每周服 6 日，停药 1日。治麻风反应时，从大剂量开始，每日 200～500mg，待反应控制后，缓慢减量至每日 100～200mg 作为维持量。

5. 利福平　一般每天清晨空腹服 450～600mg，连服 1 个月。对并发症亦应采取相应治疗。此外，为纠正患者存在的免疫缺陷，可采用免疫疗法。

【小贴士】

1. 加强对患者的教育，积极治疗。

2. 对与患者密切接触者应定期体检。

3. 加强对周围人群的科普教育，消除歧视。

第四节　变态反应性皮肤病

变态反应性皮肤病是皮肤病中的多发病、常见病。这类皮肤病约占所有皮肤病的 30%，包括接触性皮炎、湿疹。

一、接触性皮炎

接触性皮炎是由于接触某种外源性物质后在皮肤、黏膜接触部位发生的急性或慢性炎症反应。

【诊断】

1. 病史　有无外源性物质接触史。

2. 临床表现　一般起病较急，在接触部位发生边界清楚的红斑、丘疹、丘疱疹，严重时红肿明显并出现水疱或大疱，疱内容物澄清，水疱破溃后为糜烂面，偶尔发生组织坏死。若接触物为挥发性物质或粉尘时，皮疹常发生于暴露部分，并易泛发全身。自觉症状常有剧烈瘙痒或烧灼及胀痛感。皮疹泛发时，可伴有发热、畏寒、恶心及头痛等全身不适。本病的病程具有自限性，去除接触物及治疗适当，一般于 1 ~ 2 周内痊愈，但若又接触过敏原可再发。若反复接触致敏原或处理不当，可复发或转为慢性皮炎，出现暗红色斑丘疹、苔藓样变等。

3. 实验室检查及其他检查　皮肤贴斑试验是诊断接触性皮炎最简单可靠的方法。

【治疗】

首先去除有关致敏物质，避免接触原发性刺激物或做好劳动保护。明确致敏原，防止以后再接触。尽量避免外用刺激性较强或易致敏的药物。急性期只有红肿、水疱而无渗出时，可选用炉甘石洗剂或单纯粉剂。渗液多时，可用生理盐水、3% 硼酸溶液、1:8000 高锰酸钾溶液或 1:20 复方醋酸铝作冷湿敷或药浴；若有大疱时，可先将疱液抽出，再按上法处理。亚急性期一般可用 40% 氧化锌油或氧化锌糊膏，也可用皮质类固醇激素霜，如氢化可的松或地塞米松霜等。慢性期可选用焦油类糊膏或皮质类固醇霜膏。有感染时，可将氯霉素或新霉素等抗生素加入上述药物中。

【小贴士】

1. 注意个人卫生，经常保持皮肤清洁与干燥，勿与他人任意共用鞋袜或衣服等，以避免交叉感染。新购内衣应清洗后再穿。

2. 尽量避免皮肤接触已知的有刺激性的物质，慎用各种容易致敏的外用药及浓度高的化学物质。

3. 避免食用刺激性食物。

4. 瘙痒时，可以轻轻拍打，勿用指甲搔痒。

5. 选用质地柔软的棉质衣物。

6. 正确使用外用药，预防复发或转为慢性皮炎。

二、湿疹

湿疹是由多种内外因素引起的真皮浅层及表皮炎症，与变态反应有关。真正病因尚不清楚。一般认为是由内、外多种因素互相作用的结果。内部因素包括：慢性感染病灶，如慢性胆囊炎、肠寄生虫病；内分泌及代谢改变，如月经紊乱、妊娠等；血液循环障碍，如小腿静脉曲张；神经精神因素，如精神紧张、过度疲劳等；遗传因素，如过敏体质等。外部因素包括：鱼、虾、鸡蛋、乳品等食物过敏；花粉、尘螨等吸入物过敏；日光、炎热、干燥、动物毛皮等生活环境；化妆品、肥皂、合成纤维等各种化学物质。

【诊断】

1. 病史 了解有无可疑致病因素存在，可反复发作。

2. 临床表现

（1）急性湿疹：表现为原发性和多形性皮疹。常在红斑基础上有针头到粟粒大小丘疹、丘疱疹，严重时有小水疱，常融合成片，边界不清楚。皮疹对称分布，多见于面、耳、手、足、前臂、小腿等外露部位，严重时可泛发全身。自觉剧痒，常因搔抓形成点状糜烂面，渗出明显。如继发感染，则形成脓疱、淋巴结肿大，甚至有发热等全身症状。

（2）亚急性湿疹：经急性发作后，红肿及渗出减轻，但可有丘疹及少量丘疱疹，皮疹呈暗红色，可有少许鳞屑及轻度浸润。此为亚急性阶段表现。有时因新的刺激或处理不当，而导致急性发作或发展为慢性湿疹。

（3）慢性湿疹：多由急性湿疹及亚急性湿疹迁延而成。皮疹肥厚，表面粗糙，呈苔藓样变，有色素沉着或色素减退。病情时轻时重，延续数月或更久。由于湿疹的皮疹形态、发生部位和发病原因不同，临床上常有不同命名。如丘疹性湿疹、水疱性湿疹、结痂性湿疹等；还有手足湿疹、肛门湿疹、静脉曲张性湿疹等。临床表现有各自的特点。

【治疗】

1. 去除病因 避免多种可疑的致病因素，忌食辛、辣食物和酒类，保持皮肤清洁，避免过度洗烫。消除体内慢性病灶及其全身性疾患。

2. 内服药疗法　常用的有抗组胺药、镇静安定剂。急性期可选用钙剂、维生素 C、硫代硫酸钠静脉注射，或用普鲁卡因静脉封闭。继发感染者，加用抗生素。

3. 局部疗法　与接触性皮炎同，根据皮损情况选用适当剂型与药物。

【小贴士】

1. 保持良好的生活规律，忌食致敏和刺激性食物，如白酒、鱼、虾、蟹等。

2. 注意个人卫生，保持皮肤清洁。

3. 避免各种外界刺激，注意调整环境温、湿度。

4. 选用宽松、柔软之棉质内衣，不可过暖。

5. 坚持治疗，按时用药，直至治愈。

6. 听从医生指导，切莫相信偏方、秘方，以防引起不良反应。

第五节　药疹和荨麻疹

一、药疹

药疹是药物通过内服、注射、吸入等途径进入人体，在皮肤黏膜上引起的炎症反应。出现皮疹，严重者可累及机体的各个系统。

【诊断】

1. 患者有明确的用药史。

2. 有一定的潜伏期。首次用药 4 ~ 20 日内发病。重复用药，数分钟至 24h 内发生症状。

3. 皮损形态多种多样，常见的有固定性红斑、荨麻疹样、麻疹样或猩红热样、湿疹样和多形性红斑样、紫癜样、大疱性表皮松解型及剥脱性皮炎型等。除固定性红斑外，皮疹多呈对称性和全身性分布。发病突然，常伴瘙痒和灼热感，重者有发热等全身症状，甚至有内脏损害。停用致敏药后，皮疹逐渐消退。

4. 治愈后，如再用致敏药或与致敏药物分子结构式类似的药物，有时也能再发药疹，这叫交叉过敏。有时对一些结构不同的药物也发生过敏，叫多价过敏。

5. 用抗过敏药物，如糖皮质激素及抗组胺药治疗本病可取得好的效果。

6. 皮内试验适用于青霉素、抗毒素、普鲁卡因等容易引起过敏性休克的药物，如既往曾因该药发生过严重过敏者应禁用此药。激发试验适用于固定性红斑型药疹，在皮疹消退约半个月后，内服治疗量的1/8～1/4观察有无反应，以追查可疑致敏药物。嗜碱性粒细胞脱粒试验，适用于Ⅰ型变态反应的药疹。

【治疗】

1. 停用一切可疑致敏药物及其结构近似的药物。注意交叉过敏或多价过敏。

2. 加强排泄，鼓励病人多饮开水，重者输液，必要时给予适量缓泻剂和利尿剂。

3. 抗过敏治疗。轻型药疹可口服抗组胺药物和维生素C，或静注钙剂，必要时服泼尼松（强的松）30mg/d，或肌注地塞米松5mg/d，连用3～5日。重型药疹，如大疱性表皮松解型和剥脱性皮炎型等，要及早应用大量的糖皮质激素，如静滴氢化可的松200～400mg或地塞米松10～15mg，同时口服抗组胺类药物。

4. 重型药疹要给予支持疗法，如输血或输白蛋白等，并加强饮食中的蛋白质补给，注意水、电解质平衡。

5. 注意防治并发症，若并发细菌感染，可选用与致敏药物无关的抗生素。

6. 局部治疗使用具有保护、收敛、消炎作用的药物。对无渗液的皮损，可外搽炉甘石洗剂或单纯粉剂；对红肿、有渗液的皮损，可用3%硼酸溶液或生理盐水湿敷；对轻度糜烂、渗液少者，可外搽糖皮质激素霜剂；眼部受累者，应清洗结膜，滴氢化可的松眼药水；口腔糜烂者，可用2%碳酸氢钠溶液漱口。

7. 已确诊者，应记入病历并嘱病人牢记致敏药物，每次看病时告诉医生勿用该药。

【小贴士】

1. 告知病人对哪种、哪类药物过敏，以后切勿再用同类或化学结构相似的药物，以防再发药疹。

2. 积极治疗瘙痒，切忌搔抓引发感染。

3. 保持皮肤清洁和完整，预防感染。

二、荨麻疹

荨麻疹俗称风疹块，可以是一个独立的疾病，也可以是其他疾病的症状之一。致病原因很多，对某种食物（如鱼、虾等）、药物（如青霉素、呋喃唑酮等）、生物制品、微生物的产物或吸入花粉、灰尘等精神紧张及外界物理化学性刺激，均能引发。

【诊断】

1. 临床表现　皮损常突然发生，为大小不等的鲜红色或瓷白色风团，数小时后即消退，退后不留痕迹，但又可不断分批出现。自觉剧烈瘙痒。重者可伴胃肠道及呼吸道症状，如腹痛、腹泻、气闷、呼吸困难甚至休克等，若有喉头黏膜水肿，可引起窒息。

2. 实验室检查　皮肤划痕试验部分病例呈阳性反应，血液嗜酸性粒细胞增高，如果条件可能，可进一步寻找病因。

【治疗】

1. 找出病因，排除发病因素。

2. 选用适当的抗组胺药，如扑尔敏、赛庚啶、苯海拉明、安其敏、非那根等；或选用息斯敏、特非那定、开瑞坦、西替利嗪、克敏或美喹他嗪（波丽玛朗）等，亦可同时用西咪替丁。重症患者短期内加服泼尼松（强的松）30mg/d，或肌注地塞米松

5mg/d，口服或静注维生素 C。

3. 病情急，特别是伴有过敏性休克的患者，即刻皮下注射 1：1000 肾上腺素 0.3～0.5mg，还可静滴地塞米松 10mg/d 或氢化可的松 100～300mg/d。呼吸困难者，应该立即给氧，窒息用上述方法无效者，必要时做气管切开术。

4. 反复发作的慢性荨麻疹，除抗组胺药物外，可酌情选用利血平、氨茶碱、G‐氨基己酸、氯喹、脑益嗪或多虑平等口服，也可注射胎盘组织浆，采用自血疗法，静脉注射葡萄糖酸钙或硫代硫酸钠及静脉封闭等方法。一般采用 H_1、H_2 受体拮抗剂联合应用疗效更佳。

5. 局部外搽炉甘石洗剂。

6. 中药及针灸疗法。

三、丘疹性荨麻疹

丘疹性荨麻疹可由某些节肢动物，如跳蚤、臭虫、螨、蠓等的叮咬或消化障碍，或对某些食物，如鱼、虾、蛋等的过敏而引起。

【诊断】

1. 多见于儿童，常发生于温暖季节。

2. 临床表现为皮肤呈纺锤形或圆形风团，淡红色，1～2cm 大小，中心可有丘疹或小水疱，可演变为大疱，散在分布。愈后遗留色素沉着，可反复发生，好发部位常为腹、腰、背、臀及双小腿部位，多群集而较少融合，自觉瘙痒。有继发感染时，附近淋巴结肿大。

【治疗】

1. 注意环境卫生，消灭跳蚤、臭虫、螨及蠓等。避免吃易引起过敏的食物。

2. 内服抗组胺药物，如 0.25% 苯海拉明糖浆，或 0.02% 扑尔敏糖浆，或息斯敏及西替利嗪糖浆等治疗。

3. 外搽炉甘石洗剂或糖皮质激素霜剂。继发感染时，加用抗感染药物。

【小贴士】

1. 向病人介绍荨麻疹的基本知识，共同寻找可能的诱发因素。

2. 避开可疑致病诱因，避免食用刺激性或可疑性食物。

3. 避免搔抓皮肤，禁用肥皂等清洁剂，保持皮肤完整性。

4. 服药期间应注意药物的不良反应，避免从事高空及驾驶工作，以免发生意外。

5. 保持乐观情绪和良好心理状态。

第六节 农业性皮肤病

稻农皮炎是在稻田生产劳动中，接触农业有害因素引起的皮肤病。由于致病原因不同，可分为浸渍糜烂型皮炎和动物血吸虫尾蚴性皮炎两型。

【诊断】

1. 浸渍糜烂型皮炎

（1）病因：一般在连续下水田劳动 2~5 日后发生，主要由于手足皮肤长时间在高温的水田中浸泡，又受水田泥沙等机械刺激和摩擦引起。

（2）临床表现：皮损好发于指（趾）间及其两侧，掌跖及甲沟，初起为浸渍发白，继之擦烂而露出红色糜烂面，有少量渗液。掌跖处角质剥离，呈蜂窝状凹陷，可有甲沟炎及甲沟损伤与感染。

（3）局部可伴疼痛与瘙痒感。

（4）病程具有自限性，停止下水田数日后可自愈。

2. 动物血吸虫尾蚴性皮炎

（1）病因：由禽、畜类血吸虫尾蚴侵入皮肤引起的局部皮炎。一般在下水田劳动数分钟至半小时后发生。

（2）临床表现：皮损发生于接触水面的部位，如小腿、手及前臂，为水肿性红斑、丘疹、水疱疹和风团，散在分布。

（3）常伴有剧痒或刺痛。

（4）病程具有自限性，脱离接触1～2周后痊愈。

【治疗】

1. 浸渍糜烂型皮炎的治疗原则同湿疹、皮炎。

2. 动物血吸虫尾蚴型皮炎可内服抗组胺药物，外涂炉甘石洗剂、地塞米松霜或氟轻松霜等。

【小贴士】

1. 调整作业时间　应尽量减少高温时在水田中的作业时间，采取干、湿轮作。加强个人防护，下水前可在浸水部位涂凡士林或护肤软膏，劳动后立即洗净手上的污泥，扑撒干粉，保持干燥。

2. 切断禽、畜类血吸虫病的流行环节　灭螺灭蚴，是预防本病的重要措施，可用氨水、碳酸氢铵、五氯酚钠或敌百虫等，也可人工捕杀。要加强个人防护，如外搽20%～25%松香软膏，或戴橡皮手套，或用塑料膜纱布绷带包裹等。

第七节　瘙痒性皮肤病

瘙痒性皮肤病种类较多，病因复杂，发病机制尚待进一步阐明。现仅就临床常见的几种瘙痒性皮肤病加以叙述。

一、神经性皮炎

本病是以阵发性剧痒和苔藓样变为特征的慢性炎症性皮肤病，一般认为系大脑皮质兴奋和抑制功能失调所致。

【诊断】

1. 患者常会有头晕、失眠、易激动等神经官能症，过度疲劳、精神紧张、搔抓，或其他机械性、物理性或化学性刺激因子，均可促发或使病情加重。

2. 多见于青年或中年。好发于颈侧、颈后、肘部、腘窝、腿内侧、骶部、腰部、上眼睑皮肤等处。初起只有瘙痒，经不断搔抓或摩擦后，出现粟粒大多角形扁平丘疹，呈灰色或淡褐色，皮损逐渐增多并融合成典型的苔藓化，干燥粗厚如皮革样，形状大小不一，边界较清楚，周围可见少许扁平小丘疹。病程为慢性，常多年不愈，愈后容易复发。自觉剧烈瘙痒，因搔抓可继发感染。

【治疗】

1. 全身治疗　内服药可选择各种安定镇静剂或抗组胺药。病情较重或播散者，可采用普鲁卡因静脉封闭或钙剂静脉注射，亦可用硫代硫酸钠溶液静脉注射。

2. 局部治疗　一般可选用各种糖皮质激素制剂，如地塞米松霜、氟轻松霜等。也可用复方松馏油软膏、煤焦油软膏或 0.05% ~0.1%维甲酸软膏。皮损较粗厚者，可用皮炎灵或肤疾宁贴膏局部敷贴，亦可用去炎松或强的松龙混悬液 0.5 ~ 1.0ml，加等量1%普鲁卡因，在皮损内注射，每周 1 次。

二、瘙痒症

瘙痒症是一种具有皮肤瘙痒而无原发性皮损的皮肤病。根据其范围及部位不同，可分为全身性和局部性两种类型。

【诊断】

1. 全身性瘙痒症

（1）常见于成年人，冬夏两季多发。又可分为老年性瘙痒症、冬季瘙痒症、夏季瘙痒症、症状性瘙痒症等。

（2）临床表现：瘙痒常先由一处开始，以后逐渐扩展至身体大部或全身，呈阵发性发作，夜间加剧，饮酒、情绪变化、温暖或寒冷等因素可诱发或加剧。搔抓后可出现条状的抓痕、血痂、湿疹样变、苔藓样变及色素沉着等损害，可继发感染。

2. 局部性瘙痒症

（1）为发生于身体某一部位的瘙痒，以肛门、阴囊及女阴等部位多见。

（2）临床表现：肛门瘙痒症较多见于中年男性。瘙痒限于肛门周围皮肤，亦可波及会阴部；阴囊瘙痒以中老年男性最为常见，主要发生于阴囊及其邻近皮肤；女阴瘙痒症以中老年女性多见，以大小阴唇为主，可波及其周围皮肤。如因瘙痒长期搔抓，肛门、阴囊及女阴皮肤，常发生肥厚、皲裂、浸渍、苔藓样变或湿疹样变等损害。

【治疗】

1. 全身治疗　一般可口服镇静剂或抗组胺药，如安定、扑尔敏、赛庚啶等；瘙痒广泛或剧烈者，可采用普鲁卡因静脉封闭或硫代硫酸钠溶液静脉注射；老年性瘙痒症，可酌情用性激素。男性患者用丙酸睾丸酮注射液 25mg，肌内注射，每周 2 次；女性患者内服己烯雌酚片，每次 1mg，每日 1 次。

2. 局部治疗　外用药以止痒为主。可选用各种止痒剂，如 2% 苯酚软膏、5% 樟脑酒精、炉甘石洗剂、1% 薄荷脑软膏、1% 达克罗宁洗剂或乳剂、1% 冰片乳剂、复方樟脑醑及各种糖皮质激素制剂等。局部瘙痒症可用 0.25% 普鲁卡因，加入醋酸强的松龙混悬液局部封闭，每周 1 次。中药可外用苦参、百部、地肤子、蛇床子、防风、菊花各 30g，加水煎后熏洗患处，每日 1 次，连用 1 周，洗后再涂地塞米松霜或氟轻松霜。局限性瘙痒特别顽固者，可行浅层 X 线照射治疗。

【小贴士】

应注意消除发病因素，避免搔抓烫洗，忌饮酒，喝浓茶、咖啡及各种辛辣刺激性饮食。

第八节　红斑及红斑鳞屑性皮肤病

一、银屑病

银屑病又称牛皮癣，是一种常见的慢性复发性炎症性皮肤病。此病好发于青壮年，春冬季节易复发或加重，而夏秋季节多缓解，由于不是真菌感染所引起，因而没有传染性。银屑病具有明显的遗传倾向。链球菌感染可能是本病的重要诱发因素和加重因素。

【诊断】

1. 病史　了解有无遗传因素，是否存在诱发或使本病加重的各种因素。

2. 临床表现　根据临床特征，银屑病一般可分为寻常型、脓疱型、关节病型及红皮病型四种。

（1）寻常型银屑病：是临床上最常见的一种类型，以青壮年最为常见。本型预后易复发，可持续数十年或终身患病。好发于四肢两侧、头皮、躯干、腰骶部，也可泛发全身。皮损特征，初起为绿豆大小红色斑丘疹，逐渐融合成斑片，边缘整齐，表面覆盖多层银白色鳞屑，周围有炎性红晕。刮去鳞屑后可露出半透明薄膜，称薄膜现象。再刮去薄膜出现小的出血点，称点状出血现象。皮损形态有点滴状、钱币状及地图状。发生在头皮的皮疹鳞屑厚积，头发呈束状但无脱落，基底呈淡红色常超出发际而称银屑病冠。

按病情发展可分为进行期、稳定期和退行期。进行期时，新的皮损不断出现，旧的皮损不断扩大，鳞屑厚积，炎症明显，此时正常皮肤若受针刺、外伤、虫咬等机械性刺激，发生与原发皮疹相同的皮损，称同形反应。稳定期时，病情稳定，无新皮疹出现，炎症减轻。退行期，皮损数减少，鳞屑减少，皮损变薄缩小，可遗留色素沉着斑或色素脱失斑。

（2）脓疱型银屑病：本型比较少见，分为泛发性和局限性两种。

①泛发性脓疱型银屑病：是最重的一类银屑病。多在寻常型银屑病损害基础上发生，在红斑表面出现成群的米粒大小的黄白色浅表的无菌性脓疱，部分脓疱彼此融合形成脓湖，脓疱于数日

后干涸脱屑。发病时，常伴有畏寒、高热、关节肿痛、白细胞计数增高等全身症状。

②局限性脓疱型银屑病：脓疱仅局限在手掌或足跖，其特点为粟粒大小无菌性脓疱，1～2周脓疱自行干涸，结痂形成鳞屑，继之鳞屑下出现新脓疱。周期性发作，慢性病程经久不愈，自觉痒痛，一般无全身性症状。

（3）红皮病型银屑病：占银屑病患者的1%，为一种少见而严重的银屑病。多因外用烈性药物或长期内服糖皮质激素突然停药或减量太快而诱发，少数由寻常型银屑病自行演变而来。表现为原有银屑病皮损明显发红，迅速扩大成片，呈弥漫性潮红，浸润肿胀，表面覆有大量糠状鳞屑不断脱落，其间可有片状正常皮肤的皮岛。浅表淋巴结肿大，常伴有发热、头痛、关节痛等全身不适，白细胞计数增高。病情顽固，易复发，预后不良。

（4）关节病型银屑病：多数病例继发于寻常型银屑病。病人除有银屑病皮损外，还伴有大小关节病变，表现为关节红肿、疼痛、畸形及严重的功能障碍。以手腕、足部小关节多见，特别是指（趾）末端关节易受侵犯，类似类风湿性关节炎。

3. 辅助检查

（1）实验室检查：银屑病如继发感染，血常规检查示白细胞和中性粒细胞比例升高。脓疱型银屑病的脓疱细菌培养呈阴性。红皮病型银屑病可有白细胞计数升高，血沉加快。关节病型银屑病类风湿因子多为阴性。

（2）X线检查：关节病型银屑病病人可见骨、关节的改变，软骨消失，关节间隙变窄，骨质溶解疏松。

【治疗】

本病目前尚无根治疗法。临床上，轻者以局部治疗为主；重症病人结合其他疗法以调节机体及提高抗病能力来控制发病。

1. 局部治疗　应根据皮损炎症反应选用外用药物。

（1）角质促成剂或剥脱剂：5%～10%水杨酸软膏和0.1%～

0.5%蒽林软膏。这两种外用药刺激性较大，禁用于面部。

（2）糖皮质激素：常用的制剂有氢化可的松软膏和地塞米松软膏。用于顽固性皮损，见效快，但停药后易复发，副作用较多。

2. 全身治疗　可采用免疫抑制剂如乙亚胺、乙双吗啉、甲氨蝶呤等，也可用免疫调节剂如左旋咪唑等，辅以维生素 A、维生素 B_{12}、复方青黛丸、参丹片、六味地黄丸等。

3. 物理疗法　可采用紫外线疗法、光化学疗法和浴疗（焦油浴、矿泉浴或药浴等）。

【小贴士】

1. 向病人及家属宣教相关知识，帮助查找诱因，尽量避免。

2. 禁食刺激性食物，避免精神创伤，及时治疗感染病灶。

3. 指导病人掌握用药的方法。

4. 按时服药，不随意增减药，如出现皮损加重，及时就诊。

5. 使用光化学疗法时，外出应戴墨镜，采取适当措施，防止皮肤受到阳光的直接照射。

二、单纯糠疹

单纯糠疹亦称白色糠疹，俗称桃花癣。其病因尚未明确，现多数认为是一种非特异性皮炎。营养不良、维生素缺乏、皮肤干燥或糠秕孢子菌感染、肠内寄生虫等可能诱发。

【诊断】

1. 一般春季发生较多，常见于儿童，青少年亦可发病。

2. 临床表现为皮损好发于面部，亦可见于颈部、躯干。出现少数孤立的圆形或椭圆形浅红色或浅白色斑，边缘清楚，表面干燥并附有少量细小灰白色鳞屑。一般无自觉症状或微痒。病程较长，多自然消退，但可复发。

【治疗】

1. 消除可能的诱发因素，如慢性感染病灶、肠内寄生虫等。

2. 可服 B 族维生素及外用 5% 硫黄霜、2% 水杨酸软膏、5% 尿素霜及糖皮质激素霜剂，也可选用 1% ~2% 咪康唑霜、3% 克雷唑霜等，每日 1~2 次外用。

第九节 物理性皮肤病

物理性皮肤病是由某些物理因素，如温度、光线、放射线或机械性刺激等引起的皮肤病。

一、痱子

本病是由夏季出汗过多引起。由于夏季温度高、湿度大，汗液大量分泌，不能及时蒸发，汗液使表皮角质层浸渍变软，堵塞汗孔致汗液排泄不出，汗管破裂，汗液渗入周围组织而引起本病。按发病的部位不同及有无感染，分为不同的临床类型，一般分为白痱、红痱及脓痱三种。

【诊断】

1. 白痱 又称晶状粟粒疹，汗管破裂和汗液溢出在角质层内或角质层下。损害为多数针尖至针头大小的浅表性小水疱，壁极薄、微亮，内容清，周围无红晕，易破，无自觉症状。多在 1 ~2 日内吸收，有轻度脱屑，好发于颈、躯干部，多见于长期卧床、体弱、高热及大量出汗者。

2. 红痱 又称红色粟粒疹，是最常见的一种痱子，汗管破裂和汗液溢出于表皮内稍深部。损害为多数针头大小的丘疹或丘疱疹，周围有轻度红晕，常成批发生于腋窝、胸、背、颈、腹围、腘窝、妇女乳房下及婴幼儿头面部、臀部等处。多对称分布，严重时可融合成片。天气凉爽或治疗适当，皮疹易消退，退后有轻度脱屑。自觉症状可有轻度烧灼刺痒感。

3. 脓痱 又称脓疱性痱子，在痱子顶端有针头大小浅表性小脓疱，主要发生在皮肤皱襞处，如四肢屈侧和阴部，小儿头部也常见。

【治疗】

可用少量十滴水加于温水中洗浴，洗后撒上痱子粉或樟脑炉甘石洗剂。皮损广泛者，可用金银花、菊花、鲜藿香、佩兰、甘草各9g，煎汤代茶，暑热天气亦可用绿豆汤代茶饮。

【小贴士】

1. 加强室内通风、散热措施，使周围环境不过于潮湿，温度不过高。

2. 衣着宜宽松，要及时更换汗湿衣服。注意皮肤清洁干燥，炎热季节勤洗澡，避免搔抓，防止继发感染，有感染时，加用抗生素治疗。

3. 症状加重时及时转诊。

二、冻疮

冻疮是寒冷引起的局限性皮肤炎症损害，气温转暖后可自愈，入冬后易复发。

【诊断】

1. 常见于儿童、青年妇女或久坐不动或末梢循环不良者。好发于冬季。

2. 好发于手指、手背、脚趾、足跟、耳郭、耳垂、面颊等处，单侧或双侧发生。皮损初起为局限性水肿性紫红斑，触之凉冷，压之褪色，有痒感，受热后加剧。重者可有水疱或出血性大疱，疱破后可产生糜烂或溃疡，天暖后自愈，遗留色素沉着或瘢痕，但入冬后可复发。

3. 多形性红斑型冻疮多见于青年人，常发生于手足背面，对称分布，疏散存在，数目略多。为绿豆至黄豆大小的紫红色斑，呈圆形或椭圆形，中心部颜色较深或微隆起而形成水疱，类似多形性红斑，可与一般冻疮同时存在。

【治疗】

1. 内服药　可选烟酸50mg，每日3次；复方路丁2片，每日 3 次；维生素 E 100mg，每日 3 次；或中药当归四逆汤（当归、桂枝、白芍、木通各 10g，细辛 3g，甘草 6g，大枣 5g，生姜 3 片）煎服，每日 1 剂，连服 7 日。

2. 外用药　治疗未破溃者，可外搽辣椒酊或 10% 樟脑软膏、冻疮软膏、维生素 E 软膏、猪油蜜糖软膏；有破溃时，先用 3% 硼酸溶液湿敷，渗液停止后再外用氧化锌糊剂加抗生素软膏等，也可用氦氖激光或多功能机照射。

【小贴士】

经常参加体育锻炼，促进血液循环，注意营养，提高机体对寒冷的适应性。注意保暖防寒，鞋袜不宜过紧，受冻部位不宜立即烘烤及用热水浸泡。

三、鸡眼

鸡眼是由于局部长期受压与摩擦，使皮肤角质增厚所致。

【诊断】

1. 本病好发于足底、侧缘、趾背等处。

2. 皮损为豌豆大小淡黄或深黄色圆锥状角质增生，边界清楚，质地坚硬，其顶端嵌入真皮乳头，基底略高出皮面，形态似鸡眼。一般为单发，少数为多发。行走受压时，由于其尖端刺激乳头部的神经末梢而有疼痛。

3. 本病好发于青壮年。

【治疗】

1. 局部外用药　常用各种腐蚀药，如外搽水杨酸火棉胶。方法是将橡皮膏中央剪一圆孔，大小与鸡眼一致，贴于患处将鸡眼露出，将药膏涂于鸡眼上，再用橡皮膏固定，3~5 日换药 1 次。市售鸡眼膏亦可贴敷，或用鸦胆子仁捣烂外敷，方法同上。

2. 鸡眼挖除术　可在局部消毒后，用尖手术刀沿角质肥厚边缘处作环形切口，用有齿镊夹住，在透明带上层进行剥离，将鸡眼挖出，然后用消毒药膏纱布包扎。

【小贴士】

1. 预防鸡眼的发生主要是去除病因，穿大小合适的鞋子，鞋内衬以软垫，并纠正足部畸形。

2. 切记到正规医院接受治疗，莫相信街头游医，以防感染乙肝、艾滋病等传染性疾病。

四、手足皲裂

手足皲裂是指由各种原因引起手足部皮肤干燥和开裂，手足部皮肤尤其是掌跖角质层较厚，无皮脂腺，冬季汗液分泌少，又缺乏皮脂滋润，因而皮肤容易干燥。再加机械性、物理性、化学性和生物因素的刺激和摩擦，外伤或酸碱、有机溶媒或真菌感染等使角质层增厚及皮肤弹性和韧性减低，当局部活动或牵引力较大时，即可引起皮肤开裂。老年皮肤干燥，患有鱼鳞病和角化症等亦易发病。

【诊断】

1. 好发于掌、指及足缘、足后跟、足趾及足跖外侧等处，可一处或几处同时发生。

2. 主要表现为深浅不等、长短不一的线形皮肤裂口，如深达皮下时，常有出血及疼痛感，亦可继发感染。

3. 病程缓慢，常在冬季发生。

【治疗】

可将较厚的角质削薄，然后浸泡于热水中约 10min，再涂 10%～20%尿素霜、0.05%维甲酸软膏或水杨酸软膏，亦可用橡皮膏贴。

【小贴士】

冬季皮肤干燥，可用温热水泡洗，外搽油脂。患手足癣、冻疮、湿疹者，应给予相应的治疗。因职业劳动引起者，应加强防护措施，尽量避免手足直接接触有害的理化性刺激。

第十节　皮肤附属器官病

一、寻常痤疮

寻常痤疮是青春期常见的一种慢性毛囊皮脂腺炎症性疾病，俗称青春痘。痤疮是多因素引起的，目前多认为是青春期雄性激素分泌旺盛所致；其次，皮脂分泌较多，加上毛囊皮脂腺上皮发生角化，导致皮脂通道变窄，皮脂淤积；再次，毛囊内的痤疮丙酸杆菌的侵袭、繁殖等，是寻常痤疮发病的主要原因。遗传、饮食、胃肠道功能障碍、月经、机械性刺激、化妆品等亦可诱发本病。

【诊断】

1. 多见于青春期男女，男性多于女性。

2. 好发于颜面和上胸背等部位。

3. 初起为位于毛囊口的黑头粉刺或白头粉刺，在发展过程中产生丘疹、脓疱、结节、脓肿、囊肿和瘢痕等。往往数种同时存在，而以其中一两种较为显著。多无自觉症状，若炎症明显时可有疼痛。病程缓慢，时轻时重，且常持续至中年时期才缓解痊愈。

【治疗】

1. 内用药治疗　一般用四环素 0.25g，每日 4 次，口服，一周后减为每日服 0.25g，根据病情连服 2～3 个月，用于脓疱和丘疹。或选用红霉素、米诺环素（二甲胺四环素）、强力霉素、甲硝唑均可。抗雄性素药物可选用安体舒通或甲氰咪胍等。性激素用己烯雌酚，每日 1mg，10～14 日为一个疗程，以对抗男性激素。女性患者宜在月经期后第 5 日开始服用。锌制剂可内服 2%硫酸锌合剂，每次 5～10ml，每日 3 次；或服硫酸锌片、葡萄糖酸锌或甘草锌。维甲酸胶囊每次 10mg，每日 2～3 次；还可服用维生素 A、维生素 B_2、维生素 B_6 及复合维生素 B 等。中药以清泄肺胃血热为治则，可用枇杷清肺饮加减。

2. 外用药治疗　一般常用复方硫磺洗剂，或 5％硫磺霜、5％~10％过氧化苯甲酰乳剂、0.05％维甲酸霜、2％氯霉素水杨酸酊等。

3. 皮损内用药　结节性、囊肿性损害较顽固者，采用去炎松混悬液 0.05~0.1ml，加普鲁卡因少量，做皮损内注射，每周 1~2 次。

【小贴士】

1. 应少吃脂肪、糖类和刺激性饮食，常用温水及中性肥皂洗脸。

2. 严禁对粉刺挤压，以免引起感染。

3. 保持心态平和，到正规医院诊疗，切莫相信街头游医、偏方、秘方。

二、酒渣鼻

酒渣鼻是一种发生于面中央和鼻部的慢性皮肤病。可能由于某些有害因素的作用，致面部血管运动神经失调，毛细血管长期扩张；或胃肠道功能障碍、内分泌功能紊乱所致。此外，精神因素、病灶感染、嗜酒、辛辣饮食等，也为诱因。有人认为，此病还与毛囊虫的寄生亦有关。

【诊断】

1. 好发于中年人，以女性多见。

2. 损害发生于面部中央，主要以鼻尖、鼻翼为主，其次是颊、颏和前额，分布对称。

3. 病情进展可分为以下三期：

（1）红斑期：面中部特别是鼻、两颊、眉中间、颏部发生红斑，对称分布，初为暂时性，常于吃刺激性食物、运动、情绪激动时发生，以后则持久不褪，并伴毛细血管扩张，呈细丝状或树枝状分布。

（2）丘疹脓疱期：在红斑基础上出现红色丘疹、脓疱和结节，毛囊口扩大，毛细血管扩张明显，有的病例可找到毛囊虫，少数病例可并发结膜炎、睑缘炎、角膜炎等。

（3）鼻赘期：见于少数晚期患者，鼻部肥大，呈紫红色结节状，表面凹凸不平，毛细血管扩张显著，毛囊口明显扩大，呈橘皮样外观，皮脂分泌旺盛。一般无自觉症状。

【治疗】

1. 内用药治疗　维生素类药物可用维生素 B_1、B_2、B_6 及复合维生素 B；抗生素用四环素，每次 0.25g，每日 3～4 次，连服 2 周后改为每日 0.25g，根据病情可服 2 个月左右。氯化喹啉 0.25g，每日 2 次，连服 2 周后减为每日服 0.25g，共 1～2 个月；也可选用红霉素、强力霉素或土霉素内服。灭滴灵 0.2g，每日 3 次，共服 1 个月。在红斑期可用枇杷清肺饮加减，丘疹脓疱期则用五味消毒饮或黄连解毒汤加减，鼻赘期可用桃红四物汤加减。

2. 局部治疗　外用药同痤疮外用药基本相同。冷冻治疗对丘疹期有效。毛细血管扩张明显的患者可用外科切割术治疗。鼻赘期可用浅层 X 线治疗或做整形手术。

【小贴士】

1. 去除诱发因素，纠正胃肠道功能障碍和内分泌失调。

2. 忌饮酒及辛辣食物，饮食宜清淡，并多吃新鲜蔬菜和水果。

三、脂溢性皮炎

脂溢性皮炎系发生于皮脂溢出部位的一种慢性皮炎。病因尚未完全明了，可能与遗传及在皮脂溢出的基础上发生继发性炎症有关。皮脂分泌增多和化学成分的改变，使皮肤表面的正常菌群失调，原非致病菌，如棒状痤疮杆菌或卵圆形糠秕孢子菌大量生长，引起皮炎。此外，精神因素、饮食习惯、B 族维生素缺乏、嗜酒等，也有一定影响。

【诊断】

1. 多发生于青壮年及新生儿。

2. 皮损好发于头面部、耳后、腋窝、脐部、上胸及肩胛间等皮脂腺分布较多的部位。

3. 临床上分为干性与湿性两型：

（1）干性型：多在头面部可见红斑、丘疹与干性糠状鳞屑斑，边界不甚清楚，轻度瘙痒，有的可伴头顶部脱发，称脂秃。

（2）湿性型：起初头皮有以毛囊口为中心的小丘疹，逐渐形成边界清楚的油腻性鳞屑斑。重者伴有渗出和厚痂，有臭味，可向前额、眉部、眼睑、鼻翼、鼻唇沟、上胸部、肩胛间、腋窝等处发展，成为淡红斑或黄红色斑，覆以油腻性鳞屑。有的皮疹泛发全身，皮损呈弥漫性潮红斑片，落屑显著，称脂溢性红皮病。婴儿脂溢性皮炎常在出生后 1~3 个月内发病，皮损多在头皮、额、颊、眉区、鼻唇沟及耳后等处，有渗出的红色斑片，上有油腻黄痂。

【治疗】

1. 内用药物 可服用复合维生素 B、维生素 B_2 及 B_6 等。瘙痒剧烈时，可服安定、扑尔敏或赛庚啶等；炎症明显或继发感染时，可用抗生素，如四环素或红霉素；脱发者可服用胱氨酸片。重症者可选用维甲酸、安体舒通、甲氰咪胍等治疗。

2. 外用药物 以去脂、杀菌、消炎、止痒为治则。常用药物有糖皮质激素，如地塞米松或氟轻松霜剂。也可用含硫黄的制剂，如复方硫黄洗剂、5% 硫黄霜、复方康纳乐霜及 2% 酮康唑霜或 2% 咪康唑霜等。有糜烂渗液者，用 1:5000 高锰酸钾液或 3% 硼酸水湿敷后，按皮炎原则处理。

【小贴士】

饮食宜清淡，多吃蔬菜，限制多脂多糖饮食，忌食辛辣、酒等刺激性饮食，避免搔抓等。

四、斑秃

斑秃俗称鬼剃头。以突然发生局限性斑状脱发为特征。病因不明，可能与精神过度紧张、遗传因素、自身免疫或内分泌功能障碍等有关。

【诊断】

1. 头皮突然发生大小不等的圆形或椭圆形或不规则形斑状脱发，患处皮肤平滑光亮，无炎症表现，边界清楚，周缘头发亦松动易脱，无自觉症状。

2. 轻者仅有一片或数片脱发区，重者继续发展相互融合，甚至全头脱光，称全秃。有的眉毛、胡须、腋毛、阴毛和全身毳毛等全部脱光，称为普秃。

3. 病程缓慢，持续数月或数年，大多能自愈，头发可再生，新生发大部分为纤细柔软灰白色，以后逐渐变粗、变黑。

【治疗】

1. 内服胱氨酸，维生素 B_1、B_6、E 等。

2. 甲状腺素 30mg，每日 1~2 次，可连服半个月；全秃或难治的斑秃，可服泼尼松（强的松），初量为每日 30mg，分 3 次服，控制后渐减至每日 5~10mg，维持 2~3 个月。

3. 选用滋肝补肾、养阴益气及补血的中药，可内服首乌片或养血生发胶囊、四物汤加减等。

4. 局部用药以刺激局部皮肤充血，改善局部血液循环，促进毛发生长为治则。可用 2% 斑蝥酊、10% 辣椒酊、0.05% 氮芥酒精、2%~3% 米诺地尔（敏乐定）液或生姜外搽。

5. 小片损害可用强的松龙混悬液（25mg/ml），加等量 1% 盐酸普鲁卡因溶液，在秃发区作皮内注射。每次注射一至数点，每点用 0.1ml，每周 1 次，10 次为一个疗程。

【小贴士】

1. 去除可能诱发因素，增强治愈信心，如精神因素明显者，可给予镇静剂。

2. 建议到正规医院接受诊疗，切莫使用未经科学证明有效无害的方法（包括一切媒体广告）。

第十一节　动物性皮肤病

一、疥疮

疥疮是由疥螨引起的，常在家庭与集体中流行的传染性皮肤病。疥螨可由人与人直接接触传染，如同卧、握手等，也可由被褥、衣服等间接传染。

【诊断】

1. 病史　有接触传染史。

2. 临床表现　皮损好发于指间、腕部屈侧、肘窝、腋窝、女性乳房下部、下腹部、股内侧、外生殖器等部位，头面和掌跖不易累及，但婴幼儿例外。皮疹主要为红色小丘疹、小水疱，散在分布，结节发生于阴囊、阴茎、大阴唇等部位。自觉剧痒，夜间尤甚，搔抓后可继发糜烂、渗液、脓疱等损害。

3. 实验室检查　部分病例查疥螨阳性。检查方法可用针尖刺入隧道，直达盲端，挑出灰白色点即为疥螨，在显微镜下证实；或刮取丘疹、水疱内容物置载玻片上，再在低倍镜下观察，亦可发现疥螨或虫卵。

【治疗】

以外用药治疗为主，常用药有 10% ~ 20% 硫黄膏（小儿用5%），25% ~ 30% 苯甲酸苄酯乳剂。治疗前先用热水、肥皂洗澡，然后搽药，全身（除头面外）涂搽，每日早晚各 1 次，连续3 ~ 4 日，再洗澡换衣被，如无瘙痒及皮疹即已治愈。如未愈，2周后重复上述方法，再施治第二疗程。用含 1% 丙体六六六霜剂时，只需搽一次，因有毒性，婴儿禁用。此外，还可用 10% 优力肤或 0.1% 苄氯菊酯等霜剂外搽；亦可用硫代硫酸钠溶液遍搽颈以下全身皮肤，随后立即用 4% 盐酸溶液再重复 1 次，每日 1~2 次，连续治疗 3~4 日。疥疮炎性结节不易消退，可用强的松龙混悬液局部注射或冷冻治疗，并服抗组胺药。

【小贴士】

1. 对患者和家属进行健康教育，使他们认识到该病的性质，加以重视。

2. 不与疥疮病人握手、同床或共用衣物等用品。

3. 一旦发现疥疮患者，应立即隔离和治疗，患者的衣被应煮沸烫洗，家庭或同宿舍的患者要同时治疗。

二、虫咬皮炎

虫咬皮炎是皮肤被虫类叮咬所引起。

【诊断】

1. 病史　有被昆虫叮咬的病史。

2. 临床表现　损害多发生在暴露部位，皮疹形态和严重程度随虫类及个体反应性不同而异。一般臭虫叮咬，以风团为主；蚊、蚤、螨叮咬，以水肿性丘疹或风团为主；飞蠓叮咬后，初为淤点，继而迅速出现水肿性丘疹；桑毛虫的毒毛刺伤，以水肿性红斑、丘疹、丘疱疹或风团为主；蜂类叮蜇，以水肿性红斑为主，损害处顶端常有叮咬痕迹；隐翅虫引起的损害，呈片状或条状水肿性红斑、丘疱疹或密集的小脓包。主观感觉有刺痛瘙痒或灼热感，皮损一般多在几小时至数天内消退，如有继发感染，则病程相应延长。

【防治】

以疼痛为主者，立即用 10% 氨水或 5% 碳酸氢钠液外搽，痛剧者可用 0.5% 普鲁卡因局部封闭；以瘙痒为主者，可外搽炉甘石洗剂，或氟轻松霜剂，或 2% 薄荷液。口服适量的抗组胺药物，重者内服糖皮质激素。

第十二节　色素障碍性皮肤病

色素障碍性皮肤病主要由皮肤色素的增多或减少引起。黑素增多的皮肤病可因黑素细胞活性增强引起，如黄褐斑等；黑素减少可由于黑素细胞数目减少引起，如白癜风。

一、黄褐斑

黄褐斑亦称肝斑，是发生于面部的常见色素沉着性皮肤病。大多原因不明，口服避孕药的妇女易发生本病，孕妇在妊娠中期亦常发生，分娩后逐渐消退，可能与雌激素及黄体酮增多有关。少数患者可由某些消耗性疾病，如结核、癌、慢性酒精中毒、肝病或长期服用某些药物（如冬眠灵、苯妥英钠）等引起。

【诊断】

1. 病史　有妊娠或某些消耗性疾病、服用避孕药等历史。

2. 临床表现　多见于中青年女性，少数见于男性。皮损为淡褐色至深褐色斑片，两颊对称分布，呈蝶形，亦可见于额、眉、颧、鼻及口周等处，边缘清楚，无自觉症状。

【治疗】

1. 内用药　静脉注射维生素 C，隔日 1 次，每次 1g，好转后改口服 0.2g，每日 3 次；或烟酸 50mg，每日 3 次。中药常用六味地黄丸、逍遥散或桃红四物汤加减。

2. 外用药　损害处外搽超氧化物歧化酶霜、3% 氢醌霜、5% 白降汞软膏等。近年来，提出用 5% 氢醌、0.1% 维 A 酸、0.1% 地塞米松和维生素 C 组成配方，可达到较好的疗效，但要注意氢醌可能引起接触性皮炎。

【小贴士】

1. 减少日晒及各种诱发因素，患者不宜服避孕药。

2. 建议到正规医院诊治，切莫使用未经科学证明有效无害的方法，以防引起重金属中毒。

二、白癜风

白癜风是局部黑素细胞破坏引起的后天性色素脱失的皮肤病。病因未明，但有某些假设因素，如异常神经元刺激，酶的自毁作用和自身免疫作用等。某些病例与遗传有关，部分患者血清铜离子减少及内分泌紊乱等，也可能是诱发或加剧本病的因素。

【诊断】

1. 本病为后天性发病。

2. 本病可发生于任何年龄，好发于手背、前臂、面颈及腰部等处，亦可发生在身体的任何部位。皮损为瓷白色斑，大小形态不等，边界清楚，表面平滑，边缘可有色素沉着，损害处毛发也可变白。无自觉症状，但暴晒后易出现红斑，甚至水疱而自觉灼痛。

【治疗】

1. 应避免暴晒及接触有损黑素细胞的化学物质。

2. 内服药常用8－甲氧基补骨脂素片（8－MOP）或三甲基补骨脂素，另加长波紫外线照射。口服8－MOP 30mg后半小时，局部照射长波紫外线半小时，隔日1次。中药可选白灵片、白驳丸等或复方丹参片、昆明山海棠片内服，每次2片，每日3次；或用补骨脂注射液2ml，肌注，每日1次。活动期的泛发型患者，有报道用小剂量强的松，每次5mg，每日3次服，连服3个月逐渐减量至停用。或口服0.5%硫酸铜溶液，每日3次，每次10滴。

3. 外用药可选用30%补骨脂酊，各种皮质类固醇溶液或霜剂、0.05%氮芥酒精、硫汞白癜风搽剂、0.1%～0.5% 8－MOP霜。

4. 小片损害可用强的松龙混悬液，皮损内注射，每周1～2次。对顽固难治的小片白斑，有报道用表皮移植术可治疗。

【小贴士】

1. 因该病病因和发病机制尚不完全清楚，患者应保持平衡心态，切莫操之过急，以免加重病情。

2. 建议到正规医院接受诊疗，切莫相信媒体广告、偏方、秘方。

第十三节　性传播疾病

性病是一组传染病，主要是通过性接触而传染，俗称花柳病。

一、淋病

淋病是由淋病奈瑟菌感染所引起的泌尿生殖系统的化脓性传染性疾病。它是发病率较高的性传播疾病之一，也是当前性传播疾病防治的重点。主要引起泌尿生殖道的炎症，也可以经血行播散引起眼、咽、直肠感染和菌血症。淋病奈瑟菌又称淋病双球菌，革兰染色阴性，此菌对干燥、高热、一般消毒剂敏感，其生长适宜温度为37℃～38℃，完全干燥环境存活1～2h即死亡，温度达55℃时5min即死亡。在潮湿环境中可存活数天，一般消毒剂即能使其迅速死亡。主要通过性行为直接传染，也可以通过间接接触传染（如接触被淋球菌污染的毛巾、浴盆、坐便器等）。淋病产妇经产道生产可将淋病传给新生儿。

【诊断】

1. 病史　了解是否有性乱交以及接触被淋球菌污染的用物。

2. 临床表现　淋病可发生于任何年龄，多见于性活跃的中青年。潜伏期一般为2～10天，平均3～5天。潜伏期病人无临床症状，但具有传染性。根据临床表现通常分为单纯性淋病、有并发症淋病、播散性淋球菌感染三种。

（1）单纯性淋病：

①男性急性淋病：临床上最为常见的一种类型，以急性尿道

炎为主，早期症状有尿频、尿急、尿痛，后有尿道口红肿、发痒，并有稀薄透明黏液流出，约24h后，症状、体征迅速加剧，分泌物变为深黄色或黄绿色黏稠脓液，量多，可伴发腹股沟淋巴结炎、包皮炎、包皮龟头炎或嵌顿性包茎。2周后炎症蔓延至后尿道，会阴部有轻度坠胀感，偶尔出现终末血尿，夜间常有阴茎痛性勃起。一般全身症状较轻，少数患者可有发热、食欲不振等表现。

②女性淋球性宫颈炎：子宫颈是最常受累的部位，主要表现为阴道分泌物异常和增多。初起分泌物呈黏液性，后转为脓性，外阴及阴道内有刺痒及烧灼感，同时有不正常的经期出血及中下腹的疼痛及不适感，妇科检查可见宫颈红肿、触痛，有脓性分泌物，约60%感染者无症状。

③女性淋菌性尿道炎：尿道也是最常受累的部位，常于性交后出现尿急、尿频、尿痛，妇科检查见尿道口红肿、压痛及脓性分泌物。

④幼女淋病：临床主要表现为外阴红肿，阴道口黏膜有黄绿色脓性分泌物，可有糜烂、渗液和淋菌性尿道炎表现。多为间接感染，如与患淋病的双亲或保姆同床睡觉，共用浴巾、浴盆、便器，用污染的手为小孩洗外阴而感染，但亦有因性虐待而感染。

⑤非性器官淋病：

a. 淋病性肛门直肠炎：主要见于男同性恋者，表现为排便疼痛、肛门瘙痒、有黏液和脓性分泌物。

b. 淋球菌性咽炎：主要见于口交者，表现为咽部疼痛、吞咽困难和咽部有脓性。

c. 淋球菌性结膜炎：多见于新生儿，出生时通过患淋病母亲的产道而感染，表现为眼结膜充血水肿，角膜呈云雾状，重者可角膜穿孔，甚至失明。

（2）有并发症淋病：包括有男性淋病并发症、女性淋病并发症。

①男性淋病并发症：淋病治疗不彻底或酗酒、性交等影响，

炎症上行扩散，常会导致下列一些并发症：

a. 前列腺炎：发病前一天尿道常忽然停止排脓或脓液减少，排尿次数增多并有疼痛和发热。慢性淋菌性前列腺炎一般症状不严重，每日清晨第一次排尿时尿道口有很多分泌物，出现糊口现象，挤压阴茎时可有少量白色分泌物流出。分泌物涂片镜检可查出淋球菌。

b. 精囊炎：急性期病人有终末尿混浊并带血，发热、尿频和疼痛，直肠检查可摸到肿大的精囊并有剧烈疼痛。慢性时病人没有自觉症状，直肠检查可见精囊纤维化。

c. 附睾炎：多因精囊的病变逆行感染所致。阴囊可有红肿，但很少破溃，常伴有疼痛及发热，经过2周后炎症消退，可留硬结。多发生于一侧，也可两侧相继发生，妨碍生育。

d. 其他：炎症反复发作的病人可引起尿道狭窄，少数病人可以发生输精管狭窄或梗阻。

②女性淋病并发症：主要为淋菌性盆腔炎，包括子宫内膜炎、输卵管炎、输卵管卵巢囊肿、盆腔脓肿、腹膜炎、前庭大腺炎等。炎症反复发作可造成输卵管狭窄或闭塞。

a. 子宫内膜炎：病人有腹痛、白带增多、子宫肿大疼痛，急性期病人体温可升高。

b. 输卵管炎：常在月经后2~3天发病，病人有畏寒发热、呕吐、全身不适、下腹部和腰部有阵痛，可向会阴部放射，白带多且带脓血。触诊时子宫有压痛，下腹两侧有触痛，可摸到有压痛的小肿块。如治疗不及时可转变为慢性输卵管炎，可引起宫外孕，输卵管发炎后可致粘连、积水或积脓，两侧均发生者可导致不孕。

女性患淋病以后极易导致上述并发症，一旦附件炎严重会引起不孕，即使怀孕分娩，也会给胎儿造成危害。

（3）播散性淋球菌感染：播散性淋球菌感染少见，由淋病双球菌侵入血液所引起，占淋病病人的1%~3%，常见于月经期妇女。轻者有低热或不发热，无皮肤损害，伴轻微的关节疼痛；严重者病人可有高热寒战，甚至虚脱等症状，并可出现淋菌性皮炎、淋菌性关节炎、淋菌性心内膜炎、淋菌性腱鞘炎、淋菌性脑膜炎、淋菌性肝炎等。

根据病人的特点重点评估病人有无相应的单纯性淋病、有并发症淋病、播散性淋病的典型症状，并了解其病情病变的严重程度等。

3. 辅助检查

（1）分泌物涂片检查：是淋球菌感染急性期最常用的检查方法。取尿道或宫颈脓性分泌物涂片检查发现革兰阴性双球菌。涂片检查对女性检出率低，会出现假阴性，必要时应作细菌培养。

（2）细菌培养：淋球菌培养是淋病实验室检查的金标准。

【治疗】

早期诊断、早期治疗，及时、足量、规律应用抗生素，对性伴追踪同时治疗。目前常用的药物有头孢曲松、大观霉素、环丙沙星或氧氟沙星。预防新生儿淋菌性结膜炎，可用1%硝酸银眼药水滴眼或0.5%红霉素软膏外用。

【小贴士】

1. 加强疾病防治知识的宣传，进行性健康教育和性道德观念教育，坚持一夫一妻性关系。

2. 夫妻一方感染了性病，应及时治疗，治愈后才过性生活和劝说使用避孕套。

3. 告知病人早期诊断、早期治疗的重要性，向病人解释性伴侣同治的必要性。

4. 对治愈患者要定期进行追踪复查，以免复发。

5. 告知患者应到正规医院接受规范治疗，切莫相信街头游医、偏方、秘方，谨防上当受骗，贻误病情。

二、梅毒

梅毒是由梅毒螺旋体引起的一种慢性传染性疾病，主要通过性接触和血液传播。本病几乎可以侵犯人体所有的器官，造成多器官损伤，也可经胎盘将梅毒传给胎儿。梅毒病人中90%以上的是通过性接触而传染，其次通过间接接触、输血感染、母婴传播等途径感染。梅毒的病原体为梅毒螺旋体，也称苍白螺旋体。梅毒螺旋体离开人体不易存活，干燥、阳光、肥皂水很容易就将其杀死，但其耐寒力超强。梅毒螺旋体可进入血液，从而将梅毒传播至全身。人是梅毒唯一的宿主。

【诊断】

1. 病史　了解有无不洁性接触史、感染史、与梅毒病人皮损接触史、与梅毒病人共用物品史或其母有无感染史等。

2. 临床表现　根据传播途径的不同，将梅毒分为后天梅毒（获得性梅毒）和先天梅毒（母婴传播梅毒）。根据病程的长短，可分为早期梅毒（一、二期梅毒）和晚期梅毒（三期梅毒）。

（1）后天梅毒：

①一期梅毒：主要表现为硬下疳和硬化性淋巴结炎。

a. 硬下疳：为梅毒螺旋体侵入部位发生的无痛性炎症反应。典型的硬下疳为一圆形或椭圆形的直径为 1~2cm 的无痛性溃疡，溃疡面有少量渗出物，其中含有大量梅毒螺旋体，故传染性极强。硬下疳通常于 3~4 周自行愈合，遗留轻度萎缩性疤痕、色素沉着或无疤痕。

b. 硬化性淋巴结炎：硬下疳出现 1~2 周后，腹股沟区的淋巴结肿大变硬，一般无疼痛，多为单侧，可持续数月。硬下疳愈合后，肿大的淋巴结也可消退。

②二期梅毒：一期梅毒未治疗或治疗不彻底，梅毒螺旋体可通过血液循环扩散到全身，引起全身皮肤黏膜及系统性损害。早期先有发热、头痛、全身不适等类似于感冒症状，继而出现全身皮肤黏膜损害，如出现斑疹、丘疹、脓疱疹等，也可累及骨、内脏、眼和神经系统。

③三期梅毒：40%的梅毒病人在感染两年后，发展为三期梅

毒。该期梅毒传染性较弱甚至无传染性，但对重要器官危害极大。除侵犯皮肤黏膜、骨骼、内脏等处，还可累及心血管及神经系统。

a. 皮肤损害：主要有结节性梅毒疹和树胶肿。前者好发于头面部、肩背及四肢伸侧，为一群直径大小不等的结节，铜红色，呈浸润性，可自行吸收，也可破溃形成溃疡。树胶肿是三期梅毒的标志，好发于小腿，表现为深在性的浸润硬结，中央软化后形成马蹄形或肾形的溃疡，愈合后留下萎缩性疤痕。

b. 黏膜损害：主要发生于口腔、鼻腔和眼，表现为结节性树胶肿。

c. 骨损害：以骨膜炎最为多见，其次为树胶肿。

d. 内脏损伤：以心血管梅毒最为常见，有主动脉炎、主动脉瘤、冠状动脉狭窄等。

e. 神经损伤：主要为脊髓痨和麻痹性痴呆。

（2）先天梅毒：

梅毒孕妇的梅毒螺旋体经胎盘进入胎儿体内所致。

①早期先天梅毒：为2岁内的病儿，往往是早产儿、发育不良和营养不良的患儿。

a. 皮肤损害：与后天梅毒的二期皮损大致相同，出现斑疹、丘疹、脓疱疹等。皮肤皱褶部位和肛周出现湿丘疹和扁平湿疣损害。

b. 黏膜损害：常见于鼻炎，表现为鼻塞和大量血性分泌物，重者可累及鼻骨，引起鼻中隔穿孔。

c. 骨损害：病人四肢不能活动，有疼痛，出现梅毒性假瘫。

d. 内脏损害：可见全身淋巴结及肝脾肿大。

e. 神经损害：部分病人可出现不同程度的脑水肿，以脑膜炎最为多见。

②晚期先天梅毒：一般在2岁后，相继出现皮肤、黏膜、骨、内脏和神经系统的损害，相当于后天三期梅毒。

3. 辅助检查

（1）梅毒螺旋体检查：是最简单、最可靠的检查方法。适用于早期梅毒皮肤黏膜的损害，皮损标本检查可见梅毒螺旋体。

（2）梅毒血清学检查：用于梅毒确诊。

①非梅毒螺旋体抗原血清试验：包括性病研究室玻片试验（VDR1）、血清不加热反应素试验（USR）、快速血浆反应素环状卡片试验（RPR）。此类试验敏感度高，但特异性较低，只能作为筛选试验。

②梅毒螺旋体抗原血清试验：包括荧光螺旋体抗体吸收试验、苍白螺旋体血凝试验和酶联免疫吸附试验。此类试验特异性和敏感性都较高，故该类试验阳性，即可诊断梅毒。

（3）脑脊液检查：主要用于神经梅毒的诊断、治疗及预后的判断。包括白细胞计数、总蛋白测定、VDRL 试验和胶体金试验。

【治疗】

早期梅毒要消灭传染源，彻底治疗；晚期梅毒要控制梅毒症状，保证器官功能；心血管梅毒，病人若伴有心力衰竭，首先治疗心力衰竭。治疗要遵循及时、正规、足量，性伴侣同时治疗的原则。通常采用全身药物治疗。

1. 青霉素是治疗梅毒的首选药物。血清青霉素浓度达到 0.03U/ml，维持 10 天以上，才能将梅毒螺旋体彻底杀灭。常用苄星青霉素 G、水剂青霉素 G 等。

2. 头孢菌素类是高效的抗梅毒螺旋体药物，是青霉素过敏者优先选择的替代产品。

【小贴士】

1. 加强自身修养，自尊自爱，不卖淫嫖娼。

2. 发现梅毒后，鼓励病人到正规医院接受规范治疗，切莫相信街头游医、偏方、秘方，谨防上当受骗，贻误病情。

3. 嘱病人劳逸结合，避免进食刺激性食物，注意保暖，补充营养，增强机体抵抗力。

4. 向病人及家属讲解梅毒的危害、传播途径、治疗方法及按时正规治疗的重要性。

5. 定期随访，治疗后第一年每 3 个月复查一次，第二年每 6 个月复查一次，第三年年末复查一次，直至检查正常才停止观察。

三、尖锐湿疣

尖锐湿疣又名尖圭湿疣、肛门生殖器疣、性病疣，系人类乳头瘤病毒感染所致的生殖器、会阴和肛门部位的表皮瘤样增生，属性传播疾病。

【诊断】

1. 病史　了解有无不洁性交史、配偶有无感染史或间接接触史。

2. 临床表现　尖锐湿疣潜伏期一般为 1~8 个月，平均 3 个月。最适宜生长的部位是外生殖器及肛门附近的皮肤黏膜湿润区，男性多见于龟头、冠状沟、包皮系带、尿道口及阴茎部；女性多见于大小阴唇、阴道、尿道、宫颈、会阴、阴阜、腹股沟等处。

皮损初起为单个或多个散在的、小而柔软的淡红色顶端稍尖的赘生物，逐渐增大增多，互相融合形成乳头状、菜花状及鸡冠状疣状物，根部多半有蒂，易发生糜烂，疣体表面呈白色、暗灰色或红色，易出血。宫颈的尖锐湿疣一般较小，边界清楚，表面光滑或呈颗粒状、沟回状；肛门直肠的尖锐湿疣，则引起疼痛和里急后重感；少数尖锐湿疣因过度增生成为巨型尖锐湿疣、癌样尖锐湿疣；若为孕妇，由于胎盘激素影响，疣体增生更为迅速，可融合成鸡冠样，甚至大团块。大多数尖锐湿疣者无明显临床症状，仅少部分有瘙痒、灼痛、白带增多或性交不适。

3. 辅助检查

（1）醋酸白试验：用 5% 醋酸液涂抹皮损处，若是该病，3~

5min 后皮损处变白色。

（2）组织病理学检查：有 HPV 感染的病人，病理学检查可见乳头瘤样增生，颗粒层和棘层上部细胞有空泡形成。

【治疗】

1. 局部处理

（1）0.5% 足叶草酯毒素酊：细胞毒药物，引起疣体坏死、脱落。用法为每日 2 次外用，连用 3 天停药，4 天为一个疗程。本品有致畸作用，孕妇禁用。

（2）20% 足叶草酯酊：外涂疣体，2~4h 后洗去，每周 1~2 次。

（3）50% 三氯醋酸溶液：可使疣组织坏死脱落。每周或隔周 1 次。

2. 物理疗法　有 CO_2 激光治疗、液氮冷冻、电灼等方法，可酌情使用。

3. 手术治疗　切除，适用于单发或巨大尖锐湿疣。

4. 全身疗法　多用于顽固性、复发性尖锐湿疣。可用干扰素和抗病毒药物配合局部治疗。

【小贴士】

1. 动员病人检查有无并发淋病、梅毒等性传播疾病，如存在应先积极治疗，否则疗效差，复发率高。

2. 告知患者应到正规医院接受规范治疗，切莫相信街头游医、偏方、秘方，谨防上当受骗，贻误病情。

3. 动员患者带家属（或性伴侣）检查，争取得到他们的配合，男女同病要尽早、尽快发现和治疗，防止该病传播和再感染。

4. 告知病人尖锐湿疣有恶变的可能，彻底治疗尤为重要。

5. 病人使用过的衣物、被褥、浴盆等应及时消毒，治疗期间应避免性生活。

四、非淋菌性尿道炎

非淋菌性尿道炎以往是泛指除淋病双球菌以外，其他微生物所致的尿道炎，现在列为性传播疾病之一，是指主要由沙眼衣原体或分解尿素支原体引起的尿道炎。性关系越乱者，这种病的发病率越高，同时可与淋菌混合感染。

【诊断】

1. 病史 有不洁性交史，潜伏期 1~3 周。好发于中青年性旺盛期，男性多于女性。

2. 临床表现 尿道有刺痒，伴有或轻或重的尿频、尿急、尿痛及排尿困难。男性尿道有黏液性或黏液脓性分泌物，尿道口发红；女性阴道白带多，下腹疼痛，宫颈水肿，有黏液脓性分泌物，宫颈有红斑、水肿。有 19%~45% 的淋病患者伴有沙眼衣原体感染，常误认为慢性淋病。男性患者可合并有附睾炎、前列腺炎，女性则主要合并输卵管炎。

3. 实验室检查

（1）尿道或宫颈分泌物涂片及淋球菌培养阴性。

（2）尿道或宫颈刮片做衣原体抗原检查或本原体培养阳性，或尿道刮片做分解脲支原体培养阳性。此外，还可用单克隆抗体检查法、PCR 检测法、分泌物多形核白细胞检查法等。

【治疗】

1. 盐酸四环素 500mg，口服，4 次/日，至少 7 日，一般 2~3 周。也可在7日后改用量为0.25g，口服，4次/日，共服21日。

2. 强力霉素 100mg，口服，2 次/日，共服 7 日。

3. 美满霉素首日 1 次 200mg，口服，以后每次 100mg，2 次/日，连服 10 日。

4. 红霉素 500mg，口服，4 次/日，连服 7 日。

5. 四环素 500mg，口服，4 次/日，同时口服利福平 300mg，2 次/日，两药连用 10 日。还可选用阿奇霉素、克拉霉素或罗红霉素等。

孕妇和哺乳妇女应首选红霉素，如患者不能耐受红霉素，可用阿莫西林（羟氨苄青霉素）500mg，3 次/日，连服 7 日。如同时患淋病，应用治淋病的药物，如头孢三嗪 250mg，1 次肌注；或强力霉素 100mg，2 次/日，连服 7 日。

五、软下疳

软下疳是由杜克雷嗜血杆菌引起的一种具有急性生殖器溃疡、局部淋巴结肿大，形成破溃的性传播疾病，也是四种传统性病之一。

【诊断】

1. 病史　有婚外性行为或配偶感染史，潜伏期 2～5 日。短者仅 1 日，长者可达 20～30 日，无前驱症状。

2. 临床表现　初发时男女生殖器或尿道口出现一个或多个 0.5～1.0cm 的炎症性丘疹或结节，周围绕以鲜红色的红斑，24～48h 后形成脓疱，3～5 日后脓疱破溃形成溃疡。溃疡基底软，边缘呈锯齿状，有疼痛与触痛。单侧腹股沟淋巴结肿大（横痃）、疼痛，破溃排脓并形成溃疡。

3. 实验室检查

（1）由溃疡或肿大淋巴结取脓液，涂片革兰染色，可见短而细的革兰阴性链锁状排列的短杆菌，为疑似病例。

（2）革兰染色涂片，杜克雷嗜血杆菌培养阳性可以确诊。

【治疗】

1. 复方新诺明压片 2 片，2 次/日，口服，连服 7 日；或一次 2 片，2 次/日，口服，连服 10～14 日。

2. 红霉素 500mg，4 次/日，口服，连服 10～14 日。

3. 四环素 500mg，4 次/日，口服，连服 10～20 日。

4. 强力霉素 100mg，2 次/日，口服，连服 10～14 日。

5. 壮观霉素 2g，肌内注射 1 次。

6. 头孢三嗪 250mg，肌内注射 1 次。

7. 局部损害可用 1∶8000 高锰酸钾清洗，再用抗生素软膏外搽。患者衣物、用具要洗晒消毒。

六、性病性淋巴肉芽肿

性病性淋巴肉芽肿又称腹股沟淋巴肉芽肿、第四性病。它是由血清型沙眼衣原体引起的感染，患者可在生殖器部位出现初疮及发热等全身症状，局部发生淋巴结炎，晚期可有外生殖器象皮肿或直肠狭窄等并发症。本病主要通过性交传染。

【诊断】

1. 病史　有婚外性行为或配偶感染史，潜伏期 5 ~ 21 日，平均 7 ~ 10 日。

2. 临床表现　早期在外生殖器部位出现 5 ~ 6mm 的小水疱，或糜烂与溃疡，1 ~ 4 周后出现腹股沟淋巴结肿大，称为第四性病性横痃。男性由于腹股沟韧带将肿大的淋巴结上下分开而呈沟槽征，及多数瘘管似喷水壶状，愈后遗留瘢痕；女性晚期发生直肠狭窄、外阴象皮肿。发生淋巴结炎时，可有发热、寒战、关节痛等症状。

3. 实验室检查

（1）衣原体补体结合试验，常在感染 4 周后出现阳性，1∶64 以上有诊断意义。

（2）组织培养、分离衣原体（11、12、13 血清型）。Frei 试验阳性等。

【治疗】

1. 强力霉素 100mg，2 次/日，共 21 日。

2. 四环素 500mg，3 次/日，共 21 日。

3. 红霉素 500mg，4 次/日，共 14 日。

4. 复方新诺明 2 片，2 次/日，共 14 日。

以上药物均口服，可任选一种，并根据病情适当延长用药时间。

5. 局部疗法：用 1:8000 高锰酸钾液清洗患处，外用四环素或红霉素软膏，每日 1~2 次。如果淋巴结已化脓，可抽出脓液，注入抗生素等，但注意不能切开引流，否则创口不易愈合。晚期直肠狭窄、包皮及阴囊象皮肿者，可考虑手术治疗，但必须在充分的抗生素治疗之后。直肠狭窄，初起者可做扩张术，严重者采用外科手术治疗。

七、生殖器疱疹

生殖器疱疹主要由单纯疱疹病毒Ⅱ型（HSVⅡ）通过性器官接触而传染，性生活不洁及混乱为本病的重要传染原因。

【诊断】

1. 病史　有婚外性行为或配偶感染史及其他密切接触史。潜伏期 2~20 日，平均 3~5 日。

2. 临床表现　发疹前可有发热、头痛、全身不适，在骶 2~4 节段神经出现感觉异常。生殖器及肛周发生丘疹，后变成小水疱、破溃、糜烂后形成小溃疡，伴有疼痛。如原发性皮损消退后，又反复发生多次，对诊断复发性生殖器疱疹有意义。男性好发于龟头、冠状沟、尿道口或阴茎体，女性好发于外阴、肛周等处，约90%同时侵犯宫颈，表现为宫颈潮红或伴有多个散在溃疡。一般原发性者均可伴有附近淋巴结肿大和压痛，1~2 个月才缓慢消退。

3. 实验室检查

（1）病毒分离。

（2）电镜检查病毒颗粒。

（3）酶联吸附试验（E1ISA）或放射免疫测定（RIA），聚合酶联反应（PCR）检测病毒抗原，以及血清 HSV - Ⅱ抗体测定等。

【防治】

1. 原发和初发感染时，可口服阿昔洛韦（无环鸟苷）

200mg，5次/日，连服7～10日。如病情重需住院时，可静脉注射阿昔洛韦（无环鸟苷）5mg/kg，8小时1次，连续5～7日。近年来，新开发出来的新药，如万乃洛韦、泛昔洛韦、更昔洛韦等，也可酌情选用；或服病毒唑、吗啉胍等；或聚肌胞2ml，肌注，每周2次，10次为一个疗程。

2. 复发性病人在前驱症状期口服阿昔洛韦（无环鸟苷），可产生部分或完全的保护作用。对反复发作者，可采用免疫增强剂治疗，如左旋咪唑、转移因子、胎盘球蛋白、免疫球蛋白等。

3. 局部治疗以收敛、消炎、干燥保护患处，防止继发感染为主。常用2%甲紫溶液、四环素软膏、3%～5%阿昔洛韦（无环鸟苷）软膏等。局部疼痛明显者，可用盐酸利多卡因软膏或口服止痛药。

【小贴士】

1. 患者应避免性交，防止性病传播。同性恋者应固定性伴侣。

2. 早期妊娠妇女患本病应终止妊娠，妊娠晚期感染者，宜做剖宫产。

八、艾滋病

艾滋病（AIDS）是获得性免疫缺陷综合征的简称。它是由一种反转录病毒引起的，艾滋病病毒称为人类免疫缺陷病病毒（HIV）。HIV的致病作用主要是破坏人体的免疫功能，使机体的辅助T细胞减少，细胞免疫功能缺损，致机体丧失对平时没有致病能力的细菌、真菌、原虫的抵抗力，而易于发生条件致病性感染及多发性出血性肉瘤等肿瘤。其主要传播途径为同性和异性之间的性接触；输入污染艾滋病病毒的血液和血液制品或接受了HIV感染者的器官、组织或精液；使用艾滋病患者用过而未经消毒的针头和注射器，与艾滋病感染者共用其他医疗器械或生活用具，也可能经破损处传染；感染了HIV的母亲在产前、分娩过程中及产后不久传染给胎儿或婴儿。

【诊断】

1. 病史 有婚外性行为，静脉药瘾、输血及血制品或其母为 HIV 感染者或艾滋病患者。潜伏期为 6 个月至 10 年或更长。

2. 临床表现 根据其临床症状，可分为 4 个时期：

（1）急性感染期：15% ~ 20% 的感染者，2 ~ 6 周出现类似一过性传染性单核细胞增多症或流感急性症状，包括疲倦、发热、肌痛、关节痛、盗汗、多汗、纳差等。有的发生皮疹，多为斑丘疹或荨麻疹样。全身多处淋巴结肿大，个别人发生急性中枢神经系统病变、脑膜炎或外周神经病变。这些症状持续 1 周左右自愈。本期病人血液中可测出 HIV 抗原，而急性病症出现之初，血清抗 HIV 抗体阴性，直到症状消退时才开始转为阳性。绝大多数病人自愈后进入相当长的无症状期，仅个别病人因严重的中枢神经系统病变或严重的继发感染而死亡。

（2）无症状持续带毒期：绝大多数感染者没有任何症状，如同健康人一样。本期持续时间因人而异，一般成人为 6 个月至 10 年，平均 3 ~ 4 年，婴幼儿 0.5 ~ 1.5 年，平均 1 年。偶尔有对称性的淋巴结肿大，一般能触及，有时出现，有时消退，反复消长。病人血清抗 HIV 抗体阳性，白细胞和 T 座淋巴细胞逐渐减少。此期病人仍有传染性。

（3）艾滋病相关综合征：对具有艾滋病的某些全身性症状和体征，而尚未表现出条件性感染或肿瘤的病征，称为艾滋病相关综合征。其临床表现有口咽黏膜损害，如口腔毛状黏膜白斑病；全身性皮肤病，如毛囊炎、单纯疱疹、带状疱疹、隐球菌感染、传染性软疣、真菌感染等；有持续性全身淋巴结肿大，至少是除腹股沟淋巴结肿大外，还有两处以上出现原因不明淋巴结肿大，直径超过 1cm，对称、质硬、无触痛，且持续 3 个月以上；患者有间歇热或稽留热，体温超过 38℃，伴有疲乏、盗汗、持续性腹泻等症状；体重减轻，减轻重量大于 10% 正常体重；有的后期出现特发性血小板减少性紫癜等。但尚未有条件性感染或肿瘤。

实验室检查血液中 T 淋巴细胞总数和 T_4 细胞数下降，T_4/T_8 比率渐倒置，自然杀伤细胞（NK）活力降低，患者有轻度贫血、白细胞及血小板数下降等。抗 HIV 抗体阳性。艾滋病相关综合征病人多数最后将转变为艾滋病患者。约 10% 病人于 1 ~ 2 年内、12% ~ 34% 于 4 ~ 5 年内将发展成为艾滋病患者。

（4）艾滋病病变期：又称艾滋病全盛期、真性艾滋病。本期临床表现取决于患病的轻重、有哪些继发性感染或罹患哪些恶性肿瘤。上述艾滋病相关综合征的症状与体征在本期加重，体温持续不退，腹泻反复发作，全身淋巴结肿大，皮肤黏膜病损增多，患者疲惫乏力、精神抑郁、日渐消瘦、体重锐减。尤其是条件致病菌和原虫的感染、恶性肿瘤的发生、中枢神经系统的病变，如痴呆等，都是本期特有而不同于上期的临床表现。

艾滋病病人确诊依据：根据我国《艾滋病监测管理的若干规定》第三十条："（二）艾滋病病人是指艾滋病病毒抗体阳性，临床上出现条件性感染或恶性肿瘤者。"故确诊依据如下：①流行病学史。②上述临床表现。③免疫功能缺陷，T_4 细胞数 $< 0.2 \times 10^9/L$，$T_4:T_8 < 1$。④条件致病性感染病原体检查阳性或恶性肿瘤病理检查证实。⑤HIV 抗体检测阳性。

【治疗】

尚无特效药物，目前治疗有以下几个方面：

1. 抗艾滋病病毒药物　药物有苏拉明、干扰素、叠氮胸苷（AZT）、甲磷酸盐等。有报道，当病人对 AZT 出现耐药性时，可联合使用双脱氧核苷（DDC）或双脱氧肌苷（DDI）或双脱氧腺苷（DDA），药效可以提高。

2. 其他相应治疗　如白色念珠菌感染，可用制霉菌素局部涂搽或口服，也可用酮康唑 200mg/d，口服。病毒性皮肤疱疹，可用阿昔洛韦（无环鸟苷）200mg，口服，每日 5 次；结核杆菌感染可用异烟肼、利福平、乙胺丁醇等；对恶性肿瘤的治疗，可用放射线或化疗，如用长春新碱、长春碱等。

【小贴士】

1. 避免性关系混乱，特别要防止与艾滋病病人发生性接触。要普及艾滋病的防治知识，使群众了解本病的病因、传播途径、主要临床表现及防护措施。

2. 提倡使用男、女避孕套（帽）。

3. 避免接触可能污染有 HIV 病毒的物品，如不共用牙刷、剃须刀，或其他被血液污染的物品及血液制品，要从严管理血液制品的进口工作；对献血员的体格检查要严格，应进行艾滋病抗体检测，抗体阳性者禁止供血及供精液。

4. 不共用注射器和针头，以免造成互相感染。被血液或其他体液污染的医疗器械应彻底消毒。

5. 积极对感染艾滋病病毒的孕妇进行治疗，以减少母婴传染。

6. 加强监测工作，对危险人群进行监测，重点对象是性关系混乱者；严格取缔卖淫和嫖娼活动，对与外国人发生性接触者，应做艾滋病抗体的检查。

7. 加强国境检疫，严防艾滋病的传入。

第十章　常见传染病

第一节　传染病概述

传染病是由病原微生物和寄生虫感染人体后产生的具有传染性的疾病。两者都属于感染性疾病，但感染性疾病不一定都具有传染性，其中有传染性的疾病才称为传染病。决定传染病流行过程的三个基本条件是传染源、传播途径和易感人群。中华人民共和国关于《突发公共卫生事件与传染病疫情监测信息报告管理办法》规定：将传染病分为甲、乙、丙三类，实行预防为主、防治结合、分类管理，严格执行传染病报告制度。作为传染源的传染病患者通常是由临床工作者首先发现，因而及时报告和隔离患者是临床工作者不可推卸的责任。责任报告单位对甲类传染病、传染性非典型肺炎和乙类传染病中艾滋病、肺炭疽、脊髓灰质炎的患者、病原携带者或疑似患者，城镇应于 2 小时内、农村应于 6 小时内通过传染病疫情监测信息系统进行报告。对其他乙类传染病患者、疑似患者和伤寒副伤寒、痢疾、梅毒、淋病、乙型肝炎、白喉、疟疾的病原携带者，城镇应于 6 小时内、农村应于 12 小时内通过传染病疫情监测信息系统进行报告。对丙类传染病和其他传染病，应当在 20 小时内通过传染病疫情监测信息系统进行报告。

第二节　病毒性传染病

一、病毒性肝炎

病毒性肝炎是由多种肝炎病毒引起的主要累及肝脏的传染

病。肝炎病毒目前分甲、乙、丙、丁、戊五型，所引起的肝炎也分别称为甲、乙、丙、丁、戊型肝炎。按其发病情况又分为急性肝炎、慢性肝炎、重型肝炎、淤胆型肝炎。甲型肝炎（甲肝）和戊型肝炎（戊肝）经消化道传播；乙型肝炎（乙肝）经母婴、血液及性接触传播；丙型肝炎（丙肝）主要经血液传播；庚型肝炎（庚肝）经血液传播。诸型肝炎病毒可重叠感染。

【诊断】

1. 急性肝炎

（1）流行病学：①半年内有与病毒性肝炎患者密切接触史。②半年内有接受输血或血制品史及消毒不严的注射史或针刺史。③有不良饮食或进食贝类食品史。

（2）临床表现：近期出现持续数日以上、无其他原因可解释的乏力、食欲减退、厌油、腹胀、腹泻、肝区隐痛和（或）尿色加深等。体检发现肝脏肿大，有触痛及叩击痛。

（3）辅助检查：血清丙氨酸氨基转移酶（ALT）水平升高，可有血清胆红素升高，病原学检查阳性。

2. 慢性肝炎

（1）流行病学：①有慢性肝炎家族史。②有接受输血或血制品史及消毒不严的注射史或针刺史。③有半年以上的血清病毒抗原阳性史。

（2）临床表现：有半年以上间断乏力、食欲减退、肝区隐痛史，有头晕、失眠等神经症状。体检发现肝脏肿大，有压痛及叩击痛，有肝掌、蜘蛛痣及面部小血管扩张。

（3）辅助检查：血清 ALT 水平升高，可有血清胆红素升高，病原学检查阳性。

3. 重型肝炎　急、慢性肝炎或肝硬化患者病情进展迅速，出现极度乏力、严重消化道症状，黄疸迅速加深，肝脏迅速缩小，有出血倾向及中毒性鼓肠，腹水迅速增多，有肝臭、急性肾功能不全（肝肾综合征）和不同程度的肝性脑病表现（如嗜睡、性格改变、烦躁，甚至出现昏迷、抽搐）。

4. 淤胆型肝炎　肝炎有持续 3 周以上阻塞性黄疸的症状及体征，肝炎症状较轻，急性期肝脏肿大较明显，实验室检查符合阻塞性黄疸的结果，除外其他肝内、外阻塞性黄疸者，可诊断为淤胆型肝炎。

5. 病原学分型诊断　①甲型肝炎血清抗 HAVIgM 阳性。②乙型肝炎血清 HBsAg、HBeAg 或抗 – HBcIgM 当中有一项阳性。缺乏临床表现而 HBsAg 阳性，伴有或不伴有其他血清标记物时，可诊断为无症状 HB_sAg 携带者。③丙型肝炎血清抗 HCV 阳性。无临床表现仅血清 HCV 标记物阳性时，可诊断无症状 HCV 携带者。④在乙型肝炎诊断基础上，血清丁型肝炎病毒抗原或抗体阳性可诊断为丁型肝炎。⑤血清戊型肝炎病毒抗体阳性可诊断为戊型肝炎。

【治疗】

1. 一般治疗　注意休息，治疗期间需要卧床休息，不能过劳，但可以进行适当锻炼。对甲肝、戊肝实施消化道隔离，对乙肝、丙肝、庚肝实施血液传播隔离。给予高糖、高热量、高蛋白、低脂肪、足量的维生素、富含膳食纤维的饮食，禁止饮用一切含乙醇的饮料。

2. 急性肝炎治疗方法

（1）早期卧床休息，症状好转后逐渐增加活动。症状消失、肝功能恢复正常后仍需休息 1~3 个月。饮食宜清淡，富含充足的热量和蛋白质，适当补充维生素 B 和维生素 C，进食少者可静脉滴注 10% 葡萄糖液及维生素 C。

（2）适当选择 1~2 种护肝药物及多种维生素，不宜过多用药。

（3）可用中医辨证施治。

3. 轻度慢性肝炎治疗方法

（1）活动期患者应以休息为主；静止期可适当活动或做些力

所能及的工作。饮食应以高蛋白、高维生素为主，不宜过多进食高糖和高脂肪食物，以避免发生脂肪肝或糖尿病。

（2）药物：①非特异性护肝药物包括维生素类药物（维生素B、C、E、K等）、促进解毒功能药（葡醛内酯、谷胱甘肽等）、促进能量代谢药物（ATP）、促进蛋白质合成药物（肝安、水解蛋白等）以及改善微循环药物（丹参）等可作为辅助治疗。应避免使用过多药物。②非特异性免疫增强剂可选用胸腺肽、胸腺素等。③乙型肝炎和丙型肝炎患者抗病毒治疗可用干扰素。④中医辨证施治。

4. 中、重度慢性肝炎患者在护肝治疗的同时，应定期输注血清蛋白和血浆；进行免疫调节药物治疗，如注射白介素 -2。

5. 如患者病情加重或出现并发症，应及时转上级医院诊治。

【小贴士】

1. 控制传染源　①隔离患者。②加强对病毒携带者从事托幼、服务行业工作的限制和管理，指标阳性者应禁止献血。

2. 切断传播途径　甲型和戊型肝炎重点在于落实卫生措施（如水源保护、饮水消毒、食品卫生、食具消毒等），加强个人卫生、粪便管理等。乙、丙、丁型肝炎防治重点在于防止通过血液和体液传播。提倡使用一次性注射用具和针灸针，重复使用的器具必须经高压或煮沸消毒，漱洗用具要专用，接触患者后用肥皂和流动水洗手。

3. 保护易感人群　①主动免疫包括接种甲肝活疫苗和乙肝疫苗。②被动免疫包括对近期与甲型肝炎患者有密切接触者尽早肌内注射免疫球蛋白（不应超过接触后 7~10 天），对已暴露于HBV 的易感者均宜用乙肝免疫球蛋白进行被动免疫。

二、麻疹

麻疹是由麻疹病毒引起的急性呼吸道传染病，主要发生在未患过麻疹及未接种过麻疹减毒活疫苗的小儿，以冬、春季为最多见。麻疹患者是唯一的传染源，在出疹前、后5日均有传染性，有并发症者出疹后10日仍有传染性。患过一次麻疹后，可获得终身免疫。

【诊断】

1. 流行病学 病前1~2周有与麻疹急性期患者接触史。

2. 临床表现 出疹前3~4日出现上呼吸道卡他症状，常见发热、流涕、打喷嚏、咳嗽、眼结合膜炎等。多数患儿于发热第4日出现充血性皮疹，始于耳后、发际及颈部，随后波及躯干和四肢，疹间肤色正常；重症病例可见出血性皮疹，或皮疹稀少，不能发透。出疹时体温更高，全身症状加重。若病情经过顺利，疹出2~5日后，按出疹顺序由上而下逐渐消退，于出疹部位有细微脱屑及棕色色素沉着。麻疹常见的并发症有支气管炎、心肌炎、喉炎、脑炎及亚急性硬化性脑炎。

3. 实验室检查 周围血白细胞正常或减少，淋巴细胞分类相对增多。免疫荧光法查到麻疹抗原为早期诊断依据。

【治疗】

1. 一般处理 保持室内空气新鲜，温度适宜。进食低脂高蛋白流食及半流食，多饮水。保持眼、鼻、口腔清洁。急性期应卧床休息，直到体温恢复正常。

2. 对症处理 高热者，可给予小剂量退热剂或头部冷敷。烦躁不安时，可用苯巴比妥类药物。剧烈咳嗽时镇咳。病情重不能进食者，宜静脉输液，但应控制液体量及速度。

3. 并发症的治疗 并发细菌感染者，可用青霉素3万~5万U/kg，肌注或静滴，剂量及疗程应充足。并发急性喉炎者，在应用抗生素的基础上，加用糖皮质激素治疗1~3日，并防止发生喉梗阻。

【预防】

1. 自动免疫 对8个月以上小儿，凡未患过麻疹的，均应接种麻疹减毒活疫苗。其免疫期4~6年。对易感儿，可在接触麻疹的头两日内，以麻疹减毒活疫苗进行应急接种，可使体内于潜伏期中产生特异抗体，以防止发病或减轻症状。

2. 被动免疫 对患有慢性病或年幼体弱儿，应于接触麻疹病人后 5 日内肌注丙种球蛋白 3～5ml，或静脉输成人全血或血浆，每次 50～100ml。

3. 隔离患者 对麻疹患者应早发现、早隔离、早治疗，及时上报疫情。一般病例隔离至出疹后 5 日，有并发症者，应延长至出疹后 10 日。

三、风疹

风疹是由风疹病毒引起的急性、出疹性传染病，多见于儿童。一般临床症状轻，预后好。但妊娠早期感染风疹，病毒可经胎盘感染胎儿，妨碍其正常发育，导致产儿患先天性风疹综合征，出现多器官先天性缺陷。风疹潜伏期 2～3 周，一般 18 日。风疹患者是唯一的传染源，出疹前后传染性最强。

【诊断】

1. 流行病学 发病前 3 周内有与风疹患者接触史。

2. 临床表现 急起发热，中、高热，持续 1～3 日，可伴有呕吐、腹泻、流涕、咳嗽、咽红、结合膜稍充血等。全身浅表淋巴结在发病前即开始肿大，以耳后、枕后及颈后淋巴结肿大为明显，至出疹当日淋巴结肿大达高峰，有轻压痛，持续数周才消退。发热第一日或次日见淡红色斑丘疹，形似麻疹，始于面、颈部，迅速向躯干和上肢扩散，在 24h 内遍及全身，一般手掌及足跖无疹。疹退时，发热等全身症状亦渐消失。

3. 辅助检查 末梢血白细胞总数减少，淋巴细胞增多；血清风疹 IgM 抗体阳性；恢复期血清风疹病毒 IgG 抗体滴度较急性期有 4 倍以上或恢复期抗体阳性。

【治疗】

1. 一般治疗 患者一般症状轻微，不需特殊治疗。发热期间，应注意卧床休息，给予营养丰富且清淡易消化的饮食，高热时可适当给予药物退热。皮疹痒可用抗组胺药物口服或炉洗剂外用。

2. 药物治疗 风疹无特效药物，主要为对症及支持治疗，主疹较密集或体温较高时，可用大青叶口服液 10ml，口服，每日 2 次（5 岁以上小儿）；或抗病毒口服液 10ml，口服，每日 3 次。

【小贴士】

妊娠妇女应尽可能避免与风疹接触，如患风疹，应终止妊娠。

四、水痘

水痘是由水痘带状疱疹病毒所引起的儿童常见的急性传染病，本病传染性强，易感儿接触患儿后 90% 发病，患者是唯一传染源，自出疹前 1 ~ 2 天至皮疹干燥结痂为止，有传染性。一次患病，可获终身免疫。

【诊断】

1. 流行病学 既往未患过水痘，近 2 ~ 3 周内接触过水痘患者。

2. 临床表现 发热 38℃ ~ 39℃，全身不适，皮疹于发热当日即可出现，也可在前驱症状 1 ~ 2 日后出现。皮疹呈向心性分布，始见于头部、躯干，以后渐及面部及四肢。初为红斑疹，数小时后变为深红色丘疹，又数小时变为疱疹。疱疹位置表浅，呈卵圆形，直径 3 ~ 5mm，周围有稍凸起的红晕，为单囊状，疱液初期透明，后渐混浊，如有继发感染则成脓疱。疱疹于 1 ~ 3 天内从中心开始干枯结痂，红晕消失，数日至 1 ~ 2 周痂皮脱落，一般不留瘢痕。同一部位可同时存在斑丘疹、疱疹及结痂，此为本病发疹的特点。

3. 辅助检查 刮取水痘基底组织涂片，染色后可检查到多核巨细胞和核内包涵体，抗体效价升高 4 倍以上者有诊断意义。

【治疗】

1. 水痘急性期应卧床休息，注意水分和营养补充，避免因抓伤而继发细菌感染。应注意通风换气，对患者的污染物、用具进行消毒。

2. 皮肤疱疹可应用含 0.25% 冰片的炉甘石洗剂涂抹止痒，疱疹破裂可涂甲紫或抗生素软膏预防继发感染。

3. 药物治疗

（1）维生素 B_{12} 能促进细胞内核蛋白形成，抑制水痘病毒对核蛋白代谢的阻碍作用，每日肌注 100μg，连用 5 日。

（2）对于病情严重的患者，则应用抗病毒治疗，首选阿昔洛韦 10～20mg/kg，静脉滴注，每 8 小时 1 次，疗程 7～10 日；阿糖腺苷 10mg/（kg·d），静脉滴注，疗程 5～7 日；干扰素 100 万～300 万 U/d，肌内注射。

【小贴士】

1. 患儿应予隔离，直到皮疹结痂变干后方能解除隔离，隔离期从发病起不少于 2 周。

2. 对患湿疹及长期应用激素治疗的小儿，应作重点保护，若接触了水痘患者，应及时肌注丙种球蛋白 3～5ml。

3. 减毒活疫苗对自然感染的预防效果为 68%～100%，可持续 10 年以上。

五、脊髓灰质炎

脊髓灰质炎是指灰质炎病毒侵犯婴幼儿所引起的一种以中枢神经系统病变为主的急性传染病，俗称"小儿麻痹"，常发于 6 个月至 5 岁儿童，主要通过粪、口传播。

【诊断】

1. 流行病学　小儿未服用过脊髓灰质炎疫苗。

2. 临床表现　病初多汗、烦躁、嗜睡、头痛、四肢痛、感觉过敏、咽痛等，随后出现分布不规则的弛缓性瘫痪，严重者甚至可因呼吸麻痹而死亡。

3. 实验室检查　确诊需做病毒分离或血清抗特异性抗体检测。

【治疗】

1. 本病无特效治疗方法。急性期应卧床休息、隔离，给予患者清淡、易消化的饮食。根据病情进行对症处理，如吞咽困难应及时清除咽部分泌物，必要时作气管切开；如呼吸麻痹，应使用人工呼吸器；恢复期应对麻痹肢体进行康复训练。

2. 控制传染源、切断传播途径、口服脊髓灰质炎减毒活疫苗糖丸，保护易感人群。

【小贴士】

服用脊髓灰质炎减毒活疫苗糖丸是最有效的预防措施。出生后于2、3、4月龄，各口服1丸，1岁半及4岁各再服1次。服时禁用热水化开，最好直接放入口内溶化咽下，或冷开水送服，以防疫苗失活失效。

六、肾综合征出血热

本病以前称为"流行性出血热"，是由汉坦病毒所致，以发热、出血和肾脏损害为主要表现的急性自然疫源性传染病。野鼠为主要传染源。多发于青壮年。

【诊断】

1. 流行病学　近两个月内到过疫区居住，与鼠、螨及其他可能带病毒动物有直接或间接接触史；流行季节为11月到次年1月。

2. 临床表现

（1）急起持续发热，伴恶心、呕吐、呃逆、腹痛、腹泻等消化道症状，随之出现"三红"（面、颈、上胸发红，或称酒醉状）及"三痛"（头痛、眼眶痛、肾区痛）。

（2）热退后出现血压下降与休克。

（3）典型病例呈 5 期经过，即发热期、低血压期、少尿期、多尿期和恢复期。

3. 实验室检查

（1）血常规：白细胞总数增加，出现异型淋巴细胞，血小板常减少。

（2）尿常规：有蛋白、红白细胞及管型，严重者出现膜状物。

（3）血清学检查：特异性免疫球蛋白 M（IgM）呈阳性有助于诊断。

【治疗】

本病无特效治疗方法，以综合疗法为主。争取早发现、早休息、早治疗。早期抗病毒治疗，中晚期对症治疗。对较重病人应及时转送上级医院。

1. 发热期治疗

（1）一般治疗：注意卧床休息，给予高热量、高维生素、半流质饮食，维持水、电解质及酸碱平衡。

（2）对症治疗：高热者用物理降温，勿用强烈发汗退热药；有出血征兆时应用酚磺乙胺（止血敏）；呕吐可用甲氧氯普胺（灭吐灵）或维生素 B_6，同时记录出、入量。

（3）液体疗法：尿量未减少时，用量按前一日尿量加 1000 ~ 1500ml 计算，口服为主，必要时辅以静脉输液。补充血容量宜早期、快速、适量。尿量减少后应适当减量，并可酌情使用甘露醇或低分子右旋糖酐。

（4）抗病毒治疗：可于发病后前 4 天内用病毒唑 1000mg，静滴，每日 1 次，共 3 ~ 5 日。

2. 低血压期、少尿期、多尿期应及时转到上级医院住院治疗。

【小贴士】

1. 本病病情重、病程长、并发症多，基层医院条件往往有限，应及时转诊。

2. 治疗中要特别注意防治休克、肾功能衰竭和出血。

七、流行性感冒

流行性感冒（流感）是指由流感病毒引起的急性呼吸道传染病，常分为甲、乙、丙三型。流感病毒可分三型，每型又分若干亚型。甲型流感病毒经常发生变异，可致暴发流行；乙型流感多为局限性流行；丙型流感大多数为散发。本病多在冬、春季流行，传染源是病人和隐性感染者。主要通过飞沫传播，人群对本病普遍易感。

【诊断】

1. 流行病学　近期本地区或邻近地区有流感流行，短时间出现较多类似患者，并逐渐增多。

2. 临床表现　症状比普通感冒要重，特点是全身症状较重而呼吸道症状较轻，出现急性畏寒、发热、头痛、浑身酸痛和乏力等全身中毒症状，上呼吸道表现不明显。有时会伴有恶心、呕吐和腹泻症状。

3. 实验室检查　血白细胞总数及中性粒细胞正常或减少，并发细菌感染时则增多。

【治疗】

1. 一般治疗　注意呼吸道隔离，卧床休息，要保证有充足的睡眠，多饮水，加强营养补充，以提高机体抵抗能力。

2. 药物治疗　临床尚无特效药，主要是对症治疗。

（1）抗病毒治疗：利巴韦林（病毒唑）0.2g，口服，每日3次；或者盐酸金刚烷胺100mg，口服，每日2次，连用3~5日。

（2）解热镇痛：首选对乙酰氨基酚（扑热息痛），0.5g，必要时每日服2次。

（3）中医药治疗：风寒感冒用葱豉汤或荆防败毒饮；风热感冒用银翘散或桑菊饮。

【小贴士】

1. 注意疫情监视，发现疫情及时上报。

2. 注意隔离，病人应隔离和治疗 1 周，或至退热后 2 日。

八、人禽流行性感冒病毒感染

人禽流行性感冒病毒感染是由禽甲型流行性感冒病毒所引起的急性呼吸道传染病。引起人禽流感的病毒亚型有 H_5N_1、H_9N_2 和 H_7N_7，其中 H_5N_1 亚型的禽流感病毒称高致病性禽流感病毒。

【诊断】

1. 流行病学　当地有禽流感病毒感染的疫情；发病前 1 周内到过禽流感疫区；接触过被感染的禽类及其分泌物、排泄物；接触过病毒毒株或禽流感病人。

2. 临床表现　主要表现为发热、咽痛、咳嗽、呼吸急促、头痛、全身不适，部分患者可有消化道症状和（或）眼结膜炎，严重者表现为重症肺炎，可因感染性休克、瑞氏（Reye）综合征、多脏器功能衰竭等多种并发症而死亡。

3. 禽流感病毒的病原学检查　可采集呼吸道标本和血标本进行病毒学分离、基因诊断和抗原抗体检查，阳性者可确诊。

【治疗】

1. 一般治疗　患者应及早卧床休息，多饮水，给易于消化的饮食，密切观察病情，监测并预防并发症。

2. 对症治疗　高热者可用退热药，对年幼病人禁用阿司匹林，以防瑞氏（Reye）综合征的发生。密切观察病情，及时处理并发症，如有继发细菌感染时，针对病原菌及早使用适宜的抗菌药物。

3. 药物治疗　抗病毒治疗可在早期（起病 2~4 日内）选用达菲 1.5mg/kg，口服，每日 2 次，5 日为一疗程；或金刚烷胺 2.5mg/kg，口服，每日 2 次，5 日为一疗程。肝、肾功能不全者慎用，孕妇、婴幼儿、精神病或癫痫患者禁用。

4. 重症患者应当送入 ICU 病房进行救治，其预后差，死亡率高。

5. 出院标准：12 岁（含 12 岁）以下儿童，应同时具备以下条件并持续 7 日以上：①体温正常；②临床症状消失；③胸部 X 线影像检查显示病灶明显吸收，方可出院。

【预防】

1. 隔离患者　单间（最好带负压）隔离，给患者戴面罩，进行接触和呼吸道隔离。

2. 加强对禽类的疫情监测　如确定有禽流感流行，应及时处理受染家禽，进行彻底的环境消毒。

九、传染性非典型肺炎

传染性非典型肺炎（SARS，简称非典），又称严重急性呼吸综合征，是由严重急性呼吸综合征冠状病毒引起的急性呼吸道传染病，是一个新出现的传染病，属乙类传染病，也是国家检疫传染病。主要通过近距离空气飞沫和密切接触传播，以发热起病，病情发展快，传染性比较强。

【诊断】

1. 流行病学　在近 2 周内有与 SARS 患者接触史；或为 SARS 患者接触后的群体发病者之一。

2. 临床表现　发热为首发症状，体温一般高于 38.5℃，常呈持续性高热，可伴全身中毒症状，如畏寒、肌肉酸痛、关节酸痛、头痛、乏力等，同时可有干咳、胸闷，严重者逐渐出现气紧、气促，甚至呼吸窘迫。肺部体征常不明显。

3. 辅助检查

（1）实验室检查：外周血白细胞计数一般正常或降低，常有淋巴细胞计数减少。

（2）X 线检查：提示双侧肺部有不同程度的片状、斑片状浸润性阴影或呈网状改变，部分病人进展迅速，呈大片状阴影。

【治疗】

1. 一般治疗　严格呼吸道隔离。合理休息,给予高热、高蛋白、清淡、易消化的饮食。密切观察病情变化,监测血氧饱和度和重要器官功能,定期复查胸片。

2. 对症治疗　①高热者可使用解热镇痛药,必要时配合物理降温。②咳嗽、咳痰者给予镇咳、祛痰药。③气促明显、轻度低氧血症者应及早给予持续鼻导管吸氧。

3. 药物治疗　抗病毒可使用病毒唑;有严重中毒症状或出现急性呼吸窘迫综合征者,可考虑应用糖皮质激素;并发细菌感染者,可选用适当抗菌药物。

4. 重症病人的处理和治疗　应及时转到条件较好的上级医院救治。

【预防】

1. 控制传染源　及时按要求报告疫情,严格隔离、治疗病人,对密切接触者进行医学观察。

2. 切断传播途径　做好空气消毒,保持室内空气流通。养成良好的个人卫生习惯,勤洗手,到医院和人多的场所戴口罩。

3. 保护易感人群　根据天气变化,注意防寒保暖,多参加锻炼,增强自身抵抗疾病的能力,防止疾病的发生。

十、流行性腮腺炎

流行性腮腺炎是由流行性腮腺炎病毒所致的急性呼吸道传染病。通过唾液飞沫传播,冬、春季为流行高峰,在集体儿童机构中易暴发流行。感染后可获得终身免疫。

【诊断】

1. 流行病学　冬、春季发病;病前3~4周内接触过流行性腮腺炎患儿;未接种过疫苗。

2. 临床表现　一般先有发热、头痛、倦怠、纳差等,随后出现腮腺肿痛,以耳垂为中心弥漫增大,表面不红,边界不清,有明显疼痛及触痛，张口及咀嚼使疼痛加重。常伴发不同程度膜炎、脑膜脑炎或胰腺炎。青春期还可引起睾丸炎或卵巢炎。

3. 辅助检查　血清补体结合试验、血凝抑制试验及病毒中和试验等有助于诊断。

【治疗】

1. 一般治疗　合理休息，给予易消化、清淡的半流质食物或软食，避免干性和酸味食物。

2. 药物治疗　抗病毒药物可用利巴韦林 1.0g（儿童 15mg/kg），静脉滴注，5～7 日为一个疗程。

3. 对症治疗　发热给解热镇痛药或物理降温；睾丸炎者，用棉花垫和丁字带托起阴囊，局部冷敷。

4. 中草药治疗　清热解毒、消肿散瘀，用普济消毒饮加减。另可用如意金黄散、紫金锭、玉露散或青黛粉醋调，外涂于肿大的腮腺表面皮肤上，1～2 次/日。

5. 出现并发症应及时转诊。

【预防】

1. 患者应隔离至腮腺肿胀消退后 3 日。

2. 应用腮腺炎减毒活疫苗预防。

十一、流行性乙型脑炎

流行性乙型脑炎简称"乙脑"，是由乙型脑炎病毒引起的以脑实质炎症为主要病变的急性传染病。本病传染源主要为猪，经蚊虫叮咬传播，好发于儿童，多在夏秋季流行。

【诊断】

1. 流行病学　夏秋季发病，多见于 10 岁以下儿童。

2. 临床表现　起病急，出现高热、头痛、呕吐、意识障碍、抽搐及脑膜刺激征。

3. 辅助检查　白细胞总数及中性粒细胞比例增高，脑脊液检查符合无菌性脑膜炎改变。特异性 IgM 抗体阳性有助于诊断。

【治疗】

本病无特效治疗方法，一般采用中西医结合治疗。

1. 一般治疗　隔离患者，加强护理，防止压疮与肺炎，补充营养和热量，注意水、电解质平衡。

2. 高热者采用物理降温，保持呼吸道通畅，吸痰侧卧，及时转诊治疗。

3. 恢复期患者应注意营养及精心护理，防止发生肺炎、压疮及消化道感染。

【预防】

1. 防蚊灭蚊，切断传播途径。

2. 对 10 岁以下儿童预防接种，保护易感人群。

十二、艾滋病

艾滋病（AIDS）是获得性免疫缺陷综合征的简称，是由人类免疫缺陷病毒（HIV）感染所引起的一种传染病。通过性接触、血液（输血及血制品、使用消毒不严或污染的医疗器具）及母婴传播，属于乙类传染病。

【诊断】

1. 流行病学　有 HIV 感染的高危病史，如不洁性生活史，有接触传染源、输血或血制品的病史，有毒瘾等。潜伏期一般是 2～15 年，平均 8～10 年。

2. 临床表现　早期一般无特殊症状，部分患者出现持续性全身淋巴结无压痛肿大。中期除淋巴结肿大外，患者出现发热、乏力、肌痛等非特异性的全身症状，口腔黏膜常发生念珠菌感染，容易出现皮下血肿及出血点等。晚期患者的一般健康状况迅速恶化，并逐渐出现恶病质。由于患者的免疫功能严重缺陷，极易发生各种条件致病菌感染和恶性肿瘤，并导致死亡。高危人群存在下列情况两项或两项以上者，应考虑艾滋病的可能：①近期体重下降10%以上。②慢性咳嗽或腹泻1个月以上。③间歇或持续发热 1 个月以上。④全身淋巴结肿大。⑤反复出现带状疱疹或慢性播散性单纯疱疹感染。

3. 实验室检查

（1）血常规：多有红细胞、血红蛋白降低，白细胞下降至 $4 \times 10^9/L$ 以下，分类中性粒细胞增加，淋巴细胞明显减少，多低于 $1 \times 10^9/L$。少数病人血小板可减少。

（2）特异性诊断检查：如抗 HIV 抗体测定、抗原检查、核酸杂交等可明确诊断。

【治疗】

目前对艾滋病尚无有效的药物，患者最终几乎都将死于反复的感染或肿瘤，但积极治疗可有效缓解病情发展。在明显的免疫缺陷出现前，可实施抗病毒治疗，HIV 反转录酶抑制剂和蛋白酶抑制剂混合"鸡尾酒"式治疗，可以增强机体免疫功能和减少机会性感染的发生。

【小贴士】

1. 发现疫情，及时上报。

2. 宣传艾滋病预防知识，一般的生活接触不会传播艾滋病，给感染者以关爱，树立生活信心。

3. 禁止各种混乱的性关系，禁止静脉药瘾者共用注射器、针头。

4. 已感染的育龄妇女，应避免妊娠、哺乳。

十三、狂犬病

狂犬病又称恐水症，是由狂犬病毒所致的以急性弥漫性脑脊髓变性和炎症改变为人畜共患的急性传染病。传染源主要是狂犬或带毒犬，其次为猫和狼等肉食动物，人被病兽咬伤而感染。病毒主要通过被咬伤的皮肤破损处进入人体。人群普遍易感。本病病死率极高。

【诊断】

1. 流行病学　有犬、猫或其他宿主动物咬伤史；周围地区有狂犬病病人。

2. 临床表现　潜伏期长短不等，多数为 20 日至 2 个月。

（1）前驱期：早期咬伤部位有异常感觉，如烧灼痛、麻木，并有低热、头痛、恶心。继而出现流涎、出汗、烦躁、惊恐不安，对痛、声、光、风等刺激敏感。

（2）兴奋期：恐水、怕风是本期的特异症状。饮水声或闻水声均可引起咽肌痉挛、短暂的全身抽搐及呼吸困难，但病人神志始终清醒。此期持续 1~3 日。

（3）麻痹期：痉挛减少或停止，肢体肌肉呈弛缓性瘫痪，因呼吸循环衰竭而死亡。整个病程多数在 6 日以内。

3. 辅助检查　血白细胞总数、中性粒细胞增多。脑脊液压力增高，细胞数及蛋白量稍增多。

【治疗】

1. 一般治疗　咬伤后立即处理伤口，包括挤压、冲洗、消毒伤口，但不能缝合。咬伤后应预防接种狂犬病疫苗。WHO 推荐：人二倍体细胞狂犬病疫苗 1ml，于病犬咬伤后当日及第 3、7、14、30、90 日各肌注 1 次。

2. 发病后处理

（1）单独病室隔离，避声、光、风刺激；专人护理，医务人员戴口鼻罩及胶皮手套，以防感染。

（2）对患者保证营养，可静脉滴注葡萄糖盐水等。

（3）防治继发感染。

（4）注射安定或苯妥英钠镇静、解痉。

（5）脑水肿用甘露醇及呋塞米（速尿）等脱水剂。

（6）采取一切可能措施，维护心血管和呼吸功能。

【预防】

1. 加强犬类管理　消灭狂犬，捕杀野犬，对家犬进行预防接种。

2. 预防接种　适用于高危人群，如动物饲养员、从事狂犬病病毒研究人员。

第三节　细菌性传染病

一、伤寒和副伤寒

伤寒是由伤寒沙门菌引起的以肠出血、肠穿孔为主要并发症的急性肠道传染病。带菌者和患者均为传染源，通过污染的饮水、食物或用具而经口感染，儿童及青壮年为多见。夏、秋季高发。

【诊断】

1. 流行病学　到过或处在疫区，有接触史，发生在流行季节。潜伏期一般为 10 ~ 18 日。

2. 临床表现　稽留热持续 1 周以上，全身中毒症状明显，表情淡漠，反应迟钝，相对缓脉，食欲剧减，玫瑰疹、肝脾肿大及白细胞减少。肠出血及肠穿孔则多发生在第三、四周，为病死的主要原因之一。

3. 实验室检查　白细胞减少，淋巴细胞相对较多，嗜酸性粒细胞减少乃至消失；肥达反应阳性；检出伤寒沙门菌可确诊。

【治疗】

1. 一般治疗　按肠道传染病消毒隔离至两次大便培养阴性，排泄物应彻底消毒。严格卧床休息，发热时用流质饮食，退热后 2 周内用少渣饮食，少食多餐，以减少肠出血、肠穿孔的发生。

2. 病原治疗　首选药物为第三代喹诺酮类药物，如诺氟沙星（氟哌酸）、氧氟沙星（氟嗪酸）、环丙沙星等。

3. 对症治疗　高热时用物理降温，勿用退热药，以免虚脱；腹胀时肛管排气；便秘者禁用泻药和高压灌肠，以防止诱发肠穿孔。

【小贴士】

1. 通过切断传播途径、控制传染源、预防接种，做好预防工作。

2. 凡持续发热 9 日以上又没有其他症状时，都应考虑伤寒的可能。

3. 对怀疑并发肠出血、肠穿孔者，应暂时禁食，密切观察血压、脉搏和出血量的变化，及时转送至上级医院。

二、细菌性痢疾

细菌性痢疾（菌痢）是指由痢疾杆菌引起的，以发热、腹痛、腹泻、里急后重和黏液脓血便为主要表现的常见肠道传染病，可分为普通型、轻型和中毒型三种。

【诊断】

1. 流行病学　当地有痢疾流行；发生在夏季；病前 1 周内与患者有接触或进生冷不洁饮食。

2. 临床表现　急起发热，继而腹泻，伴有腹痛及里急后重，每日十余次至数十次，大便为脓血便或黏液便，左下腹轻度压痛。

3. 实验室检查　粪便镜检可见大量白细胞和红细胞，有时可见巨噬细胞；粪便培养志贺菌属阳性可确诊。

【治疗】

1. 一般治疗　按消化道传染病隔离至临床症状消失后连续 2 次（隔 5~7 日）粪便培养阴性，休息，多饮水，饮食以流食为主，吐泻或有脱水者适当口服补液盐，必要时静脉补液。

2. 对症处理　高热时物理降温，必要时配合药物降温；严重腹痛者可肌注阿托品；中毒症状明显者可给予地塞米松。

3. 药物治疗　药物治疗首选喹诺酮类药物，如诺氟沙星、氧氟沙星、环丙沙星。儿童禁用喹诺酮类药物，可选用磺胺类药物、庆大霉素、黄连素和中草药。

（1）急性菌痢患者，可用：诺氟沙星 200mg，口服，每日 3 次，连用 5~7 日。或环丙沙星 500mg，口服，每日 2~3 次，连用 5 ~ 7 日，必要时可静脉给药。

（2）腹泻严重者要防治水电酸碱失衡，及时合理补足液体。

（3）慢性菌痢患者，可用：左氧氟沙星 100mg，口服，每日 2 次。阿米卡星 300mg，加 500ml 葡萄糖盐水，静脉滴注，每日 2 次。丽珠肠乐，口服 2 片，每日 3 次，应进行多疗程治疗。

【预防】

应采取以切断传播途径、口服多价痢疾减毒活菌苗、加强传染源管理的综合措施。

三、流行性脑脊髓膜炎

流行性脑脊髓膜炎（简称流脑）是由脑膜炎奈瑟菌所引起的，以突起高热、头痛、呕吐、皮肤黏膜淤点和脑膜刺激征为主要特征的化脓性脑膜炎，属急性呼吸道传染病。经呼吸道传播，多发生于冬、春季，常见于小儿，成人亦可发生。潜伏期数小时至 10 日，多数 2 ~ 3 日。

【诊断】

1. 流行病学　流行季节为冬春季，儿童多见，与流脑患者有密切接触史。

2. 临床表现　急起头痛，畏寒或寒战，高热，喷射性呕吐，烦躁，惊厥甚至昏迷。同时出现脑膜刺激征（颈强直，克氏征、布氏征阳性）。婴儿囟门可隆起。早期多数病人有皮肤出血点或淤斑。少数病人表现为起病后皮肤淤斑迅速增多且融合，很快出现休克现象，病情多危重，甚至可因脑疝、呼吸衰竭致死。

3. 辅助检查　白细胞增高，总数一般在 $20 \times 10^9/L$ 以上，中性粒细胞比例升高。颅内压升高，脑脊液呈化脓性改变。细菌学检查阳性即可确诊。

【治疗】

1. 一般治疗　按呼吸道传染病隔离至临床症状消失后 3 日。急性期卧床休息，保持室内通风，密切观察病情变化，如神志、呼吸、瞳孔、血压等。

2. 对症治疗　高热时可做物理或药物降温。烦躁惊厥时可用镇静、止痉药。头痛、呕吐剧烈时，用 20% 甘露醇 3～5ml/kg，15～30min 内快速静滴。

3. 药物治疗　通常选用敏感抗菌药，如青霉素、头孢曲松、氯霉素、磺胺类药物等。

（1）青霉素 G：500 万～1200 万单位/日，或按每日 20 万单位/公斤体重计算，分 4～6 次，肌注或静注，亦可连续静滴，5～7 日为一疗程。本药效果好，如无过敏，应属首选。

（2）头孢曲松：耐青霉素和耐氯霉素的流脑菌株可用，2 克/次，每日 2 次，5～7 日为一疗程。

（3）磺胺药：首选药物复方新诺明，成人首剂 4 片，以后每日 2 次，3 片/次，口服。儿童 2～6 岁，1～2 片/次；6～12 岁，2～4 片/次，以上均每日 2 次，口服。

【小贴士】

1. 流行地区 15 岁以下儿童可接种流脑疫苗预防。

2. 对密切接触流脑患者的人，在实施监测的同时可口服复方新诺明或利福平预防。

3. 高度疑似患者必须及时转上级医院治疗。

四、猩红热

猩红热是由乙型 A 组 β 型溶血性链球菌引起的，以咽部黏膜炎性、毒血症和皮疹为主要表现的急性上呼吸道传染病。少数病人出现心、肾变态反应性病变。人群普遍易感，主要发生于 2～10 岁儿童。冬、春季多见，以空气飞沫传播为主。

【诊断】

1. 流行病学　儿童冬春季发病，有接触史。

2. 临床表现　骤起发热，咽峡充血、疼痛，舌乳头充血肿胀，可表现为"杨梅舌"。起病 1～2 日内出现皮疹，先见于耳后及颈、胸部，迅速遍及全身。皮疹特点为在全身弥漫性充血的基础上，呈现密集而均匀的猩红色粟粒样皮疹，压之褪色。皮疹消退后，多有糠状脱屑甚或大片脱皮。部分病儿病后 2～4 周发生并发症，如风湿热、急性肾炎等。

3. 实验室检查　白细胞总数及中性粒细胞增多；嗜酸性粒细胞初期消失，发疹期增加，可达 5%～10%。咽拭子或血培养分离出溶血性链球菌可确诊。

【治疗】

1. 一般治疗　卧床休息，隔离至皮疹消退，补充营养，提高抵抗力，必要时给予补液，注意口腔卫生。

2. 药物治疗　首选青霉素，10 万～20 万 U/（kg·d），分 2～3 次肌注，连用 7～10 日。青霉素过敏者，可用红霉素 50mg/（kg·d），分 3 次口服，连服 7～10 日。

【小贴士】

1. 首选青霉素，强调早期、足量使用。

2. 病人和带菌者均应隔离治疗。

五、百日咳

百日咳是由百日咳嗜血杆菌感染引起的，以阵发痉挛性咳嗽为主要特征的急性呼吸道传染病。以飞沫传播，冬春季多见，任何年龄皆可患病。

【诊断】

1. 流行病学　冬春季多见，有接触史，无菌苗接种史。

2. 临床表现　病初有低热、一般咳嗽及卡他症状。2 周左右出现典型的阵发性咳嗽，表现为成串的、接连不断的咳嗽，连续十几声至数十声，咳嗽末鸡鸣样吸气吼声为本病的特征。夜间重，病程可持续 2～3 个月以上，易并发肺炎。

3. 辅助检查　血常规可呈类白血病样反应。有继发性感染时，中性粒细胞增多。咳碟法搜集标本做细菌培养及鼻咽拭子荧光抗体技术有助诊断。

【治疗】

1. 一般治疗　按呼吸道传染病进行隔离。保持室内空气新鲜，注意加强营养。

2. 药物治疗　本病抗感染首选大环内酯类药物，可用红霉素 $40 \sim 50mg/$（kg·d），分 4 次服，连用 7 日；或克拉霉素 15mg/（kg·d），分 2 次服，连用 7 日。病情较重时可加用氨苄西林 100 $\sim 150mg/$（kg·d），分 2 次静脉推注，或分 $3 \sim 4$ 次肌注。为改善咳嗽和呼吸困难症状，可用泼尼松 $1 \sim 2mg/$（kg·d），分 2 次服用，连用 $3 \sim 5$ 日，同时用沙丁胺醇雾化吸入。

【小贴士】

1. 新生儿生后满 3 个月，即应开始按程序接种白百破三联制剂。

2. 强调早期使用抗生素，若已出现痉咳则疗效欠佳。

3. 百日咳接触者应立即注射疫苗并口服红霉素，以加强预防。

六、白喉

白喉是由白喉杆菌引起的急性呼吸道传染病。多见于年长儿，好发于秋、冬季节。患者及带菌者为本病传染源，主要经飞沫传播。

【诊断】

1. 流行病学　多见于秋末及冬季，有接触史。最近当地区本病多发，成人和儿童均可发病。

2. 临床表现　以发热、畏寒、咽痛、厌食、恶心、呕吐、头痛、乏力等全身症状起病，随之扁桃体上可见薄膜样白色渗出物或白点，继而迅速形成伪膜，牢固地附着于组织上，不易抹去，抹后易引起出血。重症病变可涉及鼻、喉、气管，甚至发生心功能不全、循环衰竭等。心肌炎是白喉最常见的并发症。

3. 辅助检查 取伪膜边缘分泌物直接涂片染色找细菌，或做细菌培养有助诊断。

【治疗】

1. 一般治疗 按呼吸道传染病隔离。患儿一般应卧床休息 2~4 周，加强营养，给予高热、高蛋白、清淡、易消化的饮食。吞咽困难者宜鼻饲，必要时给予静脉营养。

2. 药物治疗 首选青霉素，10 万~20 万 U/（kg·d），分 2~3 次肌注；青霉素过敏者，可用红霉素 50mg/（kg·d），分 3 次口服，10 日为一个疗程。

【小贴士】

1. 自动免疫 新生儿生后满 3 个月，即应开始按程序接种白百破三联制剂。

2. 被动免疫 对白喉易感者及少数虽接受过预防注射但白喉抗毒素水平低下者，若密切接触白喉患者，可给予白喉抗毒素 1500 单位，皮下注射，进行被动免疫（皮试阴性后给药），其保护作用为 2~3 周。

七、布氏菌病

布氏菌病简称"布病"，又称"波浪热"。它是由布氏杆菌引起的急性或慢性人畜共患传染病。传染源以羊为主，其次为牛和猪。春、夏季节发病较多。

【诊断】

1. 流行病学 流行地区有接触羊、猪、牛等家畜或其皮毛史，饮用未消毒的羊奶、牛奶流行病史。

2. 临床表现 有发热、多汗、疲乏、关节痛，典型的热型呈波浪热，即发热 1 周至数周，间歇数日或数周后，又再发热，如此反复发作。关节痛为游走性大关节痛。后出现睾丸炎、淋巴结与肝脾肿大等，病程 6 个月以上则转成慢性，有长期低热、寒意、疲惫、失眠、夜汗、肌痛、关节痛、神经痛等症状。

3. 辅助检查　白细胞总数正常或偏低，淋巴细胞相对增多，血沉增快。做血清凝集试验可辅助诊断。

【治疗】

1. 一般治疗　急性发作期宜卧床休息，多饮水，注意营养，必要时用解热镇静剂；中毒症状严重者可用肾上腺皮质激素。

2. 病原治疗　一般采用抗菌药物联合用药和多疗程治疗。WHO 推荐多西环素 200mg/d 和利福平 600～1200mg/d 联用，疗程 6 周。其次有链霉素、磺胺类药物等。

3. 慢性病例可用脱敏疗法、物理疗法。

【小贴士】

隔离治疗患者，并做好人群预防接种及个人防护。隔离和屠宰病畜，疫区牲畜进行预防接种，加强畜产品的卫生监督。

第四节　立克次氏体病和螺旋体病

一、斑疹伤寒

斑疹伤寒包括流行性斑疹伤寒与地方性斑疹伤寒两种。前者因普氏立克次体致病，通过体虱在人间传播；后者因莫氏立克次体致病，传染源为鼠，通过鼠蚤传播，常呈散发。发病以冬季（流行性）或 8、9 月间（地方性）较多。

【诊断】

1. 流行病学　在流行地区，多发季节，有虱、蚤叮咬史。

2. 临床表现　急起畏寒，发热持续，头部剧痛，全身酸痛，并有面红、眼结合膜充血、听力下降等中毒症状。发病 4～5 天出疹，皮疹多，由充血性转呈暗红色或出血疹，头痛剧烈，面部充血，脾脏肿大，意识障碍等。

3. 辅助检查　外斐反应滴度大于 1：160 或效价逐渐升高，特异性抗体检测阳性和分离出病原体可确诊。

【治疗】

1. 一般治疗 卧床休息，保证足够的液体和热量，灭虱灭蚤。

2. 对症治疗 高热者物理降温，剧烈头痛、神经症状明显、毒血症状重时可分别给予止痛镇静剂及肾上腺皮质激素。

3. 病原治疗 四环素与氯霉素疗效均甚佳。用药 1~2 日即可开始退热。剂量均为 1.5~2g/d，分 3~4 次口服，体温正常后继续用药 3 日。

二、钩端螺旋体病

钩端螺旋体病简称"钩体病"，是钩端螺旋体感染所致的急性传染病。鼠类和猪是其主要传染源。本病多发生于秋收水稻和暴雨或洪水泛滥之后。

【诊断】

1. 流行病学 疫区内夏、秋季节，有疫水或本病动物排泄物接触史。

2. 临床表现 急性发热、全身肌肉疼痛（腓肠肌和腰背肌疼痛较突出）、乏力、尿黄，结膜充血、淋巴结肿大、腓肠肌压痛。重者可并发肺出血、黄疸出血、肾功能衰竭或脑膜脑炎，甚至死亡。

3. 辅助检查 肝功能和尿常规异常。

【治疗】

1. 一般治疗 治疗应及早，卧床休息。

2. 病原治疗 首选青霉素。给予青霉素 40 万单位肌内注射，6~8 小时 1 次，疗程 5~7 日。不能使用青霉素者可用庆大霉素，24 万单位/日，分 3 次肌注；或四环素 2g/d，口服。疗程均为 7 日。

3. 对症治疗 烦躁不安者使用镇静药。毒血症严重者，可用氢化可的松 100~200mg，静滴。高热者，可用物理方法降温。

【小贴士】

1. 青霉素首量不宜大。

2. 管理好猪、犬，灭鼠。

第五节　寄生虫病

一、阿米巴病

阿米巴病是溶组织阿米巴原虫感染人体所致的传染病。临床分为肠内阿米巴病（阿米巴痢疾）及继发性肠外阿米巴病（以阿米巴肝脓肿最为常见）。常散发，夏、秋季多见。

【诊断】

1. 肠内阿米巴病　①在流行区有不洁饮食史，或与阿米巴痢疾患者、带包囊者有接触史。②有慢性腹泻或腹痛等肠功能紊乱病史，典型的果酱样黏液血便，有腥臭，中毒症状轻，有反复发作倾向。③粪便镜检找到吞噬红细胞的溶组织阿米巴滋养体和（或）包囊，血清学检查阳性可帮助诊断。

2. 阿米巴肝脓肿　①30％的患者有阿米巴痢疾史，或者有慢性腹泻史。发热，右上腹痛或肝大，伴压痛、局部叩痛。②急性感染者血象白细胞总数及中性粒细胞均增高，病程较长者有贫血，血沉增快。③粪便检查到阿米巴原虫，X线检查发现肝区病灶和血清学检查阳性可帮助诊断。

【治疗】

1. 一般治疗　按消化道传染病隔离，急性期卧床休息，加强营养，注意饮水，必要时补液。

2. 病原治疗　首选甲硝唑（灭滴灵）0.4g，口服，每日3次，10天为一个疗程。儿童剂量每日35mg/kg，分3次服，疗程10天。

二、疟疾

疟疾是由蚊叮咬传播疟原虫引起的寄生虫病。主要通过按蚊叮咬传播。夏、秋季多发，冬季亦可发病。

【诊断】

1. 流行病学 有在疟疾疫区或曾在疟疾流行区居住史，或疟疾发作史，或有输血史。

2. 临床表现 有典型的周期性寒战、高热，大汗后缓解，间歇期无症状，可有脾肿大及贫血等体征。脑型疟疾有急起高热、寒战、昏迷与抽搐等症状。

3. 辅助检查 血液检查白细胞数正常或减少，分类计数大单核细胞增多，贫血，血片染色查疟原虫阳性。疑似病例试用氯喹3日诊断性治疗有效可明确诊断。

【治疗】

1. 一般治疗 发冷期注意保暖，高热期物理降温，输液等。

2. 病原治疗 首选磷酸氯喹 1.0g，口服，6~8h 后再服 0.5g，第 2、3 日再各口服 0.5g，总量 2.5g。同时合用磷酸伯氨喹，每日顿服 3 片（每片 13.2mg），连服 8 日。氯喹抗药地区可用青蒿素口服，首剂 1g，6h 后及第 2、3 日各服 0.5g。

三、日本血吸虫病

日本血吸虫病是由日本血吸虫寄生于门静脉系统所引起的疾病。传染源主要为病人与病牛，以钉螺为中间宿主，人通过与含有尾蚴的疫水接触而感染。本病流行于长江流域及其以南地区的河网湖沼地带。

【诊断】

1. 流行病学 有在疫区生活与疫水接触史。

2. 症状和体征 急性期有发热畏寒、荨麻疹、肝大与压痛，血中嗜酸性粒细胞显著增多。凡来自疫区有长期不明原因腹泻、腹痛、便血或肝大、巨脾、腹水，均应怀疑本病。

3. 辅助检查　粪便中查到虫卵或免疫检查可帮助确诊。

【治疗】

1. 一般治疗　补充营养，加强支持疗法。

2. 病原治疗　首选药物为吡喹酮，急性患者成人剂量为10mg/kg，每日 3 次，连服 4 日，总剂量为 120mg/kg；慢性患者或晚期患者，总量 60mg/kg，分 2 日服，每日量也分 3 次服，疗效甚好。

四、蛔虫病

蛔虫病是蛔虫寄生于人体小肠所引起的一种最常见的寄生虫病。因生食被蛔虫卵污染的食物而受到感染。农村感染率较城市高，儿童感染率较成人高。

【诊断】

1. 流行病学　农村儿童患病多，有不良卫生习惯，饭前便后不洗手，有吃生菜史。

2. 临床表现　可有胃肠功能紊乱表现或消化不良表现，上腹部或脐周出现不定时反复疼痛，而不伴有腹肌紧张与压痛。可有腹泻，便出或呕出蛔虫。儿童患者夜间可有磨牙、易惊。大量蛔蚴到达肺部时，可表现为发热、干咳、哮喘、痰带血丝、荨麻疹等症状。

3. 实验室检查　粪便中见到成虫或涂片镜检发现虫卵可确诊。

【治疗】

1. 驱虫治疗　阿苯达唑 400mg，顿服（孕妇忌用）；甲苯达唑，成人 200mg，顿服；噻嘧啶每次剂量 10mg/kg，晚间顿服，疗程 1～2 日。左旋咪唑儿童剂量 2.5mg/kg，成人 150～200mg，一次顿服。

2. 并发症治疗　蛔虫性肠梗阻时，可服豆油或花生油使蛔虫团松解后再驱虫。胆道蛔虫时，服阿司匹林1g或食醋，或肌注阿托品，症状缓解后驱虫。

3. 加强粪便管理，开展个人卫生宣教，饭前便后洗手，不吃生冷食物。

五、蛲虫病

蛲虫病是蛲虫寄生于人体盲肠所引起的疾病，传染源为患者，多见于儿童。

【诊断】

1. 流行病学　以5~9岁儿童多见，特别是儿童集体机构。

2. 临床表现　有肛门周围和会阴部瘙痒，局部可有炎性疼痛甚至破溃。入睡后1~3h可在肛门、会阴查见乳白色成虫。

3. 辅助检查　肛周皮肤皱褶处找到白线头状蛲虫或透明胶纸肛拭法查出虫卵可确诊。

【治疗】

1. 药物治疗　①阿苯达唑400mg，一次顿服；甲苯达唑800mg，一次顿服。两周后再服一次以防复发。②噻嘧啶10mg/kg，晚间顿服，两周后再服一次。③每晚睡前与大便后可局部用氧化氨基汞（白降汞）软膏或10%氧化锌软膏涂搽，有杀虫止痒的作用。

2. 加强卫生宣教　注意个人卫生，剪短指甲，饭前便后洗手，不吸吮手指，勤换内裤，夜间穿满裆内裤，换下的内裤应蒸煮消毒，杀灭虫卵。

六、绦虫病和囊虫病

绦虫病是猪肉绦虫或牛肉绦虫的成虫寄生于人体小肠引起的疾病。人进食含有囊尾蚴的猪肉（俗称米猪肉）或牛肉而受到感染。囊虫病则是因经口摄入猪肉绦虫的虫卵，在人体各部位（脑、眼、皮下、肌肉）发育为蚴虫（囊尾蚴）所致的寄生虫病。

病人是唯一的传染源。人群普遍易感，本病多见于畜牧地区。

【诊断】

1. 流行病学　绦虫病患者有生食猪肉或牛肉史。囊虫病患者有进食生的、半生不熟的猪肉史。

2. 临床表现　绦虫病患者有慢性消化不良、腹部隐痛、乏力、食欲减退或增加、便秘或腹泻。囊虫病患者因囊尾蚴寄生部位的不同而有皮下肌肉结节、癫痫、颅内高压、瘫痪或视力障碍等。

3. 辅助检查　肉眼可见粪便中白色带状成虫节片。粪便直接涂片或浓集法可找到虫卵。囊虫病还可通过皮下结节或肌肉活检发现囊虫。颅脑 X 线检查有助于囊虫病的诊断。

【治疗】

1. 绦虫病治疗　驱虫治疗可选用吡喹酮 15～20mg/kg，顿服；甲苯达唑 300mg，每日 2 次，疗程 3 日。

2. 各型囊虫病患者都应住院治疗。

【小贴士】

1. 加强肉品检验，禁止含囊尾蚴的猪、牛肉出售。绦虫病患者一经诊断，及早治疗。

2. 加强粪便管理和卫生宣教，不生食肉类，饮食器具生熟分开。

第十一章　精神疾病

第一节　总　论

精神病学是临床医学的一个分支学科，是研究各种精神疾病病因、发病机制、临床表现，疾病的发生、发展规律以及诊治和预防的一门学科。精神疾病是指在各种生物、心理和社会环境因素影响下，使大脑功能失调，导致认知、情感、意志、行为等精神活动异常为临床表现的一类疾病。

一、精神疾病的病因

近年来，随着医学的发展，对精神疾病的病因展开了大量的探索性研究，其结果表明精神疾病的致病因素错综复杂，与其他躯体疾病的发病一样，都与生物、心理、社会因素的相互作用有关。

（一）生物因素

1. 遗传因素　目前通过大量的调查研究已经证明，遗传因素是某些精神疾病发生的重要因素之一。如精神分裂症、情感障碍、儿童孤独症、某些类型的精神发育迟滞等，都具有明显的遗传倾向。并且血缘关系越近，发病率越高。如精神分裂症对孪生子同病率的研究发现，单卵孪生子同病率明显高于双卵孪生子。说明精神疾病与遗传因素有着密切的关系。但不是唯一的致病因素，即使有较高的遗传性，能否发生疾病，还取决于发病前和当时环境因素对患者的影响。

2. 性格因素　性格是指个体的先天素质和后天社会环境的共同作用所形成的心理特征。它与精神障碍的发生密切相关。

3. 性格和年龄　精神疾病的发生与年龄和性别有一定关系。

4. 感染及理化因素 感染能影响中枢神经系统，产生精神障碍。

（二）心理因素

常指精神紧张和压力。

（三）社会因素

社会文化状况与人们日常生活方式的改变，人的社会地位、经济状况、文化差异，重大的生活事件、社会动荡等社会因素直接影响人类的精神活动。自然环境和社会环境两方面应激事件的影响，如大气污染、噪声、交通混乱、环境污秽、居住拥挤、社会巨大变革等，增加了心理和躯体应激，使人们长期处于烦闷、紧张、兴奋或焦虑不安的状态下，易患心身疾病、神经症或精神障碍等。

二、精神疾病的常见症状

1. 感知觉障碍

（1）感觉障碍：包括感觉过敏、感觉减退和内感性不适。

（2）知觉障碍：包括错觉、幻觉、感知综合障碍。其中，幻觉是精神科常见且重要的精神性症状。

2. 思维障碍

（1）思维形式障碍：包括思维迟缓、思维贫乏、思维中断、思维奔逸、病理性赘述、强制性思维、病理性象征性思维、词语新作和强迫观念。

（2）思维内容障碍：包括被害妄想、关系妄想、被控制妄想、物理影响妄想、夸大妄想、罪恶妄想、嫉妒妄想、疑病妄想、钟情妄想和思维被洞悉感。

3. 注意障碍 包括注意增强、注意减退、注意涣散、注意狭窄和注意转移。

4. 记忆障碍 包括记忆增强、记忆减退、遗忘、错构和虚构。

5. 智能障碍 可分为精神发育迟滞及痴呆。

6. 定向力障碍　包括时间定向障碍、地点定向障碍和自我定向障碍。

7. 情感障碍　包括情感高涨、欣快、情感低落、焦虑、恐惧、情感不稳、情感淡漠、易激惹、情感倒错和情感幼稚。

8. 意志障碍　包括意志增强、意志减退和意志缺乏。

9. 动作与行为障碍　包括精神运动性兴奋、精神运动性抑制、刻板动作、作态和模仿动作。其中，精神运动性抑制包括木僵、蜡样屈曲、缄默症和违拗症。

10. 自知力障碍　自知力丧失是严重精神病特有的表现。临床上常把有无自知力及自知力恢复的程度作为判断疾病严重程度和恢复情况的重要指标。

第二节　精神分裂症

精神分裂症是一种常见的、病因尚未完全明确的精神疾病。多起病于青壮年，常缓慢起病，具有特殊的知觉、思维、情感、行为等多方面的障碍和精神活动与环境的不协调。通常意识清晰，无智能障碍。病程多迁延，易复发，有慢性化倾向和衰退的可能。慢性状态致残率高，社会功能损害明显，但部分患者可保持痊愈或基本痊愈状态。目前诊断和处置精神分裂症是精神科的主要工作之一。精神分裂症可见于各种文化和各个社会阶层，女性患病率高于男性，城市患病率高于农村，无论城市或农村，精神分裂症的患病率均与家庭经济水平呈负相关。精神分裂症的高致残率是直接导致患者贫穷及其家庭因病返贫的直接原因。此外，有危害行为的精神分裂症患者所造成的社会不稳定及严重社会治安问题明显。所以，精神分裂症是重点防治的精神疾病。其病因复杂，是多种因素综合作用的结果。

【诊断】

1. 病史　在出现典型的精神分裂症症状前，患者常常有不寻常的行为方式和态度的变化。

2. 临床表现　精神分裂症的临床症状十分复杂和多样，几乎精神科的全部精神症状和症状群，在疾病的不同时期和不同类型均可出现，没有任何一个病例能够全部表现精神分裂症的所有症状。但无论如何，精神分裂症的临床表现具有其特征性，即具有思维、情感、行为意志的不协调和脱离现实环境的特点。

（1）感知觉障碍：精神分裂症最突出的感知觉障碍是幻觉，以幻听最为常见。其内容可为争论性的、评论性的、命令性的。幻视也可见到，常与幻听同时存在。

（2）思维障碍：

①思维内容障碍：主要为妄想，是精神分裂症的最常见症状，最多见的妄想是被害妄想、关系妄想、钟情妄想、嫉妒妄想、夸大妄想。精神分裂症妄想的主要特点是发生突然，内容离奇，逻辑荒谬，妄想之间无联系甚至相互矛盾。

②思维联想障碍：

a. 思维散漫：是指思维目的性、连贯性障碍。患者在交谈时对问题的回答不切题，缺乏一定的逻辑关系，以致使人感到交谈困难，对其言语的主题及用意也不易理解。严重时可发展为破裂性思维。

b. 思维破裂：通常发生于病情严重者，指在没有智力损害、意识障碍、情绪激动和精神运动性兴奋的情况下，思维联想过程破裂，缺乏内在意义上的连贯性和逻辑性。患者在言谈或书写中，虽然单独语句在结构和文法上正确，但主题与主题之间，甚至句与句之间，缺乏可理解的联系，听者完全无法理解，根本无法交谈。

c. 思维贫乏：主要特点是思想内容空虚，概念与词汇贫乏，缺乏主动言语，感到脑子空空，没有东西可想。表现为沉默少语，对一般性询问往往无明确应答性反应，或仅简单地答以"不知道""没有什么""是""否"等，很少加以发挥。

d. 被动体验：精神分裂症患者的联系过程可在无外界因素影

响下突然中断，称为思维中断。或涌现大量的强制思维即思维云集，有时思维可突然转折，或出现一些无关的意外的联想。这类联系往往伴有较明显的不自主感，患者感到难以控制自己的思想，并常常做出妄想性的判断，认为自己的思维受外力的控制或操纵。如"身体被安装了先进的仪器""身体受到电波的控制""自己是一个受人操纵的有线木偶"等。

③思维逻辑障碍：患者用一些很普通的词句，甚至以动作来表达某些特殊的、除了患者自己以外旁人无法理解的意义，称为病理性象征性思维。如患者突然扑向正在行驶的汽车轮胎下，表示要投胎。患者往往以同样的方式创造新词，把两个或几个完全无关的词或不完整的字拼凑起来，赋予特殊的意义，即词语新作。

（3）情感障碍：情感淡漠、情感倒错是本病情感障碍的表现。

①情感淡漠：患者缺乏细致或高级情感，表现为对亲朋好友、同事不关心，表情呆板，自发动作和体态语言减少，语调单调，交谈时缺乏眼神接触；病情严重时，对周围任何事物缺乏应有的情感反应，对外界一切刺激无动于衷。

②情感倒错：指认识过程与情感活动之间丧失了协调一致性，情感反应与思维内容不相符。如满面笑容地诉说自己的不幸遭遇，知道亲人意外去世的消息时哈哈大笑等。

（4）意志与行为障碍：

①意志减退：患者的活动减少，缺乏主动性，行为被动、退缩。患者不主动与人交往，对学习、工作缺乏积极主动性，行为懒散，可连续呆坐几个小时而没有任何自发活动。病情严重时对生活的基本要求也丧失，不料理个人卫生，长期不梳洗。

②意向障碍：患者的意向要求与一般常情相违背或为常人所不允许称为意向倒错。如吃一些不能吃的东西，如大便、泥土、昆虫、垃圾等，或无故伤害自己的身体。患者可对一事物产生对立的意向称为矛盾意向，如患者见到护士，伸出手要与护士握

手，同时又想把手缩回来。患者顽固拒绝一切称为违拗，如让患者睁眼，患者却使劲闭眼。

③紧张综合征：以患者全身肌张力增高而得名，包括紧张性木僵和紧张性兴奋两种状态，两者可交替出现，是精神分裂症紧张型的主要诊断依据。木僵时以缄默、随意运动减少或缺失以及精神运动无反应为特征，严重时患者保持一个固定姿势，不语不动，不进饮食，不自动排便，对任何刺激不起反应，可出现蜡样屈曲和空气枕头。木僵患者有时突然出现冲动行为，动作紊乱、做作并带有刻板性，即紧张性兴奋。

3. 临床分型　精神分裂症发展到一定阶段，可根据临床占主导的症状将其分为以下几个亚型。临床分型不是固定不变的，有些患者从一个类型转变至另一个类型，或具有几种类型的特征。因临床分型对估计治疗反应和预后有一定指导意义，因此临床分型有其必要性。

（1）偏执型：是临床上最常见的一个类型。临床表现以相对稳定的妄想为主，往往伴有与妄想内容相一致的幻觉（特别是幻听），其情感、意志、言语、行为受妄想支配。发病年龄较晚，多在 30 岁以后，起病缓慢，病初表现为敏感多疑，逐渐发展为妄想，妄想以被害、关系、嫉妒、影响等为多见，大多数患者可同时存在几种妄想。幻觉以言语性幻听为多见，内容多对自己不利，患者易发怒、有敌意、恐惧和猜疑，情感和行为常受妄想或幻觉的支配。部分患者在发病数年后，相当长时间内，尚能维持正常生活，一般接触较好，较少出现人格改变和衰退，对抗精神药物治疗反应好，但部分患者的幻觉、妄想症状长期存在。

（2）青春型：以情感不协调、思维障碍和行为幼稚为临床特点。多在青春期或成年早期发病，起病较急，病情进展快，多在 2 周内达到高峰。主要表现为思维破裂、言语凌乱、内容荒诞离奇；情绪变化无常，难以捉摸；行为幼稚，扮鬼脸，常有兴奋冲动。患者的本能活动（食欲、性欲）亢进，可有意向倒错，吞食脏食、喝脏水等。幻觉生动，妄想片断，常凌乱不固定，内容荒诞与愚蠢行为相一致。对抗精神病药物反应尚好，预后较偏执型稍差，发病后易反复发作，药物系统治疗和维持治疗可延长缓解期，减少发病。

（3）紧张型：多在青壮年发病，起病急，病程呈发作性，可自动缓解，临床表现为紧张型兴奋或紧张型木僵，两者交替出现，或单独发生。在精神分裂症的各个类型中，紧张型治疗效果理想，预后最好。

（4）单纯型：较少见，好发于青少年，隐匿起病，常以不知不觉发展起来的离奇行为、社会退缩和工作能力下降为临床特征。临床症状主要是逐渐发展的精神衰退，幻觉和妄想不明显。早期多表现类似"神经衰弱"的症状，精神病性症状不明显，难以发现和可靠地识别，治疗效果较差。

（5）未分化型：未分化型患者症状符合精神分裂症的诊断标准，但不符合上述任何一种亚型的诊断标准，或为偏执型、青春型或紧张型的混合形式。此型患者在临床较为多见。

【治疗】

在精神分裂症的治疗中，抗精神病药物起着重要作用。一般在急性阶段，以抗精神病药物治疗为主。慢性阶段，在药物维持治疗的同时，心理社会康复措施对预防复发和提高患者社会适应能力起着十分重要的作用。

1. 药物治疗

（1）急性期（4~8周）系统药物治疗：首次发病或缓解后复发的患者，抗精神病药物治疗力求系统和充分，以求得到较充分的临床缓解。常用抗精神病药物按作用机制可分为经典药物与非经典药物两类。

①经典抗精神病药物：常用的有氯丙嗪、奋乃静、氟哌啶醇、舒必利等。经典抗精神病药物副作用较大，但价格便宜，对精神分裂的阳性症状疗效肯定。

②非经典抗精神病药物：常用的有氯氮平、利培酮、奥氮平、齐拉西酮、阿立哌唑等。此类药物主要特点是对精神分裂症的阳性症状疗效肯定，对阴性症状也有一定疗效，副作用远小于经典抗精神病药物，但除氯氮平外，价格均较贵。

（2）巩固期（1~6个月）和维持期（6个月至下次复发）治疗：巩固期治疗一般使用急性期药物足量足疗程治疗，否则易复发。维持期治疗可逐渐减量，一般维持药物治疗剂量越高，复发率越低，不良反应越多；维持药物治疗剂量越低，复发率越高，不良反应越少。只要病情稳定，尽可能减至最低有效剂量，但在临床实践中，最低有效剂量很难确定，故一般为急性期治疗剂量的1/3~1/2。

首次发病症状缓解后，至少维持治疗1~2年，如治疗前病程较长，首次接触就确诊为精神分裂症，或有攻击或自杀行为史，维持时间可能需要更长。患者二次复发缓解后，至少维持5年。第三次复发，应终身服药。

2. 电抽搐治疗　对精神分裂症的兴奋躁动、冲动伤人、木僵或亚木僵状态或明显阴性症状者可考虑使用电抽搐疗法。电抽搐治疗可缩短病程，有利于患者尽快康复。其原理是用短暂适量的电流刺激大脑，引起患者意识丧失，皮层广泛性脑电发放和全身性抽搐。

【小贴士】

1. 教会患者和家属有关精神分裂症的基本知识，使其认识疾病复发的危害，认识药物的维持治疗作用，认识心理治疗对预防疾病复发、恶化的重要性。寻求专业人员的帮助，切莫相信偏方、秘方和民间的迷信活动，防止贻误病情。

2. 教会患者和家属应对各种危机（如自杀、自伤、冲动、毁物、外走）的方法，争取亲友、家庭和社会的支持。

3. 让患者和家属了解有关精神药物的知识，教育患者按时复诊，在医生指导下服药，不能擅自增药、减药或停药。教会患者和家属识别药物副作用的表现，并能采取适当的应急措施。

4. 教会患者和家属识别疾病复发的早期征兆，如睡眠障碍、情绪不稳、生活懒散、不能正常完成社会功能等，出现早期征兆应及时到医院就诊。

第三节　神经症

神经症旧称神经官能症，是一组主要表现为焦虑、抑郁、恐惧、强迫、疑病症状或神经衰弱症状的精神障碍。其病因及发病机制复杂，不同类型的神经症，其致病原因、发病机制、临床表现以及对治疗的反应各不相同，很难用单一的理论模式予以表达。尽管不同类型神经症之间的不同点多于相同点，但多年的研究发现，神经症患者仍有不少共同特征使其有别于其他类别的精神障碍：①起病常与心理社会因素有关；②患者病前常有一定的易患素质和人格基础；③症状没有相应的器质性病变为基础；④社会功能相对完好，行为一般保持在社会规范允许的范围之内；⑤一般没有明显或持续的精神病性症状；⑥一般自知力完整，疾病痛苦感明显，有求治要求；⑦病程大多持续迁延。女性高于男性。

一、神经衰弱

神经衰弱是一种以脑和躯体功能衰弱为主要表现的神经症，其特征为精神容易兴奋和容易疲乏，常伴有紧张、烦恼、易激惹等情绪症状及肌肉紧张性疼痛、睡眠障碍等生理功能紊乱症状。这些症状不是继发于躯体或脑的疾病，也不是其他任何精神障碍的一部分。本病常缓慢起病，病程迁延波动。病前多有持久的情绪紧张和精神压力。如及时消除病因并给予适当治疗，大多可在半年至两年内缓解。一般认为，起病较急，病前诱因明显、病程较短、治疗适当、无异常人格素质特征者预后较好。神经衰弱的病因与发病机制至今尚无定论。多数学者认为，素质、躯体、心理、社会和环境等诸多因素的综合作用是引起这一疾病的原因。

大量的研究表明，各种不同人群中，以脑力劳动者患病率最高。由于生活事件引起的长期心理冲突和精神创伤也是导致该病的重要原因之一。紊乱无序的生活状态和作息时间；感染、中毒、脑外伤及慢性躯体疾病对神经系统功能的削弱；具有孤僻、胆怯、敏感、多疑、急躁或遇事易冲动的人格特征等，也为神经衰弱的发生提供了条件。

【诊断】

1. 病史　了解患者是否为易感素质，是否存在生活应激事件。

2. 临床表现

（1）脑功能衰弱的症状是神经衰弱的常见症状，包括精神易兴奋与易疲劳。易兴奋主要体现在以下几方面：联想与回忆增多，思维内容杂乱无意义，使人感到苦恼；注意力不集中，易受无关刺激的干扰；感觉阈值降低，对外界的声光等刺激反应敏感，情绪易激惹。易疲劳是神经衰弱患者的主要特征，以精神疲劳为主，常伴有情绪症状，可伴有或不伴有躯体疲劳。疲劳具有以下特点：①疲劳常伴有不良心境，如烦恼、紧张，甚至苦闷、压抑感。休息不能缓解，服用滋补品也无效，但随着心境的好转而消失。②疲劳常有情境性，如在看业务书就打呵欠，眼睛看着书，脑子里却杂乱无章，昏沉沉的，但在看喜爱的电视节目时则可能没有疲劳感。③疲劳常有弥散性，如神经衰弱患者往往干什么都觉得累，除非是做自己喜爱做而且能胜任的事情。④疲劳不伴有欲望与动机的减退，其欲望与动机不但没有减退，反而有"心有余而力不足"之感，在感到疲劳的同时往往伴有精神的易兴奋，欲念十分活跃，他们常为自己有病而不能实现自己的抱负而感到苦恼。

（2）神经衰弱的情绪症状主要为烦恼，易激惹与紧张。这些情绪在健康人中也可见到，一般认为这些情绪症状必须具备以下特点才算病态：①患者感到痛苦或影响社会功能而求助；②患者感到难以自控；③情绪的强度及持续时间与生活事件或处境不相称。焦虑、抑郁情绪在神经衰弱的患者中一般程度较轻，不持久，有些患者可以完全没有抑郁情绪。

（3）神经衰弱患者常常有大量的躯体不适症状，经各种检查找不到病理性改变的证据。这些症状实际上是一种生理功能紊乱的表现，多与患者的心理状态有关。最常见的有睡眠障碍与紧张性头痛。睡眠障碍多表现为入睡困难与易惊醒。而紧张性头痛最典型的描述是"头部像有一个紧箍咒，头脑发胀"，往往持续存在，但程度不严重，部位不固定，似乎整个头部都不适。可伴有头昏，典型的描述是"整天昏昏沉沉，云里雾里的"，这种头昏不同于头晕，患者并无眩晕感，只是感到思维不清晰、不敏捷。

【治疗】

1. 心理治疗　常采用认知疗法、放松训练、森田治疗等方法，促进患者的认知转变，缓解紧张，转移患者对自身感觉的过分关注，对消除症状有一定效果。

2. 药物治疗　迄今为止，尚未发现哪一种药物有独特的疗效。药物治疗一般根据患者症状的特点选择，以抗焦虑剂为主；如果疲劳症状明显，则以振奋剂和促脑代谢剂为主，或者白天给患者服振奋剂，晚上用安定剂以调节其紊乱的生物节律。

3. 其他　体育锻炼、工娱疗法、旅游疗养、调整不合理的学习和工作方式等方法，对摆脱烦恼处境、改善紧张状态、缓解精神压力也有一定的效果。

【小贴士】

对患者和家属进行教育，加强对疾病的认识，积极就医，寻求专业人员的帮助，切莫相信偏方、秘方和民间的迷信活动，以免贻误病情。

二、癔症

癔症又称歇斯底里，是由于明显的心理因素，如生活事件、内心冲突和强烈的情绪体验、暗示或自我暗示等作用于易感个体引起的一组病症。临床主要表现为癔症性精神障碍（又称分离症状）和癔症性躯体障碍（又称转换症状）两大类症状，这些症状没有可以证实的器质性病变为基础。症状具有做作、夸大或富有情感色彩等特点，有时可由暗示诱发，也可由暗示而消失，有反复发作的倾向。大多数学者认为癔症是社会心理因素与个体易感素质共同作用所致，但对其发病机制尚无公认的结论。患病率，女性高于男性。首发年龄以 20～30 岁为最多。一般认为癔症的预后较好，60%～80% 的患者可在一年内自发缓解。

【诊断】

1. 病史　患者是否为易感素质，是否存在生活应激事件等诱因。

2. 临床表现

（1）癔症性精神障碍：又称为分离性障碍，是指对过去经历与当今环境和自我身份的认知部分或完全不相符合，是癔症较常见的表现形式。主要表现为以下几种：

①癔症性遗忘患者对所经历的精神创伤或重大事件突然发生部分或全部的遗忘，通常这种遗忘能达到回避痛苦的目的。诊断上须先排除器质性遗忘，如头部外伤后的遗忘和意识障碍（中毒、癫痫发作或其他急性器质性障碍）恢复后的遗忘。

②癔症性漫游患者对周围环境产生意识障碍，表现为突然离开原有住所，到外地生活，此时往往有意识范围缩小，但能保持觉醒状态，漫游显得无计划、无目的，能应付基本的日常生活，进行简单社会交往，如能照顾自己的饮食起居，可以乘车、问路等。发作历时几十分钟到几天，事后完全遗忘病中经历。

③癔症性身份识别障碍患者出现自我意识障碍，表现为遗忘自己原有身份，而以另一个或几个完全不同的身份进行日常社会生活，其各种身份间互不干扰，不相联系，各自独立，交替出现，又称为交替人格、双重人格或多重人格，患者通常在某一时

刻只显示其中一种人格，意识不到另一种人格的存在。初次发病时，人格的转变是突然的，与精神创伤往往密切相关；以后人格转换可因联想或由特殊生活事件促发。

④癔症性精神病患者在遭受严重的精神刺激后，反复出现短暂幻觉、妄想、行为紊乱和思维障碍，多见于表演型人格的女性，发作一般不超过3周，完全恢复正常而无遗留症状。有的患者则表现为木僵状态，持续数十分钟自行醒转。

（2）癔症性躯体障碍：又称为转换性障碍，指患者受精神刺激后产生的情绪反应，最终以躯体症状的形式表现出来，通常被认为是患者不能解决的内心冲突和愿望具有象征意义的转换，其特点是多种检查均不能发现神经系统和内脏器官有相应的器质性损害。常见以下几种类型：

①癔症性运动障碍患者可表现为肢体瘫痪、震颤、起立或步行不能、缄默、失音等形式，经体格检查、神经系统检查和实验室检查，都不能发现有相应器质性损害。

②癔症性抽搐发作患者常在受暗示或情绪激动时发作，表现为局部或全身肌肉抽动、痉挛，呼之不应，倒地或卧床，全身呈角弓反张姿势，有些患者表现为揪衣服、抓头发、捶胸、咬人。全身呈角弓反张姿势，发作与癫痫大发作十分相似，但无口舌咬伤、跌伤及大、小便失禁，两者区别主要靠脑电图与临床观察。一般多发生于有人在场时，历时数十分钟，症状缓解。

③癔症性感觉障碍包括感觉过敏、感觉缺失（局部或全身的感觉缺失，缺失范围与神经分布不一致）、感觉异常（如咽部梗阻感、异物感，又称癔症球；头部紧箍感、心因性疼痛等）、癔症性失明与管视、癔症性失聪等。

【治疗】

本病的发生与精神刺激、患者个性特征密切相关，因此，采用心理治疗为主、药物和物理治疗为辅的综合性治疗方案方能防止症状反复发作。

1. 心理治疗　心理治疗是治疗此类疾病的基本措施。包括暗示疗法、催眠疗法、精神分析疗法、行为疗法和家庭疗法等。暗示疗法是治疗癔症的经典方法，特别适用于急性起病的患者，一般可分为觉醒时暗示和催眠暗示。催眠疗法则适用于分离性遗忘、多重人格、缄默及木僵状态的癔症患者，在催眠状态下可重现创伤性体验，使患者被压抑的情绪得以释放，可收到良好效果。行为疗法适用于暗示治疗无效、肢体或言语功能障碍的慢性患者。

2. 药物和物理治疗　癔症患者在精神病性状态或痉挛发作时，难以配合心理治疗，需用药物控制病情后再进行心理疏导，因此药物仅为对症治疗，主要是适当服用抗焦虑、抗抑郁药，一方面可以强化心理治疗效果；另一方面，通过药物消除伴发的焦虑、抑郁和躯体不适症状，从而减少癔症患者自我暗示的基础。

物理治疗中的针灸或电兴奋疗法对癔症性瘫痪、耳聋、失明、障碍，都有良好效果，但应注意配合暗示，方可取得良好效果。

【小贴士】

1. 心理疗法必须由有一定经验的治疗师实施，切忌滥用。

2. 对患者和家属进行教育，加强对疾病的认识，积极就医，寻求专业人员的帮助，切莫相信偏方、秘方和民间的迷信活动，以免贻误病情。

3. 让患者了解身心健康与生活事件、个性特点、应对方式以及社会家庭环境之间的关系，不断完善自己的性格，调整不良情绪，增强心理承受能力和适应能力。

4. 告知家属对患者既要关心和尊重，又不能过分迁就和强制。

第十二章 社区保健

第一节 老年人群保健

一、我国老年人口现状

联合国有关部门做过这样一个预测，"在 21 世纪上半叶，中国是世界上老龄人口最多的国家，中国的老龄人口可以占到世界老龄人口总数的 1/5。"可见，我国老龄人口规模巨大。大部分的发达国家是先实现现代化才逐渐出现老龄化。可以说是，"先富后老"，或者"老富同步"。但中国却不是如此。还未实现现代化，经济还不发达，就提前进入老龄化社会，属于"未富先老"现象。这样就加剧了老龄化的严重性，为抗衰老、防老问题带来很多困难。因此，中国的老龄化问题比其他国家要严重。

二、老龄阶段的划分

1. 老年前期又称为初老期、濒老期，为 45 ~ 59 岁。这一阶段，慢性病开始逐渐增加，而且很多人进入更年期。

2. 年轻老人为 60 ~ 74 岁。这一阶段中，很多老年人的身体比较健康，他们积极参加社会活动。

3. 高龄老人为 75 ~ 89 岁。相当部分的高龄老人生活出现障碍，需要他人的扶助与照顾。

4. 90 岁以后的老人都称为长寿老人。这些老人大都生活得非常健康、愉快。

三、老年保健的目标和任务

老年保健的目标即是最大限度地保持老年期活跃而具有独立活动能力，延长老年期的健康时段，延长独立自理生活的时间，缩短老年期中的丧失功能、生活依赖他人的时间。

老年保健的主要任务是正视年老，预防衰老，尽可能做到"老而不衰"。

四、老年保健的原则

1. 预防为主的原则　一方面尽量避免造成衰老的微小损害，另一方面，如果控制衰老到最低程度，使因为衰老而带来的疾病将得到延迟。预防分为以下几级：

（1）一级预防，即健康宣传。

（2）二级预防，即控制疾病。

（3）三级预防，即康复医疗。

2. 全面性原则　引起老年致残以及生活不能自理的原因很多，因此，在老年人保健时要考虑这些因素，即老年人的身体状况、心理状况、家庭关系以及社会因素对老年人的影响等。

3. 个体化原则　老年人群由于他们各自的经历、身体状况、心理素质、适应能力以及家庭情况不同，所以个性化非常明显，因此，对老年人的保健需要个别指导。

五、老年期的生理学特点

（一）老龄人群的身体组成成分以及代谢变化

1. 水分及含水较多的组织相对减少　这种含水量的减少主要表现在一些含水多的组织减少，同时出现像脂肪组织这些含水少的组织的增多。含水的减少主要表现在细胞内液的减少，所以说细胞内液随着年龄增长而大为减少。细胞内液是维持细胞代谢的重要机制，随着细胞内液的减少，细胞代谢会降低，随后会引起机体功能的改变，甚至结构的改变。

2. 除脂肪组织外的器官萎缩 老年人群重要器官都随着年龄的增长而逐渐萎缩，这些变化导致这些器官的功能相应降低。

3. 细胞数量减少 包括多种器官的细胞数量减少，这也会影响器官的功能。

4. 脂肪组织增加 男性和女性中都常见，但男性更加明显。所以，老年人中的肥胖症并不少见。血脂增高会带来一系列问题，如高血压、糖尿病、动脉粥样硬化等。

5. 代谢改变 随着年龄的增长，机体的分解代谢大于合成代谢，基础代谢率逐渐下降。

（二）老龄人群各器官系统的改变

1. 感觉器官的变化

（1）视觉：表现视觉功能降低，暗适应的能力逐渐下降，易出现老花眼。所以，老年人进入暗环境中会存在暗适应的下降，很容易出现误判。

（2）听觉：听觉功能逐渐下降，男性的听力减退往往早于、重于女性的听力减退。

（3）嗅觉和味觉：出现迟钝，到了后期甚至出现完全丧失。

（4）痛觉：敏感性大为下降。老年人对多种痛觉，如刺痛、刀割痛等敏感性都会下降。

总而言之，由于老年人各种感觉能力的降低，容易出现一些错误的判别，导致行动的失误，就医的延迟。因此，要对老年人加倍照顾。

2. 神经系统的变化 主要有脑重量减少，神经细胞减少，神经细胞中有脂褐素沉积。老年人脑细胞功能大为下降，这也是造成老年痴呆的一个重要发病机制。

3. 内分泌系统的变化

（1）下丘脑垂体轴的功能下降：内分泌系统中的下丘脑、垂体是维持生命的一个重要的系统。人们发现随着年龄的增长，下丘脑垂体轴的功能逐渐下降。

（2）甲状腺的功能降低：甲状腺的功能也是逐渐降低，因此老年人的代谢率明显下降。

（3）老年性糖尿病：很多老年人会出现老年性高血糖，也称之为老年性糖尿病。老年性糖尿病在检验时往往可发现胰岛素水平并没有降低，但胰岛素的活性却会下降，随着年龄的增长，糖耐量逐渐下降。因此，老年人容易出现糖尿病。

4. 血液系统的变化　主要表现为贫血、粒细胞减少和淋巴细胞减少。因此，在老年人中非常容易出现感染。

5. 循环系统变化　表现为心室肌增厚，心肌细胞的数量减少，结缔组织逐渐增多，而且传导系统出现纤维化，心率减慢，心输出量减少；血管壁的弹性组织逐渐减少，胶原组织逐渐增多，很容易出现动脉粥样硬化、高血压和直立性低血压。

6. 呼吸系统变化

（1）肺功能的改变：肺透明度增大，肺活量大为减少，酸碱平衡调节能力下降，会导致很多老年人出现胸闷、疲劳、嗜睡等临床表现。

（2）呼吸道的改变：呼吸道（包括肺脏）黏膜发生萎缩，纤毛运动减弱，对异物（包括细菌）的排出能力下降，这就使老年人非常容易出现呼吸系统的感染。

7. 消化系统变化

（1）胃功能改变：主要表现为胃酸、胃蛋白酶原、黏液的分泌明显减少，所以老年人很容易出现萎缩性胃炎和胃癌。

（2）肠功能下降：主要表现在肠道中的消化酶活性下降，而且酶的数量减少，肠道的吸收功能明显下降。特别是对钙和铁以及木糖的吸收能力大为下降，所以老年人补充这些物质是非常必要的。

（3）肝胆功能下降：肝脏合成蛋白的功能明显减退，造成血浆蛋白量明显减少，容易出现水肿。肝脏的解毒功能大为下降，易出现药物蓄积中毒。

8. 泌尿系统变化 正常肾单位减少，异常肾单位会逐渐增加，造成肾脏的排泄功能、尿液浓缩稀释功能、酸碱调节及肾内分泌功能随之下降。老年人肾功能随着年龄增长而下降。

总之，生理功能进入老年期后呈现全面减退。

六、老年期的心理特点

1. 老年期的感知觉 感觉能力衰退，知觉能力有良好的保持。

2. 老年期的智力 多数研究认为，随着年龄的增长，老年人总的智力水平维持在一个正常、恒定的水平。老年人的智力潜力非常大，很多人可以通过努力和训练使自身的智力得到改善。

3. 老年期的情绪 情绪的结构很多，但一般包括四个维度：紧张度、强度、快感度、复杂度。

（1）老年期的情绪强度和紧张度相对减弱 情绪强度具体指一个人的心理动机和行为支配的大小程度，也就是情绪对行为支配的影响大小。例如，当遇到一些事情时，年轻人往往情绪比较冲动，而老年人则比较平稳一些。情绪紧张度是指个体对情绪的体验和冲动的程度，对某些事情的在意强度。老年期这两度都趋于平稳和减弱，表现在老年人似乎不易生气，尽管老年人不易生气，但一旦生气却难以化解。

（2）老年期的情绪快感度各异 老年人的情绪快感度有正向的表现，如利他、自尊等，但也存在自卑、孤立、特别需要别人帮助等负面情绪。在一个人身上正面、负面的情绪都会存在，不同人这种正反情绪所占的比重是不一样的。每个人的情绪快感度状况和其环境、社会经历是密切相关的。

（3）老年期的情绪复杂度 老年人往往出现一些复杂的情感，时而觉得自卑，时而觉得自傲。此外，老年人的情绪变化会随着社会的发展及人们对他们的看法而随时变化。因此，需要我们注意到老年人的情绪，给老年人更多的关爱。

我们只有了解老年人上述的这些心理特点，才能正确了解老年人的一些举动，从而正确地理解老人，并且能够提供比较好的心理援助，提高老年人的心理健康水平。

七、老年人患病的特点

1. 急性心肌梗死 相当一部分老年人在急性心肌梗死发作时并没有出现胸痛，表现为无痛性的心肌梗死。有时甚至仅表现为恶心、呕吐、腹泻、呼吸急促、急性昏迷等，很容易延误诊治。

2. 高血压 老年人高血压常无症状或症状不明显。很多人在体检时，才被发现存在高血压。

3. 病毒性心肌炎 相当一部分老年人在病毒性心肌炎急性期症状并不明显，易误诊为冠心病。

4. 肺炎 老年人往往无典型症状，如体温增高、咳嗽、咳痰等，一开始仅仅表现为全身无力，甚至脱水，或者出现意识障碍。非常容易漏诊。

5. 糖尿病 常无临床症状或症状不典型，糖尿病的漏诊也是非常常见的。

6. 肿瘤 老年人患肿瘤常无典型症状，一旦因为不适而就医时，往往肿瘤已发展到了晚期，失去了最好的治疗机会。

八、老年人的合理用药

老年人的药品消耗量非常大，但随着年龄的增长，药物作用的靶器官出现功能的退化，靶器官上的受体数目随之减少，亲和力降低。老年人对药物的代谢能力下降，药效域变窄，对药物依赖性增加，个体差异大，所以容易造成药物在体内的蓄积。

九、老年人日常生活中的保健指导

（一）生活规律

不抽烟，少饮酒，合理饮茶，防过劳，起居有常。

（二）情绪乐观

1. 正确评价自身健康状况 很多老年人对自身病情估计过重，这也是造成老年人情绪低沉、病情加重的根源，积极乐观的生活态度有利于长寿。

2. 正确认识自己，把握心理平衡 调整心态，正确对待自己角色的转换，融入社会。此外，老年人的智力还有很大的发展空间，老年人完全有能力通过学习，发挥自己的余热。

（三）坚持活动

1. 持之以恒 提倡每天都坚持不少于半小时的运动，每周的锻炼累计时间不少于180min。

2. 强度适当 中等强度，即运动耗氧量达到最大耗氧量的50%。例如每天步行30min，骑自行车30min，或者参加一些劳动。

3. 循序渐进 从短时间、小强度训练开始逐渐延长时间和增加强度，以活动后没有出现心慌、气短作为强度合适的指标。

4. 检查效果 心率、血压、脉搏都是我们考察的指标。以脉搏为例，采用下蹲实验的方法：运动一段时间后，面对床，在30s内下蹲20次，20s之前测一次脉搏，30s之后测一次脉搏，观察脉搏增加数。如果脉搏增加数是运动前的10%，则认为这一段时间的锻炼是非常有效的。

（四）合理饮食

从品种来说，提倡杂粮混食，食用低脂肪、高维生素、适量蛋白质的食物。老年人由于消化功能降低，对一些物质的吸收能力大大下降。如纤维素，具有有利于废物的排出、减少脂肪的吸收、预防结肠癌的作用，提倡老年人多补充纤维素；老年期铁的吸收大大下降，老年人贫血很常见，因此老年人应当多食用含铁高的食物，如动物肝脏；老年期的钙吸收减少，流失增多，45岁以后就应当补充钙，可以饮用牛奶，食用芝麻酱、海产品来适当补充钙；此外，还应多补充一些微量元素，如硒等。

总之，合理安排生活是老年人延年益寿的最好办法，也是保健的关键。

第二节　妇女保健

一、妇女保健工作的目的和意义

妇女保健工作是根据妇女的生理特点，运用现代医学和传统医学，采取有效的防治措施，对妇女进行经常性的预防保健工作。妇女保健工作包括推广、普及科学接生，定期进行妇女常见病、多发病普查，宣传、实行计划生育等。其目的是通过积极的预防、普查、监护和保健措施，做好妇女各期保健，以降低患病率，消灭和控制某些疾病及遗传病的发生，控制性传播疾病的传播，降低孕产妇和围生儿死亡率，保障妇女身心健康。做好妇女保健工作直接关系到子孙后代的健康、家庭幸福、民族素质的提高和计划生育基本国策的贯彻落实。

二、妇女保健工作的内容和任务

女性从出生到衰老是一个渐进的生理过程。根据其生理特点，分为新生儿期、儿童期、青春期、性成熟期、围绝经期（更年期）和老年期六个阶段。每个阶段都有其生理特点，如青春期身体迅速发育，第一性征进一步发育，第二性征出现，月经来潮。妇女保健工作是根据妇女各个时期的生理特点，用科学的、系统的保健措施，对妇女常见病、多发病进行有效的防治。

妇女保健工作的内容和任务是防治危害妇女健康的主要疾病，实行孕产妇系统管理，定期普查普治妇女常见病、多发病，加强计划生育技术指导，做好妇女各期保健。

1. 防治危害妇女健康的主要疾病

（1）产科疾病：流产、宫外孕、前置胎盘、胎盘早剥、妊高征、胎膜早破、产后出血、产后感染等。

（2）妇科疾病：①肿瘤：子宫内膜癌、宫颈癌、卵巢肿瘤等；②良性疾病：子宫肌瘤；③特殊疾病：滋养细胞疾病等；④生殖道炎症：阴道炎、宫颈炎；⑤生殖内分泌疾病；⑥子宫内膜异位症和子宫腺肌病；⑦女性生殖器发育异常；⑧女性生殖器官损伤性疾病等。

2. 实行孕产妇系统管理　实行孕产妇系统管理，定期产前检查，对高危妊娠进行筛查、监护和管理。防治妊娠并发症，推行科学接生，防治分娩期并发症。提高新生儿窒息的抢救水平，降低围产儿死亡率和孕产妇死亡率。认真推行优生优育，开设遗传咨询门诊。对先天畸形或染色体异常所致疾病，做到早诊断、早处理，防止畸形儿出生。

3. 定期普查普治妇女常见病、多发病　定期开展妇女病及恶性肿瘤的普查普治工作，做到早发现、早诊断、早治疗。

4. 加强计划生育指导　开展计划生育技术咨询，普及节育科学知识，指导育龄夫妇选择和实施安全有效的节育方法。

5. 做好妇女各期保健。

三、女性一生各期保健

女性的一生根据年龄划分为新生儿期、儿童期、青春期、性成熟期、围绝经期和老年期，各个时期都要根据不同的生理特点进行合理保健。

1. 新生儿期　出生后4周内称新生儿期。女婴可出现少量阴道流血及乳汁分泌，短期内自行消失。此期要及早母乳喂养，注意脐部护理及预防感染，及时进行预防接种。

2. 儿童期　从出生4周到12岁左右称儿童期。此期儿童身体发育很快，从10岁起，逐步呈现女性特征。要逐步培养孩子良好的卫生习惯，勤换洗内衣，不穿开裆裤及紧身衣，大便后由前向后擦拭，保持外阴清洁，可开始初步的性知识教育，并初步教育孩子如何防护可能发生的性侵犯。

3. 青春期 从月经来潮至生殖器官逐渐发育成熟，体形渐达成年女性体态。外生殖器从幼稚型变为成人型；第二性征明显，音调变高，呈现皮下脂肪增多、乳房丰满、骨盆变宽大、出现阴毛及腋毛等女性体态。子宫、卵巢明显增大，阴道长度及宽度增加，阴道黏膜变厚并出现皱襞。月经来潮是青春期的重要特征，但多无一定规律，精神和心理变化复杂，儿童、成人心理活动混杂。其生理、心理常不稳定。

青春期保健要点：

（1）营养指导：青春期身体迅速发育，营养需求量增加，应注意营养的合理搭配，养成良好的用餐习惯。

（2）卫生习惯的培养：注意口腔卫生，预防龋齿；预防近视和脊柱弯曲；避免沾染烟、酒等不良嗜好；不宜穿紧身内衣，不宜束裹胸部，以免乳房发育受阻；不宜穿紧身裤、健美裤等，避免外阴炎和尿道综合征的发生；注意外生殖器卫生，不共用澡盆、脚盆、毛巾等；坚持体育锻炼和适当劳动；保证良好、充足的睡眠。

（3）性知识教育：开展生理、心理卫生的咨询，教育青春期女性避免性行为及如何避免性侵犯的相关知识，以及如果发生性行为或性伤害后应及早到医院就诊，尽量避免其妊娠。

（4）应对初潮异常：对年龄超过 16 岁，第二性征已发育，无月经来潮者；或年龄超过 14 岁，第二性征尚未发育，无月经来潮者，应建议其到医院就诊。

4. 性成熟期 开始于 18 岁左右，持续 30 余年，称为性成熟期，又称生育期。此期出现周期性的排卵和月经。月经是指伴随卵巢周期性变化而出现的子宫内膜周期性脱落与出血。月经周期一般为 28～30 日，持续时间 2～7 天，经量 10～55ml，经血暗红、黏稠、不凝固，伴有腰骶及下腹部轻度不适感。月经期间，由于子宫内膜脱落，子宫口微微张开，盆腔充血等致使生殖器官局部防御功能下降。月经期保健的重点是注意清洁卫生，预防感染。

月经期保健要点：

（1）经期用纸及卫生巾应柔软易吸水、干净清洁。

（2）经期应避免游泳、冷水浴，进食冷饮等。过冷刺激可造成盆腔血管收缩，导致经量减少、腹痛、痛经等。

（3）经期禁性交。

（4）经期避免重体力劳动和剧烈运动。

（5）经期要保持外阴清洁，每晚用温开水擦洗外阴，不宜洗盆浴或坐浴，以淋浴为好。

（6）避免进食刺激性食物，保持大便通畅，保持精神愉快，避免不良刺激，以防月经不调。

5. 围绝经期　曾称更年期，最早可始于 40 岁，历时 10～20 年，此期卵巢功能逐渐衰退，月经的改变主要表现为周期延长，经期短，经量减少，然后慢慢停止；周期不规则，经量多或淋漓不断，以后逐渐减少或停止；突然停止，以后不再来潮。子宫、卵巢萎缩，阴道缩短萎缩，乳房下垂；常出现面部潮红、潮热、出汗，汗后发冷等；体重增加，体态变胖，易发生糖尿病、骨质代谢异常和骨质疏松等改变；常感头晕、情绪不稳、焦虑不安、易怒、疲劳和记忆力减退等。

围绝经期保健要点：

（1）绝经是一个正常生理现象，要正确认识和对待围绝经期，保持心情舒畅，注意锻炼身体。

（2）注意阴部清洁，预防老年性阴道炎。

（3）注意月经的变化，防治绝经前期月经失调，重视绝经后出血。

（4）定期进行妇科检查。围绝经期是妇科肿瘤的好发年龄，每半年到一年进行一次体检，接受妇女病及肿瘤普查。

（5）可采用激素替代疗法、补充钙剂等综合措施防治围绝经期综合征及骨质疏松的发生。

6. 老年期 75 岁后称老年期。卵巢功能进一步衰退，第二性征逐渐萎缩，机体逐渐老化，免疫功能衰退。老年期的妇女比较容易患各种疾病，如老年性阴道炎、妇科肿瘤及发生骨折等。此期保健主要内容是合理饮食，适当锻炼，注意心理健康，定期体检。

四、婚前保健与优生

（一）婚前保健

婚前保健是对准备结婚的男女双方，在结婚登记前所进行的婚前医学检查、婚前卫生指导和婚前卫生咨询服务。

1. 婚前医学检查 婚前医学检查是对准备结婚的男女双方可能患有的、影响结婚和生育的疾病进行医学检查。

（1）婚前医学检查项目：

①本人健康史：了解各种急慢性传染病、各系统主要疾病、精神病、遗传病史，以及目前健康状况等。

②家庭史调查：了解遗传病、遗传性缺陷和畸形（如先天畸形）等情况，配偶间有无近亲血缘关系。

③月经史：初潮年龄，月经周期、经期、经量与性状，痛经、闭经及异常子宫出血史。

④体格检查：全身体格检查，第二性征发育情况。生殖器官检查：肛诊。

⑤实验室检查：血、尿常规及胸透检查，肝功能、肾功能等检查，女方白带常规检查，男方精液常规检查。

（2）婚前医学检查的主要疾病：

①严重遗传性疾病：由于遗传因素先天形成，患者全部或部分丧失自主生活能力，子代再现风险高，医学上认为不宜生育的疾病。

②指定传染病：《中华人民共和国传染病防治法》中规定的

艾滋病、淋病、梅毒以及医学上认为影响结婚和生育的其他传染病。

③有关精神病：精神分裂症、躁狂抑郁型精神病以及其他重型精神病。

④其他与婚育有关的疾病：如重要脏器疾病和生殖系统疾病等。

2. 婚前卫生指导　婚前卫生指导是对准备结婚的男女双方进行的以生殖健康为核心，与结婚和生育有关的保健知识的宣传教育。

（1）有关性保健和性教育：①男女生殖器官的解剖生理，妊娠生理等；②月经期、妊娠前3个月、妊娠末期、产褥期禁忌性交。

（2）新婚避孕知识及计划生育指导。

（3）受孕前的准备，环境和疾病对后代影响等孕前保健知识。

（4）遗传病的基本知识。

（5）影响婚育的有关疾病的基本知识。

（6）其他生殖健康知识。

3. 婚前卫生咨询　婚前卫生咨询是针对医学检查结果发现的异常情况以及服务对象提出的具体问题进行解答、交换意见、提供信息，帮助受检对象在知情的基础上做出适宜的决定。

（二）优生指导

1. 不应近亲婚配　我国《婚姻法》规定直系血亲和三代以内的旁系血亲禁止结婚。

2. 适宜的生育年龄　妇女最佳生育年龄为24～29岁，35岁以上初产的难产率和胎儿畸形率增高。

3. 婚前进行身体检查

（1）不宜结婚者：严重遗传病患者和先天性畸形，生殖器官畸形无法矫正，直系血亲和三代以内的旁系血亲。

（2）可以结婚，但禁止生育者：双方的近亲中患同一种遗传病，隐性遗传病，某些多基因遗传病。

（3）宜缓婚者：梅毒、淋病、艾滋病等性病，传染病的规定隔离期、慢性病活动期，可矫正的生殖器官畸形。

（4）限制生育者：色盲、血友病，应控制生育子女的性别。

4. 做好孕期保健

（1）孕早期（孕12周内）避免放射线等的不良刺激。

（2）产前检查从12周开始，28周内每4周检查一次，28周后每2周检查一次，36周后每周一次。高危孕妇，如年龄不足18岁或大于35岁的初产妇；既往有异常孕产史；既往患有各种内、外科疾病（如心脏病、肝炎、贫血等）；妊娠合并产科疾病（如先兆流产、妊娠高压综合征等），应酌情增加产前检查次数。

（3）孕产期禁忌吸烟、饮酒等；合理用药，如反应停可引起海豹畸形；己烯雌酚可致阴道透明细胞癌等；链霉素可致胎儿听神经受损；四环素可致胎儿牙釉质发育不良；甲氨蝶呤可致胎儿唇裂、腭裂等。

（4）防止感染，早期感染可导致胎儿畸形或流产，晚期感染可造成早产、死胎和新生儿死亡。

（5）避免污染侵害，污染可造成胎儿畸形和胎儿发育不良。

（6）产前诊断又称宫内诊断或出生前诊断，是在胎儿出生之前，利用特殊检查，了解胎儿在子宫内的情况，防止具有严重遗传病及先天畸形的患儿出生，是优生的重要措施。可利用羊水、绒毛细胞培养及超声检查等诊断方法，了解胎儿在宫内的发育状况，对先天性和遗传性疾病做出诊断。

五、产时保健

科学接生，预防感染。严密观察产程的变化，观察产妇和胎儿的情况，发现异常，及时处理。严格无菌操作，做好"五防"（防滞产、防感染、防产伤、防产后出血、防新生儿窒息）。

六、产褥期保健

产褥期是指从胎盘娩出至产妇全身器官（除乳房外）恢复到正常非孕状态的时期，一般为 6 周，俗称"坐月子"。产褥期保健的目的是防止子宫内伤口和乳腺感染，预防感冒、中暑，保护产妇的哺乳功能，促进产后生理功能恢复。

1. 产妇休息的环境必须安静清洁，室内要温暖舒适、空气流通，避免风的直吹。产妇应勤换衣物，可以洗头、洗澡等。

2. 尽早适当活动有利于产妇体力恢复、排尿及排便，避免或减少静脉栓塞的发生率，且能使骨盆底及腹肌张力恢复，避免腹壁皮肤过度松弛。正常分娩的产妇，产后最初 24h 内应卧床休息，24h 后宜下床在室内活动。行会阴切开或剖宫产的产妇，应适当推迟活动时间，可待尿管拔除后下床在室内活动。

3. 应为产妇提供高蛋白、高热量、高维生素、富含纤维素、清淡且易消化的饮食，保证水分充足。忌食油腻、辛辣食物及生冷瓜果。

4. 产后 4h 即应让产妇排尿，若产后 6～8h 仍未能自解小便，可帮助产妇改变体位、热敷按摩下腹部、流水声诱导排尿，必要时导尿。

5. 每天用 1∶5000 高锰酸钾或 1∶2000 苯扎溴铵（新洁尔灭）溶液擦洗会阴部 2～3 次，保持会阴伤口及外阴清洁。

七、哺乳期保健

1. 母乳喂养的好处 ①有利于防止产后出血，促进子宫恢复、恶露排出，利于产后恢复。②降低母亲患乳腺癌、卵巢癌的危险性。③提高婴儿免疫功能，有利于牙齿的发育和保护，减少龋齿，促进婴儿心理健康发育。④母乳经济方便，温度适宜，减少家庭负担。

2. 正确哺乳 ①哺乳前，乳母要洗手，用清水擦洗乳头。②

乳头有皲裂应及时给予处理，以防乳腺炎发生。③婴儿饥饿或母亲奶胀时喂哺，双侧乳房交替哺乳。④若乳汁过多、婴儿未吃完，应将多余的乳汁挤出。⑤少用或不用可以通过乳汁排出的药物，如阿托品、阿片类、红霉素、水杨酸、苯巴比妥等；禁用四环素、甲硝唑（灭滴灵）、口服避孕药等。⑥哺乳至 10 个月以后可断奶。

第三节 儿童保健

一、儿童保健知识

（一）各年龄期小儿特点与保健要点

小儿处于不断的生长发育过程中，这个过程既是连续的，又有年龄阶段的特性。根据解剖、生理、病理等特点及儿童保健和疾病预防工作的需要，将小儿年龄划分为 7 个时期。

1. 胎儿期　从精子和卵子结合至小儿出生称为胎儿期。这一时期，胎儿完全依赖母体生存。胎龄满 28 周至生后 7 天称围生期。此期保健重点为加强孕期保健。

2. 新生儿期　自出生后脐带结扎起至刚满 28 天称为新生儿期。出生时胎龄满 37～42 周，体重≥2500g，无畸形和疾病的活产婴儿，称为正常足月新生儿；胎龄不满 37 周的活产婴儿称为早产儿（未成熟儿）。新生儿呼吸浅表，节律不匀，40～45 次/分，心率 120～140 次/分。一般生后 10～12h 内排出墨绿色黏稠的胎粪，若生后 24h 未见胎粪排出，应检查是否为肛门闭锁等先天畸形。一般生后 24h 排尿，如超过 48h 仍无尿，应查找原因。新生儿具有特殊的原始反射，如觅食反射、吸吮反射、握持反射、拥抱反射等，这些反射生后数月自然消失。

新生儿常见的特殊生理状态：①生理性黄疸：生后 2～3 日开始出现黄疸，4～6 日时最重，足月新生儿黄疸一般在生后 2 周消退，早产儿一般在生后 3 周消退。②假月经：部分女婴在生后 5～7 天可见阴道流出少量血液，持续 1～3 天自止，一般不必处理。③上皮珠和"马牙"：在新生儿口腔黏膜上腭中线两侧可有散在黄白色、米粒大小颗粒隆起，称上皮珠。有时在齿龈上亦可见黄白色米粒大小颗粒，俗称"马牙"。生后数周或数月自然消退，切勿挑破以免感染。④乳腺肿大：男、女足月新生儿均可发生，生后 3～5 天出现，如蚕豆至鸽蛋大小，多于 2～3 周后消退，切不可挤压以防感染。

此期保健要求为保暖、喂养、消毒隔离、清洁卫生等。居室要求空气新鲜，阳光充足，定期通风。室内温度：一般 18℃～20℃；新生儿 20℃～22℃；早产儿 22℃～24℃。室内湿度：55%～65%。

3. 婴儿期 从出生至满 1 周岁之前为婴儿期（乳儿期）。此期小儿易发生消化功能紊乱和营养缺乏，易患感染性疾病。此期保健重点是提倡母乳喂养和合理的营养指导，有计划地进行预防接种。

4. 幼儿期 1 周岁以后至满 3 周岁之前为幼儿期。此期生长发育的特点是生长速度较快，对危险的识别能力不足，断奶后膳食结构变化较大等。此期保健应注意日常行为教育，培养良好的生活习惯、行为习惯和心理素质，注意预防意外事故，防止营养缺乏，及时处理消化功能紊乱。

5. 学龄前期 3 周岁以后至 6～7 周岁入小学前为学龄前期。此期小儿生长速度较慢，智能发育更趋完善，活动范围增大，社会接触面广。此期要注意良好道德品质和生活、学习习惯、独立能力的培养，培养情绪控制的能力，仍应注意预防感染和各种意外，并注意预防免疫性疾病。

6. 学龄期 从 6～7 周岁入小学起至 12～14 岁进入青春期前称学龄期。此期小儿体格发育稳步增长，智能发育更成熟，是学知识、接受文化教育的重要时期。应保证充足的营养和睡眠，安排有规律的生活、学习和锻炼，并注意用眼及口腔卫生，端正坐、立、行的姿势。

7. 青春期 从第二性征出现至生殖功能基本发育成熟、身高停止增长的时期称为青春期。女孩一般从 11~12 岁至 17~18 岁，男孩从 13~14 岁至 18~20 岁。此期生长发育速度明显增快，第二性征逐渐明显，神经内分泌调节尚不稳定。此期青少年儿童应保证足够的营养供给，加强体格锻炼，注意休息和重视青春期卫生保健，注意意志、社交能力、创造能力的培养。

（二）预防接种

预防接种又称人工免疫，是利用生物制品将抗原或抗体接种入机体，使机体获得对疾病的特异性抵抗力，提高人群免疫水平，以预防传染病发生与流行的方法。目前，我国的预防接种工作已进入计划免疫阶段。

1. 预防接种生物制剂的种类

表 12－1　预防接种生物制剂的种类表

菌苗	死菌苗：如霍乱、伤寒、副伤寒、百日咳等菌苗
	活菌苗：卡介苗
疫苗	灭活疫苗：狂犬病、乙脑和森林脑炎等灭活疫苗
	减毒活疫苗：麻疹、脊髓灰质炎减毒活疫苗
类毒素	白喉类毒素，破伤风类毒素
免疫血清	白喉抗毒血清、破伤风抗毒血清等，抗炭疽血清、抗狂犬病血清等
免疫球蛋白	胎盘球蛋白或丙种球蛋白
诊断用品	诊断血清、结核菌素、布鲁菌素等

2. 儿童计划免疫程序

表 12-2 儿童计划免疫程序表

年龄	接种疫苗	方法
出生	卡介苗、乙肝疫苗	卡介苗：在左上臂三角肌下端外缘皮内注射 0.1ml，严禁注入皮下。 乙肝疫苗：接种部位，新生儿为臀前部外侧肌肉内，儿童和成人为上臂三角肌中部肌肉内。 脊髓灰质炎三价混合疫苗：冷开水送服。 百白破混合制剂：肌内注射，接种部位在上臂外侧三角肌附着处或臀部外上1/4处。 麻疹疫苗：上臂外侧三角肌附着处一次皮下注射0.2ml麻疹疫苗
1 个月	脊髓灰质炎三价混合疫苗	
3 个月	脊髓灰质炎三价混合疫苗、百白破混合制剂	
4 个月	脊髓灰质炎三价混合疫苗、百白破混合制剂	
5 个月	百白破混合制剂	
6 个月	乙肝疫苗	
8 个月	麻疹疫苗	
1.5~2 岁	百白破混合制剂	
4 岁	脊髓灰质炎三价混合疫苗	
7 岁	麻疹疫苗、百白破混合制剂	
12 岁	乙肝疫苗	

3. 预防接种禁忌证

（1）免疫缺陷病、自身免疫性疾病。

（2）有奶制品过敏史者。

（3）结核、心脏病、急性传染病、肾炎、湿疹、皮肤病。

（4）用免疫抑制剂治疗，发热、腹泻不用糖丸。

（5）有神经系统疾病不用百白破，血小板减少、发热者不接种。

（6）肝炎、急性传染病不用乙型肝炎疫苗。

4. 预防接种后的不良反应及处理

（1）局部反应：常见的有注射部位红、肿、热、痛、硬结及波动感，早期宜热敷理疗，有波动感时可消毒后抽脓，必要时切开引流。

（2）全身反应：常见的有发热，可伴有头痛、寒战、恶心、呕吐、腹泻、腹痛等症状，一般在 1 ~ 2 天内消失。一般不需要任何处理，必要时对症处理即可。

（3）特殊反应：①精神性反应：当接种者晕针时应立即平卧，头部放低，松解衣扣，注意保暖，喝些温开水或糖水，针刺人中、合谷等穴位，一般短时即可恢复。②变态反应：过敏性皮疹、血管神经性水肿可服抗过敏药物如扑尔敏等。血管神经性水肿除服抗过敏药物外，可用湿毛巾热敷。过敏性紫癜为出血性皮疹，除应用抗过敏药物外，适当用止血药物，必要时使用激素。③过敏性休克：儿童要平卧，立即注射1:1000肾上腺素，密切观察病情变化，及时对症处理，血压下降应给升压药，呼吸困难应吸入氧气，积极治疗并抢救。

二、小儿发育的监测

（一）小儿发育的规律

1. 由上到下，由近到远。

2. 由粗到细，由低级到高级。

3. 由简单到复杂。

（二）体格生长的判断

1. 体重　是体格发育状况的一个重要指标，也是临床用药的重要依据。正常新生儿出生时男婴平均体重为（3.3 ±0.4）kg，女婴（3.2 ± 0.4）kg。出生后 1 ~ 6 个月平均每月增加 0.6 ~ 0.8kg，7 ~ 12 个月每月增加 0.3 ~ 0.5kg。1 岁时体重约9kg，2 岁时约12kg。2 岁至青春期前平均每年增加约2kg。为便于临床应用，小儿体重可按以下公式粗略估计：0 ~ 6 月龄婴儿体重 = 出生时体重（kg）+ 月龄 × 0.7（kg）；7 ~ 12 月龄婴儿体重 = 6（kg）+ 月龄 × 0.25（kg）；2 岁至青春期前小儿体重 = 年龄 × 2 + 7（或 8）（kg）。小儿体重正常波动范围为 ±10%，低于15% 为营养不良，高于 20% 为肥胖。

2. 身高（长）反映骨骼发育情况，是评价体格发育和生长速度较好的指标。身高指头顶至足底的全身长度，3 岁以下小儿应仰卧位测量，称身长。

正常新生儿出生时平均身长约 50cm，1 岁时约 75cm，2 岁时约 85cm，2 岁后身高（长）每年增长 5~7cm。2~12 岁平均身高（长）的估算公式为：年龄 ×7＋70（cm）。身高（长）低于正常均值的 30% 为异常。常见于佝偻病、侏儒症及先天性甲状腺功能减低症等。

3. 头围　反映脑和颅骨的发育情况，是评价脑发育的指标之一。经眉弓上方、枕后结节绕头一周的长度为头围。出生时约为 34cm，在出生第一年的前 3 个月和后 9 个月各增长约 6cm，故 1 岁时头围约为 46cm。以后增长减慢，2 岁时为 48cm，5 岁时为 50cm，15 岁时接近成人水平，为 54~58cm。头围过小常见于小脑畸形或大脑发育不全，头围过大常提示脑积水。

4. 囟门　前囟是位于顶骨与额骨边缘交界处的菱形间隙。出生时对边中点连线的长度为 1.5~2.0cm，后随头围增大而稍有增大，6 个月后逐渐变小，在 1~1.5 岁时闭合。后囟出生时已闭合或很小，颅骨骨缝在出生时尚分离，3~4 个月时闭合。

前囟检查在儿科临床有重要意义，早闭或过小见于头小畸形；晚闭或过大常见于佝偻病、先天性甲状腺功能减低症等；前囟饱满常提示颅内压增高，凹陷则见于极度消瘦或脱水。

5. 牙齿　小儿牙齿有乳牙和恒牙两类。乳牙于出生后 4~10 个月开始萌出，2~2.5 岁出齐，共 20 颗。2 岁以内小儿的乳牙数目约等于月龄减 4~6，萌出顺序为先下后上，由前向后。6 岁左右开始出第一颗恒牙（第一磨牙），乳牙在 7~8 岁时开始按出牙顺序逐个脱落并以恒牙代之，恒牙萌出顺序为：下中切牙→上中切牙、上中侧切牙→下中侧切牙→第一乳磨牙→尖牙→第二乳磨牙。

12 岁左右出第二磨牙，18 岁以后可出第三磨牙（智齿），但也有人终生不出此牙，一般于 20～30 岁时出齐，共 32 颗。外胚层发育不良、甲状腺功能低下者出牙异常。

6. 感知的发育

（1）视感知发育口诀：三四头眼调，七月上下移，八九有深度，充分在六岁。

（2）听觉发育：生后 3～7 日听觉相当良好；3～4 个月有定向反应；13～16 个月能辨别不同响度的声源，能够听懂自己的名字，也可以鉴别不同高度的声源。

（3）味嗅觉发育：新生儿的嗅觉中枢与神经末梢发育已完善，味觉发育完善；3～4 个月可区别气味，7～8 个月开始对芳香气味有反应。

（4）皮肤感觉：新生儿触觉、温度觉已很灵敏，痛觉迟钝。

7. 运动的发育　规律是由上而下、由近到远、由粗到细、从不协调到协调。动作发育歌：二抬四翻六会坐，七滚八爬周会走。

8. 语言和思维的发育

（1）语言发育口诀：一哭二笑四发声，五咿六呀七爸妈，一岁懂语会叫人，两岁交谈四唱歌，七岁讲事学文章。

（2）生长发育总结：

一哭二笑三咿呀，四月哈哈望妈妈；

五抓六坐握足玩，七翻八爬九叫爸；

十站对指十二走，看图说话在十八；

两岁能用勺吃饭，喜怒分明命令发；

三岁学穿鞋和袜，长成大娃别娇他。

（三）小儿营养与婴幼儿喂养

1. 小儿营养的需要

（1）能量：人体依靠碳水化合物、脂肪和蛋白质供给能量。婴儿每日所需的总能量为 460kJ/kg，以后每增加 3 岁减去 42kJ/kg，到 15 岁时为 250kJ/kg。

（2）营养素：人体必需的营养素一般包括七类。

①蛋白质：蛋白质是构成组织细胞、酶、激素、抗体的重要成分，小儿对蛋白质的需要量相对较多。人体每日所需的能量 10%～15% 来自蛋白质。蛋白质来源于动、植物食品，其中乳类、蛋、肉、鱼和豆类中的蛋白质生物利用率高。

②脂肪：是供给能量、提供必需脂肪酸的主要营养素。脂肪所提供的能量应占以乳类为主食的婴儿总能量的 45%，随年龄的增长，其比例逐渐降至 25%～30%。脂肪主要来源于食物中的乳类、蛋黄、鱼、肉类及植物油等。

③碳水化合物：是供给机体热能的主要来源，且在构成细胞和组织中不可缺少。碳水化合物所产的能量应占总能量的 50%～60%。食物中乳类、谷类、水果和蔬菜中均富含碳水化合物。

④维生素：是维持人体正常生理功能所必需的一类有机物，具有调节人体新陈代谢的作用。维生素可分为脂溶性（维生素 A、D、E、K）和水溶性（维生素 B 族和 C 族）两大类。

⑤矿物质：参与机体的构成，具有维持体液渗透压、调节酸碱平衡的作用。在儿童营养方面至关重要的元素有钙、磷、镁、钠、钾、氯、锌、铁、铜、碘、硒等。

⑥膳食纤维：膳食纤维不是营养素，但人体不可缺少。重要的生理功能是预防便秘、大肠癌。具有生理功能的膳食纤维包括纤维素、半纤维素、木质素及果胶。富含膳食纤维的食物有蔬菜、水果、粗粮、薯类等。

⑦水：参与体内所有的新陈代谢及体温调节活动。每日水的需要量婴儿约为 150ml/kg，以后每增长 3 岁减少 25ml/kg，9 岁为 75ml/kg，成人为 50ml/kg。

2. 婴儿喂养

（1）母乳喂养：

①母乳喂养的好处：a. 营养丰富，适合婴儿生长发育需要。

b. 营养成分蛋白质、脂肪和碳水化合物的比例恰当（含有人体必需的氨基酸，蛋白质以乳蛋白为主，脂肪以不饱和及必需脂肪酸为主，碳水化合物为乙型乳糖，矿物质中钙磷比例合适），有助于消化吸收。c. 母乳可以增加婴儿免疫力（母乳含有 SIgA，乳铁蛋白高，大量免疫活性细胞，双歧因子，溶菌酶及补体等）。d. 母乳喂养可增进母子感情，有利于婴儿心理健康。e. 母乳喂养经济实惠、方便，温度适宜。f. 有助于产妇的产后恢复，减少再受孕的机会。g. 母亲到了更年期以后较少发生乳房癌和卵巢癌。

②母乳喂养的方法：正常足月新生儿一般于生后 1～2h 开始哺乳，在满月前提倡按需哺乳。随着月龄增长逐渐采用定时喂养，一般不足 2 个月的婴儿每天哺喂 6～7 次以上，3～4 个月者约 6 次左右，以后渐减。每次哺乳应尽量让婴儿吸奶到满足为止，但不宜超过 15～20min。从 4～6 个月开始逐渐增加辅助食品，8 个月后逐渐减少哺乳次数，一般在 1 岁左右断奶。

（2）部分母乳喂养：是指母乳不足或其他原因不能全部用母乳喂养，而部分用乳品或其他代乳品进行喂养的方法。a. 补授法：母乳哺喂次数一般不变，每次先哺母乳，将乳房吸空，然后再补充乳品或代乳品。b. 代授法：若母亲乳量充足而因故不能按时哺乳，可用乳品或代乳品代替一至数次母乳喂养，此时母亲应将乳汁挤出或用吸乳器吸空，以保证乳汁分泌。

（3）人工喂养：是指 6 个月以内的婴儿，完全用其他动物乳或代乳品进行哺喂的方法。常用乳品及代乳品：①鲜牛乳：食用时应加 5%～8% 的糖，煮沸消毒，出生 1～2 周内的新生儿一般给予 2:1 稀释乳（2 份鲜牛乳加 1 份水），以后逐渐过渡到 3:1 乳、4:1 乳，满月后即可给全乳。②牛乳制品：全脂奶粉配制时按重量用 1 份奶粉加 8 份水，按容量用 1 份奶粉加 4 份水即成全牛乳。婴儿配方奶粉营养更接近人乳，应用时可根据婴儿的月龄选择适合的婴儿配方奶粉。③羊乳：羊乳成分与牛乳相仿，但羊

乳中叶酸和维生素 B_{12} 含量少，应注意补充。④代乳品：常用豆浆或其他豆制代乳粉。

乳量的计算：一般按婴儿每日所需的总能量及总液量计算。例如，4 个月婴儿，体重约 6kg，其牛乳的配制方法为：

每日需总能量 = 110kcal/kg × 6kg = 660kcal

每日需总液量 = 150ml/kg × 6kg = 900ml

因 8% 的糖牛乳（100ml 牛乳加糖 8g）100ml 所含能量约为 100kcal，故：每日需 8% 的糖牛乳 = 100ml × 660kcal/100kcal = 660ml

每日除牛乳外的供水量 = 900ml − 660ml = 240ml

若每日哺乳 5 次，则每次哺乳（及水）量为 180ml。本计算方法仅限于初次配奶，以后可按婴儿的食量酌情增减，以吃饱为度。

（4）辅助食品的添加：随着婴儿生长发育和消化功能的成熟，应按时添加辅食以满足小儿的营养发育，为断奶做准备，培养小儿良好的饮食习惯。各种辅助食品的添加顺序如表 12 – 3 所示。

表 12 – 3　辅食的添加顺序

月龄	添加辅食的种类
1 ~ 3 个月	鲜果汁、青菜水、鱼肝油制剂等
4 ~ 6 个月	米糊、烂粥、蛋黄、各种食物泥
7 ~ 9 个月	烂面、粥、馒头片、饼干、鱼、蛋、肝泥、肉末等
10 ~ 12 个月	稠粥、软饭、挂面、馒头、面包、碎菜、碎肉等

辅食的添加原则：①由少到多：每添加一种辅食都应从少量开始，逐渐增加。②由稀到稠：如从乳类开始到稀粥，再到软饭等。③由细到粗：如添加绿叶蔬菜应从菜汤到菜泥，乳牙萌出后可试喂碎菜。④由一种到多种：习惯一种食物后再加另一种。⑤

应在婴儿健康、消化功能正常时逐步添加。

3. 幼儿喂养　1 岁后小儿膳食一般可安排一日三餐，外加两次点心。幼儿的膳食应多样化，烹调注意色、香、味、形，以增进小儿食欲；食物的性状应较细软，易于咀嚼、消化。蛋白质、脂肪和碳水化合物能量之比为（10%～15%）∶（25%～30%）∶（50%～60%）。

第十三章　社区康复

第一节　概　述

康复是指采取一切措施，减轻残疾和因残疾带来的后果，提高才智和功能，使他们回到社会中去。社区康复是社区建设的重要组成部分，是指在政府的领导下，相关部门密切配合，社会力量广泛参与，残疾人及其亲友积极参加，采取社会化的方式，使广大残疾人得到全面的康复服务，以实现机会均等，充分参与社会生活的目标。

社区康复的目标是：①残疾的预防和康复。②使社区内的残疾儿童能进入普通学校受教育。③让青年残疾人能有劳动机会，重返社会。

康复医学的治疗模式是一个团队治疗的模式，也就是由物理治疗师、作业治疗师、言语治疗师这种总称为康复治疗师的团队，加上其他的如护士、社会工作者、心理治疗专家以及康复医师组成。这个团队中最核心的治疗队伍是物理治疗师。

随着康复医学的日趋成熟和治疗水平的不断提高，其在现代医疗中的地位和重要性已毋庸置疑。其中，物理治疗和心理治疗是实现康复最重要的手段。下面分别加以介绍。

第二节　物理治疗

物理治疗是指，使用物理因子（如热、冷、水、声、光、电流、紫外线）与物理方法（如体操、牵引、按摩、手法与器械等运动疗法）进行治疗的方法。物理治疗可以分为两大部分，即运动疗法和物理因子疗法。

一、运动疗法

（一）概述

运动疗法是利用人体肌肉、关节进行主动、被动运动以达到防病治病，促进身心功能恢复的一种方法，是康复治疗中主要治疗方法之一，也是应用最广泛的治疗方法。运动疗法是以运动学和神经生理学为基础，以各种运动的方法，包括中国传统医学的各种健身方法，可徒手或借助一些器械、设备来进行。

运动疗法是康复治疗技术中最基本的和最积极的治疗方法。随着脑功能等基础理论研究的逐步深入和神经生理学理论的引入，运动治疗技术的理论和实践得到了很大的发展，形成了独特的科学治疗体系，在临床康复治疗中也越来越显现出它的治疗价值。

（二）运动疗法的主要内容

根据目前临床和社区常用的治疗方法，主要包括以下三方面的内容。

1. 以力学和运动学原理为基础的疗法

（1）肌力训练：根据超量负荷的原理，通过肌肉的主动收缩来改善或增强肌肉的力量。增强肌力的方法有很多，根据肌肉的收缩方式分为等长运动和等张运动；根据是否施加阻力，分为非抗阻力运动和抗阻力运动。非抗阻力运动包括主动运动和主动助力运动；抗阻力运动包括等张性（向心性、离心性）、等长性、等速性抗阻力运动。

（2）耐力训练：耐力是人体长时间工作的能力，相当于运动强度、时间或重复次数的乘积。耐力训练包括肌肉耐力训练和全身耐力训练。全身耐力训练也称有氧训练，是采用中等强度、大肌群、动力性、周期性运动，持续一定时间，以提高机体有氧代谢运动能力或全身耐力的锻炼方式。常用于强身健体及心肺疾病、代谢疾病患者的康复锻炼。

（3）关节活动训练：是通过患者的主动运动和被动运动，或负荷训练和手法治疗，增加或维持关节活动范围，提高肢体运动能力的治疗方法。主要用于改善和维持关节的活动范围，以利于患者完成功能性活动。

2. 神经发育疗法和运动再学习疗法

（1）Bobath 技术：是通过仔细的评定，找出患儿发育过程中存在的主要问题，然后设法抑制其异常的运动模式和异常的姿势反射，根据发育顺序来促进其正常的运动，使其功能尽快恢复。主要论点是：使肌张力正常化和抑制异常的原始反射。中枢神经系统损伤后的患者，常常表现为异常的姿势和运动模式，这将大大干扰肢体的正常运动。如运用各种促进技术控制异常运动和异常的姿势反射，出现正常运动后，再按照患者的运动发育顺序，即从低级别向高级别进行训练，以促进正常运动功能的恢复。

（2）Rood 技术：应用正确的感觉刺激，按正常的人体发育过程来刺激相应的感觉感受器，就有可能加速诱发运动反应或引起运动兴奋，并通过反复的感觉刺激而诱导出正确的运动模式。该方法强调选用有控制的感觉刺激，按照个体的发育顺序，通过应用某些动作引出有目的的反应。因此，Rood 疗法又称多感觉刺激疗法。

（3）Brunnstrom 技术：在中枢神经系统损伤初期，利用协同运动等病理运动模式和反射模式作为促进手段，然后再把这些运动模式逐步修整成功能性运动，以恢复运动控制能力的方法。在脑损伤后恢复过程中的任何时期均使用可利用的运动模式来诱发运动的反应，以便让患者能观察到瘫痪肢体仍然可以运动，刺激患者康复和主动参与治疗的欲望。强调在整个恢复过程中逐渐向正常、复杂的运动模式发展，从而达到中枢神经系统的重新组合。

（4）本体神经肌肉促进技术（PNF）：是利用牵张、关节压缩和牵引、施加阻力等本体刺激来激活和募集最大数量的运动单位参与活动，并应用螺旋形对角线式运动模式来促进神经肌肉功能恢复的一种治疗方法。

（5）运动再学习技术：运动再学习是把中枢神经系统损伤后恢复运动功能的训练视为一种再学习或重新学习的过程。以生物力学、运动科学、神经科学、行为科学为理论基础，以作业或功能为导向，在强调患者主观参与和认知重要性的前提下，按照运动学习的理论和现代运动学习的方法对患者进行教育，以恢复其运动功能的一套方法。其重点是特殊运动作业训练、可控制的肌肉活动练习和控制作业中的各个运动成分，认为康复应该是对患者进行有意义的、现实生活活动的再学习，强调早期活动和主动活动。

3. 以代偿和替代原理为基础的疗法

（1）假肢：也称"义肢"，是供截肢者使用以代偿缺损肢体部分功能的人造肢体。有上肢假肢和下肢假肢。多用铝板、木材、皮革、塑料等材料制作，其关节采用金属部件。目前假肢界主流材料是钛合金和碳素纤维。

（2）矫形器（辅助支具）：是一种用于改变神经肌肉和骨骼系统的功能特性或结构的体外装置，主要用于运动功能障碍的治疗与康复。许多脊髓灰质炎（小儿麻痹症）、脑血管意外、肌无力、骨关节等疾病及其后遗症引起的功能障碍，需要装置矫形器，以预防、矫正畸形或代偿失去的功能。

（3）辅助具或自助具：是针对残疾人因功能障碍或功能丧失而不能独立完成日常生活活动，为补偿他们所丧失的功能，通过对原有的用品用具进行改造或在其上附加一些小的装置，使患者能够借助自身残留的功能进行一些自理生活活动，从而增强了生活独立性的辅助装置。

（4）能量节约技术：指省力和提高工作效率的方法，用于体力和活动能力下降者提高日常活动效率和持续时间。

（三）运动疗法的分类方法

1. 被动运动 主要为患者本人的健侧肢体或在他人辅助以及由器械代替下的运动形式。其运动原则为：

（1）全面了解各关节受限的角度及原因。

（2）被动活动应在无痛的范围内进行，这是康复运动中特别强调的。

（3）防止代偿运动的出现，运动某一关节，固定其邻近关节。

（4）运动要缓慢而轻柔，避免造成牵拉损伤。

2. 主动辅助运动 是在外力的协助下进行主动运动。当肌力恢复到2级，关节能够活动时，则可借助外力做主动运动。其运动原则为：

（1）借助量从开始大到逐渐减小的原则，尽量发挥主动性，尽量在全关节范围内进行。

（2）选择好体位，防止代偿运动产生。

3. 主动运动 是整个康复运动的核心。它是肌力达到3级时采用的以主动肌肉收缩形式完成的、临床治疗中最常采用的运动方法。其运动原则为：

（1）调动患者的积极性，全范围内完成。

（2）选择适当的体位，防止代偿运动产生。

（3）合理掌握运动量及时间。

4. 抗阻主动运动 是在主动运动基础上加上一定的阻力来完成的。它是肌力达到4~5级时，能克服自身重力和阻力完成全关节范围活动。其运动原则为：

（1）骨折后注意施加阻力的部位和固定的部位，避免发生再次骨折。

（2）阻力的量应掌握从轻到重的原则，关节应是全范围活动。

（3）运动速度不宜过快。

（4）施加阻力的物品要合理放置（动力臂、阻力臂）。

5. 等长运动　是肌肉收缩时肌肉的张力明显增加，但肌肉的长度相对不变，不产生关节运动。其运动原则为：

（1）注意心率和血压的变化。

（2）遵循运动量由轻到重的原则，避免高强度训练。

6. 等张运动　是肌肉收缩时张力不变，长度改变，引起关节活动。它可以分为两种，一种是向心性等张运动，即肌肉收缩时，肌肉附着点的两端相互靠近；另一种为离心性等张运动，即肌肉收缩时，两端相互分离。

（四）运动疗法的禁忌证

1. 体温在 38℃ 以上者；

2. 安静时脉搏超过 100 次/分以上者；

3. 高血压舒张压超过 120mmHg 有自觉症状者，低血压收缩压低于 100mmHg 有自觉症状者；

4. 外伤后有明显急性期症状者；

5. 骨折愈合不充分者；

6. 术后未拆线者；

7. 安静时也有心绞痛发作者；

8. 严重心律不齐者；

9. 剧烈疼痛者；

10. 心功能不全代偿而有心源性哮喘者；

11. 显著衰竭、无运动意识者。

（五）运动疗法的注意事项

1. 在运动中若出现不适，如头晕、气短、心悸等，应终止治疗。

2. 训练方案制订后，遵循循序渐进的原则，一般一周达到所需运动量。

3. 训练后次日无疲劳感。

4. 治疗师多与患者交流，调动患者的积极情绪，以配合训练。

5. 对长期高血压患者，要随时测量血压。

6. 训练后脉搏增加到 120 次/分者，及时与大夫联系。

7. 关节活动范围是指关节运动时所通过的轨迹。

（六）运动疗法训练中常用的器械

1. 平行杠 适用于偏瘫、截瘫、截肢，以及各种原因导致的下肢功能障碍者，可以辅助患者站立、行走，改善平衡能力以及运动协调能力。

2. 累木 适用于偏瘫、截瘫、脑瘫以及关节活动受限的患者，辅助患者站立，训练躯干的牵伸，改善关节活动，增强肌力、耐力。利用累木可以设计很多站立位或蹲位的训练。

3. 肩关节训练器 适用于偏瘫、肩周炎等关节活动受限的患者。

4. 牵伸训练器 适用于截瘫和上肢肌力减弱的患者，也适用于上肢肌力和肩关节的耐力训练。

5. 功率自行车以及小型踩踏器 适用于下肢功能障碍、肌力减退者，可以扩大下肢关节的活动范围，增强肌力，改善协调。注意坐位训练时，需要有扶靠。

6. 站立架 用于截瘫、脑瘫等不能独立站立的患者，可以辅助站立训练，以避免或改善患者由于长期坐卧而导致的骨质疏松、压疮等并发症。注意脑瘫的儿童，如果肌痉挛导致双腿紧夹站立时，应在双腿之间放置棉垫分开双腿。

7. 沙袋、支撑器、哑铃以及篮球、排球等在运动疗法中都可以被用来作为治疗的设备。在使用这些设备时，需要康复治疗师根据患者的实际情况、康复方案及康复的器具，与患者进行充分的交流，在患者理解的前提下，开展康复训练。

二、物理因子疗法

物理因子疗法又称理疗，是指应用天然或人工物理因子作用于人体，以提高健康水平，预防和治疗疾病，恢复或改善身体功能与结构、活动以及参与能力，达到康复目的的治疗方法。常见的物理因子有电、光、声、磁、冷、热等。在我国，具有传统特色的广泛应用的理疗方法有电针、穴位磁疗及中药离子导入等。

物理因子治疗不仅具有消炎镇痛、镇静安眠、兴奋神经和肌肉、改善血液循环、调节自主神经内脏功能、松解粘连及软化瘢痕等作用，还可以进行功能性刺激以促进功能恢复，提高活动能力和社会参与能力。

物理因子疗法是一种刺激疗法，种类多，治疗作用广。不仅可用做对症治疗，且可做某些疾病的病因治疗。若能正确地选择应用各种物理因子，能收到提高疗效、缩短疗程，减少并发症及后遗症的效果，有利于患者及伤残者的康复。

物理因子治疗属于无损伤性手段，易被患者接受。在我国，将现代的物理因子结合祖国医学的特点，加以利用和发展更能使物理疗法在康复领域中发挥更大的作用。因此，物理治疗在康复领域中有着广阔的应用范围。

在我国，物理因子治疗广泛应用于运动损伤，如神经肌肉的损伤、劳损、炎症（包括内科的炎症疾病）等。

（一）理疗的分类

1. 自然物理因子

自然物理因子很多，包括自然之物与自然环境。如日光、大气、海水、矿物质、热沙、高山、岩洞、森林、时序、方向等。由于人与自然一体，不同的自然因素必定对人体产生不同的影响。已有无数事实证明，有选择性和针对性地利用自然因素影响人体，必定可以产生康复作用。

2. 人工物理因子

人工物理因子是通过人工方式获得的物理因子，具有良好的操控性。主要包括：

（1）电疗法。

①直流电疗法、直流电离子导入法、电水浴疗法。

②低频（0～1000Hz）电疗法：感应电疗法；电兴奋疗法；神经肌肉电刺激疗法（电体操）；功能性电刺激疗法（FES）；痉挛肌电刺激疗法；经皮神经电刺激疗法（TENS）；间动电疗法；电睡眠疗法；各种调制波的脉冲电疗法。这些电疗法主要作用于中枢神经和循环系统，有锻炼肌肉、止痛，以及改善血液循环的作用。

③中频（1000～100000Hz）电疗法：干扰电疗法；等幅正弦中频电疗法（音频疗法）；调制中频电疗法。

④高频（100000Hz以上）电疗法：火花电疗法（常应用于自主神经调整以及美容）；短波电疗法；超短波电疗法（应用于急性、亚急性疾病，尤其是一些炎症）；微波（分米波、厘米波、毫米波）疗法；射频疗法。

⑤静电疗法及离子化空气疗法：主要用来治疗老年痴呆、偏头痛以及神经衰弱。

（2）光疗法。

①红外线疗法：其作用为改善血液循环，促使肿胀消退，缓解痉挛，加速表面干燥。

②电光浴疗法。

③可见光疗法。

④紫外线疗法：应用于外科感染、内科疾病、妇科、儿科及五官科。

⑤激光疗法。

（3）超声波疗法。

①低频超声波疗法。

②高频超声波疗法。

③超声波复合疗法。

（4）磁场疗法：有镇痛、消炎、镇静、降压、降脂的作用。

（5）热疗法。

①石蜡疗法：对关节僵硬的病人，可以先进行此疗法，再进行关节的牵拉、活动的训练。

②泥疗法。

③拔罐疗法。

④灸法。

（6）冷疗法：包括寒冷低温疗法和冷冻疗法等。主要用于急性损伤病人受伤后24h内局部冷敷。

（7）水疗法：有淡水浴、药物浴、淋浴、涡流浴、Hubbard槽浴、步行浴和水中运动等。

（8）生物反馈疗法：有肌电生物反馈、温度生物反馈、血压生物反馈和皮肤电生物反馈等。

（二）理疗的应用原则

1. 应用要有针对性　病期不同，发病机制不同，理疗因子的选择也不同。例如：阑尾炎手术后不同时期的理疗因子是不同的。面瘫在急性期选用超短波疗法，在恢复期选用低频脉冲电疗。

2. 应用要注意个体化（定员）　不同年龄，不同体质，不同职业的人反应不一致，因此要因人而异。例如：紫外线治疗时与中枢神经系统的兴奋和抑制有关，年龄、体质不同的人群，在选用紫外线治疗时，处方需要调整。

3. 应用的剂量问题　大剂量：抑制，破坏；小剂量：调节，加强。例如，创口有坏死组织时使用大剂量紫外线修复，再生修复时使用小剂量紫外线。

4. 应用要注意治疗部位（定位）　不同部位，由于组织形态、结构功能不同，也会引起不同反应。例如，紫外线照射的部位不同，效果不同。

（三）理疗的适应证

1. 各种炎症、感染　包括急性、亚急性、慢性炎症，化脓性或非化脓性炎症，体表或深部的炎症。

2. 损伤、粘连、溃疡　包括软组织损伤、神经损伤、术后粘连、皮肤溃疡、胃溃疡、伤口未愈合等。

3. 各种功能性、障碍性疾病　如神经官能症，内脏、血管、肌肉代谢、内分泌障碍等。

（四）理疗的禁忌证

1. 安装心脏起搏器者　大多数的电疗法对于这类患者是禁忌的，但在病人情况允许的条件下，远离起搏器的肢体远端的蜡疗、远红外可以进行。

2. 结核活动期　对于这类病人几乎所有的物理治疗都是禁忌的。

3. 恶性肿瘤病灶区　对于直接对准恶性肿瘤的病灶区禁止使用加温疗法、激光、磁疗、冷冻等。

4. 有严重出血倾向者（如白血病等）禁用。

5. 对严重的心脏病、动脉硬化、动脉瘤、高热、恶病质、活动性肺结核及癌症，均属于禁忌证。

但禁忌证也是相对的。例如，大剂量超短波、射频发热、某些磁疗可应用于癌肿的治疗。

三、临床常见病的物理治疗

物理治疗在骨科疾病的康复治疗中具有十分重要的作用，尤其对非手术治疗的患者、术后恢复期的患者以及部分术前准备的患者。同时，在创伤治疗中有很重要的地位，是急性病或者慢性颈、肩、腰腿痛及软组织损伤的重要疗法。

（一）肩周炎

关节周围炎即肩关节的粘连性关节炎，俗称冻结肩，是肩关节周围的肌肉、肌腱、韧带、滑囊等软组织的慢性炎症及关节的内、外粘连。其病理基础是，肩关节周围软组织的退行性变或因制动而造成的肩关节挛缩。

1. 肩关节周围炎的运动疗法　急性期应相对制动；急性期过

后进行下垂摆动练习（躯干靠在一个固定的物体上，让肩关节呈前屈状态时，处于上臂下垂的位置，手上握一个较轻的哑铃，做画圈运动或钟摆样练习，以不引起疼痛、速度不宜过快、不引起明显的惯性牵拉为宜），关节活动的练习（在关节无痛或者轻痛的范围内进行），肌力练习。

下面介绍一种运动方法——肩关节棒操。它可以对肩关节活动度进行改善，对肩关节肌力进行促进。肩关节棒操的主要器械是一个体操棒（大约1m长）。步骤如下：

第一节：肩前屈。分开双腿，与肩同宽，躯干放松，处于稳定的站立位，双手紧握体操棒，挺胸收腹，直视前方。双手握体操棒，尽量上举（注意双手握体操棒时，双手不要平行，要稍稍在前方打开，即在正前方向外偏30°左右，这样可以避开疼痛弧），肘关节始终保持伸直，身体尽量靠墙，避免身体弯曲。双手同时上举到最大范围（即肩和臂都不感觉明显疼痛，如果疼痛侧感觉关节无力或关节活动受限，导致疼痛这边范围小，则以健侧的力量带动上举，至患侧到疼痛边缘时停住）维持2~3s，再缓缓放下。

第二节：肩外展。健侧握住体操棒一端的1/4交接处，患侧握体操棒的另一端并顶住掌心。肘关节伸直，握棒端的右手外展，同时握棒端的左手用力向外顶，握棒端的右手使肩外展（注意：肩呈外展位时，不要使肩平行在两边，而是使肩在完全平的基础上向前移位30°的距离。同时也为了避开疼痛弧的损伤），在疼痛的边缘停住，维持2~3s，用上方手的力量慢慢顶回，还原到原位。

第三节：肩后伸。双手握体操棒，棒位于身体后面，手握的部位与前屈上举的部位是一样的。肘关节保持伸直位，双手带动体操棒，后伸上举。此时，躯干不能弯曲。在疼痛的边缘停住，维持2~3s，缓慢放回起点处。

第四节：肩外旋。患侧手握棒端，健侧手握棒另一端的1/3

处。患侧的胳膊紧贴身体，肘关节屈曲 90°，胳膊肘夹紧腋下，握棒端 1/3 处的左手缓慢地向对侧推，使抓握端病侧的胳膊呈外旋位，并紧贴于体侧。在疼痛的边缘停留 2~3s，然后缓慢地推回。

第五节：肩内旋。患侧胳膊屈曲 90°，紧贴躯体，健侧搭在患侧的手腕上，患侧前臂内收，肩呈内旋的状态。健侧手臂稍稍增加抵抗。

第六节：肩旋转。躯干在处于前屈位时，一侧手撑在训练床上，弯腰、前屈，前提是要求病人没有腰腿损伤。病侧胳膊下垂，使肩关节尽量前屈 90°，臂呈下垂状态，肘关节伸直，手握哑铃，有一点牵拉的作用，然后做肩顺时针方向旋转，即对准地面画圈，先顺时针画 10 圈，再逆时针画 10 圈。

以上的动作可以重复 10~15 次，每天做 3 次，适应后逐渐增加次数，每个动作做 20~30 次，每天 3 次。这种方法对治疗肩关节炎比较有效，且安全和经济，值得推广。

2. 肩关节周围炎的物理因子疗法 与运动疗法相同，理疗也是针对不同时期、不同的病理改变采取不同的治疗方法。

（1）急性期：针对肩关节周围软组织的炎症、水肿，选择以消炎、止痛为目的的疗法，相对制动。措施：无热量、短时间的超短波治疗以消炎；干扰电、脉冲中频或间动电疗以改善血液循环，消炎、止痛；红斑量紫外线局部照射，以消炎、止痛。

（2）慢性期：针对肩关节周围的广泛粘连，关节的功能障碍，给予松解粘连、促进关节功能恢复的综合性康复措施。措施：温热量的短波、微波、分米波透热或红外线、蜡疗等温热疗法以改善血循环；超声波局部治疗以松解粘连；大剂量的干扰电、脉冲中频电或三角波、感应电疗法刺激肩周肌肉，促进萎缩肌肉的恢复。

（二）颈椎病

颈椎病是因颈椎间盘退行性变本身及其继发性改变，刺激或压迫邻近组织，如脊髓、神经根、交感神经、椎动脉，并引起各种症状和体征者，称之为颈椎病。高危人群为中年以上男性，好发部位为 $C_{5\sim6}$ 椎间盘。颈椎间盘退行性变是颈椎病发生和发展的最基本原因。根据受压或刺激的组织不同，将颈椎病分为以下几种类型：神经根型颈椎病、脊髓型颈椎病、椎动脉型颈椎病、交感神经型颈椎病。

由于各型颈椎病的病情不同，治疗方法也有区别。

1. 神经根型颈椎病　采用颈椎牵引、干扰电、音频电、直流电、药物导入、超声波、红外线照射、蜡疗、激光等治疗。如果将理疗与牵引、推拿、手法治疗和运动疗法结合起来，效果会更好。

2. 脊髓型颈椎病　在做牵引、按摩手法时一定要小心。尤其是有明显压迫脊髓时，牵引为禁忌。

3. 椎动脉型颈椎病　以牵引、局部理疗（如超声药物透入，局部热疗）为主。对此类病人做牵引时，要对病人做好病情观察，如有晕厥、头晕等情况应立即停止。此外，椎动脉型颈椎病患者用牵引疗法相对神经根型的病人来说，疗效要差。

颈椎病的物理疗法中，要注意颈肌的锻炼，尤其是颈肌伸肌肌群的锻炼，但是要注意，在颈椎的运动疗法中颈椎已经出现不稳定征兆的患者，要避免颈椎明显的环绕、旋转动作，这类病人应在医生的指导下进行康复训练。

（三）腰腿痛

腰腿痛指下腰、腰骶、骶髂、臀部等处的疼痛，可伴有一侧或双侧下肢放射痛和马尾神经症状。临床较常见，腰椎间盘突出症和腰部急性损伤是导致腰腿痛的常见疾病。腰椎间盘突出症是指腰椎间盘变性、纤维环破裂，髓核组织突出，刺激或压迫相应水平一侧或两侧神经根所引起的一种综合征。根据病理变化可分为四型：膨隆型、突出型、脱垂游离型、schmorl 结节及经骨突出型。

1. 急性腰扭伤　是腰部软组织包括肌肉、韧带和筋膜以及小关节的损伤。物理治疗有：

（1）以微波、分米波或超短波改善局部血液循环、消炎、止痛。

（2）干扰电、间动电疗或其他脉冲电止痛，促其恢复。

2. 腰椎间盘突出的物理疗法

（1）骨盆牵引，可以缓解腰肌的痉挛，拉大腰椎间隙，使后纵韧带拉紧以助于突出物的还纳。

（2）小剂量超短波、微波或分米波。

（3）干扰电、脉冲电疗。

（4）超声波治疗。

（5）可选用10%普鲁卡因导入止痛。

（四）脊髓损伤的物理治疗

在脊髓损伤早期，物理因子治疗有预防并发症，促进功能恢复的作用。脊髓损伤的物理因子治疗主要有：

（1）超短波治疗：具有抗感染的作用；可以促进损伤区的血液循环，加速局部愈合；防止压疮的继续发展和加速压疮的愈合。

（2）紫外线治疗：用紫外线局部照射，可以促进压疮创面溃疡的愈合，加速坏死组织的脱落。

（3）红外线疗法：促进局部的血液循环，改善局部的营养供应；预防压疮的发生。

（4）蜡疗：可促进局部的血液循环，预防压疮的发生；软化瘢痕；改善关节的活动度。

（5）牵引疗法：有颈椎骨折或脱位时，牵引是一种主要的治疗方法。牵引可以防止骨折碎片和脱位的椎体继续压迫脊髓，同时也是对骨折或脱位的固定。

（五）运动损伤的物理因子治疗

运动损伤后如果治疗及时、恢复得当，可以完全恢复，不留下功能损害。

1. 韧带损伤的理疗

（1）急性韧带损伤应在伤后24h内进行冷敷。冷敷是以特制的小冰块盛于胶皮袋内局部冷敷。24～48h以后，选用温热治疗、中频电疗、磁疗、超声以及按摩等疗法。温热疗法是传导热疗法如湿热敷、中药热敷、蜡疗等，辐射疗法如红外线、光浴、远红外线等，具有明显的消肿、止痛的作用。

（2）高频电可促进血肿的吸收，消肿、止痛，为急性韧带损伤治疗常用的方法。

（3）中频电疗作用部位较深，促进血液循环，有利于水肿的吸收，并有明显的止痛效果。

2. 肌肉或肌腱断裂的理疗　为了预防和治疗粘连，在出血停止后即伤后或术后24～48h，对受伤局部进行轻手法按摩和超声波治疗。拆线后即可开始直流电碘离子导入或音频治疗。

3. 软骨损伤的理疗　目的在于改善循环，促进吸收，止痛和修复损伤。一般在伤后24～48h出血停止后开始选用温热治疗法。肢体远端关节软骨损伤以蜡疗浸法或刷法较常用。还可以选用高频超短波超声波、钙离子导入等方法治疗。

4. 骨折的理疗　伤后24h内可以进行冷敷。48h后可考虑选用温热疗法、直流电离子导入、高频电疗、超声、按摩等疗法。

（六）周围神经损伤的物理治疗

周围神经损伤是指上下肢单发的，由各种机械性外力所产生的神经损伤，可造成该神经分布区域的感觉、运动、反射、血管舒缩、汗腺分泌和营养障碍。有的病例可能合并有骨关节以及其他复合性损伤。常见的周围神经损伤包括桡神经损伤、正中神经损伤、尺神经损伤、腓神经损伤等。神经肌肉的电诊断对指导治疗有重要意义。针对其物理治疗可以选用：

1. 低频脉冲电疗　可以较早进行，长期坚持。神经肌肉电刺激治疗即是用低频脉冲电流刺激病变的骨骼肌或平滑肌，以治疗疾病。主要适用于失神经肌肉、痉挛肌和张力不足的平滑肌，亦可用于治疗废用性肌萎缩。电刺激改善了静脉及淋巴的循环，从而改善了肌肉的营养状态，使肌肉得到锻炼，防止其功能丧失。

2. 水疗　进行局部或全身的水疗，还可以结合水下运动。

3. 功能训练　应当长期坚持。

（七）中枢神经损伤的物理治疗

临床上，心脑血管病已经成为危害人类健康的最大杀手，尤其脑血管疾病往往会造成不同程度的中枢神经损伤，特别是偏瘫患者会对家庭和社会带来巨大的负担，而良好的康复措施具有非常大的意义。

偏瘫恢复要经历失缓期、痉挛期、共同运动期、分离运动期和良好中枢神经恢复期等五个阶段。偏瘫中枢神损伤与周围运动神经损伤的恢复有着本质的区别，后者恢复呈一个直线性关系，而前者是呈抛物线形的恢复关系。

由于中枢神经损伤与周围神经损伤的恢复机制有着本质的不同，所以其治疗方法有着很大的区别。中枢神经损伤的恢复不是一个简单的肌力恢复或简单的肌力增强的过程，而是由一个异常的运动模式向一个正常的运动模式改善的过程。

偏瘫的运动疗法的目标是防治并发症，减少后遗症，调整心理状态，促进功能恢复，充分发挥残余功能，以争取生活自理、回归社会。

偏瘫的运动疗法的训练原则主要是抑制异常的、原始的反射活动，改善运动模式，重建正常的运动模式；其次是加强较弱肌肉力量训练。

1. 偏瘫的分期治疗

（1）急性期：指发病数日以内。此期康复的主要内容是预防并发症。

①预防并发症：通过关节活动和体位的改变预防呼吸道感染、深静脉血栓等。

②采用按摩和感觉刺激预防关节挛缩和变形。对于肌张力高

的患者采用放松的手法，对于肌张力低的患者采用刺激的手法。对被动的关节进行活动训练时，要注意容易发生关节挛缩的部位，如偏瘫侧的肩关节、指关节、髋关节、踝关节；卧位时，肢体宜置于抗痉挛的体位。

（2）恢复期：指发病以后的1～3周。

①软瘫期：利用各种方法恢复和提高肌张力，诱发肢体的主动活动。应鼓励患者在床上进行翻身和坐位的主动活动。

②痉挛期：控制肌痉挛和异常运动模式，促进分离运动的出现。

③改善期：促进选择性运动和速度运动更好地恢复，同时继续抑制肌肉痉挛。

康复运动训练按照人体发育的规律，由简到繁，由易到难。其基本的训练动作是：翻身→坐→坐位平衡→双体立位平衡→单膝立位平衡→坐位→站立平衡→步行。

2. 偏瘫运动训练的具体训练方法

（1）翻身训练：此训练是偏瘫患者基本动作的开端。其目的是防止患者因身体局部长时间受压而导致压疮。

①合理姿势：a. 健侧卧位：患侧在上，身前用枕头支撑，患侧上肢自然伸展，患侧下肢屈曲。b. 患侧卧位：患侧在下，背后用枕头支撑，患侧上肢伸展，下肢微屈，健侧上肢自然位，下肢呈迈步位。c. 仰卧位：患侧臀部和肩胛部用枕头支撑，患侧上肢伸展，下肢屈曲，头稍转向患侧。d. 半卧位：患侧后背、肩部、手臂、下肢用枕头支撑，患侧下肢微屈。

②合理翻身：a. 患侧翻身训练：患侧呈仰卧位，双手交叉，患手拇指在健手拇指的前方，双上肢伸展并向头的上方上举，下肢屈膝，双上肢伸展，在头上方水平摆动。借助摆动的惯性，带动身体翻向患侧。b. 健侧翻身训练：患者仰卧，双上肢屈曲抱胸。健腿屈曲，用健侧脚钩住患侧腿的下方，利用健侧伸膝的力量带动患侧身体翻向健侧。

（2）坐起和坐位平衡训练：此训练可使患者在坐位时完成进食、穿脱衣物、学习等动作，提高日常生活自理能力，为进一步训练打好基础。

①坐起训练：患者用健侧的脚钩住患侧腿的下方，用健侧下肢将患侧下肢抬起并移动到床边。用健侧上肢支撑身体，将肘伸直与健侧腿一起带动身体坐起。

②坐位平衡训练：训练人员坐在患者患侧，一手放在患侧的腋下，另一只手放在健侧腰部，使患者保持平衡。患者的患手伸直支撑在床面上，使身体重心偏向患侧。训练人员用手扶住患侧肩部，协助其保持平稳。让患者身体重心偏向健侧，保持片刻，反复练习。

（3）站立训练：此训练的目的是使患者能从坐位站起，并能够站稳，以增加下肢肌力，为步行打好基础。

①坐位站起训练：患者坐位，双脚分开，双手十指交叉紧握。双臂尽量向前伸直，身体缓慢向前倾，并将重心前移。训练人员用双手抓住患者的膝盖，协助其保持平稳，保护患者站起。

②健侧下肢负重站立训练：患者用健腿站立，屈曲患侧髋、膝、踝关节。训练人员一手扶住患者健侧髋部，另一手扶住患侧脚，帮助患者保持平衡。

③患侧下肢负重站立训练：训练人员双手扶住患者的髋部，令患者用患侧腿支撑身体。患侧用健腿画"∞"字，训练患侧下肢的肌力和站立平衡能力。

（4）转移训练：通过此训练可以使患者实现床、轮椅、座椅以及坐便器之间的转移，以扩大活动范围，提高生活自理能力。

①床与椅子的转移训练：患者坐在床边，双脚着地，将椅子放在健侧。用健手扶住椅子扶手，身体略向前倾。用健侧上肢支撑身体站起，重心落在健脚上。以健腿为轴，向健侧转动身体，将臀部对准椅面，缓慢坐下。

②轮椅与床的转移训练：从轮椅移动到床时，先将轮椅斜靠

在床边，刹住轮椅，移开脚踏板，患者身体重心前移，健手扶住轮椅扶手站起。健腿向前迈出一步，以健腿为轴，身体向健侧旋转。用健手支撑床面，将臀部对准床面，缓慢坐下。

③轮椅与坐便器的转移训练：患者将轮椅与坐便器的角度摆好，健侧靠近坐便器，刹住轮椅，移开脚踏板，弯腰，健手挟在扶手上或坐便器边上。双腿靠近坐便器，以健腿支撑身体，坐稳。

（5）行走训练：其目的是纠正患者异常步态，改善平衡功能，提高步行能力，逐步使患者正常行走。

①患侧下肢迈步训练：患者用健腿站立，训练人员一手扶稳患者的髋部，防止患者患侧臀部向后、向上抬起，另一只手帮助患侧脚先向后迈一小步，帮助患者将患侧脚再向前摆一小步，练习迈步。

②侧方辅助行走训练：训练人员站在患者的患侧，一手握住患者患手，使其掌心向前，另一只手放在患者的胸前，帮助患者缓慢行走，并注意纠正异常姿势。

③后方辅助行走训练：训练人员站在患者的身后，扶稳患者髋部，帮助患者平稳行走。

（6）上下台阶的训练：用此法训练可以提高患者平衡、重心转移和行走的能力。

①独立上台阶训练：上台阶的时候，健侧下肢先上。患者用健手持手杖，先将手杖置于上一个台阶，支撑身体，健侧下肢先蹬上一台阶，然后重心迁移，由健腿支撑身体，患侧下肢跟随蹬上一级台阶。

②独立下台阶训练：下台阶时，患侧下肢先下。患者用健手持手杖，先将手杖置于下一级台阶，患者重心前移，患足先下一级台阶，然后由患足和手杖支撑身体，健足下一级台阶。

（7）抑制痉挛的训练：其目的是抑制肌肉的痉挛，促进机体的正常运动。

①抑制上肢痉挛训练：患者坐位，将患手放在床面上，由健手扶住患肘帮其伸直。患侧上肢支撑身体，将重心移到患侧。

②抑制下肢痉挛训练：患者仰卧，双侧下肢屈曲。双手十指交叉抱住双膝，抬起上伸，保持片刻。

（8）健侧上肢带动患侧上肢训练：其目的是利用健侧上肢的帮助抑制患侧上肢的屈曲痉挛，提高控制能力，完成正常活动。

①推滚筒训练：患者坐在治疗台前，双手十指交叉，患手拇指在健手拇指上方，双侧腕关节放在滚筒上，用健手带动患手推动滚筒。

②移动木柱训练：患者双手十指交叉握住木柱，用健手协助患手将木柱移到指定位置。

第三节　心理治疗

一、心理康复概述

心理康复是运用系统的心理学理论与方法，从生物－心理－社会角度出发，对患者的残损、残疾和残障问题进行心理干预，提高患者的心理健康水平。心理康复对于残疾人的身体损伤与心理健康，以及其回归社会以健康的心理状态充分平等地参与社会生活有十分重要的理论与实践的意义。

心理康复的主要目标有：训练康复心理学工作者和为残疾提供服务的人员；研究和发展评定和治疗的有关技术；向残疾者和为残疾服务的机构提供评定和治疗服务。

二、心理治疗及其分类

康复心理治疗是医务人员运用心理学的理论和技术，通过改善接受康复治疗患者的心理活动状态，以达到改善其身体状态，消除心理障碍的目标。

心理治疗师主要通过语言、表情、行为以及环境或者药物来影响患者的认知或意向，改善其心理状态。心理治疗技术指经过训练的康复心理治疗师运用心理学理论和技术，依据心理诊断的结果，对患者进行有目的、有计划的治疗康复过程。

按治疗的对象可分为：

1. 个别治疗　大多数情况下，医师对患者的治疗是一对一的个别治疗，治疗的目的是了解患者特殊的心理矛盾和心理障碍，特别是一些隐私的事件。心理治疗师通过分析、解释、诱导、劝说或心理支持等方法解除患者的心理痛苦，矫正患者的异常行为，同时能够通过心理行为的方法，重建患者的一些行为。

2. 集体治疗　在有些情况下，采取集体的治疗方式。这种情况是在病种相同、病情相同、心理障碍及其表现相似的情况下，把患者集中起来，通过集体治疗的方式对患者进行治疗。集体治疗与个体治疗相比的优势是，通过个体患者之间的相互作用、相互影响而达到治疗的目标。集体治疗一般以 15～20 人为主，也可以组成更小的团队。但在进行集体治疗时要做好周密的治疗方案。

按照心理治疗的范围可分为：

1. 家庭治疗　将患者作为家庭中的一员，不仅对患者进行心理治疗，同时对其家庭内其他成员做相应的情绪疏导工作。家庭治疗时不仅要注意患者的心理反应，而且要注重患者家庭成员对患者的态度与患者康复的关系。目的是使患者得到更好的康复和心理的相容，从而治疗心理障碍。心理学上，将残疾患者的家庭状况或出现的心理障碍称为"第三方残疾"。严重的心理残疾会造成整个家庭成员心理上的阴影。因此，家庭治疗对于残疾者的康复有着重要意义。

2. 社会治疗　应用教育、社会心理、社区康复的方法指导患者作为一个积极的社会成员与人交往。通过支持、劝说和鼓励引导而达到重新适应社会生活的目标。

三、残疾后的心理特征

（一）心理性残疾的分类

心理性残疾是由于心理因素造成的残疾，可以分为三类：智力残疾、行为和人格残疾、精神残疾。

（二）受伤致残后的典型心理变化及干预方法

1. 震惊阶段　震惊是患者对创伤即刻的反应，是对突发事件、严重的意外伤害及打击还没有来得及整合的心理反应。当患者遭遇意外时，常常处于身体的休克和精神的麻木状态，这种表现在行为、情感上常常是麻木、震惊；对这种突发的意外事情表现为沉默，没有明显的反应。持续的时间往往是数分钟至几天。

震惊阶段的心理干预方法：在此阶段，心理干预的主要目标是要稳定患者的情绪状态，让患者从突发的心理应激反应中平静下来。采用的心理治疗方法包括情绪疏导法等。

2. 否定阶段　否定阶段的主要表现是心理防卫机制而造成的典型形式。患者在没有任何心理准备下面对突发事件，往往会很自然地产生心理防卫机制。这种机制首先表现的典型特征是：否认所发生的事情，不愿意面对事情所发生的后果。通过否认来降低所面对事件的焦虑。持续时间数周到数月不等。

否定阶段的心理干预方法：此阶段的心理干预策略主要是分析患者的心理特点，采取适当的方式，常通过间接的方式使患者了解损伤及其可能产生的后果，并由此疏导患者的认知障碍，面对伤残可能造成的生活困难。

3. 抑郁或焦虑反应阶段　患者逐渐对自身的状态有了初步的认识，对自己所面对的身体障碍以及随之而来的家庭地位、社会角色、经济状态的改变等一系列问题表现出典型的情绪反应。此阶段常见的表现有孤独、无助、失眠、情绪低落、焦躁不安、愤怒、自卑、自杀倾向、攻击性行为等。此阶段的心理干预策略主要是针对患者出现的抑郁或焦虑反应行为，采取抗抑郁或抗焦虑的心理治疗方法。必要时应用抗抑郁、抗焦虑药物进行治疗。观察患者可能出现的自杀意向以及自杀行为，并帮助制订预防自杀的措施。

4. 对抗独立阶段　这一阶段，出现心理和行为的退行性改变，表现为对他人的过分依赖，参加康复训练不积极，不愿意出院，没有勇气去面对残疾所造成的问题，也不愿意走入社会。此阶段的心理干预策略主要是在日常生活技能训练和职业技术训练的同时，鼓励患者树立生活的信心，通过向患者展示过去康复患者的案例，在日常生活和训练中建立新的应对行为模式。

5. 适应阶段　患者经历了相当长的心理调整后，过渡到适应阶段。在此阶段中，患者已经认识到残疾的现实，并且在心理和行为上逐渐去适应环境的变化，情绪得到很好的控制，并能够积极参与康复训练，能够努力回归社会，比较积极地参与集体生活和社会活动。

四、残疾后康复心理治疗的主要方法

（一）建立宏观的心理康复系统

1. 建立个体的心理调节机制　心理康复的过程是让残疾者建立个体心理调节机制的过程，让残疾者通过接受系统的心理干预，逐渐适应生活、学习、家庭或工作等方面发生的变化，主要面对出现的各种困难，并在此基础上，形成一种积极的心理调节机制，以应付可能出现的各种心理问题，保持心理健康。

2. 建立有关人员协助比较系统　患者生活在一定的群体之中，相关人员的态度对于其心理状态有着重要的影响，特别是家属、同事、病友等一些联系比较密切的人员的态度对于其心理状态的调节是十分重要的。

3. 建立专家协助机制　心理康复是一个长期的调节过程，患者在这个过程中要通过专家的指导与帮助，逐渐摆脱消极心理的影响，建立起积极的人生目标。

4. 建立社区辅助支持系统　当患者回归家庭与社会后，社区辅助系统的支持就显得尤为重要，要发挥社区中有关专家与相关人员的作用，在患者出现心理问题的时候，随时给予必要的支持与帮助，从而能够更好地为患者的心理康复提供保障。

（二）运用合理的心理治疗方法

心理治疗是治疗者应用心理学的原则与方法，治疗患者的各种心理困扰，包括情绪、认知与行为等问题。通过心理治疗提高患者的社会适应性，建立起良好的社会适应行为方式及很好的社会人际关系，从而促进患者人格的正常成长，较好地面对人生，面对生活，较好地适应社会。

1. 心理分析疗法　心理分析一般由四种具体方法组成，即自由联想、梦的分析、移情、阐释。这四种方法根据患者病情有针对性地配合使用。

2. 暗示疗法　暗示是某种信息影响他人的特殊方式。受暗示性是一种很常见的心理现象，但每个个体受暗示的影响存在着差异，这与个体自身因素如性格、受教育程度等有关。暗示疗法是通过施加暗示来达到治疗的目的。

暗示疗法按目的性可分为自然暗示和有意暗示；按效果可分为积极暗示和消极暗示；按方式可分为自我暗示和他人暗示。

3. 患者中心疗法　这种治疗是非指导性治疗，是医师通过启发，调动患者对问题的认识来达到治疗的目的。

其基本观点认为，心理的问题是由于个人的感受和认识与环境不一致，失去协调，因而不适应环境而造成的。在这种情况下，个人会产生两种心理防御机制：自欺欺人和逃避现实。当个人的这种应对方式与环境发生了问题，仍然不能协调的时候，就会形成心理障碍。此种疗法的具体方法如下：

（1）创造一个良好的、适宜的环境，让患者无所顾忌、无所恐惧，在不需要防卫的气氛中畅所欲言。

（2）治疗者处于被动的听众地位；但治疗者不但要听，还要表现出对患者谈话的兴趣、理解、支持、同情等。

（3）谈话实践都由患者自定，即来去自由，由患者安排。

（4）在医生的协助下，对环境建立起更好的自知力，对自己与环境的关系取得深刻而又现实的理解，改善适应能力，达到治病目的。

4. 支持疗法 这种方法主要采取劝导、启发、鼓励、支持、同情、说服、消除疑虑、再度保证等方式，来帮助和指导患者分析他所面对的问题。这种疗法可以协助患者进行疏导，以消除对一些问题的敏感，如由于意外伤害而对环境的过敏。还可以通过宣泄、讨论的方式将患者内心的不满以及感受宣泄出来，使他的不良情绪得到缓解甚至消除。具体方法如下：

（1）倾听：认真倾听患者表述其所遇到的问题。

（2）解释：在倾听的基础上，对患者存在的心理问题做出解释和说明。进一步了解造成患者心理问题的症结所在。

（3）指导：对患者的行为和认知进行指导，纠正他对某些刺激的错误认识，同时，以患者接受的、循序渐进的方式指导他建立起适宜的应对行为。

（4）保证：要给患者建立新的行为和认知方式，通过强化和应用，使者在新的情景下正确应对各种刺激并做出稳定、适宜的反应。

5. 理性情绪疗法 人们的情绪和行为反应不是由某一诱发事件直接引起，而是经历这一事件的个体对诱发事件的看法、认知和解释所引起。其核心问题是人们对发生事件的认知，决定了人们的情绪反应以及其行为反应。

人们对一切事件的发生，基本不外乎两种信念，即理性信念和非理性信念。所谓信念就是人们对所发生事情的看法、解释和评价。假如理性信念占主导地位，人们会采取正确的态度对待，采取有效的处理措施，产生的情绪反应和行为后果基本是恰当的。当人们某些非理性信念占主导时，会产生一系列不良情绪反应，其行为是消极的、不良的。非理性信念主要表现为对人和事的过于偏执的想法；有抽象的不实际的过分概念化的想法和一些极端的行为。

理性情绪疗法治疗过程分为以下阶段：

（1）心理诊断阶段：判断造成患者出现的心理行为问题的非理性观念原因。

（2）领悟阶段：使患者对其非理性的观念有很好的领悟和认识，同时体会到怎样用一个正确的思维方式去改变非理性行为。

（3）修通阶段：帮助患者建立一个正确的理性的观念。用理性的观念来疏通、缓解他所产生的情绪和行为障碍。

（4）再教育阶段：通过反馈的过程进一步强化他的正确信念和新的正确的行为方式，以及情绪应对方式。

6. 行为疗法　行为疗法又称行为矫正，是一系列方法的总称。其治疗的原则是学习的原则，即是通过后天学习来适应社会，通过强化等方式使不当的行为得到矫正。

行为疗法的基本理论有经典条件反射、操作性条件反射、学习理论、认知行为疗法。行为疗法技术的分类：

（1）代币法：又称代换券制度，它是根据操作性条件反射原理进行的，也可称为阳性强化法。

（2）系统脱敏疗法：在采用想象或呈现恐惧刺激的同时，结合肌肉松弛技术，反复进行，达到治疗目的，称为系统脱敏疗法。

（3）厌恶疗法：采取经典条件反射的方法，把一种厌恶刺激或不愉快的令人讨厌的刺激与患者的一种不良行为结合在一起体验，从而抑制和消除患者的不良行为，达到治疗的目的。

（4）生物反馈技术：需要借助一些生物反馈仪器，采集机体内的生物信号，如血压、心率、脑电波等。将这些生理的信号放大，反馈给患者，让患者通过声音或者图形来直接感受体内的生理变化。通过这样的反馈让患者调节他的生理信息，达到治疗的效果。

第十四章　健康教育与健康促进

第一节　概　述

一、健康的概念

1948 年，世界卫生组织（WHO）将健康定义为：健康是一种躯体、精神与社会和谐融合的完美状态，而不仅仅是没有疾病或身体虚弱。具体而言，健康包括三个层次：（1）躯体健康；（2）心理健康；（3）社会适应能力良好。由于上述这个定义具有不可操作性，1986 年 WHO 从健康促进的角度又重新定义了健康：健康是每天生活的资源，并非生活的目的，健康是社会和个人的资源，是个人能力的体现。

每个人都有维护自身和他人健康的责任，健康的生活方式能够维护和促进自身健康。健康的生活方式主要包括合理膳食、适量运动、戒烟限酒、心理平衡 4 个方面。

实现"人人享有保健"是全人类共同的理想和目标。在任何一个国家，不管发达国家还是发展中国家，政府都要把增进公众健康列为政府的主要职责之一，要维护人权，维护社会公民的健康权，这是任何一个国家需要政府提供的服务。

二、影响健康的因素

影响健康的因素是多方面的，主要有环境因素、生物因素、生活方式因素和保健服务因素。

1. 环境因素　环境对人类健康影响极大，无论是自然环境还是社会环境，人类一方面要享受它的成果，另一方面要接受它所带来的危害。自然界养育了人类，同时也随时产生、存在和传播着危害人类健康的各种有害物质。气候、气流、气压的突变，不仅会影响人类健康，甚至会给人类带来灾害。在社会环境中，政治制度的变革，社会经济的发展，文化教育的进步与人类的健康紧密相连。例如：经济发展的同时带来了废水、废气、噪音、废渣，对人类健康危害极大。不良的风俗习惯、有害的意识形态，也有碍于人类的健康。因此，人类要健康，就必须坚持不懈地做好改善环境、美化环境、净化环境和优化环境的工作。

2. 生物因素　在生物因素中，影响人类健康最重要的是遗传因素和心理因素。现代医学发现，遗传病不仅有两三千种之多，而且发病率高达20%。因此，重视遗传对健康的影响具有特殊意义。心理因素对疾病的产生、防治有密切关系，消极心理因素能引起许多疾病，积极的心理状态是保持和增进健康的必要条件。医学临床实践和科学研究证明，消极情绪如焦虑、怨恨、悲伤、恐惧、愤怒等可以使人体各系统机能失调，导致失眠、心动过速、血压升高、食欲减退、月经失调等疾病。积极的、乐观的、向上的情绪，能经得起胜利和失败的考验。总之，心理状态是社会环境与生活环境的反映，是影响健康的重要因素。

3. 生活方式因素　生活方式是指人们长期受一定文化、民族、经济、社会、风俗、家庭影响而形成的一系列生活习惯、生活制度和生活意识。人类在漫长的发展过程中，虽然很早就认识到生活方式与健康有关，但由于危害人类生命的各种传染病一直是人类死亡的主要原因，于是便忽视了生活方式因素对健康的影响。直到19世纪60年代以后，人们才逐渐发现生活方式因素在全部死因中的比重越来越大。例如，1976年美国年死亡人数中，一半与不良生活方式有关。可见，养成良好的生活习惯对于健康是多么重要。

4. 保健服务因素　决定健康的因素十分复杂，保健服务是极为重要的因素。世界卫生组织把卫生保健服务分为初级、二级和三级，实现初级卫生保健是当代世界各国的共同目标。其基本内容是：①健康教育；②供给符合营养要求的食品；③供给安全用水和基本环境卫生设施；④妇幼保健和计划生育；⑤开展预防接种；⑥采取适用的治疗方法；⑦提供基本药物。这些无疑对人类健康提供了根本性的保障。

三、影响健康的心理因素

现代医学和心理学研究表明，疾病的产生、症状、类型、发展以及病程长短、转归和预后有很多都是由心理、社会的紧张刺激因素所引起的行为和情绪方面的变化而导致的。由心理因素产生的行为情绪变化能够使神经系统、内分泌系统、生殖系统以及骨骼肌肉系统发生生理性变化，最终导致疾病的产生。而患病后的心理状况还可以持续影响病情，是走向好转还是恶化，都与心理状态有很大的关系。

1. 情绪与健康　情绪是人对客观事物所持态度的主观体验，是人对客观事物的一种好恶倾向。心理学上，把喜悦、愤怒、恐惧和悲哀视为情绪中最基本的表现，因为这四种情绪的目的性强、复杂程度低、强度大、紧张性高，且与人的健康和疾病关系密切。

每个人都需要调节好自己的情绪，使愉快、积极的情绪多于抑郁、消极的情绪，并在情绪体验的强度和时间上保持适当，这样才有利于身心的健康。中医说，人有七情六欲，喜怒哀乐、悲欢惊恐都会对健康有影响。喜伤心、怒伤肝、思伤脾、忧伤肺，这些都会直接或间接地影响健康。

2. 性格与健康　一个人先天的心理特性与其后天形成的心理特性有机结合在一起所构成的内部动力系统就是人的性格。对个体来说，性格有内向和外向两类。个性外向，开朗、直爽，不太容易患心理疾病。而内向的人，心里有事而不愿意说，有气闷在心里，没有发泄渠道，这种人比较容易得病。不仅得心理疾病，而且有可能影响机体，甚至引起癌症等。因此，性格也对健康有很大影响。

3. 人际关系与健康　人际关系是人与人之间通过交往与相互作用而形成的直接的心理关系。它反映了个人或群体满足其社会需要的心理状态，它的发展变化决定于双方社会需要满足的程度。人在社会中生活，其人际关系也会对健康产生影响，孤僻、自傲、猜疑心强的人常常不愿意与人交往，常常会产生心理疾病。人与人的交往应当平等、互利、相容，相互赞赏。

四、健康心理的标准

第一，有充分的适应能力。

第二，充分了解自己，并对自己的能力做恰当的评估。

第三，生活目标要切合实际。

第四，与现实环境保持接触。

第五，能够保持人格的完整和谐。

第六，有从经验中学习的能力。

第七，能够保持良好的人际关系。

第八，适度的情绪发泄与控制。

第九，在不违背集体意志的前提下，有限度地发挥个性。

第十，在不违背社会规范的前提下，恰当满足个人的基本需求。

五、健康的四大基石

1. 合理膳食　膳食要平衡，各种热量及营养要素应该有一个基本平衡。

2. 适量运动　一个人只有营养的摄入，没有热量的消耗，没有出入量的平衡，就会产生疾病。热量过高，运动过少，能量负平衡，造成能量在体内堆积，这是影响健康的危险因素。

3. 戒烟限酒　吸烟和被动吸烟会导致癌症、心血管疾病、呼吸系统疾病等多种疾病。戒烟越早越好，什么时候戒烟都为时不晚。适量饮酒会对健康有益，但应做到少饮酒、不酗酒。

4. 心理健康。

第二节　健康教育

一、健康教育的概念

健康教育是通过信息传播和行为干预，帮助个人和群体掌握卫生保健知识，树立健康观念，自愿采纳有利于健康行为和生活方式的教育活动与过程。

第13届世界健康大会提出：健康教育是一门研究以传播保健知识和技术，影响个体与群体行为，消除危险元素，预防疾病，促进健康的科学。健康教育的主要内涵是：知、信、行。即把健康的知识灌输给大众，让大众了解怎样维持健康，让群众信任健康的科学知识。健康教育不仅仅是宣传，还要看大众有没有了解它，有没有信任它，愿意按照知识去完成任务，这才是完整的健康教育。

健康教育的实质是干预，不同于早期的健康宣传。健康教育必须有互动的环节，通过知、信、行，使健康教育的对象受益。

二、健康教育的功能和责任

1. 消除或减轻影响健康的危险因素。预防疾病，促进健康，提高生活质量。

2. 帮助人们建立健康的生活方式。

3. 预防慢性非传染性疾病。由于生活方式的改变和经济的提高，目前全球疾病谱正在变化，慢性非传染性疾病成为影响健康的主要危险因素。

4. 预防传染性疾病。目前慢性非传染性疾病的防治优先于传染病，但是 SARS 的暴发，提醒着我们时时要注意传染病的防治，特别是肺部感染如结核病，通过健康教育使大家了解这些常见传染病，懂得预防措施。

5. 帮助遏制医疗费用的急剧上升。因为很多疾病都是可以通过预防控制的，但是很多人未掌握这方面的知识。若能通过健康教育使大多数人通过改变生活方式，预防疾病，便能降低后期由于疾病及其并发症引起的高额医疗费用。

三、健康教育的研究领域

1. 按目标人群或场所分类

（1）城市社区健康教育；

（2）农村社区健康教育；

（3）学校健康教育；

（4）职业人群如患者、消费者等健康教育。

2. 按教育目的和内容分类

（1）疾病防治健康教育；

（2）人生三阶段健康教育；

（3）环境保护健康教育；

（4）营养健康教育。

（5）心理卫生教育；

（6）生殖健康教育。

3. 按业务技术和责任分类

（1）健康教育的行政管理；

（2）健康教育的组织实施；

（3）健康教育的计划设计；

（4）人才培训、评价、材料制作与媒体开发。

四、健康教育的特点

1. 多学科和跨学科性　健康教育涉及教育、传播、社会、心理、预防医学等多学科，有自然和社会科学特性。

2. 以行为改变为目标　内容要围绕人的行为问题，以传播、教育、干预为手段，用多种方式达到促进健康的目的。

3. 注重计划设计和效果评价　特别在制订设计方案的过程中，首先要了解健康教育的对象，以及他们乐于接受的方式和接受意向，以此来设计并做出健康教育的效果评价方法，并通过评价内容制定下一步的目标。

4. 健康教育有领域而又无领域　因为它并不是一个专门科学，属于大卫生的范畴。健康教育既属于自然科学的领域，又属于社会科学的领域；健康教育既不是预防医学，又不是临床医学，各个方面都有涉及。

五、健康教育的方式

健康教育方式多种多样，我们要采取多样化的方式，如可以采用公众会议的方式，也可以采用专题讲座或教育小组的方式。具体到对一个疾病做一个系统的讲座。糖尿病现在各个医院都有讲座，所有的医生都有责任对病人进行健康教育，告诉病人糖尿病是怎么发生的，在生活中怎样更好地控制自己的不良生活方式。

同时，还要根据对象进行教育，对疾病人群和健康人群的教育会有差别，对健康人的教育会比病人艰难。因为它的目的性比较差，所以在健康教育中没有吸引的方法不行。

此外，还可通过发放小册子、彩页、张贴告示等；通过报刊、新闻媒体，以及电子邮件、网站和聊天室等形式，进行多方面的健康教育。

第三节　健康促进

一、健康促进的概念与意义

1. 健康促进的定义　健康促进是指个人与家庭、社区和国家一起采取措施，鼓励健康行为，增强人们改进和处理自身健康问题的能力。

2. 健康促进的行为

（1）日常健康行为：合理营养、平衡膳食、适量睡眠、积极锻炼。

（2）保健行为：定期体检、预防接种。

（3）避免有害环境：主动回避，积极应对。

（4）戒除不良嗜好：戒烟限酒，不滥用药物。

（5）预警行为：预防或事故发生后能正确处理，如戴好安全带、进行自救与互救等。

（6）求医行为：主动求医、积极配合。

（7）遵医行为：配合、服从医疗。

（8）病人角色行为：发现病情后，及时转换角色，重视病情，及时地采取保健措施，以正确人生观对待疾病和死亡。

3. 危害健康的行为

（1）日常危害健康的行为：吸烟、酗酒、吸毒、性乱。

（2）致病性行为模式：A 型行为模式容易导致冠心病易发；C 型行为模式容易导致肿瘤。

（3）不良生活习惯：如不良的起居、饮食、嗜好等。

（4）不良疾病行为：角色行为超前，如过于恐惧；角色行为缺如，即不能够及时进入角色。

4. WHO 总结的行为与生活方式

（1）良好的生活方式：心胸豁达，情绪乐观；劳逸结合，坚持锻炼；生活规律，善用闲暇；营养适当，防止肥胖；戒除烟草，饮酒适量；家庭和谐，适应环境；与人为善，自尊自重；爱好清洁，注意安全。

（2）不良的生活方式：吸烟，酗酒，服药不适当，体力活动少，饮食高热量、多盐，轻信巫医，社会适应不良，生活节律破坏。

二、健康促进的策略与步骤

为了实现健康促进的目标，所采取的方法有健康教育策略、社会策略、环境策略。

1. 通过调查了解社区，明确需要解决的问题；

2. 根据解决的问题，明确要达到的目标；

3. 明确人群及其特点，是以老年人为主还是以年轻人为主等；

4. 根据人群特点选择更易接受的传播方式；

5. 寻找可利用的资源；

6. 教育与服务同步；

7. 监测与评价；

8. 制定工作时间和计划。

附：

中国公民健康素养——基本知识与技能（试行）

中华人民共和国卫生部公告

2008年第3号

健康是人全面发展的基础，关系到千家万户的幸福。为界定我国公民健康素养的基本内容，普及现阶段健康生活方式和行为应具备的基本知识和技能，我部组织专家制定了《中国公民健康素养——基本知识与技能（试行)》。现予发布，以促进我国公民健康素养水平的提高。

特此公告。

二〇〇八年一月四日

中国公民健康素养——基本知识与技能（试行）

一、基本知识和理念

1. 健康不仅仅是没有疾病或虚弱，而是身体、心理和社会适应的完好状态。

2. 每个人都有维护自身和他人健康的责任，健康的生活方式能够维护和促进自身健康。

3. 健康生活方式主要包括合理膳食、适量运动、戒烟限酒、心理平衡4个方面。

4. 劳逸结合，每天保证7~8小时睡眠。

5. 吸烟和被动吸烟会导致癌症、心血管疾病、呼吸系统疾病等多种疾病。

6. 戒烟越早越好，什么时候戒烟都为时不晚。

7. 保健食品不能代替药品。

8. 环境与健康息息相关，保护环境，促进健康。

9. 献血助人利己，提倡无偿献血。

10. 成人的正常血压为收缩压低于 140 毫米汞柱，舒张压低于 90 毫米汞柱；腋下体温 36℃～37℃；平静呼吸 16～20 次/分；脉搏 60～100 次/分。

11. 避免不必要的注射和输液，注射时必须做到一人一针一管。

12. 从事有毒有害工种的劳动者享有职业保护的权利。

13. 接种疫苗是预防一些传染病最有效、最经济的措施。

14. 肺结核主要通过病人咳嗽、打喷嚏、大声说话等产生的飞沫传播。

15. 出现咳嗽、咳痰两周以上，或痰中带血，应及时检查是否得了肺结核。

16. 坚持正规治疗，绝大部分肺结核病人能够治愈。

17. 艾滋病、乙肝和丙肝通过性接触、血液和母婴三种途径传播，日常生活和工作接触不会传播。

18. 蚊子、苍蝇、老鼠、蟑螂等会传播疾病。

19. 异常肿块、腔肠出血、体重减轻是癌症重要的早期报警信号。

20. 遇到呼吸、心跳骤停的伤病员，可通过人工呼吸和胸外心脏按压急救。

21. 应该重视和维护心理健康，遇到心理问题时应主动寻求帮助。

22. 每个人都应当关爱、帮助、不歧视病残人员。

23. 在流感流行季节前接种流感疫苗，可减少患流感的机会或减轻流感的症状。

24. 妥善存放农药和药品等有毒物品，谨防儿童接触。

25. 发生创伤性出血，尤其是大出血时，应立即包扎止血；对骨折的伤员不应轻易搬动。

二、健康生活方式与行为

26. 勤洗手、常洗澡，不共用毛巾和洗漱用具。

27. 每天刷牙，饭后漱口。

28. 咳嗽、打喷嚏时遮掩口鼻，不随地吐痰。

29. 不在公共场所吸烟，尊重不吸烟者免于被动吸烟的权利。

30. 少饮酒，不酗酒。

31. 不滥用镇静催眠药和镇痛剂等成瘾性药物。

32. 拒绝毒品。

33. 使用卫生厕所，管理好人畜粪便。

34. 讲究饮水卫生，注意饮水安全。

35. 经常开窗通风。

36. 膳食应以谷类为主，多吃蔬菜、水果和薯类，注意荤素搭配。

37. 经常食用奶类、豆类及其制品。

38. 膳食要清淡少盐。

39. 保持正常体重，避免超重与肥胖。

40. 生病后要及时就诊，配合医生治疗，按照医嘱用药。

41. 不滥用抗生素。

42. 饭菜要做熟；生吃蔬菜、水果要洗净。

43. 生、熟食品要分开存放和加工。

44. 不吃变质、超过保质期的食品。

45. 妇女怀孕后及时去医院体检，孕期体检至少 5 次，住院分娩。

46. 孩子出生后应尽早开始母乳喂养，6 个月合理添加辅食。

47. 儿童、青少年应培养良好的用眼习惯，预防近视的发生和发展。

48. 劳动者要了解工作岗位存在的危害因素，遵守操作规程，注意个人防护，养成良好习惯。

49. 孩子出生后要按照计划免疫程序进行预防接种。

50. 正确使用安全套，可以减少感染艾滋病、性病的危险。

51. 发现病死禽畜要报告，不加工、不食用病死禽畜。

52. 家养犬应接种狂犬病疫苗；人被犬、猫抓伤或咬伤后，应立即冲洗伤口，并尽快注射抗血清和狂犬病疫苗。

53. 在血吸虫病疫区，应尽量避免接触疫水；接触疫水后，应及时预防性服药。

54. 食用合格碘盐，预防碘缺乏病。

55. 每年做一次健康体检。

56. 系安全带（或戴头盔）、不超速、不酒后驾车，能有效减少道路交通伤害。

57. 避免儿童接近危险水域，预防溺水。

58. 安全存放农药，依照说明书使用农药。

59. 冬季取暖注意通风，谨防煤气中毒。

三、基本技能

60. 需要紧急医疗救助时拨打 120 急救电话。

61. 能看懂食品、药品、化妆品、保健品的标签和说明书。

62. 会测量腋下体温。

63. 会测量脉搏。

64. 会识别常见的危险标识，如高压、易燃、易爆、剧毒、放射性、生物安全等，远离危险物。

65. 抢救触电者时，不直接接触触电者身体，会首先切断电源。

66. 发生火灾时，会隔离烟雾，用湿毛巾捂住口鼻，低姿逃生；会拨打火警电话 119。

第十五章　常用护理技术

一、青霉素皮肤过敏试验

【适应证】对于任何途径（如注射、口服、外用）、任何剂量、任何类型制剂的青霉素的病人，均需做青霉素过敏试验。

【实施】

1. 试验液的配制　以每毫升试验液含青霉素 200～500U 为标准，具体配制方法见表 15-1。

表 15-1　青霉素皮肤试验液的配制方法（以青霉素钠 80 万 U 为例）

青霉素	加 0.9% 氯化钠溶液（ml）	每毫升药液青霉素钠含量（U/ml）	要点说明
80 万 U	4	20 万	用 5ml 注射器，6～7 号针头
0.1ml 上液	0.9	2 万	用 1ml 注射器，6～7 号针头，每次配制时均需将溶液混匀。配制完毕换接 4.5 号针头，妥善放置
0.1ml 上液	0.9	2000	
0.1ml 上液	0.9	200	

2. 试验方法　用于确定病人无青霉素过敏史。遵照皮内注射要点，在病人前臂掌侧下段注射 0.1ml 青霉素皮肤试验液，15～20min 后观察并判断、记录皮肤试验结果。

3. 试验结果的判断（表 15 - 2）

表 15 - 2　青霉素皮肤试验结果的判断

结果	局部皮丘情况	全身情况
阴性	大小无改变，周围不红肿，无红晕	无自觉症状，无不适表现
阳性	可见隆起的红晕硬块，直径大于 1cm；或周围出现伪足，有痒感	可有头晕、心慌、恶心等不适，严重者可发生过敏性休克

4. 注意事项

（1）在青霉素皮肤试验前，详细询问病人的用药史、药物过敏史和家族过敏史。

（2）凡初次用药、停药 3 天后再用者，以及更换青霉素批号，均须按常规做过敏试验。

（3）皮肤试验液必须现配现用，浓度与剂量准确。

（4）严密观察病人，首次注射后须观察 30min。注意局部和全身反应，倾听病人主诉，做好病情观察。

（5）若需做对照试验，则用另一注射器及针头，在另一侧前臂相应部位注入 0.1ml0.9% 氯化钠溶液。

（6）试验结果阳性者禁止使用青霉素，同时报告医生，在体温单、医嘱单、病历、床头卡上醒目注明，并告知病人及其家属。

二、破伤风抗毒血清过敏试验及脱敏注射法

【适应证】破伤风抗毒血清注射之前，应做破伤风抗毒血清过敏试验。

【操作方法】

1. 试敏液的配制　抽取 1ml 含 1500U 的破伤风抗毒素 0.1ml，加生理盐水 0.9ml，即稀释成每毫升含 150U 的破伤风抗毒素。

2. 试验方法 抽取稀释液0.1ml（15U）做皮内注射，20min后观察结果。

3. 结果判断 同青霉素过敏试验。

4. 脱敏注射法 如过敏试验为阳性反应，但病情需要必须注射时，可行脱敏注射法。

表 15-3 破伤风抗毒素脱敏注射法

次数	TAT（ml）	加0.9%氯化钠溶液（ml）	注射途径
1	0.1	0.9	肌内注射
2	0.2	0.8	肌内注射
3	0.3	0.7	肌内注射
4	余量	稀释至1ml	肌内注射

【注意事项】

1. 凡停用破伤风抗毒血清1周需再次用药者，应重新做过敏试验。

2. 注入试敏液的浓度和剂量要准确。

3. 新配制的试敏液在室温下可放置4h。原则上现配现用。

4. 可在对侧用生理盐水做对照试验，以判断是否为假阳性反应。

5. 如在同侧做两种以上皮内过敏试验，注射点间距应大于5cm。

三、结核菌素试验

【适应证】

1. 检查小儿是否感染过结核。

2. 测试成人是否有潜在的活动性结核。

3. 观察人体细胞免疫功能，以确定能否接种卡介苗。

【实施】

1. OT 试验液的制备

（1）OT 原液：为棕褐色液，为旧结核菌素，置 2℃ ~ 10℃ 冰箱可保存 3 ~ 5 年。使用前轻轻摇匀，不能直接做皮试液，否则会引起剧烈反应。

（2）稀释液：常用 0.5% 苯酚液，即 100ml 生理盐水加苯酚 0.5g 即成 0.5% 苯酚盐水，供配制用。当日配，当日用，可不加苯酚液。

（3）稀释方法：

①取 OT 原液 0.1ml，加 0.5% 苯酚盐水 0.9ml，即 1:10 液。

②取 1:10 液 0.1ml 加稀释液 0.9ml 即成 1:100 液。

③取 1:100 液 0.1ml 加稀释液 0.9ml 即成 1:1000 液。

④取 1:100 液 0.1ml 加稀释液 0.4ml 即成 1:2000 液。

⑤取 1:1000 液 0.1ml 加稀释液 0.9ml 即成 1:10000 液。

2. 注射方法　取需要浓度的 OT 液 0.1ml，注入前臂掌侧中、下 1/3 交界处皮内，使之成为直径 6 ~ 10mm 的皮丘。

3. 判断结果　于注射后 48 ~ 72h 观察结果，以局部红晕硬结的直径来判断其反应强弱，判断标准如下：

（1）" ~ "：红肿硬结直径小于 0.5cm。

（2）" + "：红肿硬结直径为 1cm。

（3）" + + "：红肿硬结直径为 1 ~ 2cm。

（4）" + + + "：红肿硬结直径超过 2cm，伴有水疱。

（5）" + + + + "：除红肿硬结外，还可见水疱及局部坏死样改变，伴有淋巴结炎。

【注意事项】

1. 结核菌素液的保存　原液置 2℃ ~ 10℃ 的冰箱内，可保存有效期 3 ~ 5 年；而稀释了的结核菌素液置冰箱内，仅能保存 1 ~ 2 周，夏天为 3 ~ 4 日。

2. 注射 OT 稀释液浓度的选择

（1）一般小儿（3 岁以下者），结核病接触史不明显，可用 OT 1∶2000 稀释液（相当于 OT 0.05mg，即 5 个单位）。因为大于此量时，所产生的反应可能由于非典型分枝杆菌属所致。

（2）年龄较大者（4~5 岁以上），或结核病可疑者，选用 OT 1∶10000 稀释液。

（3）疱疹性结膜炎、结节性红斑、结核性胸膜炎等患者，从选用 OT 1∶10000 或 1∶100000 稀释液开始，以防止注射部位过度反应以及结核病恶化。

（4）对营养不良等低敏感病儿，可逐步升级，OT 可做到 1∶100，以排除结核病。

3. OT 试验阴性的可能

（1）无结核感染。

（2）有结核感染，尚未形成变态反应（初染后 4~8 周内）。

（3）机体免疫反应受到抑制，出现暂时的假阴性反应。如严重结核，Ⅲ度营养不良，出疹疾病，1~2 周内使用过激素等。

（4）先天性免疫缺陷，即使患结核病，OT 试验也为阴性。

4. OT 试验阳性的可能

（1）儿童单纯阳性，仅代表受过结核感染，但不一定有活动性结核病灶。

（2）3 岁以下，特别是 1 岁以下小儿，阳性反应多表示体内有新的结核病灶。年龄愈小，活动性结核病的可能性愈大。

（3）在两年内由阴性转为阳性反应，或反应强度从原来小于 10mm 增大到大于 10mm，且增加的幅度为 6mm 以上，均表示有新近感染，有活动性结核灶的可能。

四、皮内注射法

【适应证】用于各种药物过敏试验及预防接种。

【实施】

1. 操作步骤

操作步骤	要点说明
1. 洗手、戴口罩，按医嘱准备药液	严格执行查对制度和无菌操作原则
2. 携用物至病人处，查对并解释	详细询问用药史、过敏史
3. 选择注射部位，戴手套，以20%乙醇消毒皮肤、待干，抽吸药液，再次查对并排尽空气	忌用碘酊消毒，避免影响结果的观察
4. 一手绷紧局部皮肤，一手平持注射器，针头斜面向上，与皮肤呈5°刺入皮内。待针头斜面完全进入皮内后，放平注射器，固定针栓，注入药液，使局部隆起呈半球状皮丘，皮肤变白并显露毛孔	加强与病人的沟通，通常皮内注射注入的剂量为0.1ml
5. 注射完毕，迅速拔出针头	切勿按揉，并嘱咐病人勿揉擦局部
6. 再次查对，安置病人	若为药物过敏试验，15~20min后观察局部反应并作出判断
7. 清理用物，洗手并记录	用物处理严格按消毒隔离原则进行

2. 注意事项

（1）严格执行查对制度和无菌操作原则，严格遵守消毒隔离原则。

（2）在皮内注射前详细询问病人用药史、药物过敏史，如做药物过敏试验，备物时另备0.1%盐酸肾上腺素。如病人对需要注射的药物有过敏史，则不可作皮试，并与医生联系，做好标记。

（3）忌用碘酊消毒，以免影响对局部反应的观察。

（4）注意进针的角度和深度，以针头斜面全部进入皮内即可，以免将药液注入皮下或药液漏出。

五、皮下注射法

【适应证】

1. 需迅速达到药效或不宜经口服给药者。

2. 预防接种。

【实施】

1. 操作步骤

操作步骤	要点说明
1. 洗手、戴口罩，按医嘱准备药液	严格执行查对制度和无菌操作原则
2. 携用物至病人处，查对并解释	对皮肤有刺激的药物一般不作皮下注射
3. 选择注射部位，戴手套，常规消毒皮肤、待干，抽吸药液再次查对并排尽空气	注射少于1ml的药液时，用1ml注射器，以保证注入的药物剂量准确无误
4. 一手紧绷局部皮肤，一手持注射器，示指固定针栓，针头斜面向上，与皮肤呈30°～40°角，快速将针梗的1/2～2/3刺入皮下	进针不宜过深，以免刺入肌层
5. 松开绷紧皮肤的手，抽动活塞，如无回血，缓慢推注药液	确认针头未刺入血管内
6. 注射完毕，用干棉签轻压针刺处，快速拔针后按压片刻	压迫至不出血为止
7. 再次查对，安置病人，整理床单位，清理用物，洗手并记录	用物严格按消毒隔离原则处理

2. 注意事项

（1）严格执行查对制度和无菌操作原则，严格遵守消毒隔离原则。

（2）在皮下注射前详细询问病人用药史；需要长期皮下注射

者，应制订轮流使用注射部位的计划，经常更换注射部位，以促进药物充分吸收。

（3）进针角度不超过 45°，以免刺入肌层；对过于消瘦者，可捏起局部组织，穿刺角度适当减小。

六、肌内注射法

【适应证】

1. 宜于注射刺激性较强或药量较大的药物。

2. 不宜或不能做静脉注射，要求比皮下注射更迅速发生疗效者。

【实施】

1. 操作步骤

操作步骤	要点说明
1. 洗手、戴口罩，按医嘱准备药液	严格执行查对制度和无菌操作原则
2. 携用物至病人处，查对并解释	
3. 协助病人取合适体位，选择注射部位、定位	充分暴露注射部位，以方便操作；定位要准确，避免损伤血管、神经
4. 戴手套，常规消毒皮肤、待干，抽吸药液再次查对并排尽空气	
5. 一手拇、示指绷紧局部皮肤，一手持注射器，中指固定针栓，将针头迅速垂直刺入针梗的 2/3	切勿将针头全部刺入，以防针梗从根部衔接处折断，难以取出；消瘦者及患儿的进针深度酌减
6. 松开绷紧皮肤的手，抽动活塞，如无回血，缓慢注入药液，同时观察病人的表情及反应	确认针头未刺入血管内，体现"两快一慢伴匀速"
7. 注射完毕，快速拔针，用干棉签轻压进针处，按压片刻	加强与病人的沟通，压迫至不出血为止
8. 再次查对，安置病人，整理床单位，清理用物，洗手并记录	用物处理严格按消毒隔离原则进行

2. 注意事项

（1）严格执行无菌操作原则和查对制度，严格遵守消毒隔离原则。

（2）肌内注射时，为使臀部肌肉放松，减轻痛苦与不舒适感，可取坐位或卧位。常用的体位有：①侧卧位时，上腿伸直、放松，下腿稍弯曲。②俯卧位时，足尖相对，足跟分开，头偏向一侧。③仰卧位常用于危重病人及不能自行翻身的病人，用于臀中肌、臀小肌的注射。④坐位常用于门诊和急诊病人。

（3）2岁以下婴幼儿因臀肌较薄，如在其臀部反复注射，可能导致臀肌纤维化而肌肉挛缩，另外还可能损伤坐骨神经，故不宜选用臀部肌内注射。

（4）若注射过程中针头折断，应嘱病人保持原位不动，固定局部组织，以防断针移位，并尽快用无菌血管钳夹住断端取出；如断端全部埋入肌肉，立即请外科医生处理。

（5）对需长期肌内注射者，应交替使用注射部位，并用细长针头，避免或减少硬结的发生。如因长期多次注射引起局部硬结，可采用热敷、理疗等处理。

（6）两种药物同时注射时，注意配伍禁忌。

七、静脉穿刺法

【适应证】

1. 要求在体内迅速发生药效，又不宜口服、皮下和肌内注射者。

2. 采取血标本。

3. 特殊诊断或实验用药。

【实施】

1. 操作步骤

操作步骤	要点说明
1. 洗手、戴口罩，按医嘱准备药液	严格执行查对制度和无菌操作原则
2. 携用物至病人处，查对并解释	
3. 根据病情选择静脉进行注射	
▲四肢浅静脉注射	
（1）选择合适静脉，在穿刺部位的下方垫小枕，戴手套，在穿刺部位上方（近心端）约6cm处扎紧止血带，常规消毒皮肤，待干	选择粗直、弹性好、易于固定的静脉，避开关节和静脉瓣；止血带末端向上，使静脉充盈、显露，便于穿刺
（2）抽吸药液，再次查对，排尽空气。以一手拇指绷紧静脉下端皮肤，使其固定；另一手持注射器，示指固定针栓，针头斜面向上，与皮肤呈15°～30°角自静脉上方或侧方刺入皮下，再刺入静脉	穿刺时应沉着，一旦出现局部血肿，立即拔出针头，按压局部，另选他处静脉
（3）见回血，视情况再顺静脉进针少许，松开止血带，固定针头（如为头皮针，用胶布固定）	见回血证明针头已刺入血管内
▲小儿头皮静脉注射	
（1）抽吸药液，套上头皮针头，排尽空气	小儿头皮静脉注射常选用头皮针头穿刺
（2）病儿取仰卧或侧卧位，选择静脉，戴手套，注射部位备皮，常规消毒皮肤，待干	备皮后要洗净局部毛发
（3）再次查对，排气	

操作步骤	要点说明
（4）由助手固定病儿头部，操作者一手拇、示指固定静脉两端皮肤，另一手持头皮针小翼，以静脉最清晰点后约0.1cm处为进针点，向心方向与头皮平行刺入静脉，见回血后推药少许，如无异常，用胶布固定针头	注射过程中注意约束病儿，防止其抓挠注射局部
▲股静脉注射	
（1）协助病人取仰卧位，穿刺侧下肢伸直略外展外旋，常规消毒局部皮肤	有出血倾向者不宜采用股静脉注射；必要时穿刺侧腹股沟下可垫小枕以显露注射部位
（2）抽吸药液，再次查对，排尽空气	
（3）术者按无菌技术原则戴上无菌手套，一手食指和中指于腹股沟处扪及股动脉搏动最明显部位并固定，另一手持注射器，针头和皮肤呈90°或45°角，在股动脉内侧0.5cm处刺入，抽动活塞见有暗红色血，固定针头	抽出暗红色血液，提示针头已进入股静脉
4. 缓慢推注药液	加强与病人的沟通；注药过程中要缓慢地试抽回血，以检查针头是否仍在静脉内，如有局部疼痛或肿胀隆起，抽无回血，应拔出针头，更换部位，重新注射
5. 注射完毕，将干棉签放于穿刺点上方，快速拔出针头，按压片刻	股静脉注射，拔针后局部用无菌纱布加压止血3～5min，以免引起出血或形成血肿
6. 再次查对，安置病人，清理用物，洗手并记录	用物处理严格按消毒隔离原则进行

2. 注意事项

（1）严格执行查对制度和无菌操作原则，严格遵守消毒隔离原则。

（2）选择静脉时宜选择粗直、弹性好、易于固定的静脉，避开关节和静脉瓣；对需长期注射者，应有计划地由小到大、由远心端到近心端选择静脉。

（3）根据病人年龄、病情及药物性质，掌握推注药液的速度，并随时听取病人主诉，观察局部情况及病情变化。另外，在给危重小儿行头皮静脉穿刺时，应密切观察病人反应。

（4）钙剂等刺激性较强的药物禁止从头皮静脉注射，防止因药物外渗引起头皮坏死；注射对组织有强烈刺激的药物，应首先用抽有生理盐水的注射器和针头（或头皮针）进行穿刺，注射成功后先注入少量生理盐水，证实针头确在静脉内，再接抽有药液的注射器进行推药，以免药液外溢。注射过程中定期抽回血，以确认针头是否在血管内。

（5）在股静脉穿刺时如抽出血液为鲜红色，提示针头进入股动脉，应立即拔出针头，用无菌纱布紧压穿刺处 5 ~ 10min，直至无出血为止。

八、鼻饲法

【适应证】

1. 长期昏迷，有口腔疾患及口腔手术后的病人或不能张口者。

2. 拒绝进食的病人。

3. 早产儿和病情危重的婴幼儿。

【实施】

1. 操作步骤

操作步骤	要点说明
▲插管	
1. 备齐用物，携至病人床旁	
2. 核对床号、姓名，再次向病人和家属解释操作目	确认病人，解除其恐惧、紧张的情绪，取得患者及其家属的配合
3. 取下病人眼镜或义齿，妥善放置	
4. 根据病情协助病人采取半坐卧位或坐位，无法坐起者取右侧卧位	半坐卧位或坐位可减少胃管通过咽喉部时引起呕吐反射，并可使胃管易插入胃内；右侧卧位可借助解剖位置使胃管易插入
5. 将治疗巾围于病人颌下，弯盘放置于方便取用处	
6. 观察、清洁鼻腔，选择通畅一侧插管	
7. 戴手套	
8. 测量胃管插入的长度，并作标记	成人插入长度为 45～55cm，测量方法有两种：①前额发际至胸骨剑突处；②耳垂经鼻尖到胸骨剑突处的距离。 小儿胃管插入的长度为眉间至剑突与脐中点的距离
9. 滑润胃管前段	减少插管时的摩擦阻力。有些病人接触润滑油会引起恶心，可用生理盐水润滑
10. 沿选定侧鼻孔插入胃管	
11. 插入至 10～15cm 处（咽喉部）时，嘱病人做吞咽	吞咽动作可帮助胃管迅速进入食管，减轻不适感。动作：顺势将胃管向前推进，直至预定长度。必要时，可让病人饮少量温开水以助胃管顺利插入

操作步骤	要点说明
12. 为昏迷病人插管时，插管前应先协助病人去枕	头后仰，可避免胃管误入气管。头向后仰，当胃管插入 15cm 时，使病人下颌靠近胸骨柄，再缓缓插入胃管至预定长度（45~55cm）
13. 确认胃管在胃内	证实胃管在胃内有以下三种方法：①连接注射器于胃管末端回抽，抽出胃液既可证实胃管在胃内；②置听诊器于病人胃区，快速经胃管向胃内注入 10ml 空气，同时在胃部听到气过水声，即表示已插入胃内；③将胃管末端置于盛水的治疗碗内，无气泡逸出即可证实
14. 将胃管固定于鼻翼及面颊部	防止胃管移动或滑出，引起病人不适
15. 注入少量温开水	温开水可润滑管腔，防止喂食溶液黏附于管壁
16. 缓慢灌注鼻饲液或药液等	
17. 鼻饲完毕后，再次注入少量温开水	冲洗胃管，避免鼻饲液积存于胃管腔中而变质，造成胃肠炎或堵塞管腔
18. 将胃管末端反折，用纱布包好，橡皮圈系紧，别针将胃管固定于床单、枕旁或病人衣领处	防止灌入的食物反流，胃管脱落

操作步骤	要点说明
19. 协助病人清洁口腔、鼻孔，整理床单位，嘱病人维持原卧位 20～30min	维持原卧位可防止呕吐的发生
20. 脱手套、整理用物，并清洗消毒，备用	
21. 洗手、记录	记录插管时间、病人反应及鼻饲液种类及量等
▲拔管	一般在停止鼻饲或长期鼻饲需要更换胃管时进行拔管
1. 携用物至床前，核对及说明拔管原因	
2. 戴手套，置弯盘于病人颌下，夹紧胃管末端放于弯盘内，揭去固定胶布	以防拔管时管内液体反流
3. 嘱病人深呼吸，在病人呼气时拔管，到咽喉处时快速拔出	避免胃管内残留液体滴入气管
4. 将胃管放入弯盘中，移出病人视线外	避免病人产生不舒适感，并可避免污染床单位
5. 清洁病人口腔、鼻腔及面部，擦去胶布痕迹，帮助病人漱口，采取舒适卧位，整理床单位，整理用物	
6. 洗手，记录拔管时间和病人反应	

2. 注意事项

（1）插入胃管会给病人带来很大的心理压力，护患之间必须进行有效的沟通，让病人及家属理解该操作的目的及安全性。

（2）插管时动作轻稳，镊子的尖端勿碰及病人鼻黏膜，以免造成疼痛和损伤。

（3）插管过程中如病人出现剧烈恶心、呕吐，可暂停插入，嘱病人做深呼吸，如病人出现咳嗽、呼吸困难、发绀等现象，表明胃管插入气管，应立即拔出，休息后再重新插入。插入不畅时检查口腔，了解胃管是否盘在口咽部，或将胃管拔出少许，再缓慢插入。

（4）每次鼻饲量不应超过200ml，间隔时间不少于2h；鼻饲液的温度应保持在38℃~40℃，药片应研碎、溶解后灌入。若灌入新鲜果汁，应与奶液分别灌入，防止产生凝块。

（5）长期鼻饲者应每天进行口腔护理，普通胃管每周更换一次，硅胶管每月更换一次，聚氨酯胃管放置的时间可长达两个月。

（6）更换胃管时应于当晚最后一次灌食后拔出，翌日晨从另一侧鼻孔插入胃管。

（7）已配制好的溶液应放在4℃以下的冰箱内保存，保证24h内用完，防止放置时间过长而变质。

（8）注入鼻饲液的速度不宜过快或过慢，以免引起病人的不适。

九、洗胃法

【适应证】

1. 清除胃内毒物或刺激物，避免毒物吸收。

2. 治疗幽门梗阻和胃扩张症。

3. 胃手术前置胃管。

【实施】

1. 操作步骤

操作步骤	要点说明
1. 护士洗手，戴好口罩，备齐用物，携至床旁	
2. 核对并再次解释，根据病人的病情和配合程度选择洗胃方法	消除病人焦虑、紧张情绪，减轻不适感
口服催吐法	常用于病情较轻，能主动配合的病人
（1）协助病人取合适坐位，围好围裙，污物桶置座位前	
（2）嘱病人自饮大量洗胃液，引起呕吐。必要时，一次饮液量用500ml，并用压舌板压其舌根催吐	
（3）反复进行，直至吐出的液体澄清无味为止	表示毒物或胃内容物基本洗尽
胃管洗胃法——漏斗胃管洗胃法	口腔有疾患、不能张口等由鼻腔插入，昏迷者按昏迷病人插管术进行治疗。弯盘置于口角旁，污物桶置床旁。中毒较轻者取半卧位；中毒较重者取左侧卧位；昏迷病人取平卧位，头偏向一侧并用压舌板、开口器撑开口腔，置牙垫于上下磨牙之间，如有舌后坠，可用舌钳将舌拉出
（1）协助病人取合适卧位，围好围裙或铺好橡胶单	
（2）润滑油润滑胃管前段，由口腔插入 45～55cm，插管动作轻、稳、准，尽量减少对病人的刺激。证实胃管在胃内后，用胶布固定	插入长度为前额发际至剑突的距离，润滑胃管前1/3段

操作步骤	要点说明
（3）置漏斗低于胃部水平位置，挤压橡皮球，抽尽胃中毒物。毒物不明时，留取胃内容物送检，以确定毒物性质	
（4）举漏斗高过头部 30～50cm，将洗胃液缓慢倒入漏斗，利用虹吸原理，引出胃内容物，使其流入污水桶中 300～500cm。当漏斗内剩余适量溶液时，若引流不畅可挤压橡胶球加压吸引，将漏斗降至胃部位置以下，倒置于污水桶内	
（5）如此反复灌洗，直至洗出液澄清无味为止	每次灌入量和洗出量应基本相等，防止胃潴留
胃管洗胃法——电动吸引器洗胃法	利用负压吸引原理，吸出胃内容物。其优点是能迅速有效地清除毒物，节省人力，并能准确地计算洗胃的液体量
（1）接通电源，检查负压吸引器功能	
（2）连接：输液管与Y形管主管相连，洗胃管及贮液瓶的引流管分别与Y形管两个分支相连，夹紧输液管，检查各连接处有无漏气。将灌洗液倒入输液瓶内，挂于输液架上	
（3）润滑胃管前段，插管，并证实在胃内后固定	同漏斗胃管洗胃法

操作步骤	要点说明
（4）开动吸引器，吸出胃内容物	吸引器负压保持在 13.3kPa 左右，以免过高损伤胃黏膜。中毒物质不明时，留取胃内容物送检，以确定毒物性质
（5）关闭吸引器，夹紧贮液瓶上的引流管，开放输液管，使洗胃液流入胃内 300～500ml	
（6）夹紧输液管，开放引流管，开动吸引器，吸出灌洗液	
（7）反复灌洗，直至洗出液澄清无味为止	
▲全自动洗胃机洗胃	利用电磁泵作为动力源，通过自控电路的控制，使电磁阀自动转换动作，分别完成向胃内冲洗药液和吸出胃内容物的过程。其优点是能自动、迅速、彻底清除胃内容物
（1）接通电源，检查全自动洗胃机	
（2）润滑胃管前段，插管，并证实在胃内后固定	
（3）将已配好的洗胃液倒入水桶内，将 3 根橡胶管分别与机器的药管（进液管）、胃管、污水管（出液管）相连	药管管口始终浸没在洗胃液的液面以下，不要与机器的药管（进液管）、胃管、污水管（出液管）相连，药管的另一端放入洗胃液桶内，污水管的另一端放入空水桶内。胃管的另一端和患者胃管相连，调节药量流速

操作步骤	要点说明
（4）按"手吸"键，吸出胃内容物，再按"自动"键。中毒物质不明时，留取胃内容物送检，以确定毒物。冲洗时，"冲"灯亮；吸引时，"吸"灯亮	
（5）若食物堵塞管道，水流缓慢、不流或发生故障，可管道通畅后，一定要先吸出胃内残留液体，再交替按"手冲"和"手吸"键重复冲洗数次，直到管路通畅后，再按"手吸"键，吸出胃内残留液体后，按"自动"键，自动洗胃，直至洗出液澄清无味为止	
3. 洗胃过程中，应随时观察洗出液的性质、颜色、气味、量及病人面色、脉搏、呼吸、血压的变化，有无洗胃并发症的发生或出现休克现象	
4. 洗毕，反折胃管，拔出	防止管内液体误入气管
5. 协助病人漱口、洗脸。必要时更衣，嘱病人卧床休息	
6. 整理床单位，清理用物	将全自动洗胃机三管（药管、胃管、污水管）同时放入清水中，按"清洗"键清洗各管腔。清洗完毕，将各管同时取出，待机器内水完全排尽后，按"停机"键关机

操作步骤	要点说明
7. 记录灌洗液名称、量；洗出液性质、气味、颜色。幽门梗阻病人洗胃，可在饭后 6h 或空腹进行，胃内潴留量 = 洗出量 - 灌入量	

2. 注意事项

（1）中毒物质不明时，先抽吸胃内容物送检，以确定毒物性质，然后选用温开水或生理盐水洗胃，待毒物性质明确后，再用对抗剂洗胃。

（2）中毒较轻者取坐位或半卧位，较重者取左侧卧位，昏迷病人取平卧位，头偏向一侧。

（3）洗胃液温度控制在 25℃～38℃之间，因随着温度增高，毒物吸收也会增快。

（4）每次灌入量以 300～500ml 为宜，如灌入量过多会引起急性胃扩张，使胃内压升高，加速毒物吸收；也可引起液体反流，从而导致呛咳、误吸。过少则延长洗胃时间，不利于抢救的进行。

（5）洗出液应到澄清无味为止。

（6）在洗胃过程中，应随时观察病人病情变化，注意有无洗胃并发症征象（病人有腹痛，洗出血性液体）和并发症（急性胃扩张、胃穿孔、水中毒、水电解质紊乱、酸碱平衡失调、误吸等）。若发现上述现象，应立即停止洗胃，并采取相应的急救措施。

十、灌肠法

【适应证】

1. 解除便秘和腹胀。

2. 清洁肠道，为手术、分娩前肛门检查做准备。

3. 清除肠内有害物质，减轻中毒。

4. 高热病人降温，或治疗肠道疾病及给予镇静剂（保留灌肠）。

【实施】

1. 操作步骤

操作步骤	要点说明
1. 备齐用物，携至病人床旁，核对病人并解释	认真执行查对制度，避免发生差错
2. 协助病人取左侧卧位，双膝屈曲，脱裤至膝部，臀部移至床沿。垫橡胶单和治疗巾于臀下，置弯盘于臀边。不能自我控制排便的病人可取仰卧位，臀下垫便盆。盖好被子，暴露臀部	该姿势使乙状结肠、降结肠处于下方，利用重力作用使灌肠液顺利流入乙状结肠和降结肠。注意保暖，保护病人隐私，使其放松
3. 将灌肠筒挂于输液架上，筒内液面高于肛门 40～60cm	保持一定灌注压力和速度。如灌肠筒过高，压力过大，液体流入速度过快，不易保留，而且易造成肠道损伤
4. 戴手套，连接肛管，润滑肛管前段；排尽管内气体，夹管。一手垫卫生纸分开肛门，暴露肛门口，嘱病人深呼吸；另一手将肛管轻轻插入直肠 10cm，固定肛管，开放管夹，使液体缓缓流入	防止气体进入直肠；病人放松，便于插入肛管，顺应肠道解剖，勿用力，以防损伤肠黏膜。小儿插入深度为 4～7cm

操作步骤	要点说明
5. 密切观察筒内液面下降和病人的情况。如液面下降过慢或停止，多由于肛管前端孔道被阻塞，可移动肛管或挤捏肛管；如病人感觉腹胀或有便意，可嘱其张口深呼吸以放松腹部肌肉，并降低灌肠筒的高度以减慢流速或暂停片刻；如病人出现脉速、面色苍白、出冷汗、剧烈腹痛、心慌气促，应立即停止灌肠，联系医生，给予处理	挤捏肛管可使堵塞管腔的粪便脱落；转移病人的注意力，减轻腹压；降低灌肠筒，以减少灌入溶液的压力；病人可能发生肠道剧烈痉挛或出血，须立即停止灌肠
6. 待灌肠液即将流尽时夹管，用卫生纸包裹肛管轻轻拔出并放入弯盘内，擦净肛门	避免拔管时灌肠液和粪便随肛管流出，保持病人的清洁和舒适
7. 取下手套，协助病人取舒适的卧位，嘱其尽量保留 5 ~ 10min 后，再排便。对不能下床的病人，给予便器，将卫生纸、呼叫器放于易取处。扶助能下床的病人上厕所排便	使灌肠液在肠中有足够的作用时间，以利粪便充分降温灌肠，液体要保留 30min。排便后 30min，测量体温并记录
8. 排便后及时取出便器，擦净肛门，协助病人穿裤整理床单位，开窗通风	保持病房整洁，去除异味
9. 观察大便性状，必要时留取标本送检	
10. 清理用物	防止病原微生物传播
11. 洗手，在体温单上记录灌肠结果	如灌肠后解便一次，记为 1/E。灌肠后无大便，记为 0/E

2. 注意事项

（1）妊娠、急腹症、严重心血管疾病等病人禁灌肠。

（2）伤寒病人灌肠时溶液不得超过 500ml，压力要低（液面不得超过肛门 20cm）。

（3）为肝昏迷病人灌肠时，禁用肥皂水，以减少氨的产生和吸收；充血性心力衰竭和水钠潴留病人禁用 0.9% 氯化钠溶液灌肠。

（4）准确掌握溶液的温度、浓度、流速、压力和溶液的量。

（5）灌肠时病人如有腹胀或便意时，应嘱病人做深呼吸，以减轻不适。

（6）灌肠过程中应随时注意观察病人的病情变化，如发现脉速、面色苍白、出冷汗、剧烈腹痛、心慌气急时，应立即停止灌肠并及时与医生联系，采取急救措施。

附：

临床实验参考值

一、血液常规检查

项目	正常参考值
血红蛋白（Hb）	男性 120~160g/L
	女性 110~150g/L
	新生儿 170~200g/L
红细胞计数（RBC）	男性（4.0~5.5）×10^{12}/L
	女性（3.5~5.0）×10^{12}/L
	新生儿（6.0~7.0）×10^{12}/L

项目	正常参考值
白细胞计数（WBC）	成人（4.0~10.0）×10⁹/L
	儿童（5.0~12.0）×10⁹/L
	新生儿（15.0~20.0）×10⁹/L
	6个月至两岁（11.0~12.0）×10⁹/L

白细胞分类计数

		相对值	绝对值
中性粒细胞	杆状核	0.01~0.05（1%~5%）	（0.04~0.05）×10⁹/L
	分叶核	0.50~0.70（50%~70%）	（2.0~7.0）×10⁹/L
嗜酸性粒细胞		0.005~0.05（0.5%~5%）	（0.05~0.5）×10⁹/L
嗜碱性粒细胞		0.00~0.01（0~1%）	（0~0.1）×10⁹/L
淋巴细胞		0.20~0.40（20%~40%）	（0.2~0.4）×10⁹/L
单核细胞		0.03~0.08（3%~8%）	（0.12~0.8）×10⁹/L

网织红细胞（Rc）成人 0.005~0.015（0.5%~1.5%）

新生儿 0.02~0.06（2%~6%）

血细胞比容（Hct）微量法：男性 0.467±0.039L/L

女性 0.421±0.054L/L

血细胞比容温氏法：男性 0.40~0.50L/L

女性 0.37~0.48L/L

红细胞沉降率（ESR）Westergren 法：男性 0~15mm/h

女性 0~20mm/h

血小板计数正常值：（100～300）×10⁹/L

二、尿液检查

尿量 1000～2000ml/24h

外观透明淡黄色

比重 1.015～1.025

酸碱反应弱碱性，pH 值约 6.5

尿蛋白定性阴性

定量 20～130ml/24h（平均 40ml/24h）

尿糖定性阴性

定量 0.56～5.0mmol/24h（100～900mg/24h）

尿酮体定性阴性

定量（以丙酮计）0.34～0.85mmol/24h（20～50mg/24h）

尿沉渣检查

红细胞 <3 个/HP（0～偶见）

白细胞和脓细胞 <5 个/HP

上皮细胞少许/HP

透明管型偶见/HP

12h 尿沉渣计数

红细胞 <50 万

白细胞 <100 万

透明管型 <5000 个

1h 细胞排泄率

红细胞男性 <3 万/h

　　　　女性 <4 万/h

白细胞男性 <7 万/h

　　　　女性 <14 万/h

尿淀粉酶 s0m0gyi 法：<1000U

三、粪便检查

量 $100 \sim 300g/24h$

颜色黄褐色

细胞、上皮细胞或白细胞无或偶见/HP

隐血实验阴性

四、肾功能检查

内生肌酐清除率 $1.3 \sim 2.0ml \times s^{-1}/1.73m^2$（$80 \sim 120ml/min$）

五、肝脏检查

血清总蛋白（TP）$60 \sim 80g/L$

人血白蛋白（A）$40 \sim 55g/L$

血清球蛋白（G）$20 \sim 30g/L$

血清蛋白电泳清蛋白 $0.62 \sim 0.71$（$62\% \sim 71\%$）

（醋酸纤维膜法）球蛋白 α_1 $0.03 \sim 0.04$（$3\% \sim 4\%$）

$\qquad\qquad\quad \alpha_2 0.06 \sim 0.10$（$6\% \sim 10\%$）

$\qquad\qquad\quad \beta 0.07 \sim 0.11$（$7\% \sim 11\%$）

$\qquad\qquad\quad \gamma 0.09 \sim 0.18$（$9\% \sim 18\%$）

血清总胆红素（STB）成人 $3.4 \sim 17.1\mu mol/L$

$\qquad\qquad\qquad$ 新生儿 0～1 天 $34 \sim 103\mu mol/L$

$\qquad\qquad\qquad$ 新生儿 1～2 天 $103 \sim 171\mu mol/L$

$\qquad\qquad\qquad$ 新生儿 3～5 天 $68 \sim 137\mu mol/L$

血清结合胆红素（CB）$0 \sim 6.8\mu mol/L$

血清非结合胆红素（UCB）$1.7 \sim 10.2\mu mol/L$

丙氨酸氨基转移酶（ALT）连续监测法：$10 \sim 40U/L$

$\qquad\qquad\qquad\qquad\qquad$ 终止法：$8 \sim 28U$

血清碱性磷酸酶（A1P）连续监测法（30℃）：成人 $< 40 \sim$ $110U/L$；儿童 $< 250U/L$

血清 r – 谷氨酰转移酶连续监测法：成人 <50U/L

单胺氧化酶测定（MAO）伊藤法：成人 <30U

中野法：23~49U

血清甲胎蛋白测定定性阴性

定量成人 <25ng/ml

小儿（3 周~6 个月）<39μg/L（39ng/ml）

血清钾 3.5~5.5mmol/L

血清钠 135~145mmol/L

血清钙 2.25~2.58mmol/L

血清氯 95~105mmol/L

血清无机磷成人 0.97~1.61mmol/L

儿童 1.29~1.94mmol/L

空腹血糖葡萄糖氧化酶法：3.9~6.1mmol/L

领甲苯胺法：3.9~6.4mmol/L

口服葡萄糖耐量实验　空腹血糖 3.9~6.1mmol/L

服糖后 0.5~1h 升至高峰 7.8~9.0mmol/L

服糖后 2h 血糖恢复至空腹水平

糖化血红蛋白（按 GHb 占血红蛋白的百分比计算）

电泳法：5.6%~7.5%

微柱法：4.1%~6.8%

比色法：1.4±0.11mmol/mgHb

血清总胆固醇（TC）成人 2.86~5.98mmol/L

儿童 3.12~5.2mmol/L

血清甘油三酯（TG）0.56~1.7mmol/L

血清高密度脂蛋白胆固醇（HD1 – C）沉淀法：0.94~2.0mmol/L（老年人偏高）

血清低密度脂蛋白胆固醇（1D1 – C）沉淀法：2.07~3.12mmol/L（老年人偏高）

血清肌酸激酶（CK）酶偶联法：37℃男性 38～174U/L
　　　　　　　　　　　　　　女性 26～140U/L
　　　　　　　　　　　　30℃男性 15～105U/L
　　　　　　　　　　　　　　女性 10～80U/L

肌酸显色法：男性 15～163U/L
　　　　　　女性 3～135U/L

血清肌酸激酶连续监测法：男性 38～174U/L
　　　　　　　　　　　　女性 26～140U/L

血清乳酸脱氢酶（1DH）连续检测法：104～245U/L
　　　　　　　　　　　　速率法：95～200U/L

血清肌红蛋白（Mb）E1ISA 法：50～85μg/L
　　　　　　　　　RIA 法：6～85μg/L

血清肌钙蛋白 T（cTnT）E1ISA 法：0.02～0.13μg/L

六、脑脊液检查

性状：无色、清晰透明

蛋白定性试验：阴性

定量：腰椎穿刺 0.20～0.45g/L

小脑延髓池穿刺 0.10～0.25g/L

脑室穿刺 0.05～0.15g/L

葡萄糖 2.5～4.5mmol/L

氯化物（以氯化钠计）120～130mmol/L

细胞计数成人（0～8）×10^6/L
　　　　　儿童（0～15）×10^6/L